U0207385

戴氏

骨伤外治疗法

主编 戴俭华

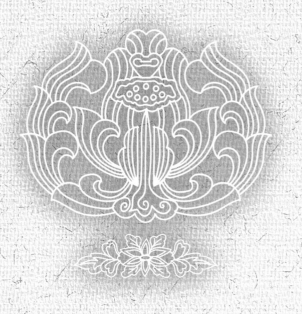

时代出版传媒股份有限公司

安徽科学技术出版社

图书在版编目(CIP)数据

戴氏骨伤外治疗法 / 戴俭华主编.--合肥:安徽科学
技术出版社,2024.2
ISBN 978-7-5337-8896-4

Ⅰ.①戴… Ⅱ.①戴… Ⅲ.①骨损伤-外治法
Ⅳ.①R274.05

中国国家版本馆 CIP 数据核字(2023)第 234194 号

DAISHI GUSHANG WAIZHI LIAOFA

戴 氏 骨 伤 外 治 疗 法   主编 戴俭华

出 版 人:王筱文   选题策划:王 宜   责任编辑:吴萍芝
责任校对:陈会兰   责任印制:梁东兵   装帧设计:冯 劲
出版发行:安徽科学技术出版社   http://www.ahstp.net
　　　　　(合肥市政务文化新区翡翠路 1118 号出版传媒广场,邮编:230071)
　　　　　电话:(0551)63533330
印　　制:合肥华云印务有限责任公司   电话:(0551)63418899
(如发现印装质量问题,影响阅读,请与印刷厂商联系调换)

开本:889×1194   1/16   印张:27.75   字数:780 千
版次:2024 年 2 月第 1 版   印次:2024 年 2 月第 1 次印刷

ISBN 978-7-5337-8896-4   定价:168.00 元

编　委　会

主　　编　戴俭华

副主编　戴　薇

编　　委　徐　超　曾　云　王涵玉　戴　敏
　　　　　金永翔　周　晨　吴　刚　黄　平
　　　　　刘启凡　方　强　郎贤捷　宫尚军

序言

    戴氏伤科起源于清代嘉庆年间(公元 1800 年左右),至今已有 200 多年历史,是享誉大江南北的主要骨伤流派之一。戴氏世居安徽省巢湖东关向日方村,从先祖戴庭泉公始,至今已八代相传。其岐黄之学,骨伤之术救死扶伤,造福百姓。历代戴氏传人不断探索,不断创新,理论思想日益丰富,技法方药日臻完善。其独特的正骨、理筋手法,夹板、纸垫固定,药物内服、外用等特色疗法取得了颇为满意的临床疗效,更得到了医家和病患的一致好评和首肯,戴氏伤科的学术思想和治疗经验对安徽骨伤学科的发展起到了重要的推动作用。

    戴氏伤科勤求古训,博采众方,传承不泥古,创新不离宗,融汇百家精粹,逐渐形成了有完整的理论体系、有特色鲜明的治疗方法、有满意疗效的戴氏伤科流派。第七代传人戴俭华医师自幼受家庭熏陶,喜爱中医骨伤,跟随家父戴勤瑶和伯父戴勤庶学习传统手法技能和家传效方,全面继承戴氏骨伤独特的学术思想和治疗方法,同时勤学细研,大胆创新,探索运用现代科学技术将传统家传疗法与近代西方医学有机结合,开展戴氏伤科中西医结合治疗骨折筋伤的临床实践和理论研究、教学。强调辨病与辨证结合,将儒家的"天人合一"的哲学思想融入到戴氏伤科的临床诊疗中,在前人的基础上提出了"弹性复位、赋形夹敷、编织栅栏、筋骨同治、贯穿始终"等新的见解和思想,创立了诸如"弹性复位法(逐步复位)"治疗骨折,"月牙形纸压垫套叠式三明治疗法""复合式手法""摇晃手法"等特色鲜明的新的骨折复位固定方法,丰富拓展了戴氏伤科的学术内涵。

    2021 年东关骨伤芜湖戴氏骨伤流派成功入选安徽首批中医学术流派工作室,戴俭华医师成为流派代表性传承人和项目负责人。同年戴俭华医师入选为芜湖市非物质文化遗产代表性传承人,2022 年芜湖戴氏骨伤又成功入选安徽省非物质文化遗产保护名录。全面、系统地整理戴氏伤科的学术思想、临床经验、技法方药成为继承、发展戴氏伤科的重要艰巨的任务。戴氏骨伤历代传人治疗骨伤疾患均推崇内外兼治,突出外治,并积累了大量的宝贵经验,作为戴氏骨伤的第七代传人,戴俭华医师选择戴氏外治法作为传承与创新的切入点,在大量收集历史资料的基础上历经数年撰写了《戴氏骨伤外治法》。全书资料翔实、图文并茂、重点突出、理论与实践兼顾,是对戴氏伤科百年外治疗法经验的全面总结,可以想象其编写过程的繁重与艰辛。书中对骨伤科许多常见病和多发病提出了具有戴氏特色的诊疗意见,不仅具有较高的学术价值和收藏价值,更具很大的临证实际操作性。为戴氏伤科的临床诊疗、教学和科研提供了完整的技术操作资料与管理规范。作为戴氏伤科的追随者和戴俭华医师的多年好友,十分高兴地向广大读者推荐此书,我相信本书的出版发行必将推动中医骨伤科事业更加蓬勃地发展。

安徽中医药大学教授
安徽中医药学会骨伤分会主任委员
二〇二三年十一月

于合肥

前言

安徽中医骨伤科流派，一直就有"南戴北张"之说。"戴氏骨伤"起源于清代嘉庆年间（公元1800年左右），至今已有200多年历史。据戴氏家谱记载，戴氏世居安徽省巢湖东关向日方村，戴氏一门擅长岐黄之学，代不乏人，救死扶伤，久负盛名。从先祖戴庭泉公始，专修骨伤科，而后薪火相传，八代传承人风雨兼程，励志接力，融汇百家流派精粹，不断汲取先进医学理念，形成了完整的理论体系。戴氏骨伤疗法学术思想秉承中医学"天人合一"的整体理念，讲究"内外并重，重在外治，弹性复位，赋形夹缚，编作栅栏，内外平衡，互为因果，筋骨同治，贯穿始终，治痹审虚实，痰瘀虚并通"及特色鲜明的治疗方法——"正骨理筋手法追求精准复位，意念施术，个体化定制的塑形杉树皮小夹板，特色鲜明的内服外用中药以及传承已久的效验方"。已成为安徽省中医骨伤科重要流派之一，享誉大江南北。

戴氏骨伤诊疗体系推崇内外并治，重视外治。戴氏认为"有形之伤，必先整形"。但凡骨折、脱位之证，必先使骨骼、关节归其原位，肢体经脉方可理顺通达，内治药物才有可能到达病所发挥作用。若经脉扭结、瘀阻、气血不通则疼痛、肿胀诸证加重。戴氏在临床治疗中一贯重视手法技术、小夹板外固定技术及多种外用药的运用。独特的弹性复位理念、正骨理筋手法技术、赋形夹缚的小夹板外固定技术，以及雷火神针、戴氏活血膏、戴氏熏洗方等传承已久的戴氏外治效验方是戴氏骨伤的精髓所在。无论是在临床应用、教学传承、创新等方面，还是在对非物质文化遗产的保护方面，都需要对戴氏骨伤进行规范的整理与研究。以期有着200多年历史的戴氏骨伤文化和医学遗产得到全面细致的总结，因此，我们编撰出版本书，不仅丰富了传统中医骨伤文化的内涵，而且也便于戴氏骨伤的传承与交流，造福广大骨伤科患者。

本书共分为总论与各论两篇，共7章，前2章为总论，后5章为各论。总论介绍了戴氏骨伤的渊源、学术思想的传承与创新及诊断特色，提出了"艺术、技术、温度"为戴氏手法的精髓，介绍了戴氏正骨10法、理筋28法，以及手法的作用机制、操作要点、适应证与注意事项等，对小夹板纸压垫的制作、使用、固定原理、优缺点等进行了详细的说明，重点介绍了戴氏月牙形纸压垫小夹板套叠式三明治疗法的临床应用，以及戴氏特色的康复治疗理念、方法。各论介绍了各部位常见骨折脱位的手法复位、小夹板外固定技术，重点介绍了儿童骨折的特点及戴氏治疗儿童骨折的特色诊疗方法，对软组织损伤手法、适应证、手法作用机制、注意事项进行了详细的阐述。对一些戴氏特色技术的临床使用，我们采用了典型的临床病例介绍，通过复位前、复位后及治疗过程中的影像学变化，阐述了戴氏特色技术的实际疗效。

由于编者水平有限，不妥之处在所难免，付梓之际，恳请各位专家、同行、读者不吝赐教。

本书承蒙我省著名中医骨伤专家王峰教授于百忙中赐序，在此我们深表感谢！另外本书的编纂与出版得到的项目与资金资助有：戴勤瑶全国名老中医工作室（国中医药人教发〔2016〕42号）；

东关骨伤芜湖戴氏流派工作室（皖中医药发展秘〔2021〕30 号）；月牙形纸压垫小夹板套叠式三明治疗法的临床运用（省红十字会《关于组织申报 2022 年中医药传承创新发展研究项目的通知》（皖红办〔2022〕34 号）。特此鸣谢！感谢芜湖市中医医院领导在本书撰写过程中的大力支持；感谢团队每个工作人员的辛勤付出。

编者

2023 年 12 月

戴氏 骨伤外治疗法

目录

第一篇

. . . .

总　论

第一章　传　承

第一节　戴氏正骨渊源及代表性传承人

安徽戴氏正骨是一门具有悠久历史传承的中医正骨术,其技术起源于清代嘉庆年间,至今已有 200 余年。戴家祖辈世代居住于巢湖含山县东关镇太湖山下方戴村,此地山林环抱,中药尤其是杉树皮资源丰富,又逢年年战乱以及石头山下采石工人时有外伤,戴家逐步萌发了骨伤科技艺。据戴氏家谱记载,戴氏伤科技术源于先祖戴庭泉公,戴庭泉公乐善好施,广交朋友,喜欢练武打拳,跌打损伤技术为云游道士所授;后至清末年间,太平天国中后期,清军在巢县大败太平天国军,两名身受重伤的太平军医流落至此,生命危在旦夕,戴庭泉公之子戴立扬将其收养家中,两年后在戴家养好伤的两名军医,感念其救命收养之恩,又念戴家有行医治病天分,将平生所学治伤经验悉数传授,之后戴家薪火相传,代代倾注心血,勤求古训,博采众方,传承不泥古,创新不离宗,融汇百家流派精粹,并且汲取现代医学先进理念,逐步形成了有完整的理论体系、特色鲜明的治疗方法和满意疗效的戴氏伤科流派,享誉大江南北。

戴立扬(1812—1886):戴氏正骨技术创始人。出身于中医世家,自幼随父学医。逢太平天国运动,救治随军医官,医官为感恩遂将骨伤科医术传授给戴立扬,而后戴立扬经多方拜师,努力钻研,终于成为方圆百里有名的骨伤科医师。

戴孝纯(1893　1959):字静庵,戴氏伤科理论体系的奠基人。少年时在家乡随其父戴德林、其叔戴浩然学习伤科理论与临床。其人天资聪颖,勤奋好学,在兄弟中医术最为出色,且医德高尚,从不挟技敛财,且乐善好施,经常接济穷人。有的贫困患者时常以三两个鸡蛋或一升米当作诊金;有的下肢骨折患者不方便走动,他就亲自上门看病;对于家住较远的患者,他将患者接入自己家中为其诊治;甚至对贫苦患者分文不取。因在家中排行老二,人称"戴二善先生",名震远近。为此,有的骨折行动不便的患者慕名远道而来,患者家人抬着由门板或倒置的凉床做成的简易担架将患者运来,至村口停下,为了能够准确找到戴孝纯看病,会先派人进村寻访戴孝纯,直到找到下颌长痣的戴先生后方才将患者抬进村治疗。戴孝纯不仅对骨折、脱位之症驾轻就熟,尤擅长幼儿骨伤疾患;邻近太湖山采石场,常有砂石崩伤工人,且恰逢战乱年代,多有枪伤患者,因此,戴孝纯在实践中制作生肌散等膏药,为广大外伤患者减轻痛苦,疗效显著。戴公平时积善行德,医术高超,其医德医术深入人心,在当地深受广大百姓爱戴。

芜湖与戴氏骨伤发源地东关隔江相望,自明清以来便是长江中下游的滨江重镇,人口密集,商贾云集,市镇繁荣。芜湖地处长江中下游,境内河网密布,渔民较多,久居鱼沼,湿邪较重,常有腰腿四肢疼痛。芜湖南倚皖南山系,周边丘陵较多,山路险峻,加之为四大米市之首,外伤、腰腿痛患者日益增多,因此闻名遐迩的戴氏伤科第五代传承人戴孝纯经常受邀来芜湖施诊,自此戴氏伤科行医足迹步入芜湖。中华人民共和国成立后百业待兴,安徽省卫生厅为发展人民卫生事业,于1953 年抽调全省中医界医学精英筹建安徽省中医进修学校,即安徽中医药大学前身,戴孝纯勤于钻研,善于总结,对于临床经验以及特色诊疗方法能够准确表达和交流,且在省内外享有盛名,因此他因医德医术深入人心而有幸入选,从此由一名村医步入大学殿堂,从事教学、科研及临床工作。其间,他亲自编写了骨伤科教材,成为安徽中医药大学骨伤科教研室的创始人之一。

1

　　戴勤庶：戴氏伤科承上启下的第六代代表性传承人物之一，系戴孝纯次子。自幼随父研读中医传统经典，学习家传骨伤科，在继承祖传技法和药物应用方面，成绩显著。戴勤庶1946年来到芜湖正式驻点行医，由于他医术精湛，为人和蔼可亲，与人为善，善于和患者交流沟通，很快在芜湖站稳脚跟并打开局面，成为芜湖戴氏骨伤开创人。中华人民共和国成立后，20世纪50年代，国家组织各个学术流派相互交流学习，戴勤庶先后到上海、合肥学习伤科理筋推拿手法。其在家传的手法整骨复位的基础上，融入了海派手法与北方手法，博采众家之长，将戴氏正骨复位的巧、准、灵，用到理筋手法中，丰富了戴氏手法的内涵。在50余年的临床实践中，戴勤庶医师坚持用传统疗法，对骨折、脱位、筋伤等疾患进行治疗，技法纯熟，用药精当；尤其对小夹板注重塑形，强调夹板的平整度，对治疗细节极其讲究，善于调动患者在治疗过程中进行参与，极其注重医患合作。对手法力道和并发症交节点的掌握恰到好处。戴勤庶治愈了许多在当时被视为难以想象的疑难症患者；在筋伤手法中讲求手法得气，主张"病人、手法、医生"三位一体，追求在手法治疗中达到忘我境界。在20世纪后半叶，芜湖一地民间有"看伤科，找二戴"的说法，"二戴"即为戴勤庶、戴勤瑶。

　　戴勤瑶：戴氏正骨技术集大成者。高中毕业后随父戴孝纯学习中医传统典籍，临床学习家传正骨、推拿技术。1953年来芜湖行医，1956年与二嫂叶荣珍创建芜湖市北京路联合诊所，1958年又与芜湖市众多诊所一起参与筹建芜湖市中医医院，其间先后创建了中医医院骨伤科、推拿科两大医院支柱科室，并一直担任科室主任至退休。戴勤瑶继承了先父的医德与医术，其足迹遍布芜湖及芜湖附近几个县，热心为患者服务，在人民群众中享有很高的声望，治疗的患者成千上万，最小的有襁褓中的婴儿，最大的有百岁老人。他治疗的患者中有普通百姓，也有来到芜湖的外国友人，甚至还有党和国家领导人，其中有原全国人大常委会副委员长王光英，因腰痛来芜湖治疗。戴勤瑶为其治疗，因疗效满意王光英延长了在芜湖的停留时间，并与戴勤瑶合影留念。二十世纪七八十年代，芜湖市中医医院病床紧张，医院开设家庭病床，医生送医送药上门，为患者服务。戴勤瑶作为科室主任临床工作十分繁忙，在忙完工作后常常骑自行车跑遍芜湖市大街小巷，到患者家中诊治，经常忙到晚上八九点钟才能回家吃上一口热饭。一些农村来的贫困骨折儿童常常交不起住院费用，对于这些患者，戴勤瑶考虑到需要观察病情变化，为了防止骨折早期并发症的发生常常把这些患者接到自己家中观察、诊治，且不收分文。不少老患者时隔多年再提起往事时仍饱含热泪、感激涕零，许多患者感动而终生难忘。

　　戴勤瑶不仅医德高尚而且医术高超，在50余年的医疗实践中，传承不泥古，创新不离宗，对骨折的诊断提出了"轻摸皮，重摸骨，不轻不重摸筋脉"的既形象又有实用价值的诊断方法；对手法提出"法柔、点准、力透"的观点，讲究整体观念，施术时要求"行云流水，手随心转，一气呵成，刚中有柔，柔中含刚，刚柔相济，轻而不浮，重而不滞"的手法理念，确立并完善传承已久的戴氏正骨10法、理筋28法。对戴氏正骨进行理论总结，提出了"内外并治，重视外治；治伤重在调理气血；骨伤必须补肾，筋伤重视补肾；辨证施治，同病异治"的学术思想，在骨折治疗方面提出了"动静结合，以动为主；筋骨并重，筋更重于骨；内外兼治，外治为主；医患合作，以医为主"的学术思想。戴勤瑶勉力将戴氏正骨技术不断发扬光大，在临床、教学、科研等方面均取得丰硕成果，并将芜湖市中医医院骨科发展成为安徽省中医骨科专业学术组组长单位。退休后仍坚守岗位，无私为患者奉献。戴勤瑶医师长期担任全国中医骨伤科学术委员会委员、安徽省中医骨伤科学术委员会副主任委员、安徽省中医药学会推拿专业委员会副主任委员等学术职务，先后多次荣获国家"五一"劳动奖章和省、市级劳动模范等称号，曾获安徽省首届"十大健康卫士"称号，并享受国家特殊津贴待遇。2016年，成立了国家级"戴勤瑶名老中医工作室"。

　　戴俭国：安徽省含山县人，中医副主任医师，高级讲师，出身于中医伤科推拿世家，系安徽省含山县东关戴氏中医伤科第七代传人之一。自幼受祖父熏陶，喜爱中医骨伤推拿。1960年随父母与叔叔学医，1965年毕业于安徽中医药高等专科学校（原芜湖中医学校），毕业后留校任教，从事中医伤科学与推拿学的教学、临床医疗与科研38年，于2002年10月退休。曾任全国中医药中等教学研究会推拿学科专业组组长,中华中医学会安徽省分会推拿专业委员会委员,皖北推拿专业委员会名誉顾问,芜湖中医学校推拿教研室主任兼附属医院推拿科主任,入编《中国当代名医大典》,现任"中国大成推拿学会"名誉主席。长期从事中医骨伤与推拿教学、科研与临床工作,至今已有60余年。60多年来作为安徽省含山县东关戴氏骨伤的传人,在继承家传祖技的基础上,戴俭国除擅长治疗骨伤科常见病症外,还注意兼收百家之长,融会贯通,自成风格。他不仅继承了家传骨伤科的技术,更发扬了戴氏伤科推拿,结合学习"海派推拿、内功推拿、脏腑推拿、宫廷理筋按摩术"以及北方的一些推拿手法,改进家传的伤科推拿手法,并创立"意振法"和"升法"等手法。这些手法,不仅大大提高了对伤科诸病症的治疗效果,还可用于治疗内科、妇科、儿科及喉科一些病症以及推拿保健,取得了突破性的进展,尤其是治疗痛经、脘腹痛、胃肠功能紊乱、失眠、头痛和发音障碍症等疾病,效果显著。曾先后在《中医杂志》《中医正骨》《按摩与导引》等刊物上发表学术论文10余篇,出版的著作有《实用中老年推拿保健》、《实用推拿治病法精华》(主编)、《中国推拿术》(主编之一)、《推拿临证指南》(主编之一)、《百病气功防治》(副主编)、《家庭医药1000问》(副主编之一);出版的教材有全国中等中医药学校教材《推拿学》(主编)、中西医结合临床专业专科系列教材《中西医结合骨伤科学》(副主编之一)、中医学院试用教材《推拿学》(编者)、中等医学教材《中医学》(编者)等。

戴俭华:戴勤瑶之子,戴氏伤科第七代代表性传承人之一。全面继承,勇于创新。从小师从戴勤瑶、戴勤庶,在医学氛围浓厚的家庭中成长,全面继承了戴氏伤科手法疗法、小夹板外固定技术、中药的临床应用;同时与时俱进,砥砺前行,勤奋学习,掌握了先进的现代骨科理念和治疗方法,将传统家传治疗方法与现代医学有机结合起来,坚持传承与创新相结合的道路。在父亲戴勤瑶学术思想的基础上,提出"天人合一,整体观念,论伤从气血,活血凉血并重,弹性复位,板形合一,筋骨同治,贯穿始终,内外稳定,互为因果,内外并举,重在外治,治瘥审虚实,痰瘀虚并通"等新的戴氏伤科学术思想。在治疗手法上:独创复合式手法、改良式牵抖法治疗肱骨外髁骨折、腰椎小关节滑膜嵌顿,改良式手法治疗肩关节脱位;提出了筛子原理对摇晃手法进行改良,将摇晃、夹挤、牵抖手法联合应用治疗跟骨骨折;独创弹性复位这一全新的正骨大法,合理地应用小夹板,提出板形合一,复合式外固定方法,为小夹板塑形赋予了新的内涵;提出了塑形应包括解剖塑形和根据患者病情各个阶段不同病理改变进行塑形(三期塑形)以及小夹板取舍应辨证施治,随症加减的外固定理念;将月牙形夹板进行改良,独创了小夹板纸压垫套叠式三明治式疗法,提高了疗效。在药物应用上:提出了凉血活血并重的理念,研制出相应的效验方,应用于创伤早期及围手术期疼痛及血液管理,使创伤反应明显改善,术后尤其是人工关节置换术后、骨折术后疼痛及出血、凝血有了明显的改善,对预防血栓的形成起到积极作用;对脊柱退行性病变及腰背肌瘅证提出痰瘀虚理论,研制出腰瘅康制剂,应用于临床,疗效满意。并将现代医学理念应用到戴氏伤科传统中,提出了"内外稳定、互为因果",并运用于脊柱退行性疾病的治疗。由于儿童的生理特点,他认为儿童骨折是最适合进行保守治疗的骨折,运用天人合一的哲学思想,强调儿童自身塑形的能力,对儿童骨折手法、夹板及功能锻炼均提出了独特的观点及治疗方法。十分重视理论总结,先后撰写了20余篇论文,发明专利1项,实用新型专利4项,专著2篇,市级科技成果奖1项。

由于保守治疗需要不断地调整外固定,治疗过程极其烦琐、耗时耗力,因此该项技术的传承不仅需要高超的技术,更需要有耐心、恒心和爱心。戴俭华不仅继承了家传医学,也秉承了仁医仁术这一良好的家风。在手术治疗方式,风靡的今天,他坚持将家传治疗技术应用于临床。审时度势,严格掌握手术指征,使很多患者尤其是儿童免受手术之苦。为了提高保守治疗的成功率,争取手法复位的最佳时机,他常常节假日甚至深夜来医院修剪夹板和第一时间手法复位,提高了非手术治疗的成功率。戴俭华全面继承了家传的绝技,同时与时俱进,勤奋学习,掌握现代医学的理念与技术,坚持中西医结合,将手法技术和闭合穿钉的微创技术有机结合起来。常规开展闭合复位内固定术,在骨与关节创伤、骨感染、骨不连、复杂性关节部位损伤、运动损伤等方面积累了丰富的临床经验。常规开展肩、膝、髋人工关节置换及翻修手术，关节镜下膝关节前后交叉韧带重建术，全镜下滑膜切除术，半月板成形及缝合术；全镜下处理肩、踝关节运动损伤，跟痛症，小儿臀肌挛缩等。戴俭华曾先后担任芜湖市戴氏伤科研究所所长、中华医学会骨伤分会脊柱专业学组理事、中华中医学会骨伤分会创伤专业委员会委员、芜湖市医学会骨科分会理事。2021年被评为芜湖市非物质文化遗产代表性传承人。2021年带领团队将东关骨伤芜湖戴氏骨伤流派工作室成功入选安徽首批中医学术流派工作室建设，其作为流派代表性传承人和项目负责人。2022年又带领团队成功地将芜湖戴氏骨伤入选安徽省非物质文化遗产保护名录。

第二节　戴氏骨伤学术思想传承与创新

戴氏骨伤起源于清代嘉庆年间，历经数代传人励志接力，薪火相传，最终成为安徽省中医骨伤界的重要学术流派。第六代传人戴勤瑶医师在前人的基础上不断探索总结，逐步形成了戴氏伤科的理论体系。他提出"内外并治，重视外治；治伤重在调理气血；筋骨并重，筋大于骨；骨伤必须补肾，筋伤重视补肾；辨证施治，同病异治"的学术思想。第七代传人戴俭华医师在继承家传技艺的基础上融汇百家流派精粹，汲取现代医学先进理念，传承与创新相结合，将"天人合一"的哲学思想融入戴氏骨伤疗法，在临床诊疗中提出了"弹性复位；板形合一，组配式外固定；筋骨同治，贯穿始终；内外稳定，互为因果；内外并重，重在外治；治疗审虚实，痰瘀虚并通；论伤从气血，活血凉血并重；弹性复位、创正骨大法"的学术思想，丰富了戴氏伤科学术内涵，现代特色鲜明，使戴氏伤科逐步实现标准化、系统化、理论化、科学化。

一、继承

(一)内外并治，重视外治

骨伤疾患多属劳作、外伤等内外因素所导致，骨骼、筋脉遭受损伤，必然导致脏腑、经络功能失调，治疗时应内外并治，不可偏废。然而，伤科疾患与内科不同，大多标急本缓，首当外治其标，外治方法的选择及效用往往成为整个治疗过程中的关键。

戴氏骨伤认为"有形之伤，必先整形"。但凡骨折、脱位之证，必先使骨骼、关节归其原位，肢体经脉方可理顺通达，内治药物才有可能到达病所发挥作用。若经脉扭结、瘀阻，气血不通则痛、肿胀诸证加重。戴氏在临床治疗中一贯重视手法的作用。除强调手法的作用外，戴氏还擅长外用药的使用。数代传人研制了散剂、膏剂、酊剂、灸剂、熏洗剂、丹剂等多种外用药剂，效用很好。戴勤瑶医师认为：跌打扭挫损伤，伤力多由外而内，伤情外重内轻。从表皮给药，从伤处给药，可以直达病所，事半功倍。

(二)治伤重在调理气血

戴氏骨伤认为：气血辨证是伤科辨证的要点。气为血帅，血为气母。气血条达，身体平和；气血不和，百病乃生。伤科疾患多为血瘀、血虚之证，然从气而治，通过补气、导滞之法兼治气虚、气滞，往往有事半功倍之效。研读戴氏传统方剂，不难看出：调理气血一法，是戴氏正骨技术中治疗骨伤疾病的基本方法之一。诸多方剂如"止痛接骨散""舒筋活血续骨丸""接骨舒筋活血散"等，无一不是从气血方面调治，且贯穿于骨伤治疗的全过程。

(三)骨伤必须补肾，筋伤重视补肾

肾主骨生髓，骨赖髓以充养，肾精虚少，骨髓来源不足，可致骨枯、骨萎，此为老年人、体弱人易生骨折且骨折后不易愈合之根本原因。治病当求其本，对骨折患者中后期应用大量滋肾填精或温煦肾阳之品(根据体质辨证应用或联合应用)，是戴氏的常用做法。对于劳损所致慢性筋伤痛症病人，因其过劳日久，亦可引起肝肾亏虚，筋脉失养而引发病变，如临床常见的颈肩腰腿部、足跟部疼痛等症，治疗时戴氏也从补益肝肾入手，兼理气血，常可获效。戴勤瑶医师治疗痹症，每每以"独活寄生汤"加减化裁，即体现了重视补益肝肾的思想。

（四）辨证施治，同病异治

治疗骨折、筋伤，戴氏强调要辨证施治(技)，坚持辨证与辨病相结合的原则。对于骨折重视损伤机制的分析，对于筋伤重视中医辨证分型，结合患者体质、发病原因、病程长短、主证特点等多方面因素，制订有针对性的个性化治疗方案。例如治疗"腰椎间盘突出症"，推拿手法就有常规手法、"三步五法"大推拿、踩跷法、牵抖推扳法等多种手法可供选择使用。即使是在治疗骨折等常见病症时，医者也要仔细研究病情，分析受伤机制，预估恢复程度，最后制订出一套完整的治疗方案及应急预案，而针对性较强的个性化方案是不应该被复制的。

（五）筋骨并重，筋大于骨

骨折的治疗，筋和骨的重建同样重要，但是临床上往往偏重于骨组织的康复，主要体现在两个方面：一个是诊断上面，骨组织损伤的移位以及受伤程度在影像学上一目了然，但是筋伤由于在诊断上有难度，往往家属和医者都忽视了筋伤的判断评估。比如踝关节的扭伤、外侧副韧带损伤，医者和患者都不够重视，患者早期得不到很好的治疗，会给患者带来后遗症。另一个是在治疗上面，骨组织的损伤在影像学检查中一目了然，医生与患者均十分重视，无论是手术治疗还是保守治疗，均有一套完整的治疗方法与体系；但软组织损伤的判断以及手术中、手法复位过程中如何保护软组织，如何利用软组织进行复位，以及骨折早期、中期、末期三期的治疗，软组织如何康复，关节功能的康复等，医者还没有一套完整的理论体系。我们在临床中常常发现骨折的重建没有问题但是功能却没有完全恢复，骨折愈合与功能康复不成正比。因此，戴氏提出骨折的治疗应"筋骨并重，筋大于骨"，意在筋和骨同样重要，对筋伤的判断及治疗，应该引起高度的重视，才能使骨折治疗获得一个很好的治疗结果。

（六）动静结合，以动为目的

骨折的终极治疗是使受伤的肢体获得良好的功能活动。静是为了断端有良好的对位和愈后。恢复功能又是骨折治疗的最终目的，因此在不影响骨折愈合的情况下，应早期进行患肢的康复训练。比如 Colles 骨折早期的握拳活动，既能够使手指早期得到康复训练，又能在前臂肌肉收缩的情况下利用小夹板纸压垫的反向作用力，从而不仅保证了断端的稳定性，而且又能矫正断端的残留移位。髌骨骨折每次换药时，横向推挤髌骨，既能防止髌骨关节粘连，又能保证断端的稳定。动静结合，以动为目的。

（七）医患合作，以医为主导

对于骨折的治疗，戴氏指出作为患者要了解疾病治疗的全过程、特点及注意事项，理解医生并全力配合医生完成治疗；作为医生不仅要对疾病的生理、病理及疾病转归了然于胸，更需要有耐心，不怕麻烦，还要反复接受疾病新的治疗方法的训练。医患双方均应遵循病情本质，顺从疾病及疾病诊疗的自然规律，相互配合，以医为主，形成一体，从而达到"天人合一"，战胜病痛。

二、创新

戴氏骨伤科第七代传人戴俭华医师更加强调整体观念，将"天人合一"的哲学思想融入戴氏骨伤疗法的临床诊疗中。戴俭华医师认为一切事物均应遵循法则，顺应自然规律，"天"代表"道""真理""法则"，"天人合一"就是与先天根本相合，回归大道。此外，戴俭华医师在戴勤瑶医师提出的戴氏骨伤学术思想基础上大胆创新，总结并概括为：弹性复位，创正骨大法；板形合一，组配式外固定；筋骨同治，贯穿始终；内外稳定，互为因果；内外并重，重在外治；治痹审虚实，痰瘀虚并通；论伤从气血，活血凉血并重。这些为戴俭华新的学术思想，并指导其临床工作。

（一）弹性复位，创正骨大法

"弹性复位法"是在一些特定的部位或特殊情况下审时度势、因势利导，通过作用力使骨折逐步得以复位的方法。戴俭华医师指出：在骨伤科临床诊疗中虽然一次性早期整复是骨折复位的最佳治疗方法,但是因肌肉张力以及在特殊的部位、特殊的情况下,有相当一部分骨折需要"弹性复位"及多次的分期逐步复位。如早期局部肿胀严重难以一次性复位的骨折及不稳定性骨折,弹性复位法有步步为营的意思。骨折愈合早期,骨折断端纤维连接后,软骨痂即可因外力作用产生形变而需要再次调整逐步复位;弹性复位不破坏骨折端血液循环,不影响骨折愈合过程,不影响骨折愈合时间。

戴俭华医师指出"弹性复位法"遵循的理念:早期微创,渐进性复位,可以手法,亦可借助夹板纸压垫矫正;审时度势,选好适应证;稳扎稳打,步步为营;遵循解剖复位和功能对位,以及不破坏断端血液循环及造成新的创伤原则、利用人体自然修复的规律重建。"弹性复位法"的优点:本法在操作时所施力量较小,减少了因复位对组织的损伤。在渗出反应高峰期,肿胀剧烈,使用本法,在复位解除占位性压迫的同时,配合适当的外固定及凉血化瘀利水药物内服,既能减少再渗出,又可加速炎性渗出物的吸收,使肿胀迅速消退,避免了因剧烈肿胀可能引起的并发症,并为骨折的早期治疗争取了时间。对易发生骨延迟愈合或骨不连接部位的骨折,减轻了对血管及骨外膜的损伤,有利于骨折的愈合。笔者用上述方法治疗骨折至今未发生过骨不连。"弹性复位法"从某种意义上讲是对骨折复位方法的进一步完善。那些在特定的部位、特殊的情况下无法采用一次性复位的骨折,通过使用本法可以获得满意的复位效果,并且方法简单,复位容易。此外,利用患者自身重量采用主动运动逐步复位,有利于骨折后期关节功能的恢复。

(二)赋形夹缚,编织栅栏(板形合一,组配式外固定)

戴氏杉树皮小夹板技术中塑形技术是小夹板技术的"魂"。首先是针对不同患者、不同部位按照人体生物形态修剪成形即"量体裁衣",采用"个体化定制"的方法,将小夹板修剪成直形、月牙形、半弧形、全弧形等各种形态的解剖形夹板来适合各种体表解剖形态。其次是针对同一患者、不同病理阶段修剪成形。临床上使用小夹板时,夹板之间的距离一般不能小于1 mm,而患者在外伤初期时软组织肿胀严重,随着肿胀的消退,患处周径的改变,夹板也要相应修剪缩小,以防止夹板加叠,失去对断端的应力作用。

组配式外固定分为夹板之间的长短结合套叠式使用、小夹板与纸压垫的组配式固定、小夹板加石膏托的复合式外固定。

(1)长的夹板与短的月牙形夹板套叠式使用,不仅能够增加定点压力,保证固定效果,而且在特殊部位还具有抱聚力,使固定更加地趋于合理。

(2)小夹板和纸压垫的组配式固定:纸压垫和小夹板一样根据病情的不同、部位的不同,有平垫、塔形垫、分骨垫、梯形垫、月牙垫等各种形态,与杉树皮小夹板共同使用有加强小夹板定点横向挤压的作用;纸压垫的运用避免了骨与小夹板两种硬性组织直接挤压所导致的皮肤损伤(衬垫作用)。戴氏骨伤认为纸压垫在解剖标志处的填充作用,使肌肉张力得到平衡,且固定后还原原有的生物形态,并维持几何不变体系,充分体现了"筋骨同治"的学术思想。

(3)小夹板加石膏托的复合式固定:利用石膏随意成形固定的特点,如踝部骨折手法整复后,逆创伤机制固定是维持骨折稳定的关键,夹板、纸压垫独特的塑形,不仅能使内踝、外踝骨折片的前后移位得以牢固地对位,亦可使残留的分离移位逐步得以矫正,但无法按逆创伤机制要求,将踝关节固定在旋后内旋位,或旋前内旋位,所以我们将踝关节的石膏托和杉树皮小夹板相组合,将两种固定的优点结合起来使疗效更加可靠。

(三)筋骨同治,贯穿始终

筋骨之间互相关联,密不可分,人体生理病理处处体现筋骨相关。人体之筋附着于骨上,"诸筋者皆属于节""骨为干,筋为刚"揭示了两者相互依存的关系。筋骨内合肝肾,"肾主骨,肝主筋"说明了其五脏归属,因"肝肾同源"故而"筋骨同源"。生理上,筋束骨,骨张筋,互相协作进行人体正常的活动;病理上,伤筋可影响到骨,伤骨必伴有不同程度的伤筋。

在骨折手法治疗的过程中,手法整复治疗前要先理筋,医者应根据骨折或脱位可能造成的软组织损伤情况,选择合适的手法先理顺软组织,使受损挛缩的软组织在复位的过程中不起拮抗作用。同时利用筋束骨的作用,令错位的骨折断端复位。戴氏骨伤认为治疗时动作要轻柔,不要加重筋肉的损伤,着力部位要准确,手法操作要精巧,做到既快又准,争取一次复位成功,避免多次复位,使骨折周围软组织发生再次损伤。

在整个骨折的治疗过程中,在不影响骨折对位的运动轴上被动运动,使关节周围软组织拉伸,回归正常解剖位置,同时还可以使关节腔内血液挤出,有利于骨折康复。骨折的康复锻炼多在运动轴上,这样不会造成再移位,同时软组织在早期得到等长运动,有利于关节部位康复。所以复位后的每次复查过程中,还要对固定处周围关节、软组织做康复运动。康复时不做侧向、旋转的动作,不重复损伤机制,需要做运动轴方向一致的运动,使"筋骨治疗"贯穿整个过程。

骨折康复不是一次性的过程,而是逐步更改、修复的过程。戴氏骨伤认为在骨折的康复过程中,需要根据患侧肿胀的改变、外固定物的位置、绷带的松紧度及骨折断端位置及时给予再次复位、固定,及时调整骨折断端以保持解剖及功能对位,保持外固定系统的应力位置关系,绷带松紧有度给予有效的外固定支持。

(四)内外稳定,互为因果

在筋伤治疗过程中,戴氏认为:治疗时只追求解除内源性因素或只解除外源性因素,都无法达到最好的治疗效果。如椎间盘突出的患者必然伴有软组织劳损等表现,临床上即使手术很好地解除了椎间盘对神经根的压迫,术后仍有少数患者存留腰部软组织不适症状,这是因为没有完全解除外源性因素。

脊柱具有内源性稳定因素和外源性稳定因素。内源性稳定因素是指脊柱的椎体、后关节、椎间盘及其内外的有关韧带;外源性稳定因素是由脊柱周围的肌肉组织,尤其是腰背肌等有关肌肉的综合力量以维持腰椎的稳定。外源性的肌群与内源性结构共同维护脊柱的稳定性。治疗时不仅要恢复小关节之间的位置,松解关节周围滑囊嵌顿,解除椎间盘对神经根的压迫影响,同时要松解周围软组织,使用"拨法"松解肌肉"筋结",使肌肉纤维性变化得到改善,恢复肌肉的肌力状态,进一步稳定脊柱。因此,治疗腰椎间盘突出症必须要做到"筋骨同治",使整个脊柱达到"内外稳定",才能取得满意疗效,治疗过程中,"内外稳定"尤为重要,缺一不可。

(五)内外并重,重在外治

戴氏骨伤向来重视内病外治,认为跌打扭挫损伤,伤力多由外而内,伤情外重内轻。从表皮给药,从伤处给药,可以直达病所,事半功倍。

(六)治痹审虚实,痰瘀虚并通

"痹症"初期以邪实为主,病位在肌肤、皮肉、经络。如病延日久,正虚邪恋,湿停为痰,久为"顽痰",血凝为瘀,久为"死血",痰瘀交阻,导致凝涩不通。此时病邪除风、寒、湿、热外,还兼病理产物痰和瘀。治疗过程中,戴氏常用红花、土鳖虫、血竭等活血药物,而痰、瘀二邪生热,则加入"凉血"的寒凉药物,疗效可靠,事半功倍。戴氏根据"痰瘀虚并通"这一学术思想制成了腰痹康效验方,运用于脊柱退行性相关疾病,疗效显著。

(七)论伤从气血,活血凉血并重

外伤后气机不利,血行受阻,瘀血阻滞,气滞血瘀。另外,脉络破损,血液外溢,故损伤初期既有瘀血阻滞,又有血液外溢。因此治疗上,戴氏多选择既能活血又能止血具有双向调节作用的药物,如三七、生地黄、赤芍、牡丹皮等,传承已久的戴氏百年活血膏就是由土鳖虫、山涧石蟹、白茅根、寻骨风、接骨草等凉血、活血化瘀药物组成。

第二章　戴氏骨伤诊疗技术

第一节　戴氏伤科诊断特色

诊断特色:强调四诊合参,尤其重视问诊与摸诊的临床运用。

一、望诊

(一)望诊需注意以下两点

1.光线充足,避免干扰。

2.充分暴露,排除假象。

(二)看形态

1.看骨折:如腕关节骨折出现"餐叉样畸形"、股骨颈骨折或股骨粗隆间骨折出现下肢不等长、髋关节外翻外旋畸形等。

2.看脱位:如肩关节脱位出现方肩畸形;髋关节脱位出现屈膝屈髋内旋畸形,弹性固定体位等。

3.看肿胀:分为轻度肿胀、中度肿胀、重度肿胀。有无张力性水疱出现,创伤程度的判断。

4.看皮肤:皮肤颜色,如老年人胫腓骨骨折,皮肤薄如蝉翼,说明血液循环极差,手术选择要慎重;手术过程中要注意保护皮肤,防止皮肤坏死。使用小夹板纸压垫外固定时,一定要注意皮肤管理,防止出现压力性损伤。跟骨骨折出现皮下瘀血,说明皮肤有脱套,手术选择要慎重,尽量选择微创手术和非手术治疗,以避免术后出现并发症。

5.看肌肉:根据肌肉萎缩程度判断病程长短。

6.看姿态:椎间盘突出患者常一手扶腰,身体向患侧倾斜;急性腰扭伤小关节滑膜嵌顿患者常出现双手扶腰,挺腹体态;强直性脊柱炎患者转身时呈现特殊体位(颈部与腰部同时转体);臀中肌受伤患者出现"鸭步"步态。

二、问诊

医者对患者要有耐心,要反复问,仔细问。问诊不仅有诊断意义,还可以拉近医者与患者的距离,使患者对医者更加信任,充分体现对患者的人文关怀。

(一)发病时间

根据伤筋情况可以判断是急性扭伤还是慢性劳损;根据骨折情况可以判断是陈旧的还是新鲜的。

(二)发病情况

先询问受伤的原因,诸如跌打、扭挫、压砸等。再询问受伤的部位、体位,损伤时患者所处的体位常常易造成某些特定部位的损伤。如踝关节扭伤时的体位可帮助明确诊断后期治疗,如内翻内旋、外翻外旋;高空作业时,忽然坠地,则损伤可能发生在足跟、脊柱等。若发生骨折时受到的暴力较小,则提示可能为病理性骨折。

(三)疾病以往治疗情况

有助于疾病的诊断,以及治疗方法的选择。

(四)疼痛情况

疼痛跟天气有无关系(阴雨天气疼痛加重者,说明寒湿痹阻经络)。是夜间痛还是白天痛(夜间痛以寒湿为主)。是休息痛还是活动痛(如腰椎间盘突出、椎管狭窄、腰椎不稳等多见于活动时疼痛)。什么体位最疼痛(如上楼痛多见髌骨关节的问题,下楼痛多见髌下脂肪垫的问题)。

（五）问疼痛性质

1. 刺痛：指疼痛如针刺的感觉，属瘀血作痛的特征。其特点是范围小，以夜间为甚，部位多固定不移，按之痛甚或拒按。

2. 冷痛：指疼痛有寒冷感而喜暖。冷痛以腰脊、脘腹、四肢关节等为多见。多因寒邪阻络，或阳气亏虚，肌体失于温煦所致。

3. 重痛：指疼痛伴沉重感。重痛以头部、四肢、腰部为多见，因湿邪困阻气机所致。

4. 掣痛：指痛处抽掣或牵引他处而痛，又称"彻痛"。掣痛常呈放射状，或有起止点，有牵扯感，多因经脉失养或经脉阻滞所致。

5. 酸痛：指疼痛伴有酸楚的不适感。常见于四肢、腰背的关节、肌肉处。多因风湿侵袭，气血运行不畅或肾虚、气血不足、组织失养所致。

6. 走窜痛：指痛处游走不定，或走窜疼痛，甚至感觉不到确切的疼痛部位。胸胁脘腹疼痛且走窜不定，常称"窜痛"，多因气滞所致，肢体关节疼痛而游走不定，常称"游走痛"，多为风痹。

7. 固定痛：指疼痛部位固定不移。肢体关节疼痛固定不移，多为痛痹、着痹。

三、闻诊

闻入臼声：在脱位的复位过程中，可听到入臼声。关节脱位常以入臼声作为复位成功的标志，如肩关节脱位。但急性腰扭伤小关节滑膜嵌顿的整复手法，颈椎落枕的旋转手法切勿以入臼声作为手法成功的衡量标准，以防止手法过度出现不必要的并发症。

四、切诊

作为以手技见长的戴氏正骨技术，尤为强调摸（切）诊的重要性，戴氏认为："筋骨之伤，摸诊最重。"戴氏将摸诊的方法，形象地概括为"轻摸皮，重摸骨，不轻不重摸筋脉"。戴氏手法要求在冷天施术时，术者应搓热双手后再施术，不仅减轻了患者的不适感，同时也提高了诊断的准确率，还拉近了与病人的距离。戴氏认为摸诊不仅具有重要的临床意义，也还充分体现了人文关怀。现在临床上，医者往往用辅助检查、实验室检查代替了其他检查，尤其是摸诊，这不仅增加了漏诊、误诊的发生率，也大大降低了患者的满意度。

（一）摸诊力度及内容

(1) 轻：①摸压痛点，从远到近找压痛点；②摸肤温；③摸肿胀，如浮髌试验。

(2) 中：①摸筋结，如梨状肌综合征可摸到结节改变，腰三横突综合征可在腰三横突处摸到筋结，臀上皮神经炎可在髂后上棘最高点下两横指左右摸到条索样结节；②摸筋断，摸肌腱连续性（如跟腱断裂，踝关节扭伤时足踝内翻位，腓距前切带是否断裂）；③摸筋柔，胫后肌功能不全可在足舟状骨结节处摸到筋柔；④摸筋歪，Colles骨折之后造成拇长伸肌腱、拇短伸肌腱扭曲；⑤摸筋翻：腓骨长短肌移位，可在外踝上方摸到翻转移位的腓骨长短肌腱。

(3) 重：①摸骨折，按体表解剖标志推摸，判断移位方向及骨折程度；②摸脱位。

（二）摸诊方法

1. 双侧对比摸：患侧与健侧对比，医者通过拇指指腹的指下感觉，建立正常解剖形态。如桡骨远端骨折时，须用拇指指腹在双侧的桡骨自远端向近端沿解剖标志摸推，判断骨折断端移位情况；胫骨骨折时，须用拇指指腹在双侧的胫骨自远端向近端沿解剖嵴摸推，判断骨折断端移位情况。

2. 复位前后对比摸：在骨折复位后，再行摸诊，判断是否恢复到正常的解剖形态。如肘关节骨折复位后，应通过摸诊判断肘后三角的关系是否正常，自远端向近端推摸肱骨外侧髁嵴是否平整；跟骨骨折复位后，摸推外踝尖下是否平整。

3. 摸诊的顺序：依次检查血管、神经、骨折部，分清主次，避免贻误治疗。

五、戴氏特色诊断手法

(一)单指压脊推法

方法:患者俯卧位,术者微握拳,伸直拇指,用拇指指腹桡侧缓慢从大椎至骶椎做直线推动。操作时要求腕关节、肘关节伸直不能屈曲,用力均匀,从大椎推至骶尾部,施法连贯,屏气,缓慢均匀一口气完成。操作的过程中通过指下感觉来确定是生理性还是病理性(棘突侧凸无压痛为生理性,有压痛为病理性),如腰椎间盘突出症、小关节滑膜嵌顿等。

(二)复合式手法治疗小儿上肢牵拉伤

其具有双重作用,既可在手法治疗的过程中根据入臼声和功能恢复情况明确诊断,又可使牵拉肩、牵拉肘、牵拉腕得到满意的复位。方法:在牵引下旋转屈伸肘关节、前屈肩关节和屈伸腕关节时产生的滑膜紧张,使嵌入的滑膜解脱,利用关节在运动轴上滚动恢复关节解剖关系,同时在牵引下也可使关节周围扭错交锁的相关软组织拉伸复位。

(三)旋脊法

治疗急性腰扭伤小关节滑膜嵌顿。患者侧卧,术者面对患者,双手分别置于患者同侧肩部及髂嵴高点处,通过双手的相对运动,摇晃旋转患者腰部,左右各 1 次,可听到"喀"的弹响声。此法施展过后,腰部疼痛明显好转,可明确诊断急性腰扭伤小关节滑膜嵌顿。

(四)仰卧位牵抖法

如治疗急性腰扭伤小关节滑膜嵌顿。患者仰卧位,双手抓握头前床沿,术者双手握住患者双侧踝关节,施加向后的牵引力,使患者臀部、腰骶部小幅悬空,先做小幅度的平稳抖动 1～5 次,最后一次较大幅度抛动后再向前牵抖,切记不可使背部猛然撞击到治疗床。利用自身的臀部力量和肩部力量作用于椎间盘结构和关节突结构,试图改变其病理解剖结构。此法施展过后,腰部疼痛明显好转,可明确诊断急性腰扭伤小关节滑膜嵌顿。

(五)屈膝屈髋按压法

如治疗小儿下肢不等长,患儿仰卧位,术者一手握住患肢踝关节,另一手握住患肢膝关节,做屈髋屈膝向下按压动作。此法施展过后,下肢恢复等长,可明确诊断小儿髋关节半脱位。再比如霍夫曼征的体格检查,需颈部后伸让黄韧带向椎管内嵌入,可提高诊断率。检查膝关节侧副韧带损伤,需在膝关节伸直位,膝关节屈曲 30°、60°、90°进行体格检查,可帮助判断膝关节侧副韧带的损害程度,从而制订合理的治疗方案。每一次体格检查都是重复受伤机制,是对受伤部位的再损伤,因此要求术者手法轻柔、准确,避免反复的重复受伤机制而发生再损伤。

第二节　戴氏手法特色——艺术、技术、温度

一、手法艺术

(一)精准施术,事半功倍

通过对受伤原因、创伤机制、病理解剖全面评估,明确病灶的具体部位、骨折的移位方向,以及软组织对骨折复位的影响。遵循远端找近端,逆创伤机制复位,先复位侧方移位,再复位前后移位。找准作用力点后迅速精准复位,达到"法使骤然人不知,患若知也骨已拢"的境界。

(二)因势利导,不拘一格

骨折复位有早期一次性的复位;也有因肿胀、张力性水疱形成、就诊时全身情况严重以及老年性的上肢粉碎性骨折等,难以一次性复位,可选择逐步复位的方法分次复位。

(三)意念施术,全神贯注

正骨理筋手法施术,都应高度集中注意力,一旦施术,必须全神贯注,心手相应,法度严谨,随

体赋形,力透脏腑经络,直达病灶。施术时手法如行云流水,一气呵成。

(四)刚中有柔,柔中含刚

理筋手法中,松解手法宜行云流水,法柔为度(均匀、持久、有力),如滚法、揉法等;治疗手法以点准力透为宜,直达病所,如旋脊法、按压法、弹压法等。手法的节奏要轻重有序、快慢有度,整个流程充满节奏感。

(五)巧妙设计,协同作战

对于多平面骨折,可以选择复合式手法。如跟骨骨折,在双掌对向挤压过程中,踝关节快速背伸跖屈,同时恢复跟骨的宽度、高度、长度。复合式手法治疗小儿上肢牵拉伤时,将诊断与治疗巧妙地结合,在牵引下旋转屈伸肘关节、前屈肩关节和屈伸腕关节时产生的滑膜紧张,使嵌入的滑膜解脱,利用关节在运动轴上滚动,恢复关节解剖关系,同时在牵引下也可使关节周围扭错交锁的相关软组织拉伸复位。理筋手法的复合式手法可以两手同时进行,既可以提高工作效率,也可以因为两点施术,使患者注意力分散处于完全放松的状态下接受手法治疗。

(六)破茧成蝶,重获新生

采用快速摇晃法,利用筛子原理,使骨折碎片在快速摇晃的状态下寻找原有的空隙自动归位。如跟骨的粉碎性骨折关节面塌陷,肱骨近端、桡骨远端粉碎性骨折后骨折片翻转等。

(七)恰到好处,适可而止

要明确复位成功后的体表标志、复位过程中的骨擦音,以及手法复位成功的标准,如小儿青枝骨折的手法复位,骨擦音提示复位成功,手法应即刻停止。结合手摸心会,以及复位后的X线片评估,明确骨折复位成功与否。对于儿童骨折,尤其要考量塑形能力,避免不及或矫枉过正。

二、手法技术

(一)戴氏正骨手法技术

1.戴氏正骨法则:手摸心会,成竹在胸,辨证施术,手随心动,刚柔相济,以柔克刚,恰到好处,适可而止。

2.戴氏认为:手法正骨前须掌握骨折的病史、发病机制、骨折类型、部位、年龄、胖瘦、肿胀情况、就诊时间等,通过望、闻、问、切四诊以及摸诊,以及对骨折的辅助检查(如X线片、CT、MRI检查)分析、评估,判断骨折的移位程度、方向,确定是否需要复位,如何复位,一次复位还是弹性复位(多次逐步复位),设计复位流程,复位后能否达到重建要求,小夹板是否能维持骨折复位后的对位。施法时,一般以近端为参照物,合理应用侧向用力、轴向用力、旋转用力的关系,先矫正侧向移位,再矫正轴向移位,利用软组织合页、杠杆力以及术者手指或手掌挤压的压力产生位移复位。旋转用力分为绕轴旋转、旋转矫正。

3.复位要点:位置要准,动作要稳,力度要适中,即所谓柔中有刚、刚柔并济、恰到好处。复位后反复触摸,利用体表标志和对侧比较,骨折复位时产生的骨擦音以及指下感觉的解剖位置进行判断旋转移位。术者双手压住骨折端,助手在远端稍做内旋和外旋的动作,如果内旋时指下感觉是平整的则骨折为外旋移位,固定于内旋位再进行其他手法整复。反之外旋时指下感觉是平整的则骨折为内旋移位,固定于外旋位再其他手法整复。矫正侧方移位恢复力线,术者复位时应站在骨折端的远侧,便于力线的观察、调整。摇晃手法,利用筛子原理复位时术者用双掌有力地压住骨折端,进行摇晃,能使骨折端在一定范围内寻找空隙自动归位。儿童骨折复位两人复位法优于三人复位法,因为两人复位的力量已经满足复位的要求并且远端的配合更加协调,所以复位成功率高、创伤小。例如小儿肱骨髁上骨折前后移位的复位,术者在一手屈伸肘关节的同时,另一手拇指压住骨折远端的后侧,其余四指压住骨折远近端的前方,同时用力矫正骨折端的前后移位,较三人复位法更加协调。

4.戴氏正骨10法

(1)手摸心会:用手指指腹,力量由轻逐渐加重,由远及近,双侧对比,沿着解剖标志摸,复位前和复位后手摸对比,戴氏有"轻摸皮,重摸骨,不轻不重摸筋脉"之说。戴氏摸法常需要与牵引下屈伸关节联合使用,因为外伤后关节周围筋膜扭曲,关节肿胀及骨折片在非生理状态下,给摸诊带来一定的困难。利用在牵引下屈伸关节,使软组织排列复原,利用软组织张力使骨折片归位,骨折部位解剖结构明显改善,摸诊更加准确。总之,通过手摸起到心领神会的作用。对骨折断端的病理状态有一个明确的认识,为下一步的复位做好准备。

(2)拔伸牵引:保证牵引力和反牵引力充分实施,以及牵引力的恒定有效,在生理轴线上牵引,防止旋转,如肱骨髁上骨折顺应病理机制牵引,肱骨外科颈骨折外展型在外展位牵引。近端固定、远端牵引,先拔伸、后牵引,持续1~2分钟,使挛缩畸形消失后,再做下一个动作。牵引不仅使骨折的重叠复位,也能兼顾筋脉的复位。如桡骨远端骨折,骨折牵引须先将患肢五指依次拔伸、理顺筋脉(使在非生理状态下的指伸肌腱和指屈肌腱归位);肩关节前脱位,保持恒定的牵引力,常规足蹬牵引,牵引近端,有时候用三角巾维持远端牵引,不能满足恒定的牵引力以及着力点不准确,常导致达不到持久有力且有效的欲合先离、离而复合的复位效果。戴氏采用一手鱼际压住肩峰,代替三角巾做近端的牵引,使盂肱关节始终有准确恒定的力点,因此复位成功率高、并发症少。

(3)屈伸关节(戴氏特色手法):关节部位以及关节外近关节部位的损伤,在无骨折或无移位骨折的情况下,屈伸关节可使扭错的筋脉归位和将关节腔内的血肿挤出,对局部的滑膜炎(如创伤性膝关节滑膜炎)有疗效。屈伸关节,在屈曲90°~100°时,股四头肌紧张压力可使髌上囊血肿壁破裂,肿胀消散。关节内骨折关节面不平整,利用屈伸关节对特定部位的骨折起到牵张作用,如跟骨骨折,双手对掌挤压跟骨近端同时屈伸踝部,可以牵引跟骨骨折块的远端复位跟骨的长度,同时双掌挤压可以矫正跟骨的宽度。骨折中后期,复查时屈伸关节也是不可缺少的一个检查操作,如桡骨远端粉碎性骨折波及关节面,3周后复查,一手握住骨折断端(防止移位),另一手握住手掌,在牵引下屈伸腕关节。

作用:整复关节内骨折,所致的骨关节面粗糙,防止关节周围软组织的挛缩粘连。

(4)旋转回旋:用于矫正旋转移位,绕轴旋转,远端绕自身轴旋转,如股骨颈骨折的外旋移位,远端须绕自身轴内旋才能矫正;用于股骨干骨折的背向移位,采取原路返回法,术前研究骨折远端移位逆向整复的全过程,此时不能过度牵引,在持续牵引的基础上,待肌肉松弛,以近端为轴心,远端环绕近端旋转。用于骨折成角移位,以近端为轴心、远端为半径绕点旋转整复,如肱骨髁上骨折伸直型成角移位,以肱骨近端为中心,远端为半径,肘关节屈曲90°,远端绕(找)近端复位。

(5)改良式端提挤按法:端提用于轴向移位,挤按用于侧向移位。端提法:术者用双手鱼际压住骨折远近端,环抱骨折远近端,优点是受力面积大,容易发力,且远近端均可受力,对侧有保护,不会矫枉过正,特别适合分层移位。挤按法:古称捺正,用一手固定近端,另一手拇指指腹推挤远端(见图1~图7)。

(6)摇摆挤压(戴氏特色手法):用于粉碎性骨折、骨折面锯齿状紧密接触。术者用双手掌根或双手拇指抵住骨折端,在挤压的基础上摇摆,使交锁的骨折面解锁,和交锁骨折端分离,并且使侧向移位和轴向移位在挤压下归位,如肱骨干粉碎性骨折、桡骨远端粉碎性骨折分层移位。

(7)夹挤分骨:用于尺桡骨骨折的复位。术者用双手拇指及中、示指于骨折部掌、背侧间隙对向挤捏,牵引力量不能过大,待骨间膜松弛,拇、示指才能挤进去,同时以近端为参照物,捺正远端的侧向移位。术者站在骨折的远端面朝患者,首先目测移位方向,再用拇指的指腹沿着骨折的远端向近侧推摸,明确侧向移位的部位方向,再做夹挤分骨手法。完成手法后,再用拇指沿着解剖标志推摸,和复位前比较,评估复位结果。

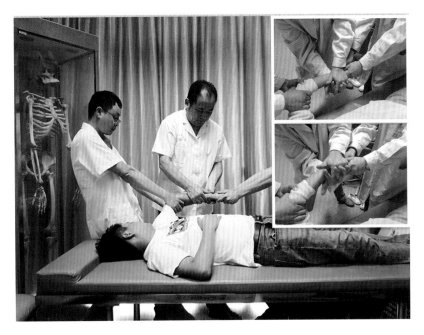

图 1 改良式端提挤按法 1

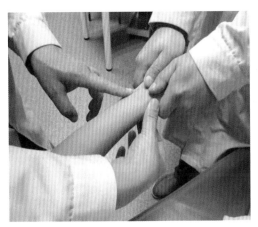

图 2 改良式端提挤按法 2

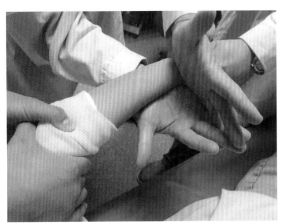

图 3 改良式端提挤按法 3

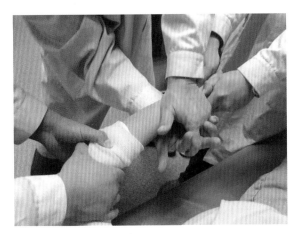

图 4 改良式端提挤按法 4

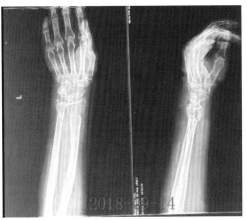

图 5 改良式端提挤按法治疗后 X 线片 1

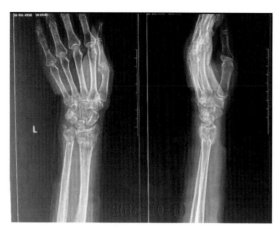
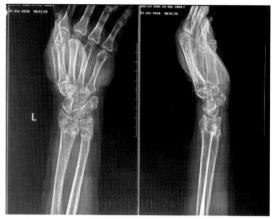

图6 改良式端提挤按法治疗后 X 线片 2　　　　图7 改良式端提挤按法治疗后 X 线片 3

（8）成角折顶：用于肌肉丰厚部位且骨折重叠移位较大或背向移位靠拔伸牵引法不能矫正者，如小儿桡骨远端背向移位，用双手拇指或双掌加大成角至30°～50°，有时可以达到90°，骨折端皮质对齐后，骤然成角伸直进行反折（成角要慢，折顶要快，并且折顶时近端要快速向上提）。

（9）牵抖法：用于小儿肱骨外上髁Ⅳ型骨折，骨折块翻转移位、嵌入关节腔。在牵引下快速牵抖患肢，使关节腔张开，利用伸肌群将骨折块拔出关节腔，且利用软组织合页张力作用，以及筛子工作原理，在快速抖动下，碎片寻找间隙有回归原位的趋势，使之归位。

（10）复合式手法：为戴氏特色手法，将两种及两种以上手法联合使用的手法称之为复合式手法。①复合式手法治疗跟骨骨折的复位，跟骨骨折后，既有侧向移位增宽，又有轴向移位短缩和关节面的塌陷，几种移位互为因果，单纯整复一种移位难以成功，因此我们设计出将两种手法联合使用同时矫正宽度、长度、高度和骨折碎片下陷引起的关节面不平整的复合式手法。术者对掌夹住骨折近端，助手双手握住患足前掌并快速在摇晃下屈伸踝关节，对掌挤压骨折断端，既起到了维持牵引作用，更起到了恢复宽度和高度的作用。快速摇晃，利用杠杆原理，撬拨骨折块使之松动移位，同时利用筛子工作原理，将侧向移位的骨折块和下陷的骨折碎片在快速活动中寻找空隙自动归位。②复合式手法治疗小儿上肢牵拉伤（以左上肢为例），术者立于患儿前方，右手握住患肘，拇指抵压桡骨小头外侧，左手握住前臂置于中立位，在适度牵引下，做缓慢旋前（80°～90°）、旋后（80°～90°）、屈曲肘关节（140°最大值）；后顺势左手握住患儿肘部，右手按住患儿肩峰，左手牵引下前屈肩关节至过头顶（180°）；最后左手握住腕部，右手握住前臂远端，在中立位缓慢牵引做腕关节背伸和掌屈运动，结束手法。此连贯手法过程中一般可闻及弹响或指下有轻微弹动感，即为复位成功。此法具有双重作用，既可在手法过程中根据入臼声和功能恢复情况明确诊断，又可使牵拉肩、牵拉肘、牵拉腕得到满意的复位效果。

（二）戴氏理筋手法的技术特色

1.总则

整体观念，全神贯注，意念施术，心手相应，法度严谨，如行云流水，一气呵成。意念施术是指在施术时，"舍弃"了一切杂念，用意念施术。施术者的心、手，以及患者的病三者结合形成三位一体，施术者要使自己完全融入其中，时刻想着该病的本质和手法要领，达到一种忘我的境界。手随心转，心手呼应，配合得当。同时也要严格遵从推拿的禁忌证和适应证，不可盲目地对患者施术，要问清病史，也要配合辅助检查来确定疾病的本质，制订施治的方案。在施术过程中，如行云流水，一气呵成。

施法前须对患者疾病进行合理而全面的分析、评估。设计手法方案，确定整个手法操作时间，对松解手法和治疗手法的操作时间进行合理分配。选择哪些手法则根据年龄、胖瘦和患者自己对手法轻重的选择,决定手法力量,设计手法流程、节奏。强调意念,注意力要高度集中,一旦施术,全神贯注,心手相应,法度严谨,随体赋形。术者必须很好地掌控手法力量,要善于借力发力,保证手法的连贯性、节奏性,否则不可能高质量地完成整个手法流程。

2.法则

"点准、力透、法柔",即所谓刚中有柔,柔中含刚,轻而不浮,重而不滞。

(1)点准:在触摸压痛点寻找病位或选取穴位的过程中,一定要准确。如头痛需要取印堂、睛明、百会、太阳、风池、迎香等穴,颈椎病常在颈椎两旁、肩部、肩胛部选取穴位或压痛点,第三腰椎横突综合征常在腰三横突旁寻找压痛点,腰椎间盘突出症常在腰椎两侧骶棘肌有硬结或者明显的压痛点,梨状肌综合征在臀上皮神经支配区域常伴有压痛点。

(2)力透(手法操作具有"穿透力"):施术前,要让患者完全放松,施术时术者的手法应当柔和持久地将力量直透脏腑经络(直达病灶部位),而不可只施加于皮肤表面;但也不可暴力施术、生拉硬拽,这样不仅不会力透脏腑经络,反而会因为肌肉的自我保护而出现痉挛、僵硬等症状,造成不必要的损伤,只有当柔和的作用力持久渗透到深层,才能充分地发挥其作用,从而达到最好的疗效。

(3)法柔:即施术时动作要连贯柔和、力度要温和而不生硬,切忌暴力施术。手法的轻重也要因人而异,对于身材稍微偏胖或者年轻人、手法可稍微偏重;对于身材偏瘦或者老年人,手法应当稍微轻一点;也可以根据患者的需求选择手法的轻重。

如盘运法非常好地诠释了戴氏理筋手法"点准、力透、法柔"的特点。用双手掌对向抱住(含住)肩部前外侧,相当于盂肱关节(点准),分别依次做逆时针方向和顺时针方向对向的环形不带动皮肤的揉搓相对运动,有节奏地缓慢进行,平稳有力(法柔),约2分钟,使局部有灼热感即可,这样可将热量渗透到患者病变部位的深层(力透)。全神贯注,意念施术,心手相应,法度严谨。

去痛致松,以松治痛:去除疼痛以致患者放松,当患者局部放松之后再予以手法治疗,以达到镇痛的作用。该理念始终贯彻在冻结肩的治疗当中,在冻结肩的痛点肱二头肌腱长头肌腱沟筋节处利用以松治痛施术,以达到最佳治疗效果。

3.戴氏理筋28法

(1)松解手法:"点准、力透、法柔"为此类手法的法则,即所谓刚中有柔、柔中含刚、轻而不浮、重而不滞,均匀,持久,有力。

①推法:以肘关节、腕关节着力于体表一定部位或穴位上,肘关节、腕关节伸直,力量由肩而下,沿直线轨迹推动。常用于肌肉软组织损伤、腰腿痛、局部肿痛等病症。

单指压脊推法:患者俯卧位,术者微握拳,伸直拇指,用拇指指腹桡侧缓慢从大椎穴至十七椎穴做直线推动。操作时要求腕关节、肘关节、肩关节在一条线上,利用身体的重量由肩传导而下,用力均匀,从大椎穴推至十七椎穴,施法连贯,屏气,缓慢均匀一口气完成。该手法既是诊断又是治疗,操作的过程中指腹贴实皮肤,压力均匀,直线移动,动作平稳,不可带动皮下组织,从胸椎推向腰椎的交接处时,要调整用力力度,在不带动皮下组织的前提下,保持直线运动,通过指下感觉来确定病灶部位(分析棘突有无侧凸,进而判断是病理性侧凸还是生理性侧凸。有指压痛为病理性侧凸,无指压痛为生理性侧凸),直线推完后,再做痛点处指揉法松解。该手法有疏通经络、理顺筋脉、软坚散结的作用(见图8)。

八字推法:又分小八字推法和大八字

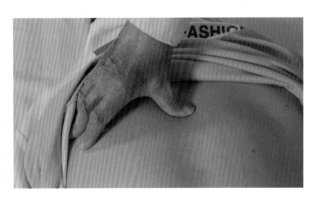

图8 单指压脊推法

推法。

小八字夹脊推法：患者俯卧位，术者伸直拇指，屈示指关节，使虎口聚成八字形，以拇指指腹、示指中节指背接触患者皮肤，放于棘突两旁1cm处，由上而下，从大椎穴两侧直线推至十七椎穴旁1cm。操作时要求腕关节、肘关节、肩关节在一条线上，利用身体的重量由肩传导而下，用力均匀，推动时施法连贯，一气呵成。从大椎穴两侧直线推至十七椎穴旁1cm，重复3次，可松解骶棘肌，有理顺经络、通经通气之功效（见图9）。

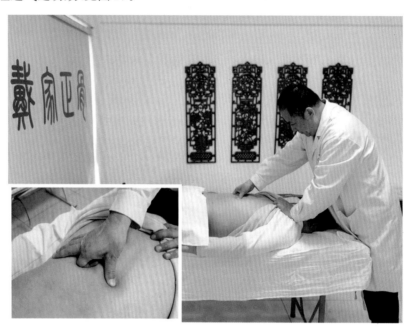

图9　小八字夹脊推法

大八字夹脊推法：患者俯卧位，术者伸直拇指，屈示指关节，使虎口张开呈"八"字形，以拇指指腹、示指中节指背接触患者皮肤，放于大椎穴两侧约2cm，由上而下，从大椎两侧直线推至十七椎穴旁约2cm。操作时要求腕、肘、肩关节在一条线上，利用身体的重量由肩传导而下，用力均匀，推动时施法连贯，一气呵成。从大椎到十七椎穴旁约2cm，重复3次，有理顺经络、通经通气之功效。

掌推法：用掌根从大椎两侧从上而下至腰骶部缓慢推行，推至第五腰椎处转外侧推行，反复操作3～4次。

②分抹法：患者俯卧位，施术者用拇指和四指指腹呈"八"字形，从胸一椎至腰骶部从上而下依次斜行分抹，用力较轻（轻而不飘，实而不滞），操作平稳，其力量均匀，不带动皮下组织，自上而下反复3次。具有疏通经络、运行气血的功效（见图10）。

③弹压法：施术者全身放松，双掌重叠，双肘微屈，将上身的重量通过肘腕传递到手掌，用掌面从第一胸椎至第五腰椎棘突轻轻有节奏地向下弹压后即弹起（胸椎处轻轻弹压，腰骶部可加大力量弹压），有时可闻及指下弹响声。此手法有调整小关节紊乱、纠正生理弧度的作用。适用于腰椎间盘突出症和腰椎生理曲度后突和小关节紊乱的患者。弹压时，有节奏地弹压，回弹的力度越大，效果越好。弹压次数根据患者的耐受程度而定。骨质疏松患者、滑脱患者、椎间盘脱垂的患者、腰椎不稳的患者，以及极度不配合的患者或肌肉紧张的患者禁用。

腰椎俯卧弹压法：患者俯卧位，胸部及骨盆部垫枕，并由前后方向2～4名助手做对抗牵引使患者腹部与床面保持一拳高度，术者叠掌使掌心正对于患者腰椎间盘突出部位，做由上向下的反复垂直弹压（可2位术者交替操作）。弹压时须使患者腹部贴于床面，并有一拳的按压深度。对抗牵引下俯卧按压法为主要手法，通过对抗牵引以松解痉挛或紧张的腰部肌肉、韧带，拉伸椎间隙和小关节间隙,然后通过弹压以整复错位的腰椎小关节,解除滑膜嵌顿,降低椎间盘内压力;同时轻微改变上、下椎体各相邻部位的位置,改变神经根与其他组织的位置关系,以减轻或消除神经根的受压,手法可使后纵韧带和纤维环紧张产生向内的推力,迫使髓核向椎间隙还纳(见图11)。

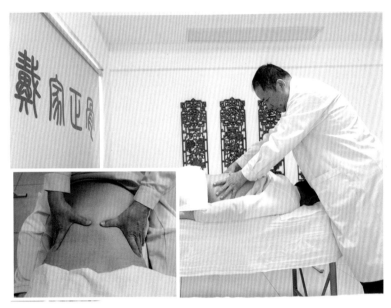

图 10　分抹法

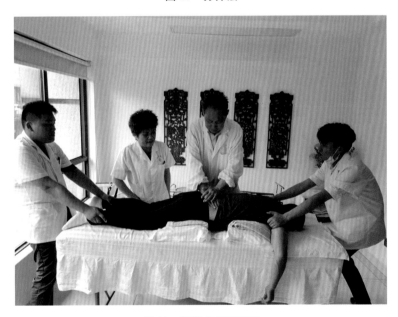

图 11　腰椎俯卧弹压法

　　④揉法:分为手掌揉和拇指指腹揉,接触面大宜用手掌揉,在痛点处可用拇指指腹揉。操作时,术者和患者均在放松的状态下,完成揉法操作的整个过程。手掌根沿两侧骶棘肌带动皮肤沿逆时针方向自上而下反复做轻柔缓和的回旋运动,带动皮肤一起运动,可以定点揉也可以面状揉或呈一条线揉动,使皮下组织层之间产生内摩擦。医生和患者均可感觉到揉动部位的灼热感。此法具有疏通经络、运行气血、软坚散结的功效(见图12)。

　　⑤摩法:施术者用手掌面着力于一定治疗部位,通过前臂的小幅度环转运动,使着力面在治疗部位做有节奏的环形平移摩擦的手法,称摩法。此手法在皮肤表面不带动皮肤运动。具有温通经络、活血行气的功效。

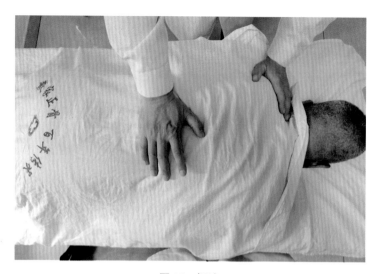

图 12　揉法

⑥搓法:分为小鱼际搓法和掌指关节搓法,手法须做到沉肩、屈肘、垂腕内收,适用于全身各个部位,可由上而下,亦可由下而上,常与其他手法联合使用,双手同时操作(即复合式手法),具有疏通经络、运行气血、软坚散结的作用。

患者俯卧位,术者用手掌尺侧面的背部及掌指关节背侧突起处着力于患者皮肤做来回翻掌、旋转动作。从"天宗穴"处开始,沿两侧膀胱经搓至骶尾部,再作用于臀上皮神经处、梨状肌处,向下经过"承扶穴""委中穴""承山穴",最后至跟腱处停止手法。后换手反向操作至"天宗穴",如此反复操作3遍。搓法操作时力度要有渗透感,做到法柔、力透,手法连续柔和而没有顿挫,如水银泻地,连绵不绝,力透筋骨。此法为理筋并松弛肌群的主要手法。戴氏特别指出,此手法可以双手操作(复合式手法),一手在疼痛点处以搓法为主,施力较重;另一手在相关的远端穴位处以拨法或揉法为主,施力较轻。双手操作的优点:①提高了单位时间内的效率;②双手操作,因为两处受力、多点刺激可以使患者不易因手法刺激产生肌肉痉挛,使患者在完全放松状态下,接受手法治疗,从而提高了疗效(见图13)。

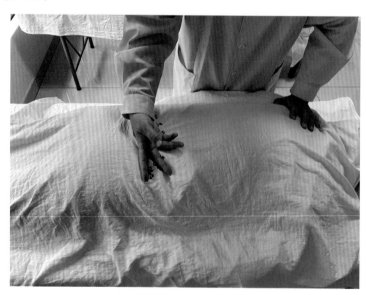

图 13　搓法

⑦擦法:用手掌尺侧小鱼际紧贴皮肤,稍用力下压并做上下直线往返摩擦,宛如瓦片在水面漂

移,使之产生一定的热量,频率一般为每分钟 100 次左右。此法用于胸腰背部两侧骶棘肌的风湿性筋膜炎。配合使用戴氏擦剂则效果更佳(见图 14)。

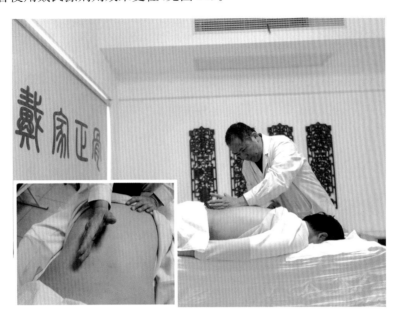

图 14　擦法

⑧拿捏法:拿法是用拇指和其余手指相对用力,刚柔并济,用于脊背、四肢和颈项部,先拿后捏,动作连贯而柔和,拿捏住皮肤少许停顿后并将其缓缓放松,放下后再配合捏法操作,或拇指挤压受术部位,即"捏而提之谓之拿"。用于全身软组织劳损(见图 15)。

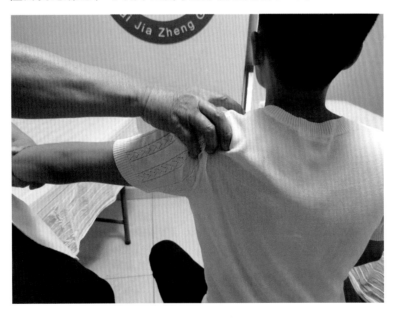

图 15　拿捏法

⑨提拿颤抖法:戴氏特色手法之一,用于颈腰部软组织劳损,是颈椎病和腰椎间盘突出症的准备手法。双手拇指重叠,其余四指在对侧叠放于腰三横突处,施术者肘部微屈,全身放松,提起腰肌停顿后,做颤抖动作,颤抖频率由慢转快,使得患者上下半身随着手法有节奏地颤动。手法要点,术者和患者同时在一个频率上颤抖(见图 16 至图 17)。

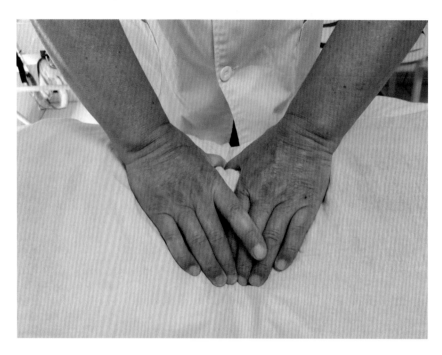

图 16　提拿颤抖法 1

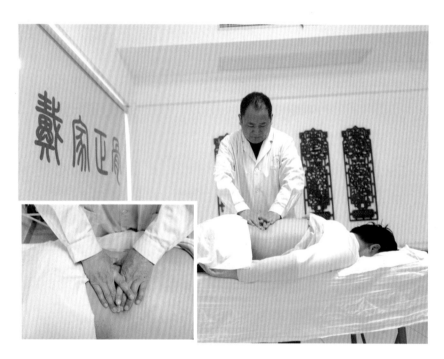

图 17　提拿颤抖法 2

⑩叩击法：分鱼际叩法和掌指关节叩法。本法适用于肌肉丰厚处。双手掌指关节尺侧或鱼际尺侧，力度由轻到重，频率由慢到快，自上而下或自下而上，反复叩击，节奏感要强，常在手法结束时使用。掌指关节叩击法用于表浅部位，术者双手握虚拳用掌指关节叩击施术部位，常和拍打法联合使用，适用于全身各部，双手操作，具有疏通经络的作用。

⑪拍打法：施术者五指并拢掌心微凹为虚掌拍击体表。通常单手操作，腕关节放松，以前臂带动腕掌呈连续击打的姿势，常用于拍打腰背部、颈项部。在拍打受术部位时可听到清脆的拍打声，患者不觉疼痛。常用于手法结束时，以及小关节错乱的患者，有疏通血脉作用，拍打时产生的振动

可使错乱的小关节归位(见图18)。

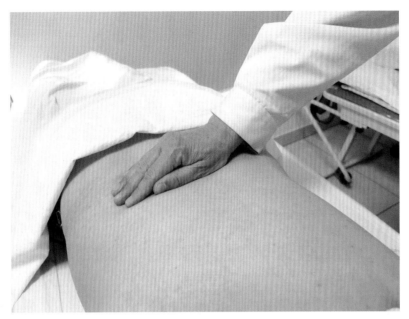

图18 拍打法

⑫点法:用拇指指端桡侧或屈曲的指间关节着力于施术部位,以指代针,持续地进行点压,有疏通经脉的作用。本法刺激较大,操作时,须根据患者需要调节力度,切不可太过。

⑬抖法:在牵引下,术者的双手握住患者上肢或下肢远端,做匀速的、小幅度的、快速的上下抖动,由轻到重、由慢到快、由远到近。患者在放松的情况下,利用肢体的抖动达到理顺筋脉、疏通经络的目的,可使嵌顿的小关节解锁,使脱出的髓核和神经关系改变。此法又可分为抖上肢、抖下肢和抖腰部3种抖上肢,患者常取坐位,术者位于患侧,用双手握住患者的手腕,将患者上肢慢慢抬起至60°左右。术者两前臂稍用力在牵引下做连续的、小幅度、频率较高的上下抖动,常用于冻结肩。抖腰部,腰椎间盘突出症患者取俯卧位,小关节滑膜嵌顿患者取仰卧位,下肢放松伸直。术者位于患者足端,用双手握住患者的踝上,并略提起离开床面,然后术者上臂及前臂同时发力,在牵引下做连续的、小幅度的上下抖动,使抖动从远向近、幅度由小到大,自下肢至髋部再到腰骶部,呈波浪式递进。结束时术者将下肢向近端抛动后向远端牵拉结束手法,两侧下肢可同时操作,亦可单侧操作。频率为每分钟60次左右(见图19)。

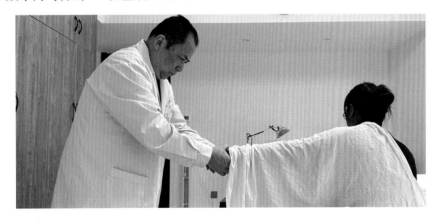

图19 抖法

⑭搓法:是指用双手掌夹住肢体,做方向相反的快速往返搓动的手法,用于上肢的软组织劳

损,有松解软组织及活血通络的作用(见图20)。

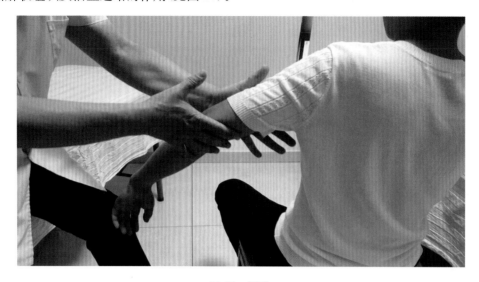

图20　搓法

⑮一指禅:是指用拇指指端螺纹面或偏锋着力,通过腕关节的往返摆动,或左右摆动,或旋前或旋后,使产生的功力通过拇指持续不断地作用于施术部位,称为一指禅。其要点是沉肩、垂肘、悬腕、指实掌虚、紧推慢移。常用于小儿推拿和胃脘部不适等内科疾病。

⑯拨络法:可分为拇指弹拨和指拨法,拨动的方向、角度,应与局部肌肉垂直。拇指弹拨时要做到沉肩、垂肘、悬腕,除拇指外的其余四指应固定不移,起到一个稳定的支架作用。弹拨手指均用指腹侧面,用力宜由轻到重,速度须由快到慢,实而不浮,手法操作要轻快灵巧。拨法的压力不宜过大,以受术者能忍耐为度;用力较大的拨法,应当在操作前告知受术者。用于软组织劳损、经脉郁结产生的筋结,腰背筋膜炎。起到以指代刀、松解筋结的作用(见图21)。

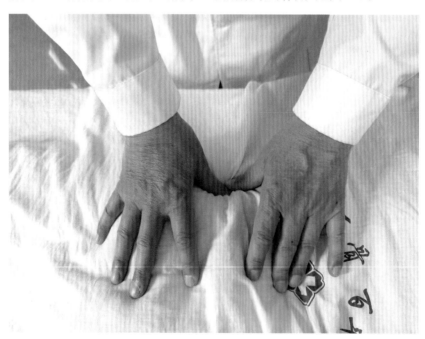

图21　拨络法

⑰盘运法:又称"狮子抱球法",是戴氏特色手法之一,用于冻结肩。用双手掌对向抱住(含住)肩部外侧、后侧,相当于盂肱关节处,分别依次做逆时针方向和顺时针方向对向的环形不带动皮肤

的揉搓相对运动,有节奏地缓慢进行,平稳有力,揉搓1～2分钟,使局部产生灼热感即可(见图22)。

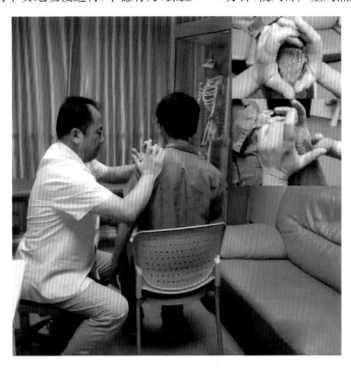

图22 盘运法

⑱摇法:是指将患肢关节做顺时针、逆时针方向的被动运动的方法,称为摇法。用于患肢的功能康复。

⑲复合式手法:将两种及两种以上手法联合使用的手法称之为复合式手法。患者俯卧位,术者以双手拇指螺纹面紧贴皮肤,置于腰骶部两侧(骶棘肌、腰大肌、髂肌),还可置于臀上皮神经、梨状肌处及各肌肉"筋节"处。通过按压、推法、拨摇三种手法相结合,使局部肌肉放松,滑膜及小关节位置调整。先通过拇指使术者的力量垂直渗透于病灶处,再经过推揉使局部的软组织松解,最后在拨法的作用下带动腰骶部的晃动,从而调整滑膜及小关节的位置,手法连贯,力量随着手法的改变而逐渐渗透。

(2)治疗手法:总则为"法度严谨,弛张有度,恰到好处"。骨质疏松患者、滑脱患者、椎间盘脱垂的患者、腰椎不稳的患者、年老的患者慎用。

①腰椎推扳法:患者俯卧位,双下肢伸直,术者需先用拍法或叩击法放松患者腰背软组织。以右侧为例,术者站于患者右侧,右手掌根抵住患者腰4腰5右侧棘突旁前推,同时左手置于患者左膝前,逐渐扳向右后侧,术者双手同时徐徐用力,并有节奏地使下肢起落2～4次,待其适应,腰部放松后将其左下肢扳至右后方最大角度时,右掌加大推压力,双手协同用"闪动力",右推左扳,将其左下肢有限制地扳动,动作完成,左右各1次,可听到弹响声,但不可强求听到弹响声。主要用于小关节紊乱(见图23)。

②坐位旋脊法:患者坐位,施术者位于患者侧方,一手拇指压住患处棘突的侧方,另一手从患者健侧腋下伸出,钩扶住其颈项部,手掌压住对侧肩后部,将患者腰部脊柱向健侧旋转。当旋转至最大限度时,一手用力扳动腰部,另一手拇指同时用力推顶偏歪的棘突,两手协同用力,以"寸劲"行快速扳动。常可听见"喀"的弹响声。主要用于小关节紊乱。

③侧卧位旋脊法:患者侧卧,术者面对患者,双手分别置于患者同侧肩部前侧及髂嵴高点后侧处,通过双手的相对运动,从而摇晃旋转患者腰部,左右各1次。可听到"喀"的弹响声,主要用于椎间盘突出症、腰肌劳损、小关节紊乱等症(见图24)。

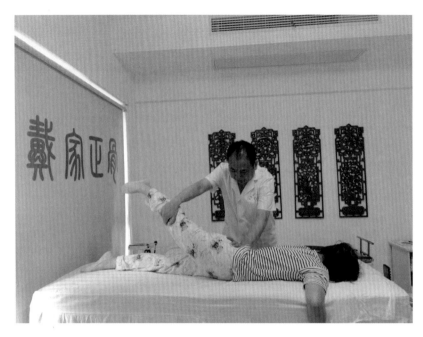

图 23　腰椎推扳法

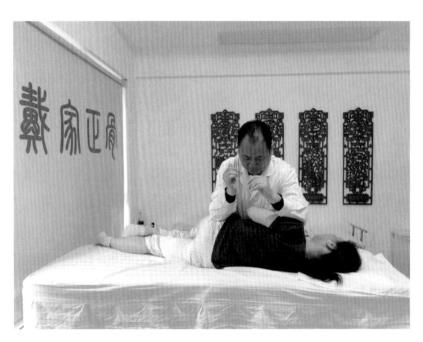

图 24　侧卧位旋脊法

　　④直腿弹压法：患者仰卧位，助手将患肢屈髋屈膝、旋转髋关节 3～4 圈后，一手置于髋前上方，另一手置于跟腱处，将患肢膝关节伸直并最大限度抬高；术者双手环抱固定于足掌前 1/3 处，弹压患者足前掌，使踝关节充分背屈 3～5 次。同法做另一下肢。直腿弹压法是非常关键的手法，在按压足部的同时，助手需继续抬高患者下肢，抬高后，术者继续按压，助手再次抬高，反复抬高按压直到患肢抬高至 90°停止手法。此手法主要是解除神经的粘连，拉伸痉挛的肌肉，解除肌肉痉挛（见图 25）。

　　⑤俯卧位牵抖法（戴氏特色手法）：患者俯卧位，双手抓握头前床沿，一助手压住患者双侧腋下，施术者双手握住患者双侧踝关节上方，施加向后上方的牵引力，使患者臀部和腰骶部悬空，下

肢和床面呈 30°左右,顺势小幅度地平稳抖动 2～3 次,最后一次较大幅度向后上方抛动再向后下方牵引,切记不可使腹部猛然撞击到治疗床,利用患者自身的臀部力量作用于椎间盘结构和关节突结构,试图改变其病理解剖结构。主要用于椎间盘突出症(见图 26)。

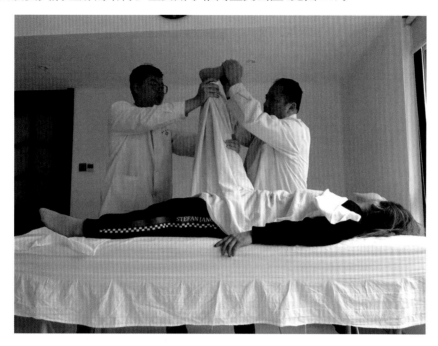

图 25 直腿弹压法

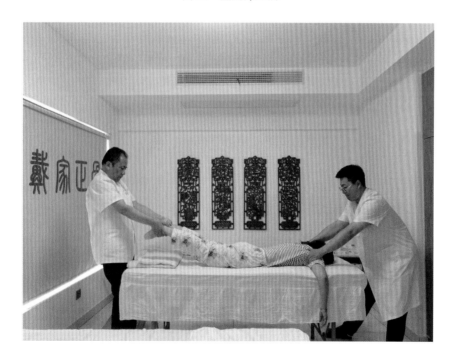

图 26 俯卧位牵抖法

⑥仰卧位牵抖法:患者仰卧位,双手抓握头前床沿,术者双手握住患者双侧踝关节,施加向后的牵引力,使者臀部、腰骶部小幅悬空,先做小幅度的平稳抖动 1～5 次,接着做一次较大幅度抛动后再向前牵抖,最后再做一次较大幅度向前上方抛动后双手再向前方猛然牵引,切记不可使背部猛然撞击到治疗床,利用患者自身的臀部力量作用于椎间盘结构和关节突结构,试图改变其病

理解剖结构。

⑦屈膝屈髋伸腿牵张法（戴氏特色手法）：患者仰卧位，施术者先予患者屈髋屈膝数次后，约45°向前上方牵拉，作用力在腰骶部，通过拉伸肌群缓解肌肉痉挛，且有利于解除滑膜嵌顿。注意事项：牵拉时要注意对膝关节的保护，防止损伤（见图27至图29）。

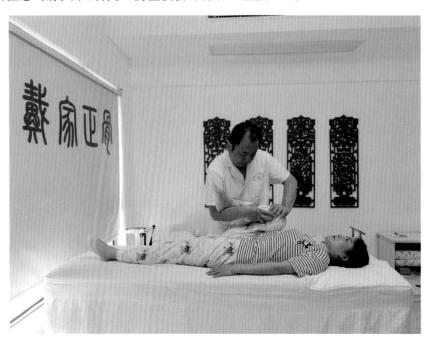

图27　屈膝屈髋伸腿牵张法 1

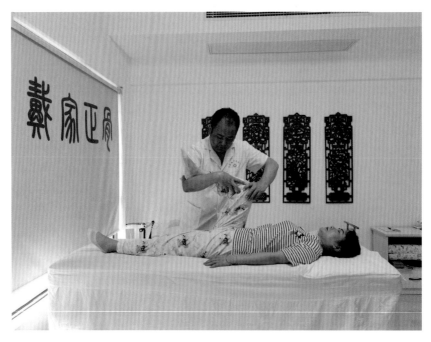

图28　屈膝屈髋伸腿牵张法 2

⑧颈椎旋转法：患者坐位，施术者位于患者后方，施术者将双手拇指顶住患者颈部两侧风池穴，余四指托住下颌，双手掌根抵压住肩井穴，形成向上向下的反向牵张力，同时轻缓地向两侧旋转数次即可（见图30）。

⑨踩跷法（戴氏特色手法）：用双足节律性踩踏施术部位，称为踩跷法。本法常用于腰椎曲度

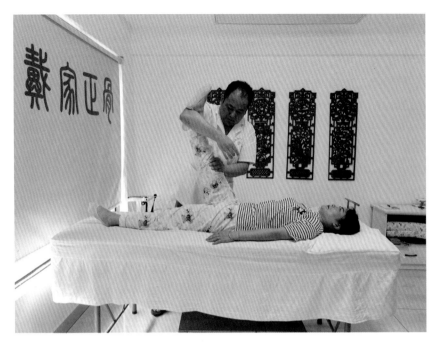

图 29　屈膝屈髋伸腿牵张法 3

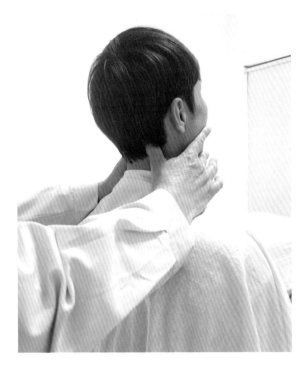

图 30　颈椎旋转法

后突较大者。患者俯卧位,在胸部和下肢股部各垫枕头,使得腹脐与治疗床板面大约有一横拳距离,然后在腰部进行踩踏,施术者可一足踩踏,另一足可用以调整,做到一虚一实;施术过程中可用足趾弹拨八髎穴、臀上皮神经,亦可使用点按法、点揉法等手法理筋。

　　本法力量沉稳着实,可控力量大,危险系数大,因此必须严格把握适应证,明确诊断。凡年老、体质虚弱、骨质疏松及各种骨病者禁用。操作时不可长时间踩踏。施术者本人的体重一般为 50～75kg,不宜过重,患者必须在完全放松状态下接受踩跷法,否则会因紧张而达不到效果。

三、戴氏手法的——"温度"

"戴氏骨伤"起源于清代嘉庆年间,从先祖戴立扬公始,专修骨科而后薪火相传、励志接力,逐步形成特色鲜明的戴氏骨伤流派,其中正骨手法以手法设计巧妙、力度适中、成功率高,理筋手法以持久均匀有力为特征。被业内外人士誉称为"戴氏手法温暖了广大骨伤患者",享誉大江南北。

戴氏骨伤第五代传人戴孝纯,戴氏骨伤流派的奠基人。戴孝纯擅长手法整复正骨,为了准确了解人体骨架结构,体表解剖标志,经常到太湖山墓地拾残骨反复触摸,最后盲摸也能叫出骨骼的名称以及异常和正常的区别,因儿童骨骼浅表,容易触摸,因此戴公尤其擅长儿童骨折复位,其手法复位技术与日俱增。戴孝纯不仅有高超的正骨技术,而且极具同情心,经常接济患者,有"戴二善先生"的美誉,温暖了大量家乡骨伤患者的心。

戴氏骨伤科第六代传人戴勤瑶创立了正骨10法、理筋28法,且根据大量的临床实践,提出了"轻摸皮,重摸骨,不轻不重摸经络"的临床诊疗手法,确立了戴氏手法在骨伤流派中的地位。20世纪戴氏手法独特的疗效也为芜湖市中医院争得了"看骨科到三院"(芜湖市中医院)的美誉。戴勤瑶理筋手法提倡术者平时"练气""练功",功到自然成。施术的方法选择、位置、力度都建立在平时"练气""练功"基础上。气随心动,力随气动。施法前先要调整好自己的状态,全神贯注,集中意念,意到手到,心无杂念。手法由浅入深,手触于外,巧生于内,法从手出,手随心转,意念施术,直达病所。力量由轻到重,缓中有力,外柔内刚。以渗透为准则,强调轻而不浮,重而不板,使患者在完全放松的状态下受术。施术前以整体观念为原则,设计手法流程。以流畅为法则,施术时如行云流水,张弛有度。总之,意念施术,"点准""力透""法柔"是戴氏理筋手法的一大特色。在施术的过程不断询问患者的反应,根据患者耐受情况手法做相应的调整。戴氏手法在天冷施术时还要求术者要搓热双手后再施术。不仅能减轻患者的不适感,提高疗效,同时还拉近了与患者的距离,体现了医者的人文关怀。

戴勤瑶正骨手法强调摸法使用。施术前和复查过程中不断摸推,利用正常或异常的体表解剖标志通过触摸推挤达到捺正复位的目的。

戴氏第七代传人戴俭华,将现代医学理念融入到戴氏手法诊疗中。利用现代医学、生理病理、生物力学明确手法机制,优化手法流程,设计了很多新的手法,并且根据特殊骨折、特殊情况,因势利导,提出弹性复位(逐步复位)这一全新复位理念。完善中医正骨大法,使一些一次性无法复位的骨折和复位后再丢失的问题得到满意的解决。比如因肌肉张力的原因、肿胀的问题,以及就诊时已经出现张力性水疱、小夹板外固定早期因肿胀的原因经常出现骨折位置再丢失问题。医者顺势而为采用逐步复位的方法取得了满意的疗效。在骨折复位前,医者必须全面分析骨折的受伤机制、病理解剖、骨折分型,并做到了然于胸。这样才能在复位的过程中达到手随心转,法从手出,一气呵成。

戴俭华强调理筋手法作用机制的研究,使手法的使用更加合理,提高了疗效。施术过程中,强调医者注意力高度集中,心无旁骛,医患合一,使患者在诊疗过程中始终感受到来自医者双手的温暖。

正骨手法技术的传承,不仅要有过硬的手法技术,更重要的是要加强医者人文情怀的修炼。保守治疗过程中,管理强度要远远大于手术后的管理。需要不断地调整外固定以及骨折再移位的处理。手法正骨的对位情况往往达不到解剖对位,医者要更加有耐心地和患者沟通解释功能对位对预后的影响。骨折愈合过程又是系统工程,不可能一蹴而就。由于保守治疗患者长时间的注意力高度集中有困难,以及患者对疾病的重视程度要小于手术治疗,复查时间又时常难以保障,对位情况又多以功能对位为主,一旦预后不满意投诉率要大于手术治疗。现今尤其以经济效益主导一切的大环境中,高强度的烦琐的保守治疗工作价值得不到体现。以上诸多因素也影响了手法技术的传承。

因此医患双方要高度配合,术者要向患者反复交代保守治疗全过程、特点和注意事项,加强手法技术的训练。患者要理解并全力配合医生完成诊疗全过程,医患双方均要遵循疾病本质,顺应疾病及诊疗的自然规律,相互配合。以手法技术的适应证为原则,天人合一、战胜病痛。

想要成为一名好医生,精湛的技术和高尚的医德必然是相辅相成,互相促进,两者缺一不可。古人曰:"无德不成医"。不论是我国古代医学家的"大医精诚篇",还是西方的"希波克拉底宣言",都强调要成为一名合格的医务人员,首先要培养自己完美的人格。中医是我国历史文化长河中的一颗璀璨的明珠。中医的魅力与光辉并不仅体现它神奇的疗效和独特的诊疗体系,还有历代中医大家们身上闪烁着人性光辉的医德。有着200多年传承历史的戴氏骨伤科,其传承者们将秉承医者仁心的家风,把困难留给自己。以最小的创伤解除患者病痛的同时,尽力减少患者的医疗费用,降低患者生活压力,让更多的骨伤患者感受到来自祖国医学的博大精深以及戴氏骨伤的"温暖"。

第三节 戴氏小夹板特色技术

有着悠久历史的戴氏正骨术,杉树皮小夹板外固定技术是最具特色的一项技术。杉树皮夹板具有材质轻盈、富有弹性、透气疏风、易于更换等优点,具有弹性、韧性、可塑性的特点。因地域或取材不同,小夹板有南北派之分,南派以杉树皮小夹板为代表,北派以柳木夹板为代表,两者各具特色。现将戴氏杉树皮小夹板外固定的技术历史溯源及其临床应用做一探讨,综述如下。

一、杉树皮夹板的历史溯源

小夹板外固定技术在我国有着悠久历史,晋代葛洪的《肘后救卒方》中最早记载竹片固定骨折的治疗方法,是最早的文字记载。在中医治疗骨折中首先注重功能恢复,提出骨虽直而功能废无异于不治。采用小夹板固定,既能起到骨折固定的作用,又利于骨折断端邻近关节早期的功能锻炼,起到动静结合的作用。

中唐时期蔺道人总结了晋代以来骨折固定的经验,就地取材将杉树皮水浸后削片排列捆扎备用,亦即杉篱。其在《仙授理伤续断秘方》里首次对杉树皮夹板的制造、包扎技术和具体运用都作了说明。如书中记载,其对一般骨折主张用杉树皮衬垫夹敷固定的方法,指出:"凡夹缚(即固定)用杉木皮数片,周回紧夹缚,留开皆一缝,加缚必三度,缚必要紧。"

元代危亦林著《世医得效方》,在介绍脊柱骨折的治疗时也有记载杉树皮的治疗方法"凡锉脊骨,不可用于整顿,须用软绳从脚吊起,坠下身直,其骨使自归窠,未直则未归窠,须要坠下,待其骨直归窠,然后用大桑皮一片,放在背皮上,杉树皮两三片,放在桑皮上,用软物缠夹固定,莫令屈,用药治之"。

清代名医钱秀昌的《伤科补要》提及手法整复断骨之法时说将其断骨拔直相对按摩平整如旧,先用布条缚紧,又将糕匣木板修圆绑住,并用布条缠缚,再将杉篱环抱外边,令其紧劲挺直,使骨缝无离绽脱走的可能。其中"糕匣木板修圆绑住""再将杉篱环抱外边"等语描述的正是杉树皮夹板的使用方法。

明清时期南方战事频频,南方杉树皮资源丰富易采集、便携带,随军军医都善于用小夹板治疗骨折、脱位之症。因为中医学重内治轻外治,且军医身着盔甲,当时称这部分群体为"下甲人"(随军军医)。太平天国中后期,清军在巢县大败太平天国军,两名身受重伤的太平军医流落至含山东关方戴村,生命危在旦夕,戴庭泉公之子戴立扬冒着生命风险将其收养家中,2年后在戴家养好伤的两名军医,感念救命收养之恩,又念戴家有行医治病天分,将杉树皮小夹板技术悉数传授给立扬公。从此戴氏小夹板外固定技术初具雏形。历代传人传承创新,融汇百家精粹。通过200多年的临床实践、探索,不断吸收同时代的医学理念。通过对杉树皮力学属性的理解,以及对骨折外固定的认识(轴向持骨,横向挤压)和"弹性固定,还原原有生物形态,维持几何不变体系"等理论体系,逐步形成了独特的戴氏杉树皮夹板技术,这也是区别于其他骨伤流派的特色技术。从原始的杉树皮简单修剪后的夹缚固定,到追求塑形,强调小夹板赋形均匀的夹缚力(外表),不仅强调"板形合一"个体化制作,更独创了月牙形小夹板套叠式组配式固定(编织栅栏),使固定更加合理,成为戴氏伤科诊疗中的一大特色。

二、小夹板制作

(一)取材

杉树皮为江南常见常绿乔木杉树的树皮,杉树是我国南方重要的特产用材树种之一。芜湖地处皖南,南倚皖南山区,属亚热带季风气候区,雨量充沛,四季分明。周边丘陵较多,山林环抱,杉树皮资源丰富。

戴氏使用的杉树皮小夹板,选材与制作较为讲究,一般选树干直径在40cm以上、无虫蛀、无大节、无纵裂的杉树,于秋季采伐。先在活树上距地面30～200cm处环形切开树皮达木质层,两环之间用利刀纵向割开一缝,小心完整地剥下树皮,勿折叠,置干燥处摊平压实,待自行阴干后(此时杉树皮含水率为9%～11%)即可使用(见图31)。

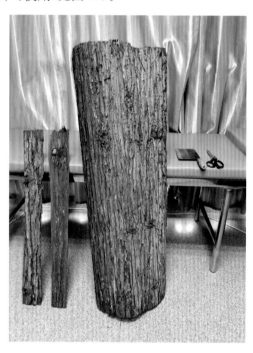

图31　杉树皮

(二)具体制作方法

一般不用预加工,而是采用现用现加工,以防因杉树皮水分丢失使夹板失去韧性,造成夹板折断。杉树皮夹板具有一定的弹性、韧性和可塑性,如一旦断裂,即应更换。根据患者解剖位置形态,可塑成各种形状,如月牙形、弧形、长斜形等(见图32)。

用刀先将杉树皮的第一层粗皮削去,以能见到纤维纹理较致密的第二层皮为度,接着把表层和里层削平整,使厚薄均匀,用拇指指腹顺垂直于木纹方向触摸,要求感觉平整、无凹凸、无毛刺,夹板四边要削光滑,棱角处修圆,两端要剪成弧形,并用双手拇指指腹交替压软、塑形。一般夹板厚度为1.8～2.2mm。固定夹板宽度之和应相当于肢体周径的4/5,夹板之间有一定的间隙,间隙一般不能小于1mm,夹板长度视骨折类型而定,一般较稳定的骨折固定肢体长度的4/5及相邻关节,不稳定的骨折须固定上下两个关节(与石膏组合成复合式外固定)。

(幼)儿童骨折,小夹板的制作过程与成人相同,但一般(幼)儿童小夹板厚度为成人厚度的一半(0.8～1.2mm),大约为一块钱硬币的厚度(见图33至图34)。

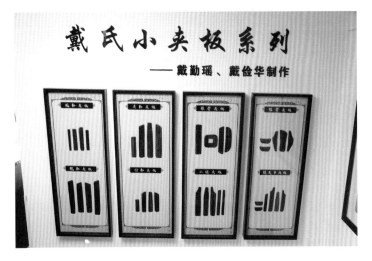

图 32　戴氏小夹板系列

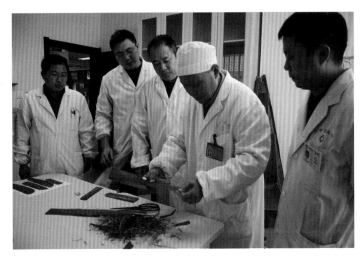

图 33　夹板塑形图 1

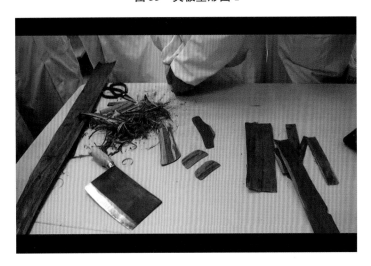

图 34　夹板塑形图 2

（三）月牙形小夹板的制作

一般制作同前。厚度约 1.6mm，根据部位修剪成各种型号，各种形状的大、中、小月牙形夹板

（见图35）。临床常用于：尺桡骨远端骨折、下尺桡关节脱位、肱骨外科颈骨折、肱骨大结节撕脱性骨折、锁骨骨折、髌骨骨折、踝关节骨折、跟骨骨折、第5跖骨基底部骨折、跖跗关节脱位等。

（四）夹板塑形

戴氏杉树皮小夹板技术中根据解剖结构及个体化塑形是小夹板技术的"魂"，也是较其他骨伤流派不同且最为出彩的技术特点，是戴氏骨伤流派的标志性技术，临床中一般分为以下两种情况：

针对不同患者、不同部位的修剪成形：戴氏采用"量体裁衣"与"个体化定制"的方法，将小夹板修剪成直形、月牙形、半弧形、全弧形等各种形态的解剖形夹板来适合各种体表解剖标志，并用双手拇指指腹交替压软夹板一端，勿折断，使其形成解剖形贴服，更好地包绕特殊部位。

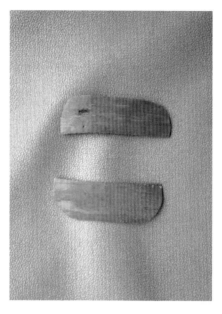

图35　月牙形小夹板

针对同一患者，不同病理阶段的修剪成形：临床上使用小夹板时，夹板之间的距离一般不能小于1mm，而患者在外伤初期时软组织肿胀严重，随着肿胀的消退，患处周径的改变，夹板也要相应地修剪缩小，防止夹板架叠，失去对断端的应力作用。

夹板在骨折固定时采用量体裁衣，个体化制作，并用拇指交替压弯塑形、不折断，使夹板均匀贴服骨面，加上纸压垫技术，很好地起到了横向固定的作用，同时顺应肌肉缩舒，患处周径粗细改变形成的弹性持续加压效应可以矫正残留移位，另外夹板良好的塑形，使骨折在固定过程中很好地维持了局部几何不变体系，还原了原有生物形态，使固定更加稳定可靠，同时相应受损的软组织在原有的解剖位置上得到很好的修复。

杉树皮小夹板作为一种外固定材料，符合骨折愈合规律。夹板的长轴纵向木纹与长骨干的骨小梁排列一致，可以很好地形成"轴向持骨"的作用。另杉树皮小夹板厚度为1.8~2.2mm，使夹板具有一定的"钢度"和"弹性"。如硬度不足，夹板会发生较大的弯曲变形，骨折端不能达到相对的稳定。其次在夹板的横向作用力硬度过大，夹板不能很好地与肢体充分接触，增加皮肤压疮的发生率，所以使用"量体裁衣"及双拇指交替压软夹板一端等方式塑形，使夹板很好地贴服骨面，形成顺应肌肉缩舒，患处周径粗细改变。使小夹板横向的"钢度与弹性"得到了满意的节点，使横向挤压的固定效果更加明显。所以"弹性固定"既是施加于骨折断端维持骨折对位生长的约束力，也是适应骨折断端软组织的动态，使骨折在固定过程中维持几何不变体系，最终还原原有生物形态。

三、包扎的一般固定方法

（一）外固定材料

修剪杉树皮夹板、纸压垫、绷带、胶布、内衬纱布、三石散（炉甘石、熟石膏、赤石脂）。

（二）固定方法

复位后，先放置内衬纱布，再用绷带松松地缠绕1~2层。绷带缠绕方向须和远端的移位倾向相反。先放置纸压垫，然后放置主控夹板（如尺桡骨骨折先放置掌背侧再放置尺桡侧夹板）。

如需运用月牙形小夹板，则放在纸压垫后，再放置月牙形小夹板然后放置其他解剖形夹板，形成叠压套叠式固定。

（三）固定时间

骨折早期，1周内复查调整，固定时间视骨折愈合情况而定（成人骨折6~8周，儿童骨折4~6

周。脱位筋伤固定时间4周左右）。

四、戴氏总结外固定的包扎方法

（一）缓慢施术、找准方向

包扎前要充分分析了解骨折移位形态、骨折端移位方向、解剖和预判骨折可能再移位的趋势。移位的趋势一般以断端原始移位、远端移位、骨折端肌肉牵拉和重力造成可能发生移位的方向为准，以及了解患肢固定后功能位置对骨折断端影响的重要性。①桡骨远端骨折由于旋前方肌和重力的影响，断端容易发生旋前移位导致愈后旋后功能受限，所以桡骨远端骨折绷带施加力的方向一致向外，形成拮抗旋前的力量，固定后前臂需保持中立位，患肢屈肘90°，置于胸前。②肱骨外科颈骨折后断端远端向前向外移位，所以绷带施加力的方向应该向内，防止并控制肱骨远端位置的再丢失。③跟骨骨折再移位的方向易外翻，为了保持跟骨内翻位的稳定，绷带施加力的方向应该向内。

（二）松中有紧、紧中有松

同样以桡骨远端为例，上夹板前，先松松绕2层纱布，起保护皮肤的作用，然后放上纸压垫，从远端向近端缠绕绷带并固定，再施加力从近端向远端缠绕并固定夹板，于骨折断端处加压包扎，加压力度范围不能超过夹板，反复缠绕3～4遍，剪断绷带，用胶布固定。包扎时碰到粗细不平处绷带反折固定，每层绷带叠压上一层绷带1/3，一手缠绕一手扣紧夹板防止夹板移动，关节部位做小"八"字缠绕，缠绕时一侧松，一侧紧，防止形成束带作用，造成医源性血管神经损伤。包扎结束后。用6层胶布呈3排"十"字斜行交叉固定绷带头。

（三）收官有讲究

外伤后6小时内应激性水肿未发生，宜松包扎，预留肿胀空间；肿胀顶峰时包扎宜不紧不松；外伤5～10天，肿胀消退，宜紧包扎。

松紧度标准：

1.包扎后上下端均可插入如患者小指粗细的手指约15mm为宜。

2.按压手（足）指甲以观察甲床毛细血管反应时间，一般2秒内恢复为正常血液循环。

3.包扎完成后，握紧外固定，松开后，其能够轻松回弹到原来位置。

（四）注意事项

1.根据骨折的部位以及类型，先准确放置纸压垫再放置夹板，此时为了防止纸压垫移位，可将纸压垫用胶布精准固定在小夹板上。

2.固定过程中，助手需要用对抗牵引维持断端稳定，防止再移位；纸压垫的形态、大小、厚薄以及位置要适当，如有固定痛点，应解开检查，以防压迫性溃疡；如有创口，应尽可能避开夹板、纸压垫。早期固定松紧度以两端可放入一小手指为宜。密切观察伤肢血液循环的情况。特别在受伤后的1～5天，密切观察伤肢的肿胀程度有无加剧，患肢动脉搏动的强弱，皮肤的温度、颜色、感觉变化和肢体活动功能等。如伤肢的肿胀加剧，疼痛加重，皮肤变冷、颜色变紫，感觉麻木或消失，动脉搏动减弱甚至触摸不到以及肢体活动功能障碍等症状，提示有血液循环障碍。必须解开小夹板，及时对症处理，以免发生缺血性坏死等并发症。若出现皮肤过敏、红斑或水疱也应及时进行对症处理。

3.每次更换敷料时，应在牵引保护断端下进行。

4.纸压垫应厚薄适中，纸压垫过厚易形成压疮，过薄起不到相应的作用。外伤早期因肢体肿胀因素，初次使用纸压垫宜薄，待消肿后需更换成较厚的纸压垫。在骨折治疗中应全程使用纸压垫，早期可起到稳定骨折断端的作用，中后期帮助骨折端在正常力线下起到塑形的功效。厚度要调整。

5.定期更换敷料,调整夹板。需要注意观察肢体解剖形态,有无皮肤颜色改变,有无水疱,夹板是否松动在位,月牙形小夹板是否开裂。在使用纸压垫期间,每2周左右需更换纸压垫,避免因时间久纸压垫吸潮变形失去相应的作用。

6.对于特殊类型的纸压垫,如分骨垫每2周时间应彻底解开固定,观察有无压疮。

7.固定松紧度遵循三期固定原则"松—紧—松"这一固定流程。

8.医者早期要向患者交代小夹板注意事项,观察要点,交代功能锻炼的重要性以及方法,以取得患者的密切合作

9.定期X线片检查,评估骨折复位情况以及小夹板的位置是否正确,如骨折复位后位置丢失及小夹板纸压垫移位需及时调整。解除外固定时间以外固定时间结合X线片评估结果而定。

五、杉树皮小夹板优缺点

(一)优点

1.可以量体裁衣,个体化定制;做到板形合一。杉树皮夹板具有良好的可塑性,易裁剪。可根据解剖形态修剪成各种形状的解剖形夹板,利用其良好的弹性、韧性和解剖形态贴服固定,使复位的维持更加稳定。

2.由于杉树皮夹板具有一定的弹性,肢体活动时肌肉膨胀所产生的弹性变形,其产生的反作用力可以有效地矫正残留移位。

3.由于杉树皮夹板多无跨关节固定,并且三期塑形,属于低限制性固定,有效保证了关节功能的康复。

4.适用于不同损伤部位。良好的弹性和韧性可适应肌肉收缩和舒张时所产生的肢体内部压力变化且具有足够的支持力,不易变形及折断。传统石膏固定后坚硬无弹性,封闭或近封闭,对患肢限制性大,肿胀后缺乏缓冲空间,患肢肿胀后血液回流受到影响,骨筋膜室压力升高。而肌肉在持续的较高压力下血液循环受到影响,会进一步加重肿胀与疼痛,这也限制了肌肉的功能锻炼。而杉树皮夹板为弹性固定,夹板外固定具有一定弹性、顺应性,肿胀后骨筋膜室压力相对较小,对血液循环的影响相对较小,有利于患肢肿胀与疼痛的快速消退,减少骨筋膜室综合征、压迫性溃疡、张力性水疱等并发症的发生。

5.对复位维持更稳定。杉树皮夹板为弹性固定,在功能锻炼时,肌肉运动对骨折周围韧带、筋膜、肌腱的牵张作用,以及肌肉收缩挤压夹板而产生的反作用力,能使残余的侧方移位或成角移位得以进一步矫正。同时夹板外固定时应用纸压垫,较石膏外固定时更为简便、安全,通过纸压垫作用和其持续加压作用,来维持骨折复位,防止再移位。杉树皮夹板固定装置轻便,松动时患者较易判别。而石膏固定因外壳坚硬缺乏弹性,肿胀消退后患者无法进行早期判断,不能及时就诊更换,易造成骨折处失去固定应力而发生移位。

6.功能恢复相对更好。杉树皮夹板固定仅需早期固定近断端一侧的关节,固定后对患肢的相对低限制性和其固有弹性、韧性,以及肿胀、疼痛能较快地消退等,均有利于早期进行功能锻炼。尽早地功能锻炼有利于断端产生轴向应力,促进骨折愈合;同时能促进血肿吸收,减少肌腱粘连,从而促进关节功能尽快尽好地恢复。

7.轻便舒适价廉。杉树皮价廉,夹板质轻,可减轻患肢的负担,减少对断端的剪力与重力影响,便于肢体练功活动。杉树皮夹板具有较好的吸附性和通透性,利于肢体表面散热、除湿,不易发生皮肤炎症与瘙痒等。与石膏比较,杉树皮夹板对X线的通透性更好,有利于在X线片上呈现骨折复位结果以及判断夹板纸压垫放置的位置是否准确。

(二)缺点

1.杉皮板本身密度不完全均匀,其纤维大致是纵行,若选材制作不好,容易发生纵裂。

2.库存时间过长,或经雨水浸渍,容易变脆、发霉。

3.小夹板难以跨关节成形,对于固定2个关节以上、需要特定体位的利用软组织夹板张力维持对位的难以满足。

4.骨折早期,复位后环形固定,夹板未预留出肿胀空间,易出现小夹板并发症,如神经炎、血管危象。

5.骨折早期复位后,由于肿胀,过紧易出现并发症,过松起不到固定效果。建议宜松不宜紧(避免小夹板并发症的发生),后期二次复位矫正残留移位。

6.小夹板外固定的管理十分烦琐,需要多次、定期、反复地调整,耗时耗力。

六、杉树皮夹板生物力学性能分析

骨折复位后,小夹板外固定既能承受骨折断端所受的剪力、扭力、压力等作用,同时还要控制骨折周围肌肉组织舒缩所产生的内在动力,并有效消除肌肉舒缩产生的不利于骨折断端稳定的作用力。

1.小夹板三期塑形与力学的关系:骨折早期,软组织肿胀严重,尤其是就诊时肿胀尚未形成,夹板的宽度必须要宽于患肢,确保绷带缠绕后,夹板与皮肤之间留有空隙。早期夹板面积越大单位面积压力越小,可降低早期并发症的风险。而且夹板的厚度与夹板的刚度要成正比,骨折的初期和中期骨折断端需要稳定的支撑力支撑,此时夹板厚度宜偏厚。骨折后期骨折断端趋于稳定,夹板厚度减小,刚度减弱,弹性增大,有利于骨折后期功能锻炼。骨折中期以断端稳定性为主,做到板形合一(解剖塑形),以适应肢体体型和各部位生理弧度,使外固定更加贴服于骨折断端,利用绷带缠绕使外固定作用力更加可靠。

2.月牙形小夹板叠压套叠式三明治式固定力学分析:套叠式固定是指将贯穿骨干长轴的纵向夹板,和骨折两端的横向夹板(月牙形夹板纸压垫),组合起来套叠式固定,体现了杉树皮夹板外固定"纵向持骨,横向挤压"的理念。通过绷带的约束力均匀地使固定力传达到月牙形夹板处,层层套叠、均匀渗压,使小夹板外固定更加合理、可靠。

月牙形小夹板的放置多在骨突斜坡处并且成2块"十"字交叉叠压式固定,且在特殊部位纸压垫也可制作成梯形月牙垫,它可以产生两个力量(向上或向下的作用力,以及向内的压力),如跟骨骨折的外踝下方的纸压垫和外踝骨折外踝下方的纸压垫均可做成月牙形的梯形垫,使外固定更加贴服于外踝下方;再如第5跖骨基底部骨折中月牙形小夹板一块放置在骨折近端,产生向下的挤压力,从而消除了腓骨短肌的牵拉力,向下的压力保证了骨折断端紧密的接触,另一块月牙形小夹板纵向叠压放置,将骨折端向内挤压,形成了向内向下的合力,不仅矫正了骨折断端残留的移位,而且保证骨折断端的稳定,有利于骨折愈合。髌骨骨折月牙形小夹板很好地符合人体解剖标志,通过绷带的缠绕对骨折断端产生的抱聚力,可以使力量有效地传导到骨折断端;同时髌骨骨折月牙形小夹板向下的压力可消除股四头肌、髌腱对骨折断端牵拉力,从而使固定更加地合理有效。

3.早期功能锻炼与小夹板外固定的力学分析:在外固定的保护下,肌肉的等长收缩可以使断端产生纵向挤压力,使骨折端紧密接触,增加稳定性。肌肉收缩时,患肢周径随之增大,可对夹板产生一定的挤压力。由于夹板的弹性、韧性的特点,弹性变形反作用力使骨折断端更加稳定并且能矫正残留移位。

4.小夹板包扎绷带方向与力学的关系:骨折移位可分为原始移位和继发移位。原始移位是指受伤的瞬间骨折端由于暴力所产生的移位;继发移位是指骨折后肢体的重力和肌肉的牵拉所产生的移位。如下肢由于重力骨折断端多外旋,绷带方向朝内缠绕。上肢前臂Colles骨折,由于重力旋前方肌牵拉,断端多内旋,绷带方向朝外缠绕。跟骨骨折后由于腓骨长短肌牵拉,足的前掌都倾向于外旋,绷带方向朝内缠绕。

5.杉树皮小夹板放置与力学的关系:比如前臂尺桡骨中段骨折选择掌背侧2块夹板固定,既保证了骨折断端前后侧的稳定性,又增加了骨间膜的张力,使骨间膜张力最大化,可以使断端处于相对的稳定状态,有效地控制了侧方移位。胫腓骨骨折选择5块夹板进行固定即内侧、外侧、前内侧、前外侧、后侧五块夹板。由于腓骨阻挡传统的3块(内、外、后侧)夹板,胫骨外侧柱缺少有效的支撑难以起到很好的固定效果,戴氏在原有的基础上又根据胫骨的解剖学形态增加了前内侧、前外侧夹板。呈360°固定,可以有效地维持胫骨的稳定,起到了满意的固定效果。

6.绷带环形缠绕固定与捆扎式固定力学分析:绷带环绕式缠绕固定可以将力均匀地传导至小夹板,再由小夹板均匀地传导至纸压垫或月牙形小夹板,骨折断端固定面积大,单位面积的压强减小,减少了压疮及张力性水疱等皮肤问题的发生。捆扎式固定,力的点相对集中无法使力均匀地传导至夹板,夹板两端受力较小,造成固定效果不理想。

7.小夹板与纸压垫的力学分析

(1)纸压垫的放置起到了定点加压的作用,绷带环形缠绕,夹板的均匀传递,纸压垫定点加压,形成了稳定外固定系统。

(2)软硬兼施,避免了夹板与皮肤直接接触形成压疮。

(3)起到了解剖结构的填充作用,使肌肉张力得到平衡,还原原有的生物形态。如跟骨骨折,足底长期空虚,胫后肌疲劳导致内侧肌力减退,形成内外不平衡,极易导致外翻畸形。

七、杉树皮夹板的现代研究

杉树生长在我国南方,杉树皮可以就地取材、简便而价廉,因此成为了南方地区传统的正骨外固定材料。

早在1976年广州中医学院附属医院组织人员对杉树皮夹板进行力学测定,从材料力学和肢体内应力方面对杉树皮夹板在临床应用上进行了研究,用科学的数据证明杉树皮夹板固定骨折疗效良好,可以作为外固定材料使用。从肢体体型、杉皮结构、力学测试等6个方面对杉树皮夹板进行了研究和测试,结果显示杉树皮夹板具有独特的弹性、韧性、可塑性和更好的生物力学强度。

现代力学研究证明杉树皮夹板的弹性在预防骨折再移位和纠正残余畸形上起重要作用,利用夹板的弹性可以对骨折产生一个持续的固定力,保持骨折的对位对线。梁亮科等人进行的临床研究同样证实杉树皮小夹板具有一定的韧性和弹性,使用时根据患肢长短、胖瘦进行剪裁,患肢局部制动达到有限固定和有效固定,从而使患者可以早期开展功能锻炼。

杉树皮夹板的现代临床应用:目前由于种种原因内固定手术治疗在骨折治疗中的运用越来越多,但是杉树皮夹板仍然作为中医骨伤治疗的方法在我国广大地区被用于骨折的治疗并取得了良好疗效。如肱骨近端骨折是临床常见骨折,最新的循证研究Meta分析并未发现手术治疗疗效要优于非手术治疗。孙晓等学者的研究结果显示采用手法复位杉树皮夹板固定治疗不仅可以取得与钢板内固定治疗相当的疗效,而且骨折愈合时间更短、并发症更少、患者满意度更高,值得在临床推广应用。

八、戴氏杉树皮小夹板的临床运用

(一)长骨骨折

1.桡骨远端骨折:准备杉树皮小夹板4块,削去粗糙表皮成形,厚约2.0mm,纸压垫2块,根据患者前臂周径、长度"量体裁衣"塑形,夹板修剪上宽下窄,桡侧条状夹板较尺侧长,背侧较掌侧长,背侧夹板于尺骨茎突处弧形修剪,从而避开凸起的尺骨茎突。

复位成功后在维持牵引下先用绷带纱布于前臂松松地包2层,放置纸压垫后,用4块小夹板固定于中立位,掌背侧分别用2块较宽夹板固定桡骨,维持桡侧柱和中间柱的稳定,桡侧和尺侧分别用2块较窄夹板固定,维系桡侧柱和尺侧柱的稳定,再用绷带加压包扎,胶布固定,松紧适度,前臂和远端用三角巾悬吊,维持中立位固定。

2.尺桡骨干双骨折:一般以小儿骨折多见。选用杉树皮做小夹板,削去粗糙表皮成形,厚约2.0mm,准备杉树皮小夹板4块(掌背侧夹板2块、尺桡侧夹板2块),分骨垫、纸压垫若干,根据患者前臂周径、长度"量体裁衣"塑形。

复位成功后在维持牵引下先用绷带纱布于前臂松松地包2层,依次放置分骨垫、纸压垫后,用4块小夹板(掌背侧夹板、尺桡侧夹板)固定于中立位,再用绷带加压包扎,胶布固定,三角巾悬吊胸前,最后用理筋手法理顺手部肌腱,使手指屈伸自如。夹板固定后,用石膏托超肘关节、腕关节复合式外固定,防止前臂旋转。

3.肱骨髁骨折:选用杉树皮做小夹板,削去粗糙表皮成形,厚约2.0mm,准备杉树皮小夹板4块,纸压垫若干,根据患者上臂周径、长度"量体裁衣"塑形(其中需根据肘关节形态,针对肘后、内上髁、外上髁处结构,用拇指交替按压使对应夹板一端压软塑形,从而包绕住肘关节)。复位成功后在维持牵引下先用绷带纱布于上臂松松地包2层,依次放置纸压垫后,用一端压软的3块小夹板(肘后、内上髁、外上髁)固定于中立位,压软处包绕住肘关节,然后在上臂前放置1块夹板,再用绷带加压包扎,胶布固定,三角巾悬吊胸前。

4.肱骨干骨折:选用杉树皮做小夹板,削去粗糙表皮成型,厚约2.0mm,准备杉树皮小夹板4块,肱骨干中上段骨折用超肩关节的小夹板固定,中下段骨折用超肘关节的小夹板固定。小夹板根据上臂的周径裁剪宽度,前板为肩部至肘部,后板为肩部至尺骨鹰嘴,外侧板为肩部至肱骨外髁,内侧从腋下至肱骨内上髁。外、前、后侧夹板一端根据肩关节或肘关节解剖结构"量体裁衣"修剪成2块半弧形及1块弧形夹板,并且用拇指交替按压塑形。复位成功后在维持牵引下先用绷带纱布于上臂松松地包2层,先放置外、前、后侧夹板,超关节处由塑形后2块半弧形及1块弧形夹板固定,夹板套叠放在一起呈半圆形包绕肩关节或肘关节,然后在上臂内侧放置1块夹板,绷带加压包扎,方向由外向内缠绕固定。三角巾悬吊胸前。

5.股骨粗隆间骨折:选用杉树皮做小夹板,削去粗糙表皮成形,厚约2.0mm,准备杉树皮小夹板4块,长度超髋关节固定,内、外、前、后4块夹板依解剖形态修剪,近端夹板修剪成小斜形,外侧夹板近端修剪呈半弧形,4块夹板远端置股骨髁上,近端用拇指交替按压塑形。固定时先用绷带2层打底后,放置4块夹板,并使夹板近端包绕髋关节,绷带加压包扎,方向自外向内缠绕固定。

6.股骨干骨折:首先选用杉树皮做小夹板,削去粗糙表皮成形,厚约2.0mm,准备杉树皮小夹板4块,纸压垫1～2块,不超关节固定。前侧夹板由腹股沟至髌骨上缘,后侧夹板由臀横纹至腘窝上缘,内侧板由腹股沟至股骨内髁,外侧板由股骨大转子至股骨外髁。固定时先用绷带2层打底后,上1/3骨折将纸压垫放置于近端前方及外侧,中1/3骨折纸压垫置于断端前方及外侧,下1/3骨折纸压垫置于近端前方。再放置前侧、后侧、内侧、外侧夹板,绷带加压包扎固定。多用于儿童及年老体弱者,并配合骨牵引。

7.胫腓骨骨干骨折:选用杉树皮做小夹板,削去粗糙表皮成形,厚约2.0mm,准备杉树皮小夹板5块,内侧、外侧、后侧夹板长度超踝关节,夹板远端按内踝、外踝及踝关节后方解剖形态修剪、塑形,胫骨棘两侧选用2块窄夹板,长度不超踝关节,夹板远端修剪成小斜形。固定时先用绷带2层打底后,依次放置5块夹板,远端包绕踝关节,绷带加压包扎固定。多用于儿童胫腓骨骨折,并配合跟骨牵引。

(二)短骨骨折

指(趾)骨骨折:选用杉树皮做小夹板,削去粗糙表皮成形,厚约2.0mm,准备杉树皮小夹板4块,根据患者指(趾)骨大小、长度"量体裁衣"塑形。复位后在持续牵引下先用窄绷带(普通绷带1/2宽度)于指(趾)骨松松包2层,再用4块小夹板包绕指(趾)骨(要求包绕指(趾)骨全长),绷带加压包扎固定,最后用胶布固定(夹板远端可用胶带包绕固定防止松动)。

九、特色"月牙形"小夹板的运用

肱骨近端骨折:适应证Neer分型"一、二、三及部分四部分骨折"。准备厚约2.0mm杉树皮小夹板5～6块(月牙形小夹板1块或者2块、长夹板3块、短夹板1块),1块月牙形夹板,形状依据肱骨近端肩峰下前、外、后体表解剖标志形状修剪而成(厚度 2mm,宽度 1.5cm 左右,长度量体裁衣)或 2 块(厚度 2mm,宽度 1.5cm 左右,长度 4cm),用拇指压软塑形成半圆形;取另 4 块夹板,长夹板 3 块,修剪后前后近端呈高尔夫形,外侧呈勺形,压软塑形,超肩关节固定(宽度因人而异,长度肘关节上 2cm 至肩关节上方,超肩包绕),1 块短夹板放在上臂内侧,由腋窝下达肱骨内上髁以上。另准备 3 块正方形纸压垫(厚度 2mm,长度、宽度因人而异),1 或 2 块月牙形纸压垫(厚度 2mm,长度与月牙形夹板一致)。先用绷带纱布于肩部至肱骨髁上松松地包 2 层,然后将月牙形纸压垫置于肱骨近端肩峰下的下方,使其包绕住肱骨近端体表投影的前、外、后侧,再放置同等大小的月牙形小夹板(1 块月牙形小夹板包绕肩峰下前外后侧放置,2 块月牙形小夹板两端在肩峰下叠压放置),然后在小夹板外侧根据移位情况,在前侧、外侧、后侧放置 3 块正方形纸压垫,再于其上放置 3 块塑形好的长夹板,压住月牙形夹板的前、后、外侧,同月牙形夹板形成套叠式放置,最后于腋下上臂内侧放置 1 块短夹板(近端用纸垫制作成蘑菇头放置),绷带均匀用力超肩于对侧腋下呈"8"字缠绕固定。

下尺桡关节脱位:下尺桡关节的功能是稳定桡骨及三角软骨复合体在尺骨远端的旋转。其稳定性由下尺桡掌侧韧带、下尺桡侧韧带及三角纤维软骨盘维持。当有直接或间接暴力所致下尺桡掌、背侧韧带断裂或伴有三角纤维软骨断裂,从而使尺骨突向背侧或掌侧脱位。以下尺桡关节背侧脱位最为多见。选用杉树皮做小夹板,削去粗糙表皮,成形,厚约 0.2cm,准备杉树皮小夹板 2 块,根据患者尺骨头大小、形状等"量体裁衣"塑形:按患者尺骨头大小,分别剪成月牙形夹板 2 块,并准备 4 块常规桡骨远端骨折夹板并塑形。

因尺骨小头常向背侧脱位,旋后时自动复位,故保持旋后位。先用绷带纱布于前臂松松地包 2 层,然后将 2 块月牙形小夹板叠压置于尺骨头外侧及远端,很好地包绕住尺骨头。再于月牙形小夹板上套叠放置 4 块长夹板(常规桡骨远端骨折夹板),绷带稍加力捆绑,绷带缠绕方向应从外向内,并稍作旋后位固定。

3. 锁骨骨折月牙形小夹板包扎法:选用杉树皮做小夹板,削去粗糙表皮,成形,厚约 1.8mm,准备杉树皮小夹板 2 块,根据患者锁骨大小、形状等"量体裁衣"塑形。按患者锁骨大小,分别剪成长号月牙形夹板 1 块(按照锁骨形状,夹板长度为从胸锁关节处至肩锁关节,因锁骨为"S"状弯曲的细长骨,内侧 2/3 凸向前,外侧 1/3 凸向后,内侧端粗大而外侧端扁平,所以夹板塑形时,可剪成类似于"～"形双月牙形夹板,内侧弧度稍大稍宽,并用双手拇指指腹交替轻压夹板并按压至夹板 2/3 处塑形,再从另一端同手法按压至夹板 1/3 处塑形,使夹板更好地贴服于锁骨上),短号月牙形夹板 1 块,并准备平垫 1 块。固定时先在断端放置平垫,然后交叉放置上 2 块月牙形杉树皮夹板,用胶布固定在皮肤上,长号夹板压于平垫上,短号月牙形夹板压于长号夹板上断端处。用"8"字绷带法缠绕,实为不对称性,患侧小而健侧大,目的是使绷带的交叉点落在骨断端处,此处有杉树皮夹板充分接受了绷带的压力而施于平垫上,使骨折端更为稳固。

4. 髌骨骨折月牙形夹板包扎法:按患者髌骨大小,分别剪成小号月牙形夹板 4 块(约 1.5cm×5cm),中号月牙形夹板 6 块(约 2.5cm×8cm),大号月牙形夹板 2 块(约 4cm×18cm),托板 1 块(约 6cm×20cm),压垫 1 个(用毛头纸或桑皮纸叠剪成与髌骨形状相似,但略小于髌骨,厚约 1cm)。固定方法:手法复位后,助手紧紧固定患者髌骨上下边缘(防止股四头肌牵拉使断端再次分离),术者在局部包上纱布,用绷带缠绕 2 层后(环形包扎法),在紧靠髌骨上下极边缘处各放置中号月牙形夹板 1 块,继用 4 块小号月牙形夹板分别沿髌骨外缘放置在髌骨的内上、内下、外上、外下方,再将 4 块中号月牙形夹板放置在髌骨的上、下、内、外边缘,紧紧压住先放置的 6 块月牙形夹板(2 块中号、4 块小号),形成套叠式。助手固定好夹板,防止夹板滑脱移动,术者用绷带缠绕 1～2 层后,同时在患者髌骨上下缘包扎时将绷带反折,使压力加大,以便更好地发挥夹板的作用。再将 2 块大号月牙形夹板紧紧压住患者髌骨内外侧的中号月牙形夹板,将托板放置于膝关节后侧,纸压垫放置于患者髌骨前方,仍按上述方法包扎,最后用 2 根布带分别扎在髌骨上下边缘,固定膝关节于伸直位(170°～180°)。

5.跟骨骨折月牙形夹板包扎法：选用杉树皮做小夹板,削去粗糙表皮,成形,厚约2.0mm,准备杉树皮小夹板5块,根据患者跟骨大小、形状等"量体裁衣"塑形3块纸压垫。1块月牙形夹板,形状依据内外踝下形状修剪而成。再剪2块长弧形夹板放在前2块的外侧,长度从跟骨内或外侧至第1跖骨头和第5跖骨头处。叠1个塔形纸垫,按足弓的形状内侧凸起,向外逐渐剪平,用胶布固定在鞋底状夹板上。再叠2块月牙形的平垫,用胶布固定在长方形夹板上。固定先用绷带纱布于踝部以下松松地包2层,然后用2块长方形月牙纸压垫放跟骨两侧,2块同等大小的月牙形夹板一里一外组合叠放跟骨内侧、外侧,2块长弧形月牙夹板套叠式叠放跟骨夹板外,长度为跟骨结节至跖骨头部,大小、厚度遵循"量体裁衣""个体化定制"原则。塑形后,通过绷带约束力,力量均匀传递到跟骨各个点和面,体现了小夹板"纵向持骨、横向挤压"的特点。两侧长弧形月牙垫采用套叠式放置,不仅增加了跟骨两侧的压力,又由于长度贯穿跟骨长轴,有效地维持了长轴的稳定,充分体现小夹板固定"纵向持骨、横向挤压"的理念,使跟骨的长轴、角度得到很好的维持。纸压垫放置不仅增加了两侧的压力,同时避免了小夹板与软组织直接接触挤压导致的皮肤问题。足底塔形垫的放置起到解剖学标志的填充作用,使肌肉张力得到平衡,还原原有的生物形态,并维持几何形态不变。如果足底长期空虚,胫后肌及弹簧韧带复合体疲劳导致内侧肌力减退,形成内外不平衡,极易导致外翻畸形。

6.内外踝骨折月牙形夹板包扎法：选用杉树皮做小夹板,削去粗糙表皮,成形,厚约2.0mm,准备杉树皮小夹板5块,前侧2块夹板的固定不需要超过关节部位,内侧、外侧、后侧夹板需要超关节进行固定,并根据患者内外踝大小、形状等"量体裁衣"塑形4块月牙形小夹板,形状依据内外踝下形状修剪而成,2块月牙形小夹板一端叠压形成一块深弧度月牙形夹板,另两端需要高出内外踝尖水平2～3cm,并很好包绕住内外踝下,纸压垫2块。

踝关节复位后要利用夹板进行外固定,固定先用绷带纱布于小腿中下松松地包2层,然后将2块纸压垫叠加月牙形小夹板置于内外踝两侧,再于胫骨前缘两侧放上2块塑形好的长夹板,远端压于月牙形小夹板上不超过关节,内侧、外侧夹板超关节进行固定,远端根据内外踝形状压软塑形并压置于双月牙形小夹板叠加处,最后将后侧夹板超关节进行固定,绷带稍加力捆绑,绷带缠绕方向应从外向内,观察末梢血液循环情况。

十、戴氏特色纸压垫的制作与临床应用(见图36)

小夹板纸压垫是中医学治疗伤筋、骨折的一大特色,戴氏骨伤经过数百年的临床实践,形成了极具特色的纸压垫技术。

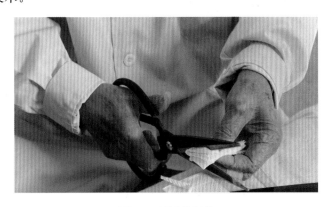

图36　纸压垫制作

(一)类型

根据骨折的部位、类型、肢体肿胀以及作用等情况,纸压垫可分为平垫、梯形垫、塔形垫、分骨

垫、月牙垫、合骨垫。（见图37）

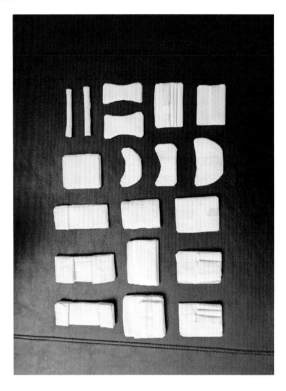

图37　纸压垫系列

临床运用：因人而异、量体裁衣、精准定位、准确放置。

（二）作用和原理

协同作战、恰到好处。

（三）纸压垫的作用主要有以下几个方面

1. 起到有效增强维持骨折对位的作用，利用纸压垫的效应力、小夹板的固定力以及绷带的约束力，形成合力，组成对抗骨折再移位的外固定系统，对抗骨折再移位。

2. 起到矫正残余移位的作用，戴氏小夹板组合纸压垫外固定系统，利用肌肉等长收缩形成肢体的周径变化所产生的局部应力，持续逐步复位残余移位。

3. 起到解剖形态填充的作用，还原生物力学结构。以跟骨骨折为例，为还原原有的足弓解剖形态，避免足弓处肌肉长期悬空而致肌肉紧张及疲劳，常在足弓处放置塔形垫或配合梯形垫以填空足弓解剖形态。

4. 起到衬垫缓冲作用，在一些肌肉薄弱、生理性骨突处，为了避免骨突与小夹板的硬与硬的接触，导致皮肤压疮、坏死，可在此处放置平垫以起到缓冲作用。

（四）量体裁衣、精准定位

1. 制作：由软硬适中的擦手纸根据骨折的部位、类型、肢体肿胀以及作用等情况量体裁衣、修剪制作而成，厚度要求为2～5mm。

2. 根据1∶1比例的X线片及触诊定位骨折的准确移位部位、方向及骨折类型，准确放置纸压垫。

3. 常见纸压垫应用情况：如平垫常用于矫正骨折的前后、侧方移位，梯形垫常用于肱骨髁上骨折远端向后移位、跟骨骨折的足弓部位，塔形垫常用于肱骨髁上骨折远端尺侧移位，分骨垫常用于尺桡骨双骨折，月牙垫常用于锁骨骨折、肱骨外科颈骨折、尺骨鹰嘴骨折、下尺桡关节脱位、肱骨内髁骨折、肱骨外髁骨折、髌骨骨折、内外踝骨折、跟骨骨折、第5跖骨基底部骨折、跖跗骨关节脱位等，合骨垫常用于下尺桡关节分离、下胫腓分离及韧带损伤。

十一、戴氏小夹板的特色技术

（一）赋形夹缚（板形合一，追求塑形）

在戴氏杉树皮小夹板技术中根据解剖学结构顺应人体的生物形态、个体化塑形是小夹板技术的"魂"，也是较其他骨伤流派不同及最出彩的技术特点，临床中一般分为以下两种情况：

1. 针对不同患者、不同部位的修剪成形：戴氏采用"量体裁衣"与"个体化定制"的方法，将小夹板修剪成直形、月牙形、半弧形、全弧形等各种形态的解剖形夹板来适合各种体表解剖学标志；并用双手拇指指腹交替轻压软夹板一端，使其形成解剖形贴服，更好地包绕特殊部位。

2. 针对同一患者，不同病理阶段的修剪成形。三期塑形：有宽窄的变化，有厚度的变化，骨折早期夹板不宜过厚、过窄，宽度要略宽于伤肢的横径，绷带缠绕后，绷带与夹板之间要有间隙、要有夹角。以免创伤早期肿胀严重引起的神经血管并发症的发生。1周后，肿胀消退可更换正常厚度与宽度的夹板，夹板之间的距离一般不能小于1mm。随着肿胀的消退，患处周径的改变，宽度要略窄于伤肢的横径，夹板相应修剪缩小，防止夹板架叠和失去对断端的应力作用。骨折后期骨痂形成要依赖夹板维持固定，要再次修剪夹板，使板变薄，有利于功能锻炼（见图38）。

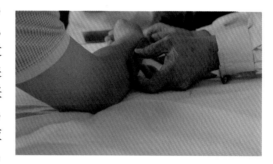

图38　赋形夹缚，板形合一

（二）编织栅栏（特色"月牙形小夹板"套叠式三明治法外固定）

使用方法：长短结合、纵横交错、套叠（叠压）式使用。月牙形小夹板由于其形状独特，适应特殊的骨骼解剖形态，很好应用于关节部位、骨突明显的体表标志处，并和轴向外层解剖形长夹板套叠（叠压）式使用，通过绷带的约束力均匀地使固定力传达至月牙形夹板处，层层套叠、均匀渗压，使小夹板外固定更加合理、可靠（见图39至图40）。

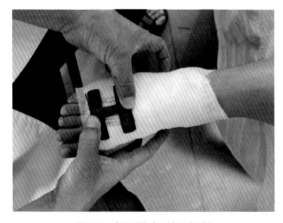

图39　长短结合，编织栅栏

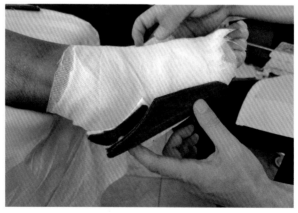

图40　层层套叠、均匀渗压

（三）辨证施治，随症加减

小夹板的放置取舍根据骨折的移位情况随症加减，如桡骨远端骨折既有矢状位移位又有冠状位粉碎移位，除4块常规夹板外，还需要增加骨折远端桡侧月牙形小夹板，增加桡端远侧冠状位的挤压力，尺桡骨中端骨折，为增加骨间膜的张力，常用掌背侧2块夹板。

(四)软硬兼施：小夹板与纸压垫联合运用

1.作用和原理：协同作战、恰到好处。

2.纸压垫的作用主要有以下几个方面：

（1）起到有效维持骨折对位的作用，利用纸压垫的效应力、小夹板的固定力以及绷带的约束力，形成合力组成对抗骨折再移位的外固定系统，对抗骨折再移位。

（2）起到矫正残余移位的作用，戴氏小夹板组合纸压垫外固定系统，利用肌肉等长收缩形成肢体的周径变化所产生的局部应力，持续逐步复位残余移位。

（3）起到解剖形态填充的作用，还原生物力学结构，以跟骨骨折为例，为还原原有的足弓解剖形态，避免足弓处肌肉长期悬空而致肌肉紧张及疲劳，常在足弓处放置塔形垫或配合梯形垫以填空足弓解剖形态。

（4）起到衬垫缓冲作用，在一些肌肉薄弱、生理性骨突处，为了避免骨突与小夹板的硬与硬的接触导致皮肤压疮、坏死，可在此处放置平垫以起到缓冲作用。

(五)复合式外固定(小夹板加石膏托外固定)

临床运用：协同作战、优势互补。戴氏采用杉树皮小夹板纸压垫外固定，治疗四肢管状骨骨折，利用其良好的韧性，因人而异地塑形，使外固定十分贴切，取得了满意的疗效。但在临床中，笔者发现，若干部位的骨折，仍存在着明显的缺点，如对成角，旋转控制较差，以及关节部位无法利用某些特定的体位软组织张力维持对位。笔者自1990年开始采用在夹板、纸垫外固定的基础上，配合石膏托外固定，利用其良好的塑形的成形作用，效果满意。现介绍如下：

（1）肘部骨折的应用：肱骨髁上骨折最常见的远期并发症为肘内翻畸形，而形成的主要原因，笔者认为与早期外固定体位有关，常规的小夹板纸压垫前臂中位胸前位悬吊，对断端前后侧方的控制作用肯定。但由于该体位，肘关节内侧受重力作用皮质压迫嵌顿，形成向桡成角趋势。文献亦均认为：肱骨髁上骨折外侧骨皮质的分离、内侧嵌插、压缩、塌陷和远折端的重力作用可使远端向尺侧倾垂，均可导致肘内翻畸形。另尺偏型旋前位固定，桡偏型旋后位固定可预防肘内翻的事实早已被生物力学测定及临床所证实。所以在临床中，早期用夹板纸垫固定显然是不够的。笔者在原有的基础上，用石膏托肘关节固定在旋前或旋后外展位上，取得了满意的疗效。

肱骨远端全骺滑移：该损伤属于关节囊内骨折，是髁上骨折发生在幼儿发育阶段的一种特殊类型，无论应用石膏或小夹板，均难防止骨折再移位，切开复位疗效不满意。笔者采用夹板纸压垫加超肘腕关节旋前位外翻固定（该损伤骨折端大多内移）。利用外侧关节囊在旋前位处于紧张状况下形成的绞链作用及远折端外翻后内移，外侧骨皮质嵌插，使固定十分稳定。我们通过50例临床观察，证明该固定法是治疗本病最理想的方法。

（2）前臂尺桡骨的应用：尺桡骨骨折手法整复后，用夹板纸压垫外固定，使前后侧方移位得到了很好的维持，但由于夹板无法控制旋转，前臂重力的因素，肌肉牵拉、体位的改变导致的断端旋转，抹杀了夹板纸压垫治疗该部位骨折以往所起的重大贡献，因此笔者在原有的基础上，加超肘腕关节石膏托固定于中立位，大大地减少了骨折复位以后再移位的发生率。

（3）胫腓骨骨折的应用：胫腓骨骨折由于表浅，通过良好塑形的夹板纸压垫，对侧向前后移位能达到很好的维持对位作用。但由于小腿外侧肌力较强及下肢重力的影响，胫腓骨骨折复位后主要的移位趋势为向内成角和旋转移位，如选择夹板纸垫外固定治疗胫腓骨骨折，必须加双合超膝踝关节石膏托固定，以控制成角和维持下肢力线防止旋转。

（4）踝部骨折的使用：踝部骨折手法整复后，逆创伤机制固定是维持骨折稳定的关键，夹板纸压垫利用其独特的塑形，不仅能使内踝、前后踝骨折片的前后移位得以牢固的对位，亦可使残留的分离移位逐步得以矫正，但无法遵循逆创伤机制要求，将踝关节固定在旋后内旋，或旋前内旋位，所以我们将两者结合起来，获得满意的治疗效果。

十二、弹力带结合小夹板的临床使用

(一)取材

选用市售宽约4cm的弹力松紧带,长度视需要而定。经检测其拉伸度为100%~150%。也可用其他规格弹力带作替代。

(二)作用机制

概括有二:一方面以弹力带被拉伸后产生的反作用力,作用于长管骨的两端,使骨折的近端、远端相互挤压,达到对合紧密的作用;另一方面辅以完善的小夹板装置,预防因纵向挤压而可能发生的再移位或成角。

(三)弹力带的力学分析

利用弹力带的张力,作用断端(如肩锁关节半脱位、肱骨横断型骨折)。类似于张力带,将张力转化为压力使骨折断端更加稳定。

(四)适应证

肩锁关节脱位Ⅰ、Ⅱ型;肱骨干骨折经手法复位、夹板外固定后,断端仍有分离移位者;肱骨干骨折,断端是横断形或短斜形且呈台阶状。

(五)禁忌证

小夹板外固定疗法的所有禁忌证;肱骨干骨折,断端呈长斜形或粉碎形等不稳定性骨折;肩锁关节陈旧性脱位、Ⅲ、Ⅳ型。

(六)辅助材料

1.小夹板装置的全部材料。包括杉树皮小夹板、纱布、纸压垫、绷带等。

2.别针。作固定弹力带之用。

3.衬垫。垫于骨突处,防止压疮。

(七)注意事项

遵循小夹板外固定的所用注意事项;定期复查X线片,根据断端分离程度调整弹力带松紧度;固定早期断端可能有少许成角畸形,如对位尚可,可不必处理,待3周后断端有软连接时,再行矫正成角畸形;弹力带着力的肢体两端,骨突处要加衬垫,预防压疮;指导患者做等长收缩功能锻炼;肩锁关节脱位患者,经此法治疗,可能不能完全复位,须事先说明。

(八)弹力带的特殊应用

使用弹力带辅助杉树皮夹板固定骨折、脱位,是戴氏正骨技术中的一大特色。利用弹力带可持续加压的特性,运用于外固定装置中,可以矫正骨折的分离移位以及脱位后的关节分离,不仅使用方便,而且疗效显著。产生分离移位的骨折或脱位的部位大多在上肢,这是由于站立位下上肢的自身重力所致。其中肱骨干骨折、肩锁关节脱位这两种疾病最易导致分离移位。戴氏的临床实践也充分证明了应用本法的优良疗效。值得注意的是:一是要选择好适应证,对于肱骨干骨折复位后断端不稳定者,以及肩锁关节复位后对位不满意者,均不要勉强使用;二是注意保持合适的弹力带压力,过紧、过松均不适合,可能导致诸如骨折端成角畸形、再移位、压疮、血液循环障碍等并发症。

第四节　戴氏特色康复治疗

康复治疗是骨折治疗中一个非常重要的环节,对骨折后期功能恢复和骨骼的坚韧度、预防骨质疏松症具有非常重要的临床意义。康复治疗是骨折治疗的重要阶段,是防止发生并发症和快速恢复功能的重要保证。

一、功能康复训练的法则

功能训练以循序渐进为准则。活动范围由小到大,频率由少到多,时间由短到长,强度由弱到强。每天松解的范围要大于粘连的范围,防止过度牵拉后造成渗出粘连的范围扩大,造成永久性的功能丧失。

二、筋骨并重,以筋为主(筋大于骨)

筋骨并重,以筋为主(筋大于骨)的骨折治疗康复理念,强调骨折愈合与功能锻炼同步进行。强调筋伤的康复,贯穿于整个治疗过程中。

要了解骨折的受伤机制、病理解剖,尤其是软组织的病理解剖。强调软组织复位与骨骼的重建同样重要,在骨骼复位的同时首先要进行软组织的复位,恢复长度以及正常的解剖走向。避免筋走、筋歪、筋挛等造成的关节活动受限,要评估无论是手术治疗还是保守治疗骨折断端的稳定情况。能否早期功能锻炼,如何锻炼才能不破坏骨折断端的稳定,设计合理的康复流程,选择精准的手法干预。早期复位时都选择拔伸牵引,顺受伤解剖机制牵引(如内收位受伤宜选择内收位牵引,解除断端软组织的交锁、嵌顿)。每次换药调整外固定时一个最主要的内容就是在保护断端的前提下活动关节,防止关节周围的软组织瘢痕粘连,早期被动活动,以骨折部位不感到疼痛为宜,使骨折愈合与功能锻炼同步进行。

三、戴氏手法在康复中的运用

选择"柔中含刚,刚中有柔,刚柔并济"太极式的康复理念。手法遵循戴氏渗透理念,意念施术,使患者在完全放松状态下接受手法。被动牵拉时的疼痛感以患者能忍受为度,而且每天的进度、角度的进步要有量化指标。每天的主动活动要大于等于被动活动的最大度数。

四、医患配合,以患为主的康复理念

康复训练遵循医患合作,以患为主。以主动功能活动为主的训练方法。要和患者沟通。向患者交代,康复训练的流程,以及如何配合及康复活动主动活动重要性,以期争得患者的有效配合获得满意的康复效果。

五、儿童骨折的康复

在儿童骨折的康复上主张以主动活动为主、被动为辅的康复训练。儿童的关节功能恢复,由于儿童软组织柔软,固定时间短,受伤暴力小,一般主动活动,都能恢复满意功能。但是患儿依从性差,医生与家长都急于患儿获得满意的关节功能。过早地用手法被动干预功能恢复,由于患儿的惧怕疼痛、手法操作不当、力量过大等原因引发新的粘连。事与愿违过度牵拉造成的渗出粘连范围扩大,甚至造成骨化性肌炎,造成永久性的功能障碍。

六、三期康复治疗方法

1. 手术组:

(1)早期阶段:骨折手术后1~2周,此阶段早期康复治疗非常重要,目的是促进患处血液循环、消除肿胀、防止肌萎缩。由于这时候患处肿胀疼痛,功能锻炼应以患处肌肉静力收缩为主。原则上骨折处的关节暂不活动,但邻近的关节可以进行主被动活动。比如膝关节受损,可以早期活动踝关节和髋关节;髋关节受损,可以早期活动膝关节和踝关节。

(2)中期阶段:即骨折手术后2~8周,患处肿胀渐消,局部疼痛减轻,骨折处已有纤维连结,日趋稳定。此时应开始进行骨折上下关节活动,根据骨折的稳定程度,在康复训练前,在患处敷一块蜡或者居家用热水袋热敷,这样训练的效果更好。通过这个热疗,易化训练的难度,预防做手法训练后过度的牵拉造成的损伤。然后在医院康复治疗师的指导下进行康复训练,治疗师手法一定要稳,要根据患者自己的主动运动去进行被动关节松动术,让患者主动进行一个屈伸一个收缩,对于关节粘连比较严重的患者,采取肌肉的等张收缩和等长收缩训练,总之要循序渐进地进步,不能操之过急。康复训练结束后,可以给患处敷一块冰,目的在于防止患处关节肿胀。如果是骨折术后后期有瘢痕增生的,可以采用超声波理疗来消除瘢痕增生,因为瘢痕增生也会影响关节的活动度,这一点也是非常重要的。

(3)后期阶段:即骨折8周以后,这时候骨折已达临床愈合。对于早中期康复治疗不足和恢复不好的患者,这个时候应通过系统治疗,促进关节活动度和肌力的恢复,早日恢复到正常生活中来。

总体来说,3个月内是骨折康复的最佳时期,早期的康复训练,事半功倍,可以缩短康复的时间。把握康复早期最佳时机,达到最佳恢复效果。

2.非手术治疗组:

(1)早期阶段:骨折后1~2周,此早期康复治疗非常重要,目的是促进患处血液循环、消除肿胀、防止肌萎缩。由于这时候患处肿胀疼痛,骨折位置不稳定,功能锻炼应以患处肌肉静力收缩为主。原则上骨折处的关节暂不活动,但邻近的关节可以进行主被动活动。比如膝关节受损,可以早期活动踝关节和髋关节;髋关节受损,可以早期活动膝关节和踝关节。注重早期理筋手法运用。如colles骨折,每次更换敷料时,均在断端保护下,拔伸手指,理顺肌腱等软组织,促进肿胀消退,防止软组织挛缩。

(2)中期阶段:即骨折后2~5周,肿胀消退,有轻微骨痂形成,断端稳定。此时更换敷料时,要做远端拔伸防止肌腱粘连,除远侧关节活动外。在不影响骨折断端稳定的情况下,邻近关节也应早期进行康复训练。如髌骨横断型骨折,双手捏住髌骨上下缘维持断端稳定做髌骨的横向移动,防止髌股关节粘连。Colles骨折从第3周始,更换敷料时需一手捏住骨折断端,做腕关节逐步地掌屈背伸活动。外科颈骨折从第4周始,更换敷料时需在断端保护情况下,逐步活动肩关节。

(3)后期阶段:即骨折后6周后,修剪小夹板,由于外固定都为低限制固定,所以6周后临近关节和近关节都需加强功能锻炼。

第二篇

· ·

各　论

第三章　骨关节损伤

第一节　锁骨骨折

锁骨呈"～"形架于胸骨柄与肩峰之间，是连接上肢与躯干之间的唯一骨性支架。锁骨位于皮下，表浅，受外力作用时易发生骨折，发生率占全身骨折的5％～10％。多发生在儿童及青壮年。

一、相关生理病理

锁骨位置表浅，位于皮下，起连接人体躯干及上肢的作用，可使上肢远离躯干、协调肩关节及胸部活动，为一"～"形骨骼。锁骨中段易发生骨折，因为此处肌肉韧带附着较少，锁骨内侧段向前方突出，外侧段靠近肩峰端的方向向后方突出，锁骨中段在这两个反向弯曲相连接的部位，应力不均且此处是直径最小的地方，所以暴力后易造成此处骨折。近端受胸锁乳突肌的牵拉向上向后移位，远端受重力作用向下向前移位，这就是锁骨骨折移位呈现此类方向的原因。

传统中医学将锁骨称之为锁子骨、缺盆骨、巨骨及柱骨等，最早记载于《素问·骨空论》，曰："缺盆骨上切之坚痛如筋者灸之。"清代吴谦的《医宗金鉴·正骨心法要旨·锁子骨》对于锁子骨的形态及受伤机制做了进一步的论述，云："锁子骨，经名柱骨，横卧于肩前缺盆之外，其两端外接肩解。"又云："击打损伤，或骑马乘车，因取物偏坠于地，断伤此骨。"明代朱肃在《普济方·折伤门》中还进一步阐述了其中医整复手法及外固定方法。

二、临床表现

局部肿胀、皮下瘀血、压痛或有畸形，畸形处可触到移位的骨折断端，如骨折移位并有重叠，肩峰与胸骨柄间距离变短。伤侧肢体功能受限，肩部下垂，上臂贴胸不敢活动，并用健手托扶患肘。幼儿青枝骨折畸形多不明显，且常不能自诉疼痛部位，但其头多向患侧偏斜、颌部转向健侧，此特点有助于临床诊断。有时直接暴力引起的骨折，可刺破胸膜发生气胸，或损伤锁骨下血管和神经，出现相应症状和体征。

三、体格检查

局部有明显压痛，有移位骨折，在皮下可摸到移位的骨折端及异常活动和骨擦音；不完全移位的骨折，仅见局部异常隆起。检查锁骨骨折时，不应盲目按压骨折处及反复检查骨擦音及异常活动，以免出现血管、神经损伤，尤其是粉碎性骨折，甚至出现更严重的并发症。若患肢桡动脉搏动减弱或消失，麻木，感觉及反射减弱，提示锁骨下血管、神经损伤。

四、诊断

（一）有明显的外伤史

受伤后特殊姿势：头偏向患侧，下颌转向健侧。健侧的手托着患侧肘部。肩部可出现肿胀，皮下瘀斑，畸形明显。触诊，可触及骨擦音，压痛，有异常活动。

（二）辅助检查

X线片可明确骨折类型及移位情况。

五、常规治疗

(一)非手术治疗

锁骨骨折由于其血液循环较为丰富,保守治疗愈合率高,对于成人骨折有重叠移位或成角畸形者,则应予手法整复及石膏绷带"8"字固定或夹板绷带"8"字固定。因骨折端轻度移位,愈后不影响功能恢复,故不必强求解剖复位。

(二)手术治疗

参考指征是合并有神经、血管损伤者;开放性锁骨骨折;锁骨外 1/3 骨折移位严重者;锁骨骨折合并同侧肩胛颈骨折,形成浮动肩,需手术固定锁骨以稳定肩胛颈骨折者;锁骨粉碎性骨折并伴有骨块翻转移位者,骨块间夹有软组织影响骨愈合,或有潜在顶破皮肤的危险不能闭合复位时;多发损伤,肢体需要早期开始功能锻炼时;少数患者不愿接受畸形愈合的外形,要求切开复位内固定治疗;患者并发有神经系统或神经血管病变,如帕金森病等,不能长期忍受非手术制动的。

六、戴氏特色疗法

(一)适应证

闭合性锁骨骨折且无神经损伤;无血管损伤;无骨折碎片翻转移位刺穿皮肤的风险。

(二)手法复位技术

患者取坐位,双手叉腰(四指在前、拇指在后),肩部放松,挺胸伸背,助手立于患者背侧,用膝关节顶住患者肩胛间区,双手握住患者两侧肩部,慢慢地向后提拉,术者用一手将下陷的骨折端向上提,另一手将翘起的骨折端向下按压,使其复位,也可使用上下摆动患侧肩部远端找近端的方法进行复位。

(三)小夹板纸压垫外固定技术

锁骨骨折月牙形小夹板结合"8"字绷带外固定法。

1. 固定材料:选用杉树皮做小夹板,削去粗糙表皮,成形,厚约 1.8mm,宽约 1.5cm,准备杉树皮小夹板 2 块,根据患者锁骨大小、形状等"量体裁衣"塑形。根据患者锁骨长度,分别修剪成长号半月形夹板 1 块(按照锁骨形状,夹板长度为从胸锁关节处至肩锁关节,因锁骨为 S 状弯曲的细长骨,内侧 2/3 凸向前,外侧 1/3 凸向后,内侧端粗大而外侧端扁平,所以夹板塑形时,可剪成类似于"～"形双半月形夹板,内侧弧度稍大稍宽,并用双手拇指指腹交替轻压夹板并按压至夹板 2/3 处塑形,再从另一端同手法按压至夹板 1/3 处塑形,使夹板很好贴服于锁骨上),短号半月形夹板 1块,夹板长度为锁骨前下至后下方,并准备平垫 1 块(见图 41)。

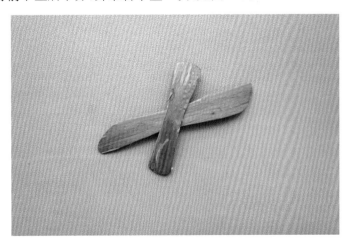

图 41 锁骨骨折月牙形夹板外固定材料

2.固定方法:固定时先放置敷料,再在骨折断端放置平压垫(骨折近端断端向上移位时,平压垫需放置在断端的近侧端,抵抗胸锁乳突肌向上的牵拉力。骨折近端向下或向上成角移位时,平压垫则直接放置于断端中间,防止断端向上成角)。然后交叉(重叠放置交叉点位于骨折断端)放置上2块月牙形杉树皮夹板,长号夹板压住平垫,短号月牙形夹板叠压于长号夹板上断端处,以胶布固定在皮肤上。之后用"8"字绷带法缠绕(反"8"字双肩固定),实为不对称性,患侧小而健侧大,目的是使绷带的交叉点落在骨折断端处,此处杉树皮夹板充分接受了绷带的压力而施于平垫上,使骨折断端趋于稳定。

病案一:

2021-7-31,李某某,女,25岁,安徽省芜湖市弋江区人。

主诉:右肩疼痛3小时。

现病史:伤者3小时前行走时不慎摔倒,右肩部着地,致伤右肩处。感右颈肩部疼痛难忍。活动受限。遂来我院治疗。

体格检查:右锁骨中段处软组织肿胀,皮下瘀血,压痛明显、畸形,触诊有骨擦音及异常活动,肩关节活动受限,患肢末梢血液循环良好。

辅助检查:X线片示右锁骨中段骨折斜形移位,外侧端向上移位(见图42)。

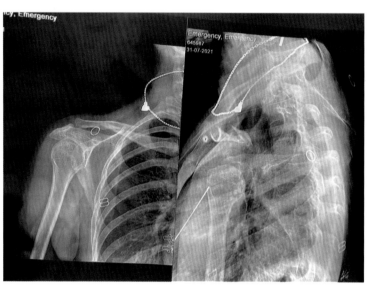

图42 右锁骨中段骨折斜形移位

诊断:右锁骨骨折(中段)。

戴氏特色治疗:

1.手法复位技术:患者取坐位,双手叉腰(拇指在后、其余四指在后前),肩部放松,挺胸伸背,助手立于患者背侧,用膝关节顶住患者肩胛间区,双手握住患者两侧肩部,慢慢地向后提拉,术者用一手将下陷的骨折端向上提,另一手将翘起的骨折端向下按压。

2.小夹板纸压垫外固定技术:锁骨骨折月牙形小夹板结合"8"字绷带外固定法

(1)固定材料:选用杉树皮做小夹板,削去粗糙表皮,成形,厚约1.8mm,准备杉树皮小夹板2块,根据患者锁骨大小、形状等"量体裁衣"塑形。根据患者锁骨大小,分别剪成长号半月形夹板1块(按照锁骨形状,夹板长度为从胸锁关节处至肩锁关节,因锁骨为"S"状弯曲的细长骨,内侧2/3凸向前,外侧1/3凸向后,内侧端粗大而外侧端扁平,所以夹板塑形时,可剪成类似于"～"形双半月形夹板,内侧弧度稍大稍宽,并用双手拇指指腹交替轻压夹板并按压至夹板2/3处塑形,再从另一端同手法按至夹板1/3处塑形,使夹板更好贴服于锁骨上),短号半月形夹板1块,夹板长度为锁骨前下至后下方,并准备平压垫1块。

(2)固定方法:固定时先放置敷料,骨折断端放置平垫,2块月牙形杉树皮夹板交叉固定于骨折断端,以胶布固定。用反"8"字绷带法缠绕,用绷带反"8"字固定,绷带的交叉点落在骨折断端处,此处杉树皮夹板充分接受了绷带的压力而传递于平压垫上,使骨折断端更加稳固(见图43至图44)。

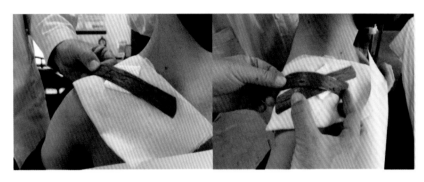

图43　小夹板放置示意图

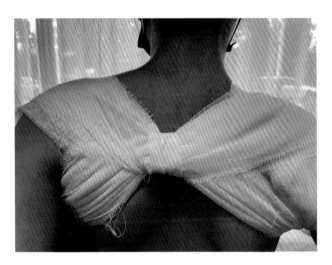

图44　外固定后侧观

3.注意事项:

(1)嘱患者密切观察末梢血液循环状况。

(2)每周复查1次更换敷料,弹性调整骨折断端对位,逐步挤压断端畸形。告知患者骨折断端约在1个月后骨擦音消失。

(3)每次更换敷料时要调整小夹板的位置。

(4)双侧腋下可放置纸棉或海绵保护皮肤防止压疮。

(5)外固定松紧度的掌握,松紧适宜以能耐受为度。

(6)1个月后断端骨擦音消失,每次更换敷料时可被动地活动肩关节。争取肩关节的康复和骨折的愈合同步进行。2021-9-12,外固定6周后复查,解除外固定后,外观无畸形,断端无压痛,骨擦音消失,肩关节功能活动可。X线片示骨折对位良好,骨折线模糊,骨痂形成,愈合良好(见图45)。

解除外固定,嘱患者加强肩关节功能锻炼,定期复查。

病案二

2021-6-27,周某某,女,69岁,安徽省芜湖市鸠江区人。

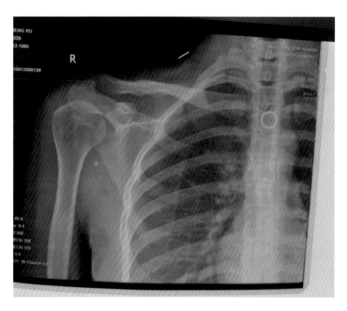

图 45　右锁骨骨折 6 周后 X 线片,骨折对位对线良好,骨痂形成

主诉:右肩疼痛 1 小时。

现病史:因车祸不慎摔倒,右肩部着地,致伤右锁骨。感右肩及锁骨部位疼痛难忍。活动受限。遂来我院,门诊收治入院。

体格检查:右肩部肿胀,锁骨中段压痛、畸形,触诊有骨擦音及异常活动,肩关节活动受限,患肢末梢血液循环良好。

辅助检查:X 线片示右锁骨中外段粉碎性骨折,近端向上移位(见图 46)。

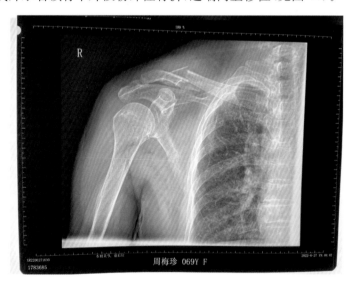

图 46　右锁骨粉碎性骨折

诊断:右锁骨骨折(中外 1/3 粉碎性骨折)。

戴氏特色治疗:

1.手法复位技术:患者取坐位,双手叉腰(拇指在后、其余四指在后前),肩部放松,挺胸伸背,助手立于患者背侧,用膝关节轻轻顶住患者两肩胛骨中间,双手握住患者两侧肩部,慢慢地向后提拉,术者用一手将下陷的骨折端向上提,另一手将翘起的骨折端向下按压,使其复位。

2.小夹板纸压垫外固定技术:锁骨骨折月牙形小夹板结合"8"字绷带外固定法。

（1）选用杉树皮做小夹板，削去粗糙表皮，成形，厚约 1.8mm，准备杉树皮小夹板 2 块，根据患者锁骨大小、形状等"量体裁衣"塑形。根据患者锁骨大小，分别剪成长号半月形夹板 1 块（按照锁骨形状，夹板长度为从胸锁关节处至肩锁关节，因锁骨为 S 状弯曲的细长骨，内侧 2/3 凸向前，外侧 1/3 凸向后，内侧端粗大而外侧端扁平，所以夹板塑形时，可剪成类似于"～"形双半月形夹板，内侧弧度稍大稍宽，并用双手拇指指腹交替轻压夹板并按压至夹板 2/3 处塑形，再从另一端同手法按压至夹板 1/3 处塑形，使夹板更好贴服于锁骨上），短号半月形夹板 1 块，夹板长度为锁骨前下至后下方，并准备平垫 1 块。

（2）固定时先放置敷料，骨折断端放置平垫（平垫需放置在断端的近侧端，抵抗胸锁乳突肌向上的牵拉力。），2 块月牙形杉树皮夹板交叉固定于骨折断端，用胶布固定。

（3）用反"8"字绷带法缠绕，用绷带反"8"字固定，绷带的交叉点落在骨折断端处，此处杉树皮夹板充分接受了绷带的压力而传递于平垫上。

2022-7-5，外固定 1 周后复查，解除外固定后，皮肤外观无压疮，锁骨中段稍有畸形，断端压痛，骨擦音明显，予以手法再次复位，更换敷料，继续小夹板"8"字绷带外固定。

2022-7-12，外固定 2 周后复查。解除外固定，外观畸形较上周好转，断端压痛，骨擦音仍然明显，予以手法再次复位捺正翘起的骨折断端，更换敷料，继续小夹板"8"字绷带外固定。

2022-7-25，外固定 4 周后复查，断端无明显畸形，压痛减弱，骨擦音消失，摄 X 线片复查（见图 47）。

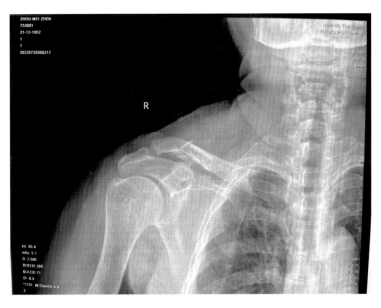

图 47 4 周后复查，骨折对位好，骨折线模糊，愈合可

2022-8-27，外固定 8 周后复查，皮肤外观正常，无畸形，局部无压痛，无骨擦音，右肩关节功能尚可，给予解除外固定，嘱患者加强肩关节功能锻炼。

按语：

锁骨骨折是临床上较为常见的骨折，发生率占全身骨折 5%～10%。由于血液循环丰富，非手术治疗少有不愈合的报道。锁骨骨折的治疗，即使畸形愈合后，也没有功能方面的问题，因此锁骨骨折的复位对位置的要求不高。手术治疗虽然能够满足解剖复位的要求，但开放性手术对患者创伤较大、需要二次手术取出钢板螺钉。取出钢板后再骨折、内固定松动及断裂、骨折不愈合及诸多并发症和后遗症是临床上不可忽视的问题且常有报道。戴氏手法复位、月牙形小夹板纸压垫结合"8"字绷带外固定法是临床上戴氏正骨治疗锁骨骨折首选方法。如果适应证选择合理，治疗方法得当，具有愈合期短、价廉、功能恢复好、并发症少等优点。

一、关于整复

锁骨骨折的复位,戴氏选用弹性复位方法,前3周更换敷料时,给予再次手法捺正复位,因为锁骨骨折多为粉碎性骨折,小夹板外固定为低限制性的,很难维持复位后的断端稳定性,笔者在临床中发现锁骨骨折复位后在前3周更换敷料时,断端都有不同程度的再移位,并且手法调整时骨擦音明显,随着病程的推移,4~5周开始复查,断端畸形逐渐平复,骨擦音逐渐消失。

二、关于固定

传统单纯的"8"字绷带固定治疗锁骨骨折由于缺少小夹板纸压垫持续的压力,无法使断端达到稳定固定状态,骨折愈合内环境不合理。戴氏正骨改良戴氏月牙形小夹板配合纸压垫加上"8"字绷带外固定,能最大限度保障骨折断端处于稳定状态,有利于骨折愈合,缩短病程。

第二节 肩锁关节脱位

肩锁关节脱位是指肩锁韧带断裂或肩锁喙锁韧带全部断裂引起的肩锁关节分离。

一、相关生理病理

肩锁关节由锁骨外端与肩峰组成,关节内有纤维软骨盘,外形为盘状或半月形状,对关节的活动与稳定起到一定作用。肩锁关节的稳定主要依赖于肩锁韧带和喙锁韧带。肩锁韧带是包绕肩锁关节的关节囊增厚部分。肩锁韧带最为坚固,并与三角肌及斜方肌的肌纤维相混合。

肩锁关节脱位最常见于摔倒时肩外侧着地,受直接外力引起。外力作用于肩峰,通过肩锁关节传至锁骨,可造成肩锁韧带、喙锁韧带损伤。喙锁韧带完全损伤后,整个上肢及肩胛骨失去肩锁及喙锁韧带的悬吊作用向下垂,而锁骨由于受胸锁关节的约束和斜方肌的牵拉相对只有轻度的上翘。

间接外力也可造成肩锁关节的损伤,一般为上肢伸展位摔倒,手部先着地,外力通过上肢传导到肱骨头及肩峰,使肩胛骨向上移位,并可牵拉损伤肩锁韧带。

二、临床表现

肩锁关节处肿胀、疼痛、畸形,功能受限。

三、体格检查

肩锁关节可触及台阶感,锁骨外端触之有钢琴征,压痛明显。

四、诊断

(一)有明显外伤史

肩锁关节部位疼痛、肿胀及压痛;上肢外展或上举均较困难,前屈和后伸运动受限,局部疼痛加剧,检查时可见锁骨外端明显上翘,肩部外形呈阶梯状畸形,锁骨外端按压上下浮动。

(二)辅助检查

X线片可明确肩锁关节脱位情况;对于肩锁关节脱位Ⅰ°损伤诊断不明确的可拍摄应力位片协助诊断。

五、分型

Ⅰ°为肩锁韧带的挫伤或部分断裂,肩锁关节无明显移位,无影像学可见的关节间隙增宽。

Ⅱ°肩锁韧带不完全断裂,喙锁韧带完整,X线片上表现为锁骨有轻度的移位。

Ⅲ°肩锁韧带完全断裂,喙锁韧带牵拉伤。在应力位X线片上,锁骨外端上翘,突出超过肩峰。

Ⅳ°肩锁韧带及喙锁韧带完全断裂,X线片显示锁骨远端完全移位。

六、常规治疗

(一)非手术治疗

支具、三角巾等悬吊固定。

（二）手术治疗

张力带技术、锁骨钩钢板、翻转钢板加喙锁韧带修补术等。

七、戴氏特色治疗

（一）适应证

适用于肩锁关节Ⅰ°～Ⅲ°脱位。

（二）手法复位技术

采用逐步复位法，患者取坐位挺胸，术者用一手掌根下压上移的锁骨外端，同时另一手掌上托患侧肘部（尺骨鹰嘴处），首次复位约2/3。复位后一助手拇指向下按压锁骨外端，患者自己用健侧手掌上托患侧肘部，维持整复后的位置。同时予以内服活血化瘀之剂，3～6天复诊。肿胀已基本消退，继用前法再整复一次，复位约1/3。若有残余移位，可通过弹力带悬吊持续地加压（张力带技术）得到逐步矫正。

（三）外固定技术

方法一：单纯性弹力带固定（适用于体形偏瘦的、移位较小的）。

1. 材料：弹力带又叫宽松紧带，系多根橡皮筋网织而成，宽约6cm，厚约0.2cm，长度随患者上臂长短而异。

2. 固定方法：弹力带悬吊法，拉紧松紧带两端，托住肘关节，两端交接处压住锁骨外端，用别针固定，使之成环形悬吊患肢，可防止弹力带向外侧滑脱。松紧度随局部肿胀程度，移位大小及患者耐受力而异。

方法二：月牙形小夹板加弹力带固定（适用于体形偏胖的、移位较大的）。

1. 材料：

（1）选用杉树皮做小夹板，削去粗糙表皮，成形，厚约1.8mm，宽约1.5cm，准备杉树皮小夹板2块，根据患者锁骨大小、形状等"量体裁衣"塑形：根据患者锁骨大小，分别剪成长号半月形夹板1块（按照锁骨形状，夹板长度为从胸锁关节处至肩锁关节外侧，因锁骨为S状弯曲的细长骨，内侧2/3凸向前，外侧1/3凸向后，内侧端粗大而外侧端扁平，所以夹板塑形时，可剪成类似于"～"形双半月形夹板，内侧弧度稍大稍宽，并用双手拇指指腹交替轻压夹板并按压至夹板2/3处塑形，再从另一端同手法按压至夹板1/3处塑形，使夹板更好贴服于锁骨上），短号半月形夹板1块，夹板长度为肩锁关节前下至后下方。

（2）弹力带又叫宽松紧带，系多根橡皮筋网织而成，宽约6cm，厚约0.2cm，长度随患者上臂长短而异。

2. 固定方法：

（1）外固定，复位后，在助手保护下，术者用4层长方形敷料覆盖肩锁关节处，于锁骨上重叠放置交叉2块月牙形小夹板，交叉点对准上移的锁骨，再用约3卷绷带在肩部行反"8"字形外固定。

（2）弹力带悬吊法，拉紧松紧带两端，托住肘关节，两端交接处压住锁骨外端，用别针连同底层敷料固定，使之成环形悬吊患肢，可防止弹力带向外侧滑脱。松紧度随局部肿胀程度，移位大小及患者耐受力而异。前臂用托板，肘关节屈曲90°置放胸前。每周摄X线片检查复位情况，及时更换敷料调整弹力带的压力。换敷料时助手当维持原整复位置，防止锁骨上移，以保证损伤的关节囊及韧带的愈合。外固定5～6周。

（四）使用本法的注意点

1. 本病与其他脱位一样，早期炎性渗出物较多，肿胀明显，外固定不宜过紧，以免产生压迫性溃疡。采用逐步复位法，在首诊时手法相对较轻，外固定较松，且同步给予内服活血化瘀之剂，复诊时肿胀已基本消退，再复位一次和增加外固定力量，可大大降低压迫性溃疡的发生率，从而保证治疗的顺利进行。

2.固定期间,定时摄片复查复位情况,及时调整弹力带对锁骨外端的压力,以保证有效的作用力。

3.每次更换敷料时,须有助手维持位置,防止锁骨上移,以利于损伤的关节囊韧带不间断愈合。

病案:

2018－9－15,王某,女,30岁,安徽省芜湖市弋江区人。

主诉:右肩关节疼痛2小时。

现病史:患者2小时前骑车摔倒致右肩关节疼痛伴功能受限,来我院就诊。

体格检查:神清,右肩锁关节处局部肿胀,压痛明显,右锁骨外端明显上翘,肩部外形呈阶梯状畸形,锁骨外端按压上下浮动,右肩关节活动受限。

辅助检查:X线片示锁骨外端上翘超过肩峰(见图48)。

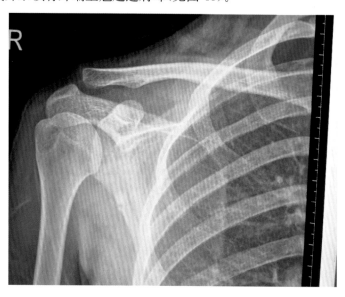

图48　肩锁关节脱位

诊断:右肩锁关节脱位(Ⅲ°)。

治疗:

1.手法复位技术:戴氏逐步复位法。

患者取坐位挺胸,术者用一手掌根下压上移的锁骨外端,同时另一手掌上托患侧肘部(尺骨鹰嘴处),首次复位约2/3。复位后一助手拇指向下按压锁骨外端,患者自己用健侧手掌上托患侧肘部,维持整复后的位置。

2.外固定技术:单纯性弹力带固定。

固定选择单纯性弹力带悬吊固定。每周复查1次,前2周每次更换敷料时,给予再次手法复位,调整弹力带松紧度及位置,利用弹力带的反作用力逐步矫正残留移位。

伤后6周复查,右肩关节外观正常,关节活动度可。复查X线片示肩锁关节间隙基本正常(见图49)。

固定方法:见图50至图51。

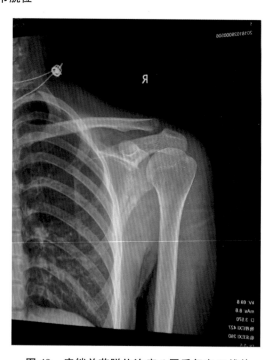

图49　肩锁关节脱位治疗6周后复查X线片

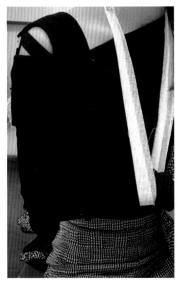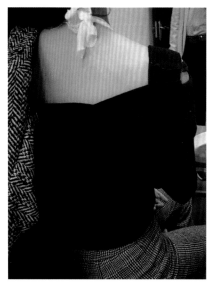

图 50　单纯性弹力带　　　　　　图 51　单纯性弹力带
　　　固定方法前面观　　　　　　　　　固定方法后面观

按语：

一、关于整复

1.整复时术者在患侧肩锁骨外端及肘部须同时用力，单纯向下按压锁骨外端，则因疼痛及患肢重力的关系，难以整复。

2.采用逐步整复术和借助弹力带的作用矫正残余畸形，不必追求一次完全复位，因为损伤初期，局部肿胀，关节内张力较大，不易一次完全复位，即使完全复位亦因在外固定的操作过程中以及在治疗过程中外固定松动造成重新移位，再者，如要保持完全整复的位置须强有力的外固定，这样在炎性渗出物较多，组织较脆的损伤初期，容易压伤皮肤，造成溃疡。笔者在临床中有一例畸形愈合的患者即为此种情况。

二、关于弹力带的作用

弹力带具有很强的收缩力，用其悬吊患肢，利用其在张力下产生的正压力，不仅起到了持续性外固定作用，亦使残余畸形得到了逐步复位。

第三节　肩关节脱位

肩关节脱位，亦称盂肱关节脱位，是指肱骨头与肩胛盂发生分离移位，古称"肩甲骨出""肩骨脱臼"。

一、相关生理病理

盂肱关节脱位由肩胛骨的关节盂与肱骨头构成。其结构特点：肱骨头大，呈半球状，关节盂小而浅，约为肱骨头的1/3。盂肱关节的关节囊较大而且松弛，允许肱骨头有足够的活动范围。肩关节周围韧带有喙肱韧带，前方的上、中、下盂肱韧带以及后下盂肱韧带。这些解剖特点使得肩关节成为全身活动范围最大的关节。产生肩关节结构的灵活性与不稳定性。肩关节脱位的病因不外乎直接或间接暴力两种。

（一）直接暴力

多因打击或冲撞等外力直接作用于肩关节而引起，但较为少见。临床常见是向后跌倒时，以肩部着地，或因来自后方的冲击力，使肱骨头向前脱位。

（二）间接暴力

间接暴力可分为传达暴力与杠杆作用力两种。

1. 传达暴力：患者侧向跌倒，患侧手掌向后撑地，暴力沿肱骨干传达到肱骨头，肱骨头可冲破较为薄弱的关节囊前韧带等软组织，向前滑出至喙突下间隙，形成喙突下脱位，较为多见。若暴力继续作用，肱骨头可推至锁骨下部成为锁骨下脱位，较为少见。

2. 杠杆作用力：当上肢过度高举，外旋外展（如有人自高处下坠，用一手抓住树枝悬空吊住身体），肱骨头受到肩峰冲击，成为杠杆的支点，使肱骨头向前下部滑脱，先呈臼下脱位，后可滑至肩前成为喙突下脱位。

肩关节脱位的主要病理变化为关节囊撕裂及肱骨头移位。关节囊周围的软组织可发生不同程度的损伤，或合并肩胛盂边缘骨折、肱骨头骨折与肱骨上端结节骨折等。其中以肱骨上端大结节骨折最为常见，有 $30\%\sim40\%$ 的病例合并有大结节撕脱骨折。偶见腋神经损伤，故复位前后应注意神经检查。

二、临床表现

疼痛、肿胀、功能障碍，患者常用健手扶住伤肢前臂。患肩失去圆形膨隆外形，肩峰下空虚，形成"方肩"畸形。

三、体格检查

弹性固定于肩外展 $20°\sim30°$ 位置，在喙突下，腋窝内或锁骨下可触及肱骨头。搭肩试验阳性：患侧肘部屈曲，肘尖不能贴紧胸部，患侧的手不能搭在对侧肩部。

四、诊断

1. 患者有明显的外伤史，或既往有习惯性肩关节脱臼史，稍受外力作用复发。脱位后患处疼痛，若合并大结节撕脱骨折者，局部肿胀明显，可有瘀斑及骨擦音。患肩活动功能障碍。

2. 辅助检查：X 线片检查可明确诊断及了解是否合并有骨折等情况。

五、常规治疗

明确肩关节脱位的诊断后，传统的复位方法有足蹬法、牵引推挤法、牵引复位法、外展内收法等。

1. 足蹬法：患者仰卧，术者位于患侧，双手握住患肢腕部，足前掌置于患侧腋窝，两手用稳定持续的力量牵引，牵引中足跟向外推挤肱骨头，同时旋转，内收上臂即可复位。复位时可听到响声。

2. 牵引推挤法：患者仰卧，一助手用布单套住其胸廓向健侧牵拉，第二助手用布单通过腋下套住其患肢向外上方牵拉，第三助手握住其患肢手腕向下牵引并外旋内收，三方面同时徐徐持续牵引。术者用手在腋下将肱骨头向外推送还纳复位。二人也可做牵引复位。

治疗肩关节脱位传统的足蹬法（或牵引法）和外展内收挤压法，由于牵引的作用力与反作用力之间不准确的相互作用，近端不足以对抗牵引，以致不容易牵开，以及用力过猛致腋神经及肩关节周围软组织损伤，可造成复位后仍有假性脱位。若力量不够，牵引力不足，不能完全牵开，内收关节时，由于肩盂的支点作用，可造成肱骨外科颈骨折。

六、戴氏特色治疗

戴氏在足蹬复位手法的基础上，采用改良式足蹬法复位肩关节前脱位（见图52）。

（一）适应证

单纯性肩关节脱位、肱骨大结节骨折伴盂肱关节脱位。

（二）手法复位技术

以右侧肩关节脱位为例，患者取仰卧位于治疗床上。术者左手抵住患侧肩峰，右手调整上肢牵引位置。助手双手握住其患侧前臂（若远端牵引力量不够，需要增加一个助手于肘关节上方处牵引），右足抵住患者腋下肱骨头，顺势持续牵引患肢，持续牵引后稍旋转以解除肱骨头与周围软组织的嵌顿。助手再次牵引旋转前臂，稍内收后，即可听到入臼声，方肩畸形消失，搭肩试验阴性，X线检查肱骨头在正常位置上，复位即成功。整个过程，术者右手持续抵住患侧肩峰，牢牢把持住对抗作用点。

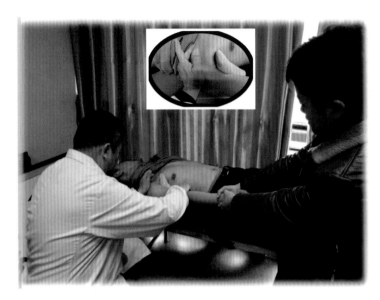

图52　改良式足蹬法

本手法的优点保证脱位近端的对抗牵引力，使牵引力点集中于盂肱关节，保证了牵引力和反牵引力的相互作用，复位成功率高，避免牵引力不足时行内收造成的医源性外科颈骨折和牵引力过大造成的神经软组织损伤。

（三）外固定技术

前、外、后三块解剖形塑形夹板超肩固定。

（四）复位后处理

肩关节前脱位复位后应将患肢保持在内收内旋位置，前、外、后3块解剖形塑形夹板超肩固定，固定3～4周。解除外固定逐步行肩关节功能康复训练。

病案一：

2019-9-16，张某某，女，50岁，安徽省芜湖市人。

主诉：右肩疼痛6小时。

现病史：患者今晨不慎摔倒，右手掌撑地，随即感右肩疼痛难忍，不能活动。遂被家人送至我院就诊。

体格检查：右肩部肿胀、压痛、方肩畸形，触诊有骨擦感及异常活动，肩关节功能丧失，弹性固定。杜加氏征（＋），患肢末梢血液循环与感觉良好。

辅助检查：X线片示右盂肱关节盂下前脱位伴肱骨近端粉碎性骨折（Neer分型Ⅳ型）（见图53）。

戴氏特色治疗：

1.手法复位技术：患者取仰卧位，术者左手抵住患侧肩峰，右手调整上肢牵引位置。助手双手握住其患侧前臂，右足抵住患者腋下肱骨头，顺势持续牵引患肢，持续牵引后稍旋转以解除肱骨头与周围软组织的嵌顿。助手再次牵引旋转前臂，稍内收后，即可听到入臼声，方肩畸形消失、杜加氏征（－），X线检查盂肱关节在位，脱位复位即成功。整个过程，术者右手持续抵住其患侧肩峰，牢牢地把持住对抗作用点。保证了牵引力与被牵引力有效的相互作用（见图54）。

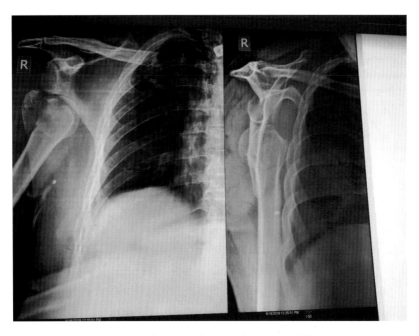

图 53　肩关节盂下前脱位伴肱骨近端粉碎性骨折

2.外固定技术:术后给予石膏托制动上肢胸前位悬吊处理。

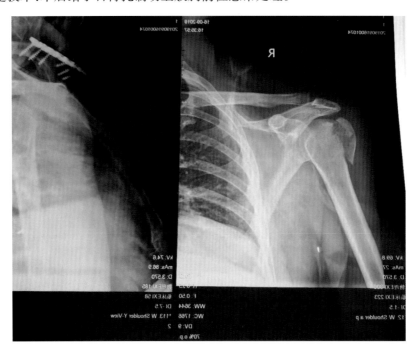

图 54　复位成功,肱骨近端粉碎性骨折

2019 - 9 - 24,1 周后肿胀消退,肱骨近端粉碎性骨折行切开复位内固定(见图 55)。

病案二:

2021 - 2 - 4,张某某,女,64 岁,安徽省芜湖市人。

主诉:左肩部疼痛难忍 6 小时。

现病史:患者 3 小时前骑车不慎摔倒,左手掌撑地,致伤左肩部。当即感局部疼痛难忍,不能活动。遂被家人送至我院就诊。

体格检查:左肩部肿胀、压痛,肩峰下空虚,方肩畸形,弹性固定,触诊有骨擦感及异常活动,肩关节活动功能丧失,患肢末梢血液循环与感觉良好。

辅助检查:X线片示左肱骨头脱位至喙突下合并大结节撕脱性骨折(见图56)。

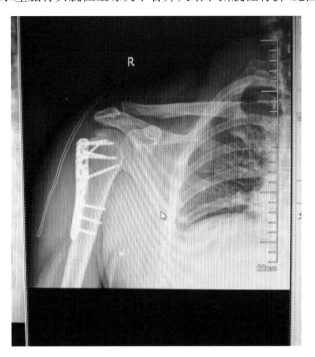

图 55　肱骨近端粉碎性骨折切开复位钢板螺丝钉固定

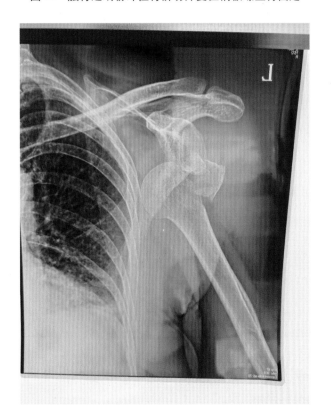

图 56　左肩关节前脱位合并大结节撕脱性骨折

诊断:左肩关节前脱位合并大结节撕脱性骨折。

戴氏特色治疗:改良式足蹬法复位肩关节前脱位。

1.手法复位技术:患者取仰卧位,术者左手掌抵住患侧肩峰,右手调整上肢牵引位置。助手双手握住患侧前臂,左足抵住患者腋下肱骨头,顺势持续牵引患肢,持续牵引后稍旋转以解除肱骨头与周围软组织的嵌顿。助手再次牵引旋转前臂,稍内收后,即可听到入臼声,方肩畸形消失,杜加氏征(-),X线检查肱骨头在正常位置上,肱骨大结节对位好,复位即成功。整个过程,术者右手掌持续抵住患侧肩峰,牢牢把持住对抗牵引作用点。

2.小夹板纸压垫外固定技术:月牙形小夹板纸压垫三明治外固定技术。

(1)固定材料:3块上臂解剖形塑形夹板(前后呈高尔夫球杆形,外侧呈勺形),1块月牙形夹板,1块月牙形纸压垫,1块平垫。

(2)固定方法:绷带缠绕1~2层,在肱骨大结节上方放置月牙形纸压垫,再将月牙形夹板压住纸压垫。之后在前外侧放置平垫压住月牙形夹板,再依次放置前、外、后解剖形夹板,用绷带缠绕超肩关节外固定(见图57)。

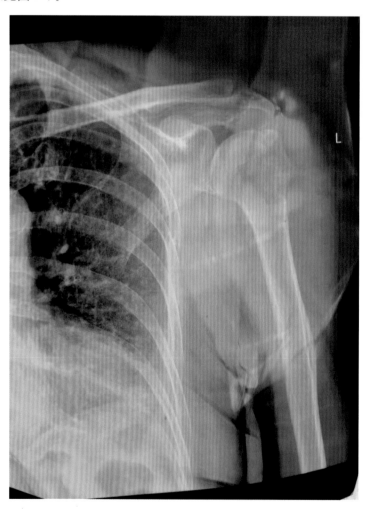

图57 左肩关节前脱位合并大结节撕脱性骨折复位后 X 线片

3.注意事项:

(1)每周复查1次,更换敷料,前2周复查时再做大结节手法捺正矫正残留畸形。调整纸压垫夹板位置。

(2)外固定4周后每次更换敷料时,做被动的前举康复训练。

(3)6周后解除外固定,逐步康复训练。

按语：

一、关于整复

改良式足蹬法复位肩关节前脱位,本手法的优点是保证脱位近端的对抗牵引力,牵引力点集中于盂肱关节,保证了牵引力与被牵引力有效的相互作用,复位成功率高,避免牵引力不足时行内收造成的医源性骨折和牵引力过大造成的神经软组织损伤。本组第一例为右盂肱关节盂下前脱位伴肱骨近端粉碎性骨折(Neer分型Ⅳ型)。常规手法复位由于杠杆力的作用极易造成肱骨头与外科颈完全分离,外科颈复位至盂肱关节,肱骨头游离,仍处于脱位状态。不仅加大了手术复位难度且进一步破坏了肱骨头血液循环,增加肱骨头的坏死率。我们采用改良式足蹬牵引法,利用筋束骨、骨张筋的原理,将肩关节脱位肱骨近端伴骨折粉碎性骨折的复位简化成单纯性的肩关节前脱位的处理,解决了肱骨头脱位问题,使后续的手术治疗变得简单。

二、关于固定

肩关节的解剖特点是头大盂小,关节囊较大而且松弛,关节结构的灵活性和不稳定性决定了肩关节是全身活动范围最大的关节。关节脱位后多合并肩关节前下方关节囊和盂肱韧带、盂唇、肩袖等部位的损伤。脱位复位后合理的后续治疗是预防肩关节复发性脱位以及肩袖损伤及盂唇损失后有较好的愈合环境的关键。我们选用3块肩关节塑形夹板加月牙形夹板、纸压垫套叠式外固定,患肢旋前胸前位固定6周。保证了肩关节前下方关节囊、盂肱韧带的修复。上肢旋前位,肱骨头内旋抵住了前下方的盂唇,有利于盂唇的修复。肩峰下的月牙形纸压垫、小夹板的套叠式固定,不仅使肱骨大结节得到了有效的包绕式的持续性的外固定,使骨折得到了满意的固定,且使损伤的肩袖紧贴附于附着点,有利于其修复重建。也体现了戴氏伤科"筋骨同治,筋大于骨"的骨折、脱位、治疗的学术理念。

第四节 肱骨大结节骨折

肱骨大结节为肩袖(冈上肌、冈下肌、小圆肌)止点,此处发生骨折为肱骨大结节骨折。

一、相关生理病理

此处为冈上肌、冈下肌、小圆肌附着点。若发生移位后未能得到满意复位,则会影响肩关节外展功能(肩关节外展时与肩峰撞击)。多发生在上肢做外展外旋动作时,冈上肌、冈下肌等骤然强烈收缩而发生撕脱性骨折。常伴有盂肱关节脱位等发生。

二、临床表现

伤后肩外侧有明显局限性疼痛、肿胀,肩关节活动障碍,尤以肩外展及外旋为严重,且活动时疼痛加重。

三、体格检查

肩部有局限性的肿胀及压痛,有移位骨折可扪及异常活动和骨擦音。合并肩关节前脱位者,有肩关节脱位的体征,但局部肿胀、疼痛均较单纯肩关节脱位为重。伴有肱骨外科颈骨折者,常为直接暴力所致,肱骨上端骨膜完整,检查时骨折征象与症状不太突出,应引起注意。

四、诊断

(一)患者主诉肩关节有明显的外伤史

专科查体,肩关节肿胀,无明显畸形、活动受限,肱骨大结节压痛阳性,指下可触及隆起的肱骨大结节,骨擦音明显。

(二)辅助检查

X线片示肱骨大结节骨折。

CT要排除邻近部位的骨折。

MRI检查要明确有无肩袖的损伤。

五、鉴别诊断

与肱骨外科颈骨折相鉴别,与肩关节脱位相鉴别,与肩锁关节脱位相鉴别。

六、常规治疗

(一)非手术治疗

无移位骨折,可用支具固定,悬吊上肢。

(二)手法治疗

有移位骨折,手法复位后,肩关节夹板固定。若移位较多,手法复位失败,位置不满意,应采用手术治疗切开复位钢板螺丝内固定。

七、戴氏正骨特色治疗

(一)适应证

单纯性肱骨大结节骨折;肱骨大结节骨折伴盂肱关节脱位。

(二)手法复位技术

1.若伴有盂肱关节脱位,则先处理脱位。采用改良式足蹬法复位肩关节脱位。

(1)以右侧肩关节脱位为例,患者取仰卧位于治疗床上。

(2)术者左手抵住患侧肩峰,右手调整上肢牵引位置。

(3)助手双手握住患侧前臂,右足抵住患者腋下肱骨头,顺势持续牵引患肢,持续牵引后稍旋转以解除肱骨头与周围软组织的嵌顿。

(4)助手再次牵引旋转前臂,稍内收后,即可听到入臼声,方肩畸形消失,杜加氏征(一)。

2.肱骨大结节复位:

术者一手缓缓做上肢外展外旋动作,另一手拇指或手掌向内下方按压肱骨大结节骨片。

3.戴氏特色手法的弹性复位法:

因为肿胀及肌肉牵拉肱骨大结节很难一次性复位成功。我们采用顺势而为逐步复位的方法。在复诊时,利用挤压捺正法进行数次的复位。一般1~3次复位。同时也可利用小夹板纸压垫持续性的压力,矫正残留畸形。

(三)小夹板纸压垫外固定技术

小夹板纸压垫套叠式"三明治疗法"。

1.固定材料:5块夹板(2块月牙形夹板、肩关节解剖形夹板前侧、外侧、后侧3块夹板)。2块月牙形纸压垫、1块平垫。内衬三石散敷料1块,绷带若干(见图58至图59)。

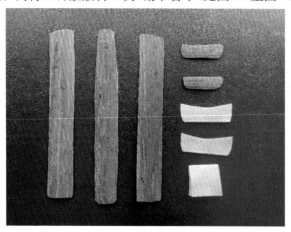

图58　肱骨大结节小夹板纸压垫外固定材料(应用于体形较胖的患者)

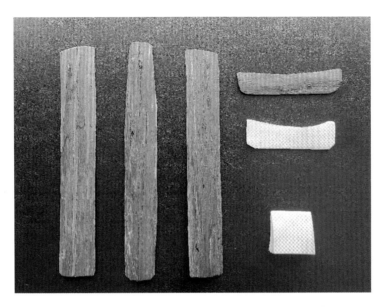

图 59　肱骨大结节小夹板纸压垫外固定材料(应用于体形较瘦的患者)

2.固定方法：

(1)内衬敷料包绕,绷带缠绕 2 层。

(2)放置月牙纸压垫,再放置月牙形夹板压住纸压垫。最后放置平垫压住月牙形夹板、纸压垫。再依次放置肩关节解剖形夹板前侧、外侧、后侧三块夹板。

(3)绷带在大结节处加压包扎(见图 60 至图 62)。

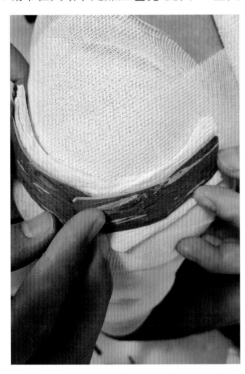

图 60　月牙形纸压垫小夹板叠压式放置

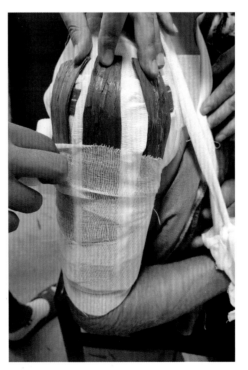

图 61　前侧、外侧、后侧解剖形夹板放置

案例一：

2021 - 7 - 24,陈某某,女,71 岁,安徽芜湖市芜湖县六郎镇人。

主诉:右肩关节疼痛就诊。

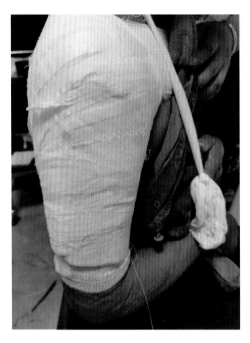

图 62 包扎结束侧面观

现病史:患者于 2021 - 07 - 23 骑车不慎摔倒,随即出现右肩关节肿胀、疼痛,肩关节功能受限。随即在外院治疗,诊断为盂肱关节脱位合并大结节撕脱性骨折(见图 63),当即给予手法复位石膏托外固定处理,X 线片提示盂肱关节脱位已复位,大结节骨折片上移(见图 64),准备手术治疗,遂来我所治疗(戴氏正骨诊所)。

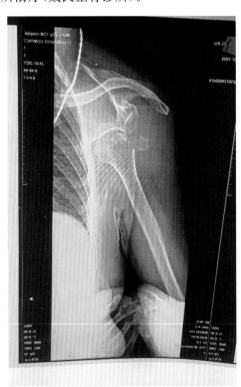

图 63 盂肱关节脱位合并大结节撕脱性骨折

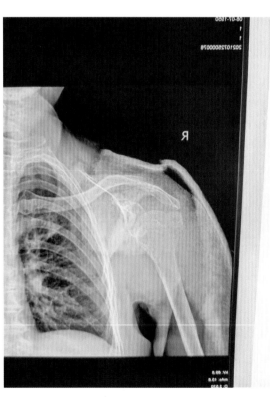

图 64 复位后 X 线片示盂肱关节复位,大结节上移

体格检查:右肩关节肿胀,右肩关节大结节压痛明显,可触及骨擦感,关节功能受限,杜加氏征(一)。

诊断:右肱骨大结节撕脱性骨折。

戴氏特色治疗:

1. 手法复位技术:术者一手缓缓做患者上肢外展外旋动作,另一手掌根向内下方按压肱骨大结节骨片。

2. 小夹板纸压垫外固定技术:小夹板纸压垫套叠式三明治外固定疗法。

(1)固定材料:5 块夹板(2 块月牙形夹板、肩关节解剖形夹板前侧、外侧、后侧 3 块夹板)。2 块月牙形纸压垫、1 块平垫。内衬三石散敷料 1 块,绷带若干。

(2)固定方法:内衬敷料包绕,绷带缠绕 2 层。先放置月牙形纸压垫,再放置月牙形夹板压住纸压垫。最后放置平垫压住月牙形夹板、纸压垫。再依次放置肩关节解剖形夹板前侧、外侧、后侧 3 块夹板。绷带在大结节处加压包扎。

2021-7-31,外固定 1 周后复查,肿胀较首诊时消退。再用掌根向下按压肱骨大结节骨片,逐步复位。继续小夹板纸压垫外固定,月牙形夹板处加压包扎。

2021-8-7,外固定 2 周后复查,肿胀完全消退,再用掌根向下向内按压肱骨大结节骨片,外展肩关节,外旋内旋上肢,逐步复位。继续小夹板纸压垫外固定,月牙形夹板处加压包扎。

2021-8-22,外固定 4 周后复查,X 线片示断端大结节下移,有骨痂形成,骨折断端对位较首次有明显好转(见图 65)。

继续手法逐步挤压,小夹板外固定。

8 周后门诊复查,X 线片见骨折对位对线良好,愈合良好(见图 66)。

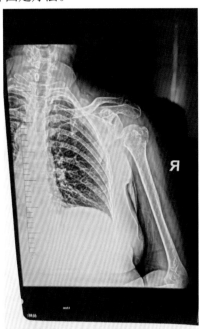

图 65　大结节撕脱性骨折治疗 4 周后摄片

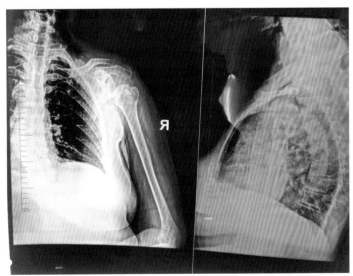

图 66　大结节撕脱性骨折治疗 8 周后 X 线片

解除外固定。嘱患者行肩关节功能锻炼。

病案二:

2021-6-4,芮某某,女,52 岁,安徽芜湖市芜湖人。

主诉:左肩关节疼痛2小时。

现病史:患者骑车不慎摔倒,左手撑地致伤,随即出现左肩关节疼痛。

体格检查:左肩关节肿胀畸形,肩关节功能障碍,弹性固定,左肩部压痛明显,可触及骨擦感,杜加氏征(+),关节腔空虚。末梢血液循环、感觉未见异常。

辅助检查:X线片示(2021-06-04,本院)左肱骨大结节撕脱性骨折伴盂肱关节脱位,骨折断端移位明显(见图67)。

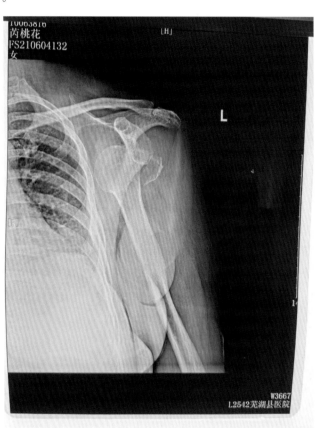

图67　左肱骨大结节撕脱性骨折伴盂肱关节脱位,骨折断端移位明显

诊断:①左肱骨大结节撕脱性骨折。②盂肱关节脱位

戴氏特色治疗:

1.手法复位技术:

(1)采用改良式足蹬法复位肩关节脱位。患者取仰卧位于治疗床上,术者右手抵住患侧肩峰,左手调整其上肢牵引位置。助手双手握住患侧前臂,左足抵住患者腋下肱骨头,顺势持续牵引患肢,持续牵引后稍旋转以解除肱骨头与周围软组织的嵌顿。助手再次牵引旋转前臂,稍内收后,即可听到入臼声,方肩畸形消失。

(2)肱骨大结节复位:术者一手缓缓做上肢外展外旋内旋动作,另一手掌根向下向内按压肱骨大结节骨片。

2.小夹板纸压垫外固定技术:小夹板套叠式三明治法外固定。

(1)固定材料:5块夹板(2块月牙形夹板、肩关节解剖形夹板前侧、外侧、后侧3块夹板)。2块月牙形纸压垫、1块平垫。内衬三石散敷料1块,绷带若干。

(2)固定方法:内衬敷料包绕,绷带缠绕2层。先放置月牙纸压垫,再放置月牙形夹板压住纸压垫。最后再放置平垫压住月牙形夹板、纸压垫。再依次放置肩关节解剖形夹板前侧、外侧、后侧

3块夹板。绷带在大结节处加压包扎。

复位后复查X线片示(2021-06-4)关节在位,大结节仍有移位(见图68)。

2021-6-18,外固定2周后复查,肿胀较首诊时消退。再用手掌向内下方按压肱骨大结节骨片,矫正残留移位。继续月牙形纸压垫小夹板加压外固定。

2021-6-25,外固定3周后复查,肿胀完全消退,肩关节外展30°,继续用手掌向内下方按压肱骨大结节,矫正残留移位。继续月牙形纸压垫小夹板加压外固定。

2021-07-09,外固定4周后复查,X线片示骨折断端对位较首次复查有明显好转,有骨痂形成(见图69)。

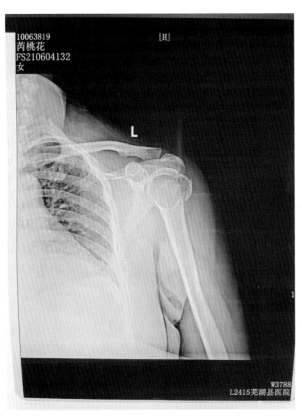

图68 关节在位,大结节仍有移位

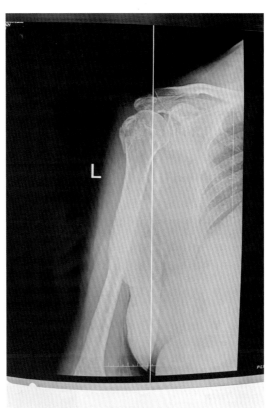

图69 骨折断端对位较首次复查
明显好转,有骨痂形成

继续手法逐步挤压,小夹板纸压垫外固定。

2021-08-10,外固定9周后复查,左大结节处无压痛,无肿胀,外展45°,前举50°,解除外固定。嘱患者行肩关节功能锻炼。

按语:

一、关于整复

肱骨大结节撕脱性骨折,由于肿胀、肌肉牵拉,肱骨大结节骨折难以一次性得到满意的复位,因此我们采用手法逐步复位结合小夹板纸压垫定点的持续性的压力使骨折得到了满意的复位。复位应在2~3周完成,分2~3次完成。手法力点要准确,推挤的方向要正确,要顺着肌腱牵拉方向断端的纵轴向远端推挤。一般手法力点在紧贴肩峰外向下向内挤压。手掌跟面积大,力点容易掌握。

二、关于固定

长短结合,软硬兼施,套叠式固定,我们选用肩关节解剖形夹板前侧、外侧、后侧3块长夹板配合近端的月牙形纸压垫小夹板。利用绷带的缠绕力,压力通过夹板均匀地传导到。近端的月牙形夹板,增加了定点的挤压力,不仅使固定效果更加牢固,也因为持续的作用力使残留移位逐步矫正。

戴氏特色月牙形小夹板套叠式三明治法环抱式固定,使肱骨头前外后得到了非常好的抱聚作用;使固定的力点更加准确有效,纸压垫的使用使压力更加均匀,同时月牙形夹板的使用使力分解为向上向内的顶托力消除肩袖对骨折断端的牵拉力,向下向内增加肱骨大结节向下向内的压力。在临床使用中我们发现该固定方法不仅保证了断端的稳定性,也因为绷带的缠绕力、夹板纸压垫的持续压力也使残留移位得到了满意的复位。

临床使用时,必须及时更换敷料,保证有效的固定力。绷带的方向是从内向外缠绕,治疗后期换药时需要在骨折断端保护下活动肩关节,防止软组织粘连,以期达到快速康复的目的。

第五节　肱骨近端骨折

肱骨近端骨折是指包括肱骨外科颈在内及其以上部位的骨折。临床上较为多见。国外资料统计肱骨近端骨折占全身骨折的4%～5%。肱骨近端骨折的发生率与骨质疏松有明显关系。随着人类平均寿命的延长,流行病学调查显示该部位骨折的发生率有进一步增高的趋势。肱骨近端骨折中,年龄在40岁以上的患者占76%。女性患者的发病率是男性患者的2倍。

肱骨外科颈位于解剖颈下2～3cm,胸大肌止点以上,此处由松质骨向皮质骨过渡且稍细,是力学薄弱区,易发生骨折。

一、相关生理病理

肱骨近端由肱骨头、大结节、小结节、肱骨干组成,肩胛下肌止于小结节内旋肩关节,冈上肌肉、冈下肌、小圆肌止于大结节(见图70至图72)。

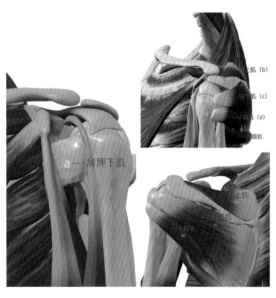

图70　肱骨近端解剖3D图解

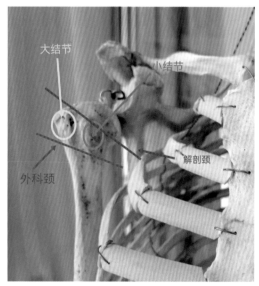

图71　外展内旋后伸肩关节

骨折的最主要原因:骨质疏松是发生肱骨近端骨折最主要的原因,肱骨近端血液供给主要来源前肱反动脉的升支(如图73、74所示),它于结节间沟部位进入肱骨头;解剖颈骨折导致肱骨头血液循环受到破坏,易发生缺血坏死。外科颈骨折预后较好,肱骨头的血液循环常常得到保存。

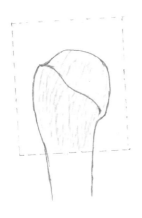
图 72　肱骨近端示意图

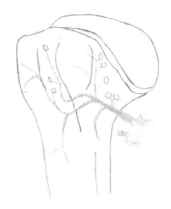
图 73　前面观

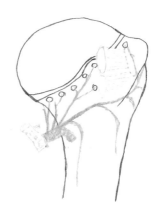
图 74　后面观

二、临床表现

伤后肩部剧烈疼痛、肿胀明显,上臂可见瘀斑,肩关节活动障碍,上肢不能上举。

三、体格检查

肱骨近端压痛明显,被动活动时疼痛加剧,畸形,杜加氏征(一),有明显骨擦音,肘关节部位纵向叩击痛阳性。

四、诊断

(一)有明显外伤史

伤后肩部剧烈疼痛、肿胀明显,肩关节功能障碍,患肢不能抬举,肱骨近端压痛明显,畸形,骨擦音明显,有异常活动。

(二)辅助检查

X线片正位片或穿胸位片可明确显示骨折类型及移位情况。CT及三维重建可精准地明确骨折移位情况。

五、分型

(一)Neer分型

此种分类法包含有骨折的解剖部位(部位指解剖颈、外科颈、大结节、小结节);骨折的数目;骨折移位的程度(各骨折块的移位是以肱骨头的位置做参照)。

1.一部分骨折(轻度移位):不管几处骨折及受累部位,骨折移位均小于1cm或骨折端成角小于45°,此骨折基本无软组织断裂,尚保持一定的稳定性和骨折部分血液循环被破坏。

2.二部分骨折:一处骨折移位大于1cm和旋转45°移位,其余3个部分无骨折或虽有骨折,但无显著移位。此型包括有移位的肱骨解剖颈骨折、外科颈骨折或大小结节骨折。

3.三部分骨折:肱骨上端粉碎性骨折,其中2个部分有明显移位,包括肱骨头、肱骨外科颈部的肱骨干及一个结节的移位。另2个部分无骨折或骨折后无明显移位。

4.四部分骨折:肱骨近端4个部分均有移位,肱骨头失去血液循环。

(二)根据骨折类型分型

1.裂缝骨折:

(1)骨折多无移位,骨裂多为骨膜下,骨膜增粗,肩部轻度肿胀,压痛。

(2)嵌插型骨折断端间相互嵌插,常无移位或仅轻微移位。患肩肿胀,压痛,纵轴叩击痛,无明显骨擦音。

2.外展型骨折:受外展传达暴力所致,肱骨头内收,远端的肱骨干外展,两骨折端外侧嵌插而内侧分离,或两骨折端重叠移位,骨折远端位于骨折近端的内侧,两骨折端形成向内成角畸形或向内、向前成角畸形,常伴有大结节撕脱性骨折。肩关节功能受限。

3.内收型骨折:受内收传达暴力所致,近端肱骨头外展、远端肱骨干内收,两骨折端内侧嵌插而外侧分离,或两骨折端重叠移位,骨折远端位于骨折近端的外侧,两骨折端形成向外成角畸形或向外、向前成角畸形。肩关节功能受限。

4.骨折合并关节脱位:受外展外旋传达暴力所致,以肱骨头盂下脱位多见。方肩畸形,肩峰下空虚,上臂无固定的外展畸形。

六、常规治疗

对有移位骨折首选手法复位外固定治疗,手法复位的步骤如下:

(一)准备

血肿内麻醉或臂丛神经阻滞麻醉。取仰卧位或靠坐位。伤肢放于适中位置,即肩关节外展90°、前屈30°~45°、外旋45°、肘关节屈曲90°左右。

(二)复位

助手一手屈曲肘关节90°挽住伤者前臂,一手握住前臂,缓慢牵引;同时用一布带绕过伤者腋窝并经胸前及背后向健侧牵引,作为对抗牵引,在此牵引情况下,即可纠正成角及旋转移位,以利手法整复骨折端的侧方移位。以下再根据骨折类型选择对应手法。

如为外展型骨折(以右侧为例),术者立于伤侧与伤员面向一致,左手掌的尺侧压于两骨折端的内侧,右手掌的桡侧压于肱骨远端的外侧,在缓缓内收的同时两手对压即纠正骨折端的外展移位;然后术者将内侧左手掌转压于两骨折的前侧,同时将外侧的右手掌转压于肱骨远端的后侧,两手对压即可纠正骨折端的向前成角移位。当术者将骨折整复满意后,在术者两手压力未松之前,助手先放松一些牵引力,同时将伤肢上臂向近侧端轻轻推撞,使骨折端互相嵌压挤紧,以利骨折端对位稳定。

如是内收型骨折(右),助手将两骨折端拉开时,术者右手掌的尺侧压于两骨折端的外侧,同时左手掌的桡侧压于肱骨远端的内侧,两手对压即可纠正肱骨外科颈骨折的内收移位;随即将右手掌转压于两骨折端的前侧,左手掌转压于肱骨远端的后侧,两手对压并使上臂向前屈,即可纠正两骨折端的向前成角移位。如合并肩关节脱位,应当先整复脱位,再整复骨折。

(三)固定

复位满意后,一般儿童及青壮年均可用外展架或肩部塑形石膏加压塑形固定。老年患者,不宜采用外展架固定,可改用超肩关节石膏托或蘑菇头放腋下的小夹板外固定,并用三角巾悬吊伤肢。

然而骨折移位严重,骨折端不稳定,并有软组织嵌入其间,保守治疗失败者,或治疗时间较晚已不能用手法整复者,特别是青壮年需要开放复位内固定治疗。如复位不良,多数情况下可见大结节骨块位于肩峰下间隙,此时手术治疗十分必要,如肱骨近端与骨干完全分离,闭合复位不成功应采取手术治疗(重要原则:尽可能对移位的大小结节进行解剖复位)。结节愈合不良会对肩关节功能产生很大影响。手术治疗预后较其他类型差。远端肱骨头塌陷、肱骨头坏死的概率较高(除了外翻压缩骨折)。肩关节置换术适用于肱骨近端骨折,肱骨头关节面压缩超过50%、肱骨头劈裂,尤其是严重骨质疏松患者,骨质难以承载内固定系统,缺血坏死率较大者,以及三部分骨折伴脱位(Ⅵ型)。

七、戴氏特色治疗

(一)适应证

单纯的肱骨外科颈骨折;稳定的一部分骨折(移位<1cm、成角<45°);部分适合手法的二部分骨折及三部分骨折;年龄较大患者、身体条件不适合手术的患者;可接受不完美的骨折复位的患者;均是此手法及外固定适应证。

(二)手法复位技术

1.手法流程:先整复侧方移位后整复前后移位。逐步复位,矫正残留移位。

2.手法运用:摇晃下拔伸牵引法,夹挤摇晃加内收或外展矫正侧方移位;再端提挤按加"过顶复位法"矫正前后移位。

3.具体步骤:

(1)侧方移位矫正:以外展型骨折为例,在外展情况下拔伸牵引,上肢中立位牵引。在牵引的同时一手掌根同时压住肱骨头与肩峰,以肩峰下为解剖标志;另为一掌根从腋下托住肱骨移位的远端。在远端牵引的同时摇晃使交锁的骨折断端解锁,术者双手夹挤捺正矫正侧方移位。术者一手掌根压住肩峰下的肱骨头,作为近端牵引反牵引的力点,又作为矫正侧方移位的一个支点。

(2)前后移位矫正后:若移位不大,仅用双掌掌根对向端提挤按矫正前后移位。如果移位较大则采用"过顶复位法"。外科颈近端骨折线在三角肌止点之上,受此肌牵拉,重叠移位很难被牵开,临床上成为手法整复一大难点。整复时将远端在拔伸牵引下,尽可能将上臂前屈(过顶至耳后为好),使骨折两断端扩大成角,压挤断端向后致骨折前后移位的后侧皮质相接,再反折向前(此法在遵循复位稳定原则时,由于过顶复位时可造成骨折的侧方移位,须在过顶位时牵引下、再次挤压复位纠正过顶时丢失的侧方移位),放下上臂至下垂位即可。此法称"过顶复位法",是正骨八法中"成角折顶"的另外一种表现形式。

(3)残留移位的矫正:侧方移位、前后移位手法完成后,多半留有残留移位,且骨折断端面未完全吻合,这时用双掌侧方前后对向的摇晃挤压不仅能使残留移位得以复位,也使骨折断端因为筛子原理,使其吻合更加地稳定。

(4)逐步复位法:以矫正残余移位以及复位后再丢失的移位,由于骨折后局部软组织肿胀明显,骨折一次性复位难以实现,故复查时须再次予以手法复位纠正残余移位及复位后丢失移位。由于未干扰破坏骨折后成骨系统,因此骨折愈合的时间不受影响。

(三)外固定技术(月牙形小夹板纸压垫套叠式三明治疗法)

遵循戴氏小夹板赋形夹缚,编织栅栏的外固定学术思想,以及量体裁衣、个体化定制、追求板形合一、长短结合、软硬兼施组配式固定的原则。

运用戴氏肱骨近端长弧形解剖形夹板与月牙形纸压垫小夹板套叠式三明治疗法。

1.固定材料:准备厚约2.2mm杉树皮小夹板5~6块(月牙形小夹板1块或者2块,长夹板3块,短夹板1块),1块月牙形夹板,形状依据肱骨近端肩峰下前外后体表解剖标志形状修剪而成(厚度约2mm,宽度1.5cm左右,长度量体裁衣)或2块(厚度约2mm,宽度1.5cm左右,长度约4cm),用拇指压软塑形成半圆形;取另4块夹板,长夹板3块,修剪,前后近端呈高尔夫形,外侧呈勺形,压弯塑形,超肩关节固定(宽度因人而异,长度肘关节上2cm至肩关节上方,超肩包绕),1块短夹板放在上臂内侧,由腋窝下达肱骨内上髁以上。另准备3块正方形纸压垫(厚度2mm,长度、宽度因人而异),1或2块月牙形纸压垫(厚度2mm,长度与月牙形夹板一致,见图75)。

2.固定方法:固定先用绷带纱布从肩部至肱骨髁上松松地包2层,然后将月牙形纸压垫置于肱骨近端肩峰下的下方,使其包绕住肱骨近端体表投影的前侧、外侧、后侧,再放置同等大小的月牙形小夹板(1块月牙形小夹板包绕肩峰下前侧、外侧、后侧放置,2块月牙形小夹板两端在肩峰下叠压放置),然后在小夹板外侧根据移位情况,在前侧、外侧、后侧放置3块正方形纸压垫,再于其

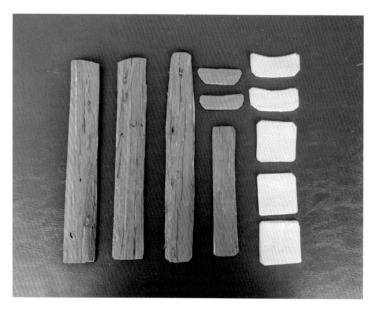

图 75　肱骨近端骨折小夹板纸压垫外固定材料

上放置 3 块塑形好的长夹板,压住月牙形夹板的前侧、后侧、外三侧,同月牙形夹板形成套叠式放置,最后于腋下上臂内侧放置 1 块短夹板(近端用纸垫制作蘑菇头放置),绷带均匀用力超肩于对侧腋下呈"8"字缠绕固定。

固定流程如图所示:见图 76 至图 80。

3.固定体位:外展型骨折固定于内收位,内收型骨折固定于外展位。

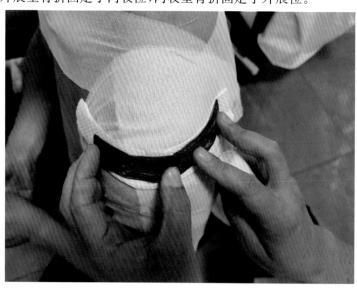

图 76　肱骨近端骨折小夹板纸压垫外固定方法步骤一

(四)后期处理

三期小夹板塑形技术遵循戴氏小夹板外固定板形合一的治疗理念,由于中后期局部肿胀消退,外固定松动,小夹板的横径需要必要的修剪才能防止夹板架叠失去固定作用,保证外固定时平实、贴服、固定牢靠的要求,以便发挥小夹板持续的力学效应。有效的小夹板纸压垫固定系统,其具有双重作用。①可预防骨折再移位,②纠正残余移位。此法亦体现了逐步复位之理念。骨折后期骨折端相对稳定,功能锻炼是这个阶段的治疗重点,小夹板的厚度要缩减、刚度要减少、弹性增加,以满足功能锻炼的需要。

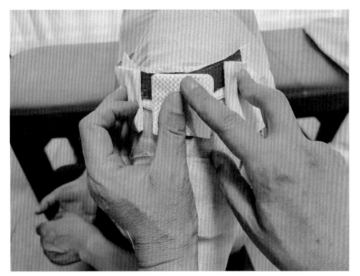

图 77　肱骨近端骨折小夹板纸压垫外固定方法步骤二

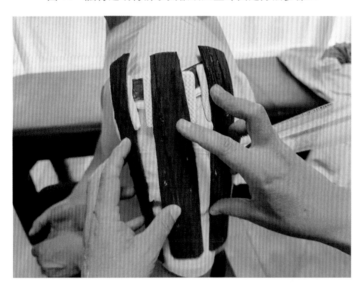

图 78　肱骨近端骨折小夹板纸压垫外固定方法步骤三

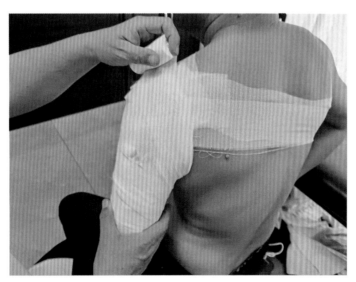

图 79　肱骨近端骨折小夹板纸压垫外固定方法步骤四

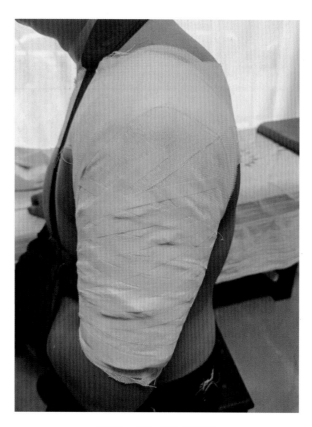

图 80　包扎结束侧面观

(五)肱骨近端骨折的康复

遵循筋骨同治,筋大于骨、动静结合、以动为主,骨折愈合和功能康复同步的康复理念。

外固定后即可握拳活动及肘关节活动(伸屈活动),上肢肌肉舒张运动,利用舒张间的肢体周径的变化与定点放置的纸压垫产生的反作用力,矫正残留移位。并且肌肉的早期锻炼,减少了三角肌的萎缩造成肩关节后期的假性脱位发生率。

外固定3周后,每次更换敷料时,在不重复受伤机制的前提下轻微地逐步地开始肩关节活动。如外展型外科颈骨折,可做前屈内收动作、不做外展内收动作。第4周可在保护下被动地做肩关节上举动作,对大结节稍有移位的患者,此举可以起到肩峰下关节面塑造作用。

早期肘关节活动可以减少肱二头肌腱长头腱的粘连。

肱骨近端骨折从接诊的第一日始,就要重视软组织的康复包括肱二头肌的早期训练,肩关节周围肌腱的复位,以及早期的逆创伤机制的功能康复训练。

中晚期康复训练要求医患合作,以医为主的主动被动相结合太极式的康复训练。我们采用拨络法、盘运法、牵抖法,以及在牵引下拔伸上举肩关节,以恢复肩关节功能。

病案一:

2021-7-3,后某某,女,68岁,安徽芜湖市湾沚区。

主诉:左肩关节疼痛2小时。

现病史:患者务农时不慎摔倒,左手掌着地,随即出现左肩关节疼痛难忍,活动受限,外院确诊为肱骨近端骨折,予以石膏托外固定,上肢悬吊处理后来我院就诊。

体格检查:左肩关节肿胀畸形,肩关节功能障碍,局部压痛,可触及骨擦感,末梢血液循环、感觉未见异常。

辅助检查:X线片示(2021-07-03,外院)左肱骨近端骨折。大结节、小结节、外科颈骨折,大结节移位约 1cm,小结节移位,外科颈远端向内侧移位(见图 81)。

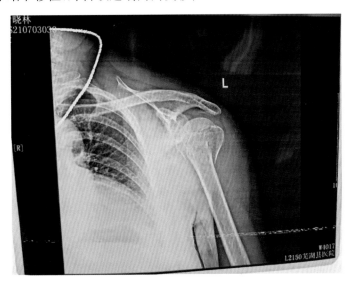

图 81　肱骨近端粉碎性骨折

诊断:左肱骨近端骨折。Neer 分型三部分骨折(外展型骨折)。

戴氏特色治疗:

1.手法复位技术:

(1)矫正侧方移位:助手一双手握于肘关节上方,助手二用三角巾兜于腋下,在外展位(根据骨折移位情况,于骨折远端移位的轴线上)拔伸牵引。在牵引的同时术者一手掌根同时压住患者骨折近端(肱骨头与肩峰),以肩峰下为解剖标志,另外一掌根从腋下托住肱骨移位的远端。在远端牵引的同时术者双手对向夹挤捺正矫正侧方移位。(手法特色:术者一手掌根压住患者肩峰下的肱骨头,作为近端反牵引力的支点,又作为矫正侧方移位的一个力点。)

(2)矫正前后移位:术者用双掌掌根对向端提挤按矫正前后移位,随后手指触摸断端了解复位情况,完成复位。

(3)残留移位的矫正:侧方移位、前后移位手法完成后,多半多留有残留移位,且骨折断端面未完全吻合,这时用双掌侧方以及前后做对向的摇晃挤压不仅能使残留移位得以复位,也使骨折断端因为筛子工作原理,使其咬合得更加紧密,使断端更加稳定。

2.小夹板纸压垫外固定技术:

(1)固定材料:6 块夹板(2 块月牙形夹板、肩关节解剖形夹板前侧、外侧、后侧 3 块夹板、内侧夹板),2 块月牙形纸压垫、2 块平垫,内衬三石散敷料 1 块,绷带若干。

(2)固定方法:内衬敷料包绕,绷带缠绕(缠绕方向自外而内)2 层。后放置月牙纸压垫,再放置月牙形夹板压住纸压垫。之后再分别放置骨折近端肱骨大结节处的平垫及骨折远端的内侧平垫,再依次放置肩关节解剖形夹板前侧、外侧、后侧、内侧 4 块夹板。绷带在大结节、肩关节处加压包扎。

2021-7-6,手法复位,外固定术后第 4 天复查,局部肿胀渐消。断端前侧、后侧方均给予轻轻摇晃挤压,矫正残留移位。继续小夹板纸压垫外固定。

2021-7-13,外固定 2 周复查,查体见肿胀消退,外固定松动。在牵引保护状态下,再次用摇晃手法矫正残留移位,因为肿胀消退,修剪小夹板,缩减横径,再次塑形,保证其贴服,加大外固定包扎力度,增强外固定的强度。

2021-7-20,外固定 3 周复查,局部肿胀消退,更换敷料,继续小夹板外固定,嘱患者主动活动肘关节、腕关节。

2021-8-14,外固定6周复查,局部肿胀消退,外观正常。X线片复查示骨折对位,对线良好,有骨痂形成(见图82)。

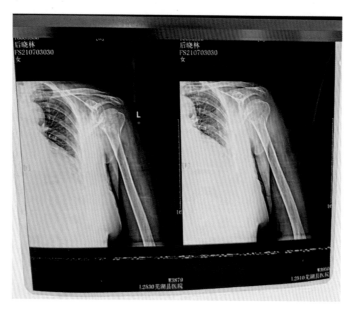

图82　外固定6周复查X线片

予以重新修剪小夹板,减少刚度,增加弹性。术者一手压住肩峰,另一只手握住肘关节上方,将肩关节缓缓上举至110°左右。继续小夹板纸压垫外固定。

2021-9-4,固定8周后复查,外观无畸形,断端无压痛,上举120°,小夹板外固定8周后,予以解除外固定处理,嘱患者继续加强上举、外展、后伸功能锻炼。

病案二:

2021-8-11,汪某某,女,66岁,安徽芜湖市弋江区。

主诉:右肩关节疼痛难忍2小时。

现病史:患者骑车时不慎摔倒,随即出现右肩关节肿胀畸形,疼痛,肩关节功能障碍,来我院就诊。

体格检查:右肩关节肿胀畸形,局部压痛,肩关节功能障碍,贴胸搭背试验(一),可触及明显骨擦感,末梢血液循环、感觉未见异常。

辅助检查:X线片示(2021-08-11,本院)右肱骨近端骨折。大结节、小结节、外科颈骨折,大结节移位约1cm,小结节移位,外科颈远端向内侧移位(见图83)。

诊断:右肱骨近端骨折。Neer分型中的三部分骨折(外展型骨折)。

戴氏特色治疗:

1.手法复位:

(1)矫正侧方移位:助手一双手握于肘关节上方,助手二用三角巾兜于腋下,在外展位于患者骨折远端移位的轴线上拔伸牵引,以肩峰下为解剖标志。在牵引的同时术者一手掌根压住患者肩峰与骨折近端,作为近端牵引的反作用力点,又作为矫正侧方移位的一个支撑点,另外一掌根从腋下托住肱骨移位的远端。在远端牵引的同时术者双手夹挤捺正矫正侧方移位。

(2)矫正前后移位:术者用双掌掌根对向端提挤按矫正前后移位,随后手指触摸断端了解断端复位情况。

(3)残留移位的矫正:侧方移位、前后移位手法完成后,多半留有残留移位,且骨折断端面未完全咬合,这时用双掌侧方前后对向的摇晃挤压不仅能使残留移位得以复位,且骨折断端因为筛子

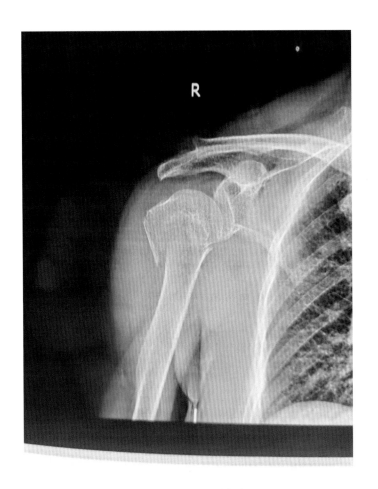

图 83　右肱骨近端骨折

工作原理,使其咬合更加稳定。

2.小夹板纸压垫外固定技术:

(1)固定材料:6块夹板(2块月牙形夹板、肩关节解剖形夹板前侧、外侧、后侧、内侧4块夹板,其中前侧、外侧、后侧、内侧夹板塑形后超肩关节固定),2块月牙形纸压垫、2块平垫,内衬三石散敷料1块,绷带若干。

(2)固定方法:内衬敷料包绕,绷带缠绕(缠绕方向自外而内)2层。后放置月牙纸压垫,再放置月牙形夹板压住纸压垫。之后再分别放置骨折端前侧、外侧、后侧处的平垫、内侧夹板和蘑菇垫,固定后放置腋下,再依次放置肩关节解剖形夹板前侧、外侧、后侧3块夹板。绷带自外向里缠绕固定。

2021‐8‐13,外固定2日后复查,查体局部肿胀,在远端牵引保护状态下,解除外固定。再次行双掌对向摇晃手法复位捺正残留移位和丢失的移位。复位过程中指下可触及明显的骨擦感。继续小夹板纸压垫外固定。外固定力量不宜过紧。

复位后复查:X线片示(2021‐08‐13)骨折对位对线良好。月牙形小夹板纸压垫位置放置准确(见图84)。

2021‐8‐20,外固定1周后复查,查体见肿胀消退,外固定松动。在远端牵引保护状态下,术者解除患者骨折处外固定。再次缓缓行摇晃手法复位捺正残留移位,给予小夹板纸压垫加压外固定。

2021‐8‐27,外固定2周后复查,查体见肿胀完全消退,外固定松动。修剪小夹板,缩减横径,再次塑形,在远端牵引保护状态下,继续摇晃捺正矫正残留移位,继续小夹板纸压垫加压外固定。

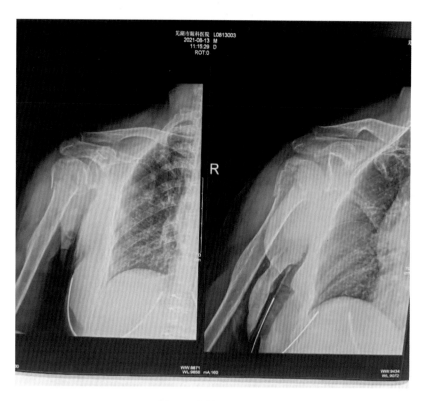

图 84 复位后 X 线片

2021-9-7,外固定 3 周后复查,更换敷料,继续加压小夹板纸压垫外固定,嘱患者主动活动肘关节、腕关节。

2021-9-20,外固定 5 周后复查,更换敷料,予以重新修剪小夹板,缩减厚度、减少刚度,增加弹性。在保护情况下,将肩关节缓缓被动前举,继续加压包扎外固定。

2021-9-27,外固定 6 周后复查,外观正常。复查 X 线正位片示骨折对位,对线良好;侧位片(穿胸位)示无成角畸形。有骨痂形成(见图 85)。

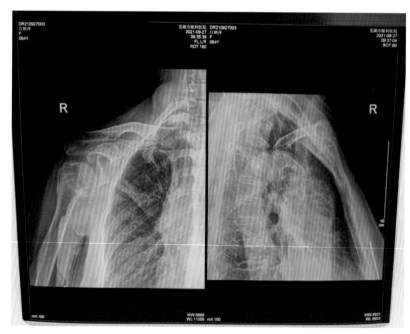

图 85 外固定 6 周后 X 线正位复查片

术者一手压住患者肩峰,另一只手握住患者肘关节上方,将其肩关节缓缓上举至130°左右。继续小夹板外固定。嘱患者肩关节主动活动(前举,内收)。

　　2021-10-13,外固定8周后复查,断端无叩击痛,病程8周,解除外固定后,嘱逐步行肩关节康复训练。

　　解除外固定4周后功能恢复情况如下:见图86。

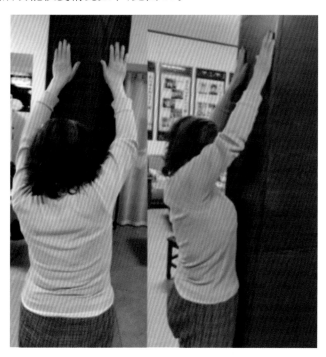

图86　解除外固定4周后,肩关节上举150°

　　解除外固定8周后功能状况如下:见图87。

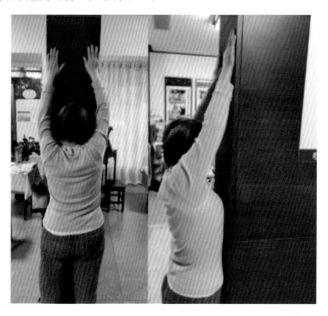

图87　解除外固定8周后,肩关节上举160°

病案三:

　　2022-1-11,陈某某,女,59岁,安徽芜湖市弋江区。

主诉:右肩关节疼痛2小时。

现病史:患者步行时不慎摔倒,随即出现右肩关节肿胀畸形,肩关节功能障碍,来我院就诊。X线片示右肱骨近端骨折。

体格检查:右肩关节肿胀畸形,肩关节功能障碍,局部压痛,肿胀明显,可触及明显骨擦感,杜加氏试验(一),末梢血液循环、感觉未见异常。

辅助检查:X线片示(2022-01-11,本院)右肱骨近端骨折(见图88)。

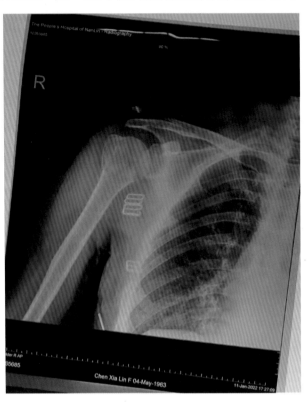

图88 肱骨近端骨折

诊断:右肱骨近端骨折。Neer分型中的两部分骨折(外展型骨折)。

戴氏特色治疗:

1.手法复位:

(1)矫正侧方移位:助手一双手握于患者肘关节上方,助手二用三角巾兜于患者腋下,在外展位于骨折远端移位的轴线上拔伸牵引,以肩峰下为解剖标志。在牵引的同时术者一手掌根压住肱骨头与肩峰。作为近端牵引的力点,又作为矫正侧方移位的一个力点。另外一掌根从腋下托住肱骨移位的远端。在远端牵引的同时术者双手夹挤撬正矫正侧方移位。

(2)矫正前后移位:术者用双掌掌根对向端提挤按矫正前后移位,随后手指触摸断端了解断端复位情况,完成复位。

(3)残留移位的矫正:侧方移位、前后移位手法完成后,多半留有残留移位,且骨折断端面未完全吻合,这时用双掌在骨折端侧方前后对向的摇晃挤压不仅能使残留移位得以复位,也使骨折断端因为筛子原理,使其吻合更加地稳定。

2.固定材料:6块夹板(2块月牙形夹板、肩关节解剖形夹板前侧、外侧、后侧、内侧4块夹板),2块月牙形纸压垫,2块平垫,内衬三石散敷料1块,绷带若干。

3.固定方法:内衬敷料包绕,绷带缠绕(缠绕方向自外而内)2层。后放置月牙形纸压垫,再放置月牙形夹板压住纸压垫。之后再分别放置骨折端前侧、外侧、后侧处的平垫、内侧夹板和蘑菇垫固定后放置腋下,再依次放置肩关节解剖形夹板前侧、外侧、后侧3块夹板。绷带自外向里缠绕固定。

2022-1-13,外固定2天复查,肿胀较两天前有明显消退,给予侧方、前后位的摇晃挤压矫正残留移位以及复位后断端因外固定松动再丢失的移位。继续外固定,适当加压。

2022-1-19,外固定1周复查,查体见肿胀消退,外固定松动。助手在远端牵引保护状态下,再次行戴氏特色摇晃手法复位捺正残留移位。复位过程中有明显骨擦音。继续小夹板纸压垫外固定,于骨折断端加压包扎。

复位后复查:X线片示(2022-01-19)骨折对线良好,大结节稍有移位(见图89)。

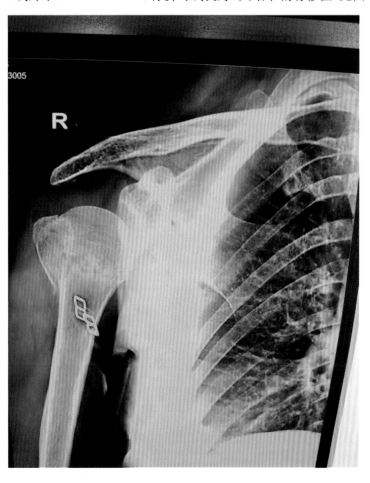

图89 外固定1周后复查片

2022-1-26,外固定2周复查,查体见肿胀消退,外固定松动。助手在远端牵引,在牵引保护状态下,术者解除外固定。再次行掌根推挤大结节手法复位捺正残留移位。

继续小夹板纸压垫外固定,加大大结节处平垫厚度,于大结节处定点加压包扎。

2022-2-6,外固定4周后复查,查体见外固定松动,修剪小夹板,缩减横径,再次塑形。助手在远端牵引,在牵引保护状态下,在大结节处继续加压包扎。

2022-2-16,外固定5周后复查,更换敷料,继续小夹板外固定,嘱患者主动活动肘关节、腕关节。

2022-2-26,外固定6周后复查,更换敷料,予以重新修剪小夹板,减少刚度,增加弹性。术者在保护下,将肩关节缓缓上举。再次外固定。

2022-3-1,外固定7周后复查X线片:对位、对线满意(大结节残留移位已矫正),有骨痂形成,骨折愈合良好(见图90)。

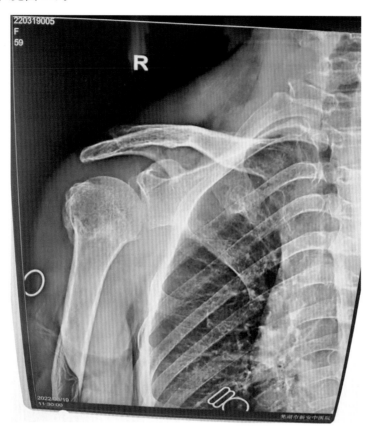

图90 对位、对线满意,有骨痂形成,骨折愈合良好

继续小夹板纸压垫固定1周。

2022-3-8,外固定8周复查,断端无压痛,外观无畸形,给予解除外固定,嘱逐步行肩关节康复训练。

按语：

一、关于分型

我们在肱骨近端骨折分型推崇 Neer 分型与创伤机制分型联合使用,前者提供肌肉的附丽,对骨折移位的影响和肱骨头血液循环状况的评估,从而更加准确地判断和评价肱骨近端骨折的愈合情况,后者提供受伤机制,以便我们如何使用手法、如何外固定以及外固定的体位,均有临床指导意义。

二、关于手法

1.复合式手法的运用,同时矫正侧方移位,重叠移位。并且对侧方移位的常规手法进行了改良。常规的三角巾在腋下的反牵引力量,牵引力量过大易损伤腋神经,牵引力量过小起不到牵引的作用。术者一手掌根同时压住肱骨头与肩峰,不仅起到了对抗拔伸牵引的作用,并且因为掌根固定住了骨折近端,稳定住了肱骨头,同时起到了矫正侧方移位的作用。

2.摇晃手法的运用,肱骨近端骨折多为粉碎性骨折,摇晃手法的使用可以很好解除断端的交锁,以及利用筛子原理,骨折断端有自动归位的趋势,使粉碎性骨折予以归位。

3.逐步复位的临床使用,肱骨近端软组织丰厚,骨折早期软组织肿胀,难以一次性整复,所以多采用逐步复位的方法,使残留移位逐步得以矫正。病案三大结节残留移位,通过手法的逐步矫正,小夹板纸压垫持续地施压,使大结节得到了满意的复位。

三、关于固定

赋形夹缚,编织栅栏。笔者采用戴氏特色的小夹板纸压垫三明治套叠式半环形外固定,不仅能使球形的肱骨头,前侧、外侧、后侧、内(内侧蘑菇垫)侧形成了解剖形完整的包绕。配合前臂肱骨近端的长弧形解剖形夹板套叠式使用。横向内层的月牙形夹板配合轴向外层长弧形解剖形夹板纵横交错套叠(叠压)式使用,通过绷带的约束力均匀地使固定力传致月牙形夹板处,层层套叠、均匀渗压,使小夹板外固定更加合理、可靠。不仅使肱骨头前外后内,均得到了满意的固定效果;同时,通过外固定不断地调整加压,使残留移位逐步得以整复复位。特别适合 Neer 分型的三部分骨折与四部分的部分骨折。

四、关于康复

对于骨折后的康复,肱骨近端骨折早期的康复训练特别重要。创伤炎症消除以后立即开始康复训练。遵循动静结合、以动为目的的康复训练理念。要保障逆创伤机制对康复训练的动作早日进行(动)。重复受伤机制的动作要禁止(静)。肱骨近端骨折后康复,遵循筋骨同治,筋大于骨、动静结合以动为主,骨折愈合和功能锻炼同步进行的康复理念。病案二遵循了此康复训练计划疗效显著。

第六节　肱骨中上段骨折

肱骨中上段骨折是指肱骨外科颈以下至肱骨中段以上处的骨折。

一、相关生理病理

肱骨干为长管密质骨,它上部较粗,自骨干中下 1/3 逐渐变细,至下 1/3 渐呈扁平状,并向前倾。肱骨干上 1/3 有胸大肌、背阔肌、大圆肌等内收肌群附着。肱二头肌起自肩胛骨盂上粗隆和喙突,止于桡骨粗隆。喙肱肌附着于肱骨干中 1/3。三角肌附着于前外侧三角肌粗隆。肱三头肌起自肩胛骨关节盂下方和肱骨干中 1/3 后方,止于尺骨鹰嘴。肱骨干中下 1/3 交界处后外侧有一桡神经沟,有桡神经紧贴骨干通过,肱骨干的滋养动脉在中 1/3 偏下内方处,从滋养孔进入骨内下行。肱骨干骨折较常见,多见于青壮年,好发于肱骨干中部和中下 1/3 交界处(见图 91 至图 92)。

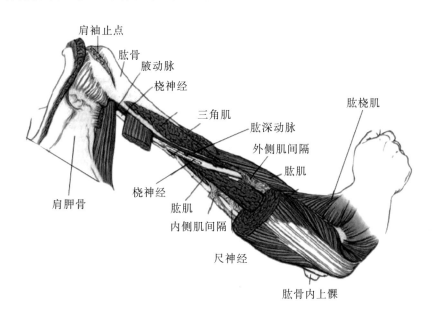

图 91　上臂解剖图一

因此肱骨中上段的骨折较中下段骨折少见,血管神经损伤并发症较少。

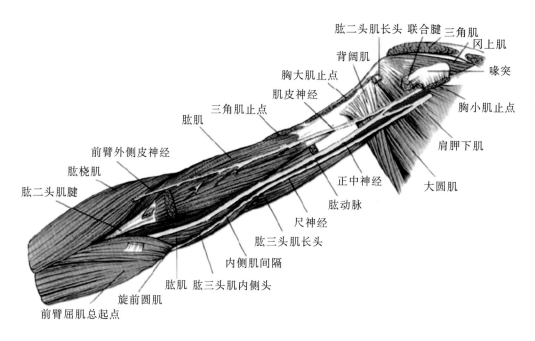

图 92 上臂解剖图二

肱骨干中上段骨折多因直接暴力引起,多为横断或粉碎性骨折。骨折后由于骨折部位肌肉的附着点不同,因肌肉的牵拉,故在不同平面的骨折会造成不同方向的移位。上 1/3 骨折(三角肌止点以上)时,近端因胸大肌、背阔肌和大圆肌的牵拉而向外、向内移位;远端因三角肌、喙肱肌、肱二头肌和肱三头肌的牵拉而向上、向外移位。中 1/3 骨折(三角肌止点以下)时,近端因三角肌和喙肱肌牵拉而向外、向前移位;远端因肱二头肌和肱三头肌的牵拉而向上移位。

二、临床表现

局部肿胀较甚,肘关节、肩关节功能受限,畸形,骨擦感明显。

三、体格检查

肱骨中上段压痛明显,可触及骨擦感,有异常活动,畸形。

四、诊断

1. 有明确的外伤史,局部肿胀,功能受限,畸形,有异常活动,骨擦感明显。

2. 辅助检查:X 线片可明确诊断。

五、常规治疗

手法复位后石膏托外固定或成形夹板外固定。

手术治疗切开复位钢板内固定,髓内钉内固定。

六、戴氏特色诊疗方法

(一)适应证

适用于肱骨中上段的闭合性斜形骨折、粉碎性骨折(无神经、血管损伤症状)。

(二)手法复位技术

1. 重叠移位和旋转移位的复位:先矫正重叠移位→旋转移位(如有旋转移位)→粉碎性骨折碎片的分离移位的矫正。

(1)旋转移位的矫正:在牵引状态下,术者双手环抱骨折断端。第一助手在牵引下做上肢内旋、外旋,当术者自觉指下骨折断端平复则提示旋转移位复位方向正确。

(2)分离移位矫正:术者双手拇指与示指对向摇晃挤压,先摇后挤,利用摇晃法解除断端交锁,再用挤压手法使骨折碎片归位。

2.弹性复位在肱骨中上段粉碎性骨折中的应用：

（1）肱骨干中上段多段粉碎性、斜形骨折，早期肿胀及肌肉牵拉的原因，难以一次复位；手法予以多次调整，分次逐步整复，以及复位后因为肿胀，外固定不稳定，骨折位置再移位，予以再次调整。

（2）利用夹板、压垫的定点挤压以及软组织张力，逐步矫正残留移位。

（3）弹性复位法具体临床应用：首次复位：第一、第二助手分别固定近端及肘关节，稍加牵引，矫正力线，理顺筋脉，有利于患肢肿胀消退。术者予以双手环抱骨折端，牵引摇晃，第二助手固定肱骨近端并适当牵引，第一助手固定肘关节（屈曲90°）并适当牵引，术者双手环抱骨折断端，适当对掌挤压，第一助手在牵引下做上肢内旋、外旋，当术者自觉指下患者骨折断端平复则提示旋转移位复位方向正确。之后术者双手拇指与示指对向摇晃挤压，先摇后挤，利用摇晃法解除断端交锁，再用挤压手法使骨折碎片归位，矫正骨折碎片的分离。

后期复查肿胀消退再次复位：2～4次，3周内完成，视肿胀消退情况定，具体方法根据复查X线片结合临床情况。术者触摸断端，了解断端情况，予以手法再次复位，一边触摸一边摇晃挤压，重复摇晃挤压矫正残留移位。

3.弹性复位法与骨折愈合的关系：弹性复位没有破坏成骨系统、不干扰骨折正常的愈合过程，因此不影响骨折的愈合时间。

（三）小夹板纸压垫外固定技术

戴氏特色解剖形塑形夹板，遵循纵向持骨、横向挤压固定的理念，充分地予以塑形，使之完美贴服肢体解剖标志，起到牢固的赋形夹缚作用。表现在骨折的三期塑形，早期夹板宽度大于肢体横径预留空间；中后期的完全解剖塑形。

1.固定材料：4块长形纸压垫，4块上臂夹板，内侧敷料，绷带若干（见图93）。

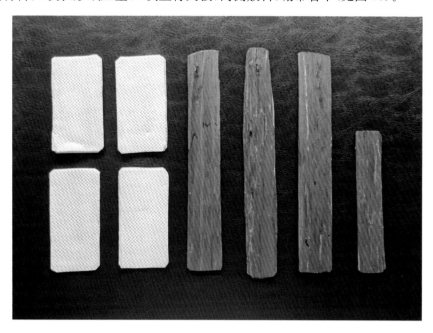

图93 肱骨中上段骨折小夹板纸压垫外固定材料

2.固定方法：三期小夹板外固定技术。

（1）早期固定：内侧三石散敷料缠绕1～2层，之后再依次放置4块纸压垫（早期稍薄），4块夹板（夹板略宽于肢体直径，夹板与肢体之间留有夹角），绷带缠绕固定制动。夹板维持对线对位。

因肿胀明显,包扎不可过紧,预留肿胀空间,起到固定效果即可。在牵引状态下,助手一在旋前旋后过程中,术者自觉指下患者骨折断端平复,此体位为最佳固定体位。

(2)中期固定:肿胀消退,调整夹板宽度再次塑形,调整夹板的宽度、厚度(可以更换夹板,保证刚度,表正肱骨力线),加大纸压垫厚度保证外固定作用力。

(3)后期固定:减少夹板的厚度及纸压垫的厚度。减少夹板的刚度,增加其弹性,有利于后期关节功能的恢复。

(四)注意事项

1. 一般首诊复位后1周内再次用摇晃挤压手法调整骨折碎片的分离移位,1周后改为每周用摇晃挤压手法调整骨折碎片的分离移位。

2. 夹板外固定:应根据患肢肿胀情况,随时调整、修剪夹板,调整纸压垫厚度,遵循三期塑形理念,早期夹板宜薄宜宽,中期稍厚稍窄,增强刚度,意在表正,后期宜薄,增强弹性,有利于功能康复,夹板外固定的力量根据肿胀情况循序渐进。

3. 每次调整时动作应轻柔。一般肿胀基本消退后,1周左右复诊调整夹板1次,以达到满意的骨折固定效果。

(五)关于康复训练

肱骨干斜形、粉碎性骨折,早期的握拳动作,肘关节的伸屈运动,不仅能够起到消肿作用,还因肢体周径的变化与小夹板纸压垫形成的反作用力,有利于矫正残留移位。

(六)关于药物内服

粉碎性骨折早期肿胀较甚,不仅影响了手法复位、固定效果;并且与后期的功能恢复也有密切的关系,所以早期使用戴氏消肿效验方2周左右。

病案一:

2019-03-25,陈某某,男,72岁,安徽省芜湖市弋江区人。

主诉:左肩疼痛难忍2小时。

现病史:患者不慎跌倒,左肩着地,随即左上臂近端肿胀畸形、不能活动,当时未做特殊处理,随即来我院骨科急诊,X线片提示(见图94至图95):肱骨近端粉碎性骨折,骨折远近端成角移位,蝶形骨块游离。住院拟手术治疗。患者因惧怕手术,来戴氏骨伤研究所求诊。

体格检查:患者上臂近肩关节处肿胀畸形、骨擦感明显,压痛、功能障碍,左上肢末端感觉、运动功能正常。

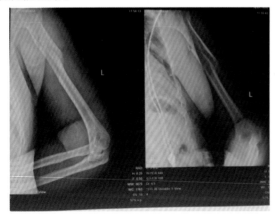
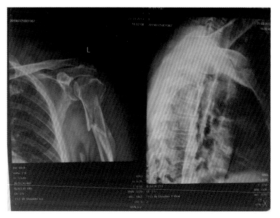

图94 2019-03-25,X线片　　图95 2019-03-28,X线片

戴氏特色治疗:

1. 手法复位技术:第一、第二助手分别固定患者肩关节及肘关节,予以牵引。

旋转移位的矫正：双手拇指和示指对向挤压患者骨折端，远端旋前旋后。于中立位指下明显感觉平复。

侧方前后移位的矫正：双手拇指及示指对向摇晃挤压前后侧方及骨折碎片的移位。

2.小夹板纸压垫外固定技术：内侧三石散敷料缠绕1～2层，之后再依次放置4块纸压垫（对向放置），4块夹板（夹板略宽于肢体直径，夹板与肢体之间留有夹角），绷带缠绕固定制动。夹板维持对线、对位。因肿胀明显，包扎不可过紧，预留肿胀空间，起到固定效果即可。在牵引状态下，助手一在做旋前旋后过程中，术者自觉指下患者骨折断端平复，此体位为最佳固定体位。

X线片复查（见图96）：肱骨远端粉碎性骨折，骨折远近端对位、对线良好，游离蝶形骨折块复位不佳。手法复位予以稍矫正力线。

骨折早期患肢肿胀明显，予以凉血止血、活血化瘀中药内服，2日调整夹板固定1次，4日后左上臂肿胀情况改善明显。

1周后复查X线片示（见图97）：骨折对线尚可。予以调整夹板及固定体位。第二次复位：第一助手固定肱骨近端并适当牵引，第二助手固定患者肘关节（屈曲90°）并适当牵引，术者双手环抱患者骨折断端，适当对掌挤压矫正残留移位。

图98、图99为骨折后1个月余复查时，骨折对位情况。

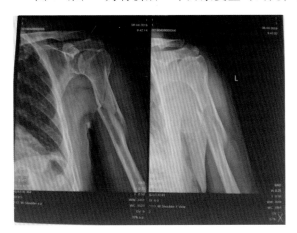

图96　2019‐04‐08,X线片

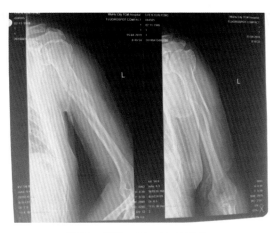

图97　2019‐04‐15,X线片

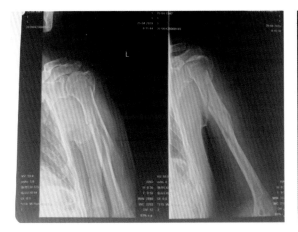

图98　2019‐04‐25,X线片

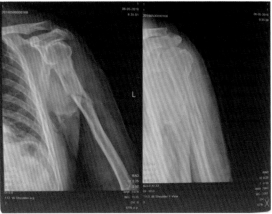

图99　2019‐05‐06,X线片

2个月后复诊，X线片示（见图100）：骨折对位、对线良好，可见骨痂形成。患者上臂无明显肿胀，肩关节、肘关节活动尚可，予以去除夹板外固定。

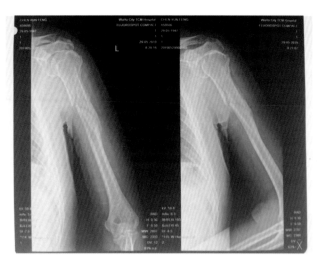

图 100　2019‑05‑29,2 月后复诊 X 线片

病案二:

2021‑9‑23,郭某,女,90 岁,安徽芜湖市弋江区人。

主诉:右肩疼痛难忍 2 小时。

现病史:患者散步时不慎摔倒,随即出现右上臂肿胀畸形,肩关节功能障碍,遂上肢悬吊来我院就诊。

体格检查:右上臂肿胀畸形,肩关节功能障碍,局部压痛,骨擦感明显,有异常活动,末梢血液循环、感觉未见异常。

辅助检查:X 线片示(2021‑09‑23,外院):右肱骨中上端骨折,骨折断端移位明显。近端向前移位,远端向后移位,呈长斜形骨折(见图 101)。

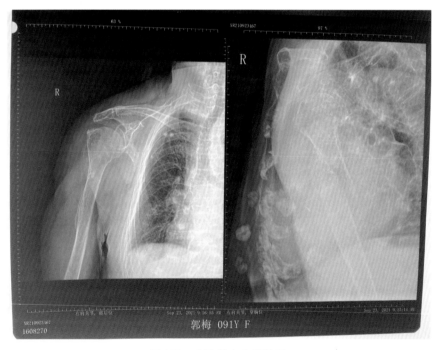

图 101　右肱骨中上端骨折

诊断:右肱骨中上端骨折。

戴氏特色治疗：

1.手法复位技术：第一、第二助手分别固定患者肩关节及肘关节，稍加牵引，矫正力线，理顺筋脉，有利于患肢肿胀消退。术者予以双手环抱患者骨折端，牵引摇晃，第二助手固定患者肱骨近端并适当牵引，第一助手固定患者肘关节（屈曲90°）并适当牵引，术者双手环抱患者骨折断端，适当对掌挤压，第一助手在牵引下做上肢内旋、外旋，当术者自觉指下无骨折断端翘顶感觉，则旋转移位复位成功。之后术者双手拇指与示指对向摇晃挤压，先摇后挤，利用摇晃法解除断端交锁，再用挤压手法使骨折碎片归位，矫正分离移位。

2.小夹板纸压垫外固定技术：内侧三石散敷料缠绕1～2层，之后再依次放置4块纸压垫（纸压垫稍薄，后期增加厚度）、4块夹板（夹板略宽于肢体直径，夹板与肢体之间留有夹角），绷带缠绕固定制动。夹板维持对线对位。因肿胀明显，包扎不可过紧，预留肿胀空间，起到固定效果即可。在牵引状态下，助手一在做旋前旋后过程中，术者指下无骨折断端翘顶感觉，此体位为最佳固定体位（见图102至图103）。

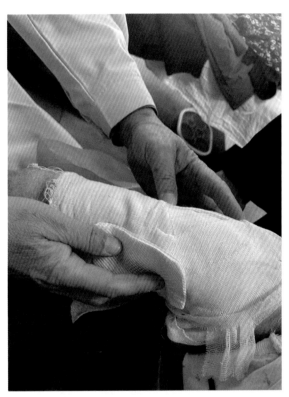

图 102 肱骨中上端骨折小夹板纸压垫外固定方法步骤一

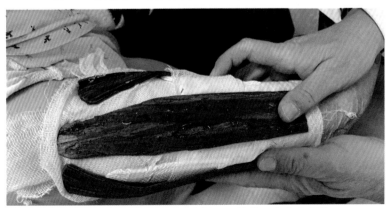

图 103 肱骨中上端骨折小夹板纸压垫外固定方法步骤二

2021-09-30:外固定 1 周后复查,术者触摸断端,了解断端情况,予以手法再次复位,一边触摸一边摇晃挤压,重复摇晃挤压矫正残留移位。

调整夹板固定,保持原有体位。

每周复查 1 次,解除外固定后,逐步复位,约 1 个月余骨擦感消失。

2021-12-5:外固定 10 周后复查 X 线片示:大量骨痂形成,骨折愈合良好(见图 104)。

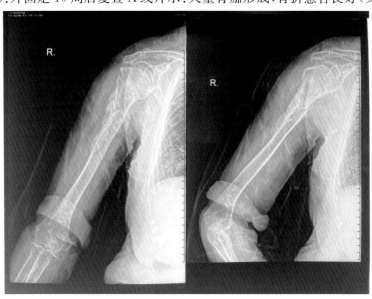

图 104　外固定 10 周后复查 X 线片

遂解除外固定,治疗后 10 周复查功能如图 105 至图 106 所示。

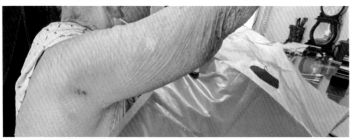

图 105　10 周复查功能图一

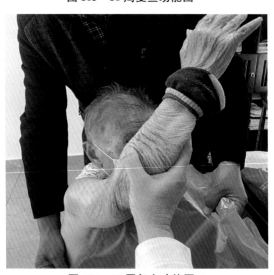

图 106　10 周复查功能图二

病案三：

2022-2-10,吴某某,女,82岁,安徽芜湖市弋江区人。

主诉：左肩疼痛难忍2小时。

现病史：患者行走时不慎摔倒,随即出现左上臂肿胀畸形,肩关节功能障碍,遂上肢悬吊来我院就诊。

体格检查：右上臂肿胀畸形,肩关节功能障碍,局部压痛,可触及明显骨擦感,末梢血液循环、感觉未见异常。

辅助检查：X线片示(2022-02-10,外院)左肱骨中上端粉碎性骨折,骨折断端移位明显(见图107)。

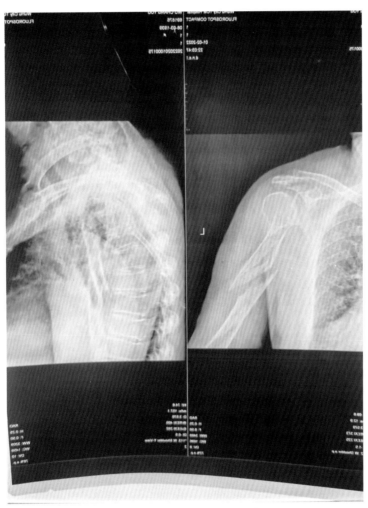

图 107 左肱骨中上端粉碎性骨折

诊断：左肱骨中上段粉碎性骨折。

戴氏特色治疗：

1.手法复位技术：第一、第二助手分别固定患者近端及肘关节,稍加牵引,矫正力线,理顺筋脉,有利于患肢肿胀消退。术者予以双手环抱患者骨折端,牵引摇晃,第二助手固定患者肱骨近端并适当牵引,第一助手固定肘关节(屈曲90°)并适当牵引,术者双手环抱患者骨折断端,适当对掌挤压,第一助手在牵引下做上肢内旋、外旋,当术者自觉指下无骨折断端翘顶感觉,则旋转移位复位成功。之后术者双手拇指与示指对向摇晃挤压,先摇后挤,利用摇晃法解除断端交锁,再用挤压手法使骨折碎片归位,矫正分离移位。

2. 小夹板纸压垫外固定技术：内侧三石散敷料缠绕1～2层，之后再依次放置4块纸压垫（纸压垫稍薄，后期增加厚度）、4块夹板（夹板略宽于肢体直径，夹板与肢体之间留有夹角）、绷带缠绕固定制动。夹板维持对线、对位。因肿胀明显，包扎不可过紧，预留肿胀空间，起到固定效果即可。牵引状态下，助手一在做旋前、旋后过程中，术者指下无骨折断端翘顶感觉，此体位为最佳固定体位。

每周复查1次，弹性复位逐步挤压捻正，矫正残留移位，小夹板纸压垫三期塑形逐步持续加压固定，矫正残留移位。

2022-3-17，外固定5周后复查，局部肿胀消退，无骨擦感，继续手法挤压捻正矫正残留移位及小夹板纸压垫加压外固定。X线片复查，骨折对位、对线良好，有骨痂形成（见图108）。

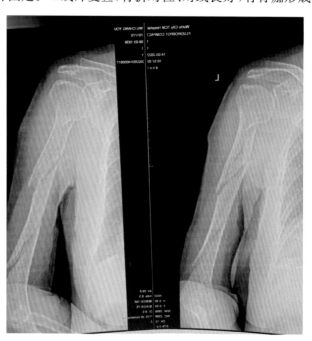

图108 外固定5周后复查X线片

外固定3个月复查，外观无畸形，无压痛，予以解除外固定，嘱继续自主进行功能锻炼。

病案四：

2022-10-29，甄某，女，65岁，安徽芜湖市镜湖区人。

主诉：左上臂疼痛2天。

现病史：患者上楼时不慎摔倒，致伤左上臂局部肿胀畸形，随即在外院诊治为左肱骨中上端粉碎性骨折，给予对症处理，准备手术。因全身基础疾病和局部肿胀严重无法手术（见图109）。于今日转诊我院，寻求保守治疗。

体格检查：左上臂剧烈肿胀、畸形，肩关节功能障碍，局部压痛，骨擦感明显，有异常活动，末梢血液循环、感觉未见异常。

辅助检查：X线片示（见图110）：左肱骨中上端粉碎性骨折，骨折断端移位明显。

诊断：左肱骨中上端粉碎性骨折。

戴氏特色治疗：

1. 手法复位技术（逐步复位）：第一、第二助手分别固定患者肩关

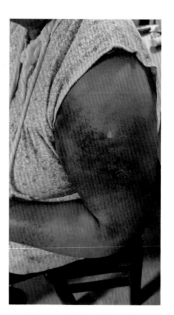

图109 局部肿胀严重，
皮肤瘀斑

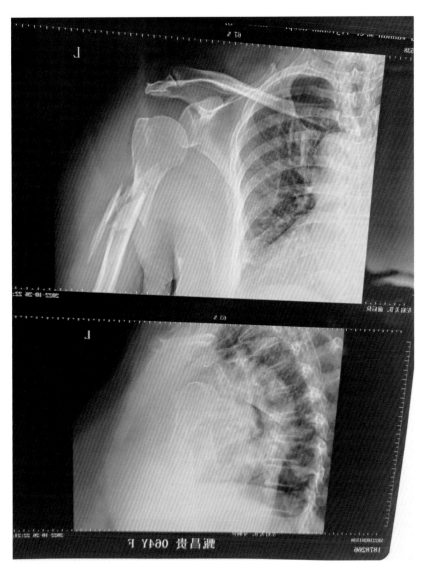

图110　左肱骨中上端粉碎性骨折(2021‑10‑29,外院)

节及肘关节,稍加牵引,矫正力线,理顺筋脉,有利于患肢肿胀消退。术者予以双手环抱患者骨折端,牵引摇晃,第二助手固定患者肱骨近端并适当牵引,第一助手固定肘关节(屈曲90°)并适当牵引,术者双手环抱患者骨折断端,适当对掌挤压,第一助手在牵引下做上肢内旋、外旋,当术者自觉指下无骨折断端翘顶感觉,则旋转移位复位成功。之后术者双手拇指与示指对向摇晃挤压,先摇后挤,利用摇晃法解除断端交锁,再用挤压手法使骨折碎片归位,矫正分离移位。

2. 小夹板纸压垫外固定技术:内侧三石散敷料缠绕1～2层,之后再依次放置4块纸压垫(纸压垫稍薄,后期增加厚度)、4块夹板(夹板略宽于肢体直径,夹板与肢体之间留有夹角),绷带缠绕固定制动。夹板维持对线、对位。因肿胀明显,包扎不可过紧,预留肿胀空间,起到固定效果即可。在牵引状态下,助手一在做旋前、旋后过程中,术者指下无骨折断端翘顶感觉,此体位为最佳固定体位。

每周复查1次,弹性复位逐步挤压捺正,逐步矫正,小夹板纸压垫三期塑形逐步持续加压固定,矫正残留移位。

2022‑11‑22,小夹板纸压垫外固定术后3周后复查。X线片示断端粉碎移位,分离移位较大(见图111)。

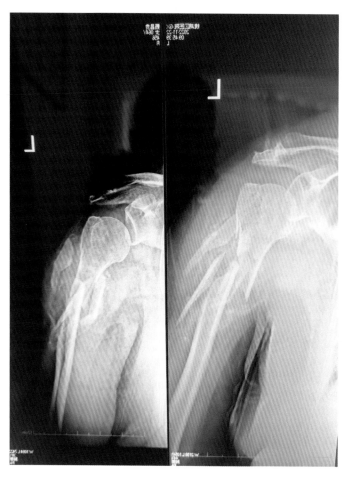

图 111　小夹板纸压垫外固定术后 3 周后复查 X 线片

手法复位：手法再次挤压矫正，因肿胀消退指下感觉明显，加大复位力度。

外固定：调整纸压垫及小夹板的厚度，加大约束力、挤压力，逐步矫正分离移位。

每周复查 1 次，弹性复位逐步挤压捺正，矫正残留移位。

2022-12-28，外固定 8 周后复查 X 线片示断端对位、对线好，大量骨痂形成，愈合良好（见图 112）。

局部肿胀消退，局部无压痛，关节功能尚可，继续小夹板纸压垫固定 2 周后自行解除外固定。

2023-1-30，经治 12 周后复查 X 线片示断端对位、对线好，大量骨痂形成，愈合良好（见图 113）。

见外形正常，关节功能正常（见图 114 至图 117）。

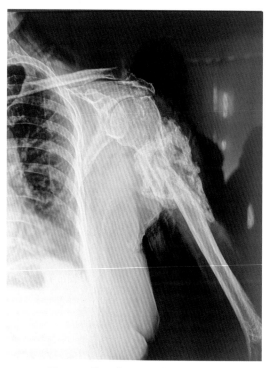

图 112　外固定 8 周后复查 X 线片

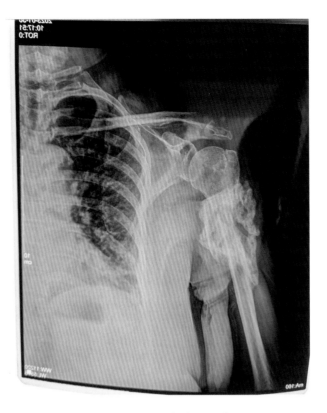

图 113　12 周后复查 X 线片

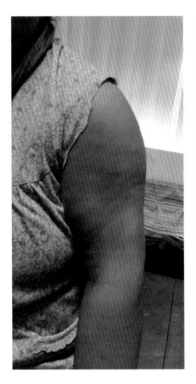

图 114　功能图一

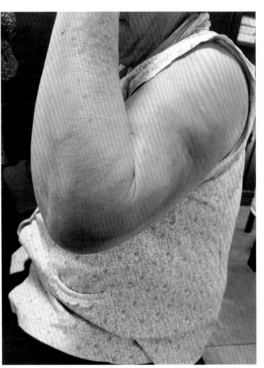

图 115　功能图二

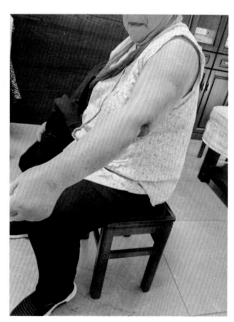
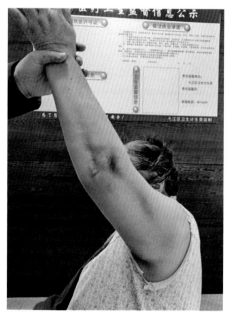

图 116　功能图三　　　　　　　　　　图 117　功能图四

按语：

　　戴氏特色弹性复位加小夹板纸压垫技术治疗肱骨干骨折：适用于肱骨中上段粉碎性骨折、长斜形骨折，此类骨折，骨折断端接触面大，血液循环好，容易愈合。符合复杂骨折相对固定的现代医学理念，横断形的肱骨干由于接触面小且上肢悬吊重力不愈合率高故不适合非手术治疗。

一、关于复位

（一）关于旋转移位的判断及处理

　　复位时旋转移位方向的判定，远端的旋前、旋后一般普通的 X 线片难以判断。我们选择在骨折复位时助手在牵引下内旋、外旋骨折的远端。术者双手拇指在指下感觉到断端平复，就是旋转复位的正确方向。

（二）逐步复位法的使用

　　粉碎性骨折创伤严重，早期多伴有严重肿胀，无法一次性整复，我们采用多次的逐步的复位方法，顺势而为使骨折断端得到一个满意的复位。一般在 3 周内完成复位。在伤后的 2 周内也可选择 3 天复查 1 次，复查时采用双手示指对向挤压的方法。摇晃骨折断端，使骨折断端逐步复位，我们一般在伤后 3 周内复查时都采用同样的手法复位骨折端。一开始复位可以感受到骨擦感，后来在断端形成软骨痂，骨擦感消失，继续采用上述手法依旧能继续矫正残留移位。本组患者 2 个月后骨折断端都得到了满意的对位和骨痂的形成。

二、关于固定

（一）固定材料

　　我们选用肱骨近端解剖形夹板 4 块，强调塑形，远近端 4 块长方形平垫（断端处对向挤压）。三期塑形，首次夹板不强调解剖塑形，可以放置较薄纸压垫或者不放置纸压垫，只起制动作用。10 天左右随着肿胀的消退，改用常规的解剖形夹板，加 4 块长方形纸压垫在断端处对向放置。随着肿胀的消退、骨折断端的逐步矫正，我们外固定的挤压力量及夹板的刚度要逐步跟进（表正），保证残留移位的逐步矫正。

（二）固定体位

　　固定体位的选择，我们选择在骨折复位时助手在牵引下内旋、外旋患者骨折的远端。术者双手拇指指下感觉到患者断端平复,即最佳固定体位。

三、筋束骨的合理运用

软组织合页张力可以很好起到复位和固定的作用,合理的运用必须具备两个条件:一是很好的保护,避免二次损伤;二是肢体需要在非常合理的位置上放置,才能使软组织合页起到束骨的作用。如肱骨粉碎性骨折,在没有做旋转移位的情况下,软组织的走行在正常的解剖位置上,未发生筋歪的病理改变,才能起到束骨的作用。

四、医患配合,以医为主

要和患者很好地沟通,开始受伤早期 3 周左右由于肿胀严重,骨折对位存在残留移位。要和患者家属和本人交代,随着肿胀的消退,骨折断端对位情况,手法的逐步复位后期的结果是满意的。患者及家属要耐心配合,等待逐步复位法的复位结果,所以该疗法要选择依从性好的患者,依从性好才能使整个治疗流程得到很好的完成,后期才能有一个很好的结果。

第七节　肱骨髁间骨折

暴力作用于肘关节使肱骨外髁、内髁分别与骨干失去连续性,骨折线位于髁上及滑车部位,称之为肱骨髁间骨折。

一、相关生理病理

肘关节有 3 个显而易见的体表标志:尺骨鹰嘴、肱骨内上髁、肱骨外上髁。肘伸直时,这三点在同一条水平线上。肘屈曲时,这三点构成一个等边三角形。肱骨远端向两侧明显增宽,分为内侧、外侧柱,称为髁。肘关节周围的软组织容易受损而产生严重并发症。肱动脉和正中神经走行于肘关节前方,在鹰嘴窝上方桡神经由后向前越过肘关节外侧。尺神经走行于肱骨内上髁后方。肱骨髁间骨折是肘关节的一种严重损伤,好发于青壮年,骨折常呈粉碎性。

二、临床表现

肘关节极度肿胀、疼痛、畸形、功能障碍。

三、体格检查

肘部严重肿胀,甚至出现张力性水疱。局部压痛明显,并可触及骨擦感、异常活动。鹰嘴部可出现向后突,肘后三点关系可发生改变。血管、神经损伤者出现桡动脉搏动减弱或丧失,手部温度降低、肤色苍白、感觉和活动功能丧失。

四、诊断

(一)有明确外伤史

肘关节极度肿胀、疼痛、畸形、功能丧失,鹰嘴部向后突出,肘关节呈半伸直位,肘部横径明显增宽,肘后三角关系改变,两髁压痛伴骨擦感。

(二)辅助检查

X 线片或 CT 检查可确定骨折类型及移位情况。

五、分型

(一)无移位型

骨折无移位或轻度移位。

(二)伸直内翻型

Ⅰ度:髁间骨折线偏向内侧并向内上方延续,内上髁及其上方的骨质完整,骨折块向后方移位。

Ⅱ度:骨折线走向同Ⅰ度,内上髁上方有一蝶形三角骨折片,但并未分离。

Ⅲ度:骨折线走向同Ⅰ度,内侧之三角形骨折片可完全分离。

(三)屈曲内翻型

Ⅰ度:骨折线呈T形或类似伸直内翻型Ⅰ度,但骨折块移向肘前方。

Ⅱ度:与伸直内翻Ⅱ度相似,但三角形骨折片的形状不如伸直型典型。

六、常规治疗

无移位骨折,可采用石膏托或小夹板固定制动;切开复位内固定;尺骨鹰嘴牵引加闭合复位等。

七、戴氏特色治疗

(一)肱骨髁间无移位骨折

1.手法复位技术(挤出关节腔积血,软组织复位):采用双人法,助手双手环抱患者肱骨近端,术者一手握住患者腕关节上端,另一手环握患者骨折断端,做对抗牵引。在持续牵引状态下,术者缓缓屈伸肘关节。

2.小夹板纸压垫外固定技术

(1)固定材料:①纸压垫。制作1块平垫,1块塔形垫。1块梯形垫厚度约4mm。②小夹板。杉树皮修成小夹板4块,厚度适中,为3mm左右,2块裁剪成高尔夫球杆状,1块裁剪成勺状。长度:近端至上臂中上段水平,远端内外后侧夹板均超肘关节,前侧达肘横纹。长度要求:近端至上臂中上段水平,远端内外后侧夹板均超肘关节(前侧远端至肘横纹)。

(2)固定方法:三石散内衬纱布缠绕2层,根据骨折的移位趋势有移位倾向的骨折远端放置塔形垫,对侧放置平垫;前后不稳定远端后侧放置梯形垫,前侧放置平垫。之后依次放置4块肘关节解剖形夹板,前侧夹板达肘横纹,环抱肘关节。绷带采用叠瓦状缠绕包扎,肘关节处呈"8"字形包扎,超肘时需内外侧加压缠绕,后侧适度加压,不宜过紧,以远近端可插入小手指为宜。完成后行前臂中立位悬吊固定。

骨折早期,2周内3天换1次药,若骨折所受暴力较大,肿胀严重,则不放置纸压垫。夹板不要求解剖塑形,要与皮肤留有夹角、空隙。2周左右肿胀消退再对夹板进行解剖塑形,放置纸压垫。每周复查1次,均在断端保护下屈伸肘关节。一般固定6～8周,根据X线片决定解除外固定时间。

(二)肱骨髁间有移位骨折(逐步复位)

1.适应证:①肱骨髁间粉碎性有移位骨折入院时有大量张力性水疱形成(皮肤存在手术禁忌证);②强烈的非手术治疗愿望;③有基础疾病无法进行手术治疗。

2.尺骨鹰嘴牵引:患者取平卧位,暴露患肢,确定进针点。从尺骨鹰嘴顶端向其远端画一与尺骨皮缘下相距约1cm的平行线,再从距尺骨鹰嘴顶端约2cm的尺骨皮缘处,向已画好的线作垂线,两线的交点即为穿刺部位。上肢外展60°,肘关节屈曲90°,在预定的穿入和穿出部位以5%碘伏消毒,以2%利多卡因从皮肤至骨膜做局部麻醉。麻醉成功后,用手摇钻将牵引针由上述穿刺部位从内向外并垂直于尺骨钻入,保持牵引针与床面平行,直至牵引针两侧皮外部分等长。安放牵引弓并拧紧,旋转牵引弓手柄使牵引针张力适度,穿刺针眼以无菌敷料覆盖。以2kg左右重物拉紧牵引。

3.逐步复位法:在行尺骨鹰嘴牵引3天后,每天查房时,术者双手拇指压住患者骨折近端,其余手指环握骨折远端做摇晃对向挤压矫正前后和侧方移位。行10°～20°的屈肘活动和屈伸腕关节以及握拳活动,防止肘关节周围软组织挛缩;避免前臂做旋转运动,以防肱骨髁旋转。一般牵引2周后,骨折重叠和嵌插已拉开,移位也减少,断端基本复位,上纸压垫和小夹板外固定。6周左右解除尺骨鹰嘴牵引装置,改小夹板外固定。8周左右经X线检查示有连续骨痂形成,即可解除外固定,做主动功能锻炼。

4.早期中药干预:初期,同步投以戴氏消肿效验方。凉血止血、行气止痛、活血化瘀。本病早期创伤性反应较多,宜未病先防。选用止血不留瘀、活血而不出血具有双重作用药物治疗,每每奏效。方药:生地黄30g,赤芍15g,牡丹皮15g,金银花15g,连翘15g,黄芪60g,大黄(包煎)6g,甘草6g等。水煎服,1日1次,早晚分服。

5.康复程序:解除外固定后,以主动、循序渐进、持之以恒、自主活动为主的训练;以不引起剧烈疼痛为量化指标,医患双方需耐心等待这一自然的康复过程。

第八节　肘关节脱位

肘关节脱位是指构成肘部关节的上下骨端失去正常位置发生了严重的错位。

一、相关生理病理

肘关节由肱桡关节、肱尺关节及尺桡近端关节组成。构成这3个关节的肱骨滑车、尺骨上端的半月形切迹、肱骨小头、桡骨头均包在一个关节囊内,有一个共同的关节腔。肘关节囊的前后壁薄弱而松弛,两侧的纤维层增厚形成桡侧和尺侧的副韧带,关节囊纤维层的环行纤维形成坚强的桡骨环状韧带,包绕桡骨小头。肘关节的稳定,主要是依靠肱骨下端与尺骨上端解剖结构及尺桡侧副韧带、环状韧带辅助完成。肘关节的运动形式主要是屈伸活动,是以肱尺关节为主,肱桡关节和上尺桡关节的协调配合完成的。肘部由肱骨内上髁、外上髁及尺骨鹰嘴突形成三点骨突标志。伸肘时,这三点成一直线;屈肘时,三点形成一等边三角形,故又称"肘后三角"。此三角关系可作为判断肘关节脱位和肱骨髁上骨折的标志。由于构成肘关节的肱骨下端呈内外宽厚、前后扇薄状,侧方有坚强的韧带保护。关节囊的前后都相对薄弱,尺骨冠状突较鹰嘴小且低,对抗尺骨向后移位的能力比对抗向前移位的能力差,所以肘关节易发生后脱位。

二、临床表现

肘关节畸形,肿胀明显,功能障碍,弹性固定。

三、体格检查

畸形,肘后空虚,压痛明显,弹性固定。

四、诊断

(一)患者有明显的外伤史

肘部剧烈疼痛,可见瘀青。肘关节畸形,肿胀明显,触诊时可见肘后三角关系改变。呈弹性固定,功能活动障碍。

(二)辅助检查

X线片可明确诊断。

五、分型

后脱位,侧方脱位,前脱位,分离型脱位。

六、常规治疗

手法复位后,石膏托固定;手法复位后,小夹板固定。

七、戴氏特色治疗

(一)手法复位技术

助手一握住患肢腕关节上方,助手二握住患肢肘关节上方,做对抗牵引。并在持续牵引状态下,术者双手环握患者肘关节,双手拇指指腹分别按住其尺骨鹰嘴和桡骨小头后侧处,向前推顶,其余四指环握其肱骨远端向后按压,同时第一助手在牵引下缓缓屈曲肘关节。听到入臼声,即为复位成功。复位后将肘关节被动活动2~3次,将关节腔中积血挤出,并且使肘关节周围的肌腱、韧带等软组织回到正常的解剖位置。

(二)小夹板纸压垫外固定技术

杉树皮修成小夹板4块,厚度适中,为3mm左右,2块裁剪成高尔夫球杆状,1块裁剪成勺状。长度要求:近端至上臂中上段水平,远端内外后侧夹板均超肘关节(前侧远端至肘横纹),包绕肘关节固定于肘关节屈曲90°,前臂中立位悬吊制动。每次换药时被动屈曲伸直肘关节。固定时间为3~4周。

(三)早期配合中药内服治疗(快速消肿)

采用戴氏活血汤。方组:生地黄30g,赤芍15g,牡丹皮15g,金银花15g,连翘15g,虎杖10g,积雪草9g,蒲黄9g,谷芽10g,麦芽10g,三七10g,土茯苓10g等。每日1剂,文武火煎,早晚各服一半,7剂为1个疗程,一般需要2~3个疗程。

(四)肘关节脱位复位后的处理

成人肘关节脱位与儿童肘关节脱位最大的不同就是每次换药时,术者需被动屈曲伸直肘关节,手法早期逐渐太极式地干预肘关节功能恢复(术者需要把握康复手法介入的时间节点,循序渐进,活动度可逐渐加大,直至屈伸功能完全恢复)。采用戴氏活血汤可以帮助患者快速消肿,有利于肘关节功能恢复以及减少骨化性肌炎等并发症的发生。快速消肿与后期功能成正比。

第九节 盖氏骨折

盖氏骨折为桡骨中下1/3骨折合并下尺桡关节脱位,是一种常见损伤。早在1929年称之为反孟氏骨折,其后被称为Piedmont骨折,Compbell则称之为fracture of necessity(必须骨折),因其确信此种损伤必须手术治疗。1934年Galeazzi详细描述了此种损伤,并建议牵引拇指整复之。此后即习惯称此种损伤为盖氏骨折。盖氏骨折,其发生率较孟氏骨折高6倍。

一、相关病理生理

下桡尺关节由桡骨尺切迹与尺骨小头构成,关节间隙为0.5~2mm。下桡尺关节的稳定主要由坚强的三角纤维软骨与较薄弱的掌侧、背侧下桡尺韧带维持。桡骨位于前臂外侧部,一体两端。上端膨大称桡骨头,头上面的关节凹与肱骨小头相关节;头下方略细,称桡骨颈,颈的内下侧有突起的桡骨粗隆,桡骨体呈二棱柱形,内侧缘为薄锐的骨间缘。下端前凹后凸,外侧向下突出,称茎突,下端内面有关节面,称尺切迹,与尺骨小头构成下尺桡关节。桡骨茎突和桡骨头在体表可扪及。前臂的长度就是桡骨的长度,所以桡骨的骨折移位,中下段骨折造成下尺桡关节功能紊乱、脱位,桡骨中上段骨折造成上尺桡关节的紊乱、脱位,所以有人称尺桡骨骨折属于关节内骨折。盖氏骨折可因直接打击桡骨中下1/3段的桡背侧而造成;也可因跌倒,手撑地的传导暴力导致,或因旋转暴力造成。

二、临床表现

骨折后前臂和腕部肿胀,疼痛,前臂旋转功能障碍。桡骨下1/3部向掌侧或背侧成角,尺骨小头常向尺侧、背侧突起、腕关节呈桡偏畸形。

三、体格检查

桡骨下1/3部压痛及纵向叩击痛明显,有异常活动或骨擦感,下尺桡关节松弛并有明显的挤压痛,前臂被动旋转功能障碍。

四、诊断

(一)有明显外伤史

前臂中下部肿胀,疼痛和局部压痛,纵向叩击痛明显,有异常活动或骨擦感。

（二）辅助检查

X线片时，必须包括腕关节，以观察下桡尺关节的分离程度，是否伴有尺骨茎突骨折。前臂X线片可见骨折部位在桡骨中下1/3交界处为横形或短斜形，下尺桡关节分离移位。正位片上，下桡尺关节间隙变宽，成人若超过2mm，儿童若超过4mm，则为下桡尺关节分离。侧位片上，桡尺骨干正常应相互平行重叠，若两骨干发生交叉，尺骨头向背侧移位，则为下桡尺关节脱位。

五、分型

（一）稳定型

桡骨干下1/3骨折（一般为青枝型），合并尺骨下端骨骺分离，皆为儿童。

（二）不稳定型

桡骨干下1/3横断、螺旋或斜形骨折，骨折移位较多，下桡尺关节明显脱位，多为传达暴力造成。此型最常见。

（三）特殊型

尺骨、桡骨干下1/3双骨折伴下桡尺关节脱位。成人脱位较严重，青少年桡、尺双骨折位置较低，移位不大，合并尺骨干骨折或弯曲畸形，多为机器绞伤，骨折相对稳定。

六、常规治疗

（一）非手术治疗

手法复位，夹板固定，石膏托固定后。

（二）手术治疗

闭合复位髓内钉内固定，切开复位钢板内固定，下尺桡关节复位后不稳定可用克氏针固定。

七、戴氏特色治疗

（一）手法复位技术

1.手法流程：先复位桡骨干。其复位顺序是先矫正侧方移位，后矫正掌背侧移位。但整复掌背侧移位过程中经常发生侧方再移位，故掌背侧矫正后，应再次整复桡偏。最后矫正下尺桡关节脱位。

患者平卧，患肢外展、屈肘，掌心向下。

2.手法运用：

（1）拔伸牵引，复位软组织、骨折重叠移位的矫正。前臂屈肌群、伸肌群及旋前旋后肌群、骨间膜均有可能在骨折的同时使它们的解剖位置发生位移。如果早期得不到很好的治疗，预后往往会影响功能的恢复。拔伸牵引，不仅使骨折重叠移位得以矫正，同时也使位移的软组织得以恢复正常的轨迹。一助手握住患臂前臂近端，在牵引状态下，术者以患腕大小鱼际为着力点，依次拔伸手指（软组织复位：各个手指逐一拔伸矫正筋走、筋歪，恢复解剖形态）。之后远端助手一手握住患肢的拇指，另一手握住患肢其余四指。牵引时远端助手更倾向于拇指桡侧用力，矫正桡骨干的重叠移位。

（2）侧方移位的矫正：采用夹挤分骨法。矫正侧方移位时，术者用一手在患者前臂中下段骨间隙处夹分骨，将桡骨远折端挤向尺侧。若桡骨远折端向尺侧移位，术者则将患者桡骨远折端挤向桡侧，以矫正侧方移位。

（3）前后移位的矫正：先采用端挤提按手法再采用轻微摇晃法。在牵引状态下，术者一手拇指按住骨折远端向掌侧，示指、中指、环指端提骨折近端向背侧，以矫正前后移位，之后再采用轻微摇晃法使断端咬合更加稳定。

（4）矫正下尺桡关节脱位：术者使用拇指和示指捏住尺骨小头，同时向掌侧及桡侧挤压，指下有入臼感后,对比健侧解剖标志,以达到满意复位。

(二)外固定技术

小夹板纸压垫加石膏托复合式外固定。

1.固定材料:三石散内衬敷料1块、月牙形纸压垫、1块月牙形夹板、1块分骨垫、2块平垫(厚度约3mm)。4块前臂夹板(厚度约3mm),长度远端至腕关节,近端至肘关节下三横指。掌背侧夹板宽度大致与前臂横径相同(早期大致相同,中末期再次塑形夹板宽度略小于横径),内外侧夹板不超过矢状径。石膏绷带若干,绷带若干。

夹板规格基本上与尺桡骨干骨折相同(见图118)。

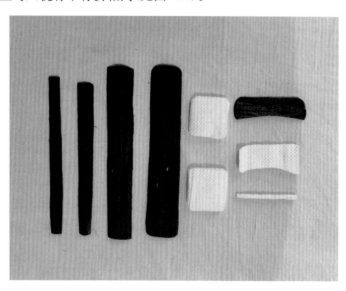

图 118　盖氏骨折小夹板纸压垫材料

2.固定方法:

(1)三石散敷料自近端向远端缠绕患肢1~2层,在桡骨干骨折断端与尺骨的骨筋膜间隙处放置分骨垫。随后放置背侧平垫,再放置掌侧平垫。绷带缠绕后,在下尺桡关节尺侧放置一月牙形垫(包绕尺侧、背侧、掌侧呈半弧形固定),再放置月牙形夹板压住纸压垫表带式固定下尺桡关节。之后依次放置前臂掌背侧夹板、内外侧夹板,均匀缠绕固定。

(2)石膏托(12层)超肘超腕关节固定。然后屈肘90°,三角巾悬吊,前臂放置中立位。复合式外固定8周左右。

(3)拆除石膏托后,小夹板继续固定4周左右。

(三)复查

每周复查1次,观察皮肤状况,有无压疮,对再丢失的移位、脱位予以手法再次调整。2个月后去除分骨垫。嘱定期门诊复查拍片,待桡骨干骨折愈合后解除外固定。

病案一:

2021-6-27,傅某某,女,46岁,安徽省合肥市巢湖人。

主诉:左手疼痛难忍1天。

现病史:伤者从台阶上不慎摔下,左手撑地,见手腕处青紫肿胀,畸形,不能活动,遂来我院治疗。

体格检查:左前臂中下段肿胀,畸形,桡骨中下1/3压痛明显,触诊有骨擦感及异常活动,左下尺桡关节压痛明显,前臂旋转功能受限,患肢末梢血液循环与感觉良好。

辅助检查:X线片示左桡骨干中下1/3骨折伴下尺桡关节脱位(见图119)。

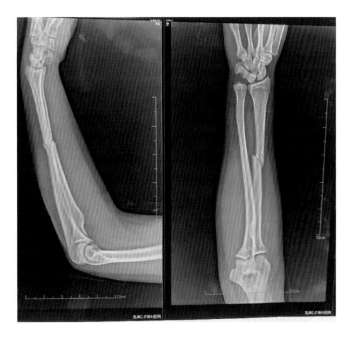

图 119　左桡骨干中下 1/3 骨折伴下尺桡关节脱位

诊断:左前臂盖氏骨折。不稳定型。

戴氏特色治疗:

1.手法复位技术:

患者平卧,患肢外展、屈肘 90°,掌心向下。

(1)拔伸牵引,复位软组织、骨折重叠移位的矫正。不仅有利于复位后的稳定,而且可减轻后期缩短的程度。一助手握住患肢前臂近端,在牵引状态下,术者以患腕大小鱼际为着力点,依次拔伸手指(软组织复位:各个手指逐一拔伸矫正筋走、筋歪,恢复解剖形态)。之后远端助手一手握住患肢的拇指,另一手握住患肢其余四指。牵引时远端助手更倾向于拇指侧用力。矫正桡骨干的重叠移位。

(2)侧方移位的矫正:采用夹挤分骨法。矫正侧方移位时,术者用一手在前臂中下段骨间隙处夹分骨,将桡骨远折端挤向尺侧,以矫正侧方移位。

(3)前后移位的矫正:先采用端挤提按手法再采用轻微摇晃法。在牵引状态下,术者双手拇指按住患者骨折远端向掌侧,示指、中指、环指端提骨折近端向背侧,以矫正前后移位,最后采用轻微摇晃法使断端咬合更加稳定。

(4)矫正下尺桡关节脱位:术者使用拇指和示指捏住尺骨小头,同时向掌侧及桡侧挤压,指下有入臼感后,对比健侧解剖标志,以达到满意复位。

2.小夹板纸压垫加石膏托复合式外固定技术。固定方法:三石散敷料缠绕患肢 1~2 层,在桡骨干骨折断端与尺骨的骨筋膜间隙处放置分骨垫。绷带缠绕后,再放置掌背侧纸压垫,在下尺桡关节尺侧放置一月牙形垫,再放置月牙形夹板压住纸压垫表带式加压固定下尺桡关节,之后依次放置前臂夹板。

制作一块 12 层石膏托超肘关节、超腕关节固定于肘关节屈曲 90°前臂中立位。

复位后 X 线片:下尺桡关节位置恢复,桡骨远端对位对线满意(见图 120)。

1 个月后解除石膏托外固定。继续用夹板固定,每 2 周复查 1 次更换敷料,调整夹板位置。下尺桡关节继续月牙夹板加纸压垫固定。

2021-8-28,外固定 8 周后复查 X 线片:骨折对位对线满意,下尺桡关节关系正常(见图 121)。

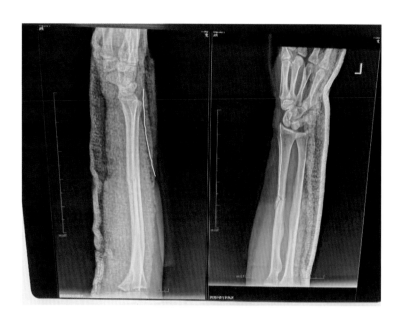

图 120 下尺桡关节位置恢复,桡骨远端对位对线满意

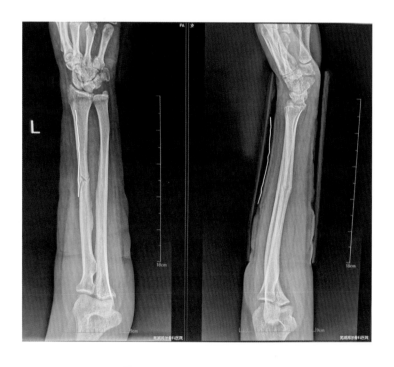

图 121 见骨折对位对线满意,下尺桡关节关系正常

在牵引保护下,活动肘关节与腕关节,继续夹板纸压垫外固定。嘱患者主动进行肘关节、腕关节、指间、掌指关节功能锻炼。

2021-9-26,外固定12周复查,X线片示骨折对位对线满意,骨痂形成,骨折愈合良好,下尺桡关节在位,前臂旋转功能恢复良好(见图122至图125),解除外固定,嘱患者自行康复训练。

按语:

戴氏手法复位,小夹板纸压垫配合石膏托复合式外固定治疗盖氏骨折具有创伤小、固定牢靠、愈合迅速、费用低廉、临床疗效显著的特点,但在治疗过程中应遵循一定的顺序,全面、科学合理地整复固定,以防止前臂旋转功能障碍的发生。

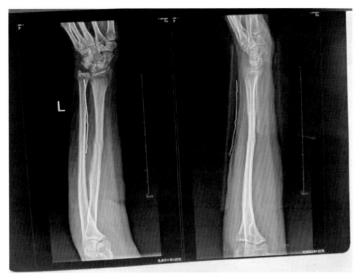

图 122　外固定 12 周复查 X 线片

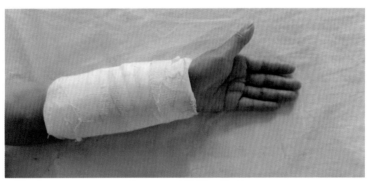

图 123　功能图一旋后

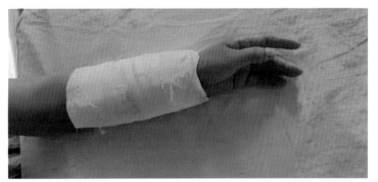

图 124　功能图二中立位

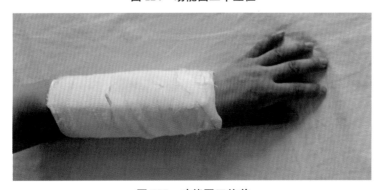

图 125　功能图三旋前

在盖氏骨折的治疗中,应注意以下几点:①应掌握前臂复杂的解剖知识,尽可能地恢复桡骨的旋转弓,了解骨间膜、旋前方肌、旋前圆肌以及三角纤维软骨复合体的损伤情况。②对前臂骨折检查时,需拍包括上、下尺桡关节的正确投照位置片,对怀疑下尺桡关节损伤的必要时拍对侧以对比检查,或行前臂远端 CT 扫描以确诊下尺桡关节损伤,防止漏诊;如果摄片只有单纯性桡骨中下 1/3 骨折仍需要对下尺桡关节的稳定性进行查体,因为有部分患者在受伤的瞬间脱位,但又自动归位,极易漏诊。所以我们对这部分患者无论辅助检查与否,都对下尺桡关节进行固定。这样不仅使下尺桡关节脱位得到了很好的治疗也使骨折断端更加稳定有利于骨折的愈合。③盖氏骨折复位后,易发生再次移位,因此应在掌侧、背侧正确放置分骨垫、下尺桡关节尺侧放置月牙形纸压垫及月牙形夹板表带式加压固定下尺桡关节,使骨折与脱位的固定形成了一个完整的体系,达到牢靠固定的目的。④固定体位:中立位固定时骨间膜张力最大,有利于断端稳定。由于小夹板纸压垫对骨折端以及脱位定点的外固定作用力满意,但是未超关节固定不能控制前臂旋转,因此我们选择了小夹板纸压垫加石膏托复合式外固定。石膏托复合式外固定将小夹板与石膏托的优点结合起来。取得了满意的疗效。一般 2 个月左右,X 线片看到骨痂形成,可解除石膏托外固定继续小夹板固定,直至完全愈合。⑤定期复查,及早发现骨折、下尺桡关节的再次移位,及时予以整复,根据肿胀情况及时调整夹板的松紧度、放置的位置以及夹板的二次塑形。⑥对整复 2～3 次失败的盖氏骨折应尽早手术治疗。

盖氏骨折中医传统手法复位小夹板外固定有其独特优势。其治疗原则是骨折要力求达到解剖复位或近解剖复位,尤其对骨折断端的成角和旋转侧方移位必须纠正,以防前臂旋转功能的丧失。骨折的局部固定加上下尺桡关节月牙形夹板表带式半弧形固定,将骨折与脱位固定形成一个整体,是戴氏治疗骨折的一大特色,它不仅使下尺桡关节脱位得到了很好的治疗,也因为下尺桡关节的稳定保证了骨折断端的愈合。

第十节　桡骨小头骨折

桡骨小头骨折是指桡骨头骨折,包括了桡骨头头部、颈部骨折。

一、相关生理病理

桡骨头的关节面和桡骨纵轴有一定的倾斜度,其大小与前臂旋转活动有关。骨骺未骨化闭合时,X 线正侧位片上显示桡骨近端干骺端外缘向远侧倾斜。桡骨头或桡骨颈无韧带直接附着。桡侧副韧带附于环状韧带上,而后者起于尺骨桡侧缘。关节囊起于桡侧近端 1/3,此处关节囊从环状韧带下方向远端突出,形成囊状隐窝,因此仅桡骨颈的一小部分位于关节囊内。桡骨小头移位骨折,多为上肢伸直肘关节伸直位摔倒所致。受暴力时前臂外翻,外翻应力挤压作用于肱桡关节,桡骨头受挤压而发生骨折。

二、临床表现

肘部剧烈疼痛,肿胀明显,可见瘀青。前臂旋转活动受限,肘关节屈伸受限,有时有骨擦感。

三、诊断

(一)有明显外伤史

肘部剧烈疼痛,肿胀明显,可见瘀青。前臂旋转活动受限,有时可见肘关节外翻畸形,有骨擦感。

(二)辅助检查

X 线片可明确骨折类型及移位情况。

四、分型

裂纹骨折,塌陷骨折,嵌插骨折,粉碎骨折,桡骨颈骨折。

五、常规治疗

（一）非手术治疗

手法复位石膏托或夹板外固定。

（二）手术治疗

切开复位钢板螺丝钉固定，桡骨小头置换术。

六、戴氏特色治疗

（一）适应证

适用于桡骨小头骨折成角0°～30°以及可以复位的60°成角畸形。

（二）手法复位技术

术者首先要在牵引下，将患者肘关节屈曲与伸直到最大角度。挤出关节内瘀血，在拔伸状态下，进行软组织复位，使肘部病理状态下的软组织回归正常轨道中。复位时助手握住肘关节上方，术者右手握住患肢前臂腕部，另一手拇指按压在患者桡骨头外下方（定位：肱骨外上髁下两横指处），余指握住肘部，在牵引状态，将前臂旋前、旋后，使嵌插的桡骨小头骨折端解锁；在前臂旋前内收位拇指指腹在桡骨小头的外下方自下向内上方推顶。拇指指腹感受复位结果，有时可以明显感受到骨折断端向上的滑动感。

（三）小夹板纸压垫套叠式外固定技术

1.固定材料：1块葫芦垫，1块月牙形夹板（约2mm，塑形成半弧形），4块前臂肘关节塑形夹板（取杉树皮修成小夹板4块，厚度适中约3mm，2块裁剪成高尔夫球杆状，1块裁剪成勺状。双手拇指进行塑形使其具有一定的弧度。近端塑形与肘关节屈曲位弧度相匹配，长度近端达肘关节上方，内侧、外侧、后侧夹板均超肘关节，前侧夹板达肘横纹。远端至腕关节上四横指）。三石散内衬敷料一块（见图126）。

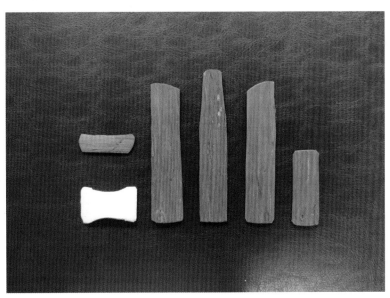

图126 桡骨小头骨折小夹板纸压垫外固定材料

2.固定方法：三石散内衬敷料缠绕2层，绷带自近端向远端松松地缠绕1～2层，将葫芦形纸垫与月牙形夹板放置于桡骨小头前侧、外侧、后侧半弧形放置于桡骨颈平面。再依次放置内侧、外侧、后侧夹板超肘关节固定，前侧夹板达肘横纹，绷带采用叠瓦状缠绕包扎，肘关节处呈"8"字形包扎，超肘时需内外侧加压缠绕，后侧适度加压，不宜过紧，以远近端可插入小手指为宜。完成后行前臂稍旋前位屈肘 90°悬吊固定。

3.注意事项：

(1)交代末梢血液循环如何观察。

(2)桡神经深支有无压迫症状。

病案一：

2020－11－2,刘某某,男,28 岁,安徽省黄山市黟县人。

主诉:左手疼痛难忍 2 小时。

现病史:患者骑车时不慎跌落,左掌撑地,现患肢肘关节肿胀,伸屈困难,无畸形,疼痛。

体格检查:左肘部肿胀疼痛,无畸形,外侧桡骨小头处压痛,肘关节伸屈功能障碍,前臂旋转功能障碍。患肢末梢血液循环与感觉良好。

辅助检查:X 线片示左桡骨小头骨折。桡骨小头倾斜 30°(见图 127)。

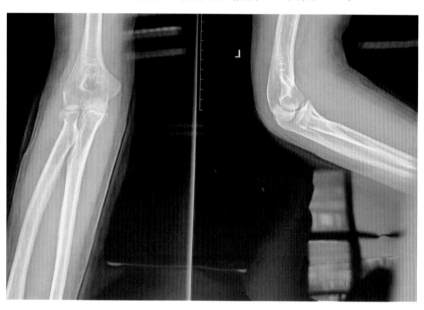

图 127　左桡骨小头骨折,桡骨小头倾斜 30°

诊断:左桡骨小头骨折。

戴氏特色治疗:

1.手法复位:将患者肘关节屈曲与伸直到最大角度。挤出关节内瘀血,在拔伸状态下,进行软组织复位。使肘部病理状态下的软组织回归到正常轨道中。复位时助手稳住肘关节上方,术者右手握住患肢前臂腕部,另一手拇指按压在桡骨头外下方(定位:肱骨外上髁下两横指处),余指握住肘部,在牵引状态下,将前臂旋前、旋后,使嵌插的桡骨小头解锁;在前臂旋前内收使远折端外移,拇指挤压近折端(桡骨小头内下方,自下向内上方推顶),拇指指腹感受复位结果有时可以明显感受到骨折断端向上、向内的滑动感。

2.小夹板纸压垫套叠式外固定技术:

(1)固定材料:1 块葫芦垫,1 块月牙形夹板(约 2mm,塑形成半弧形),4 块前臂肘关节塑形夹板(取杉树皮修成小夹板 4 块,厚度适中约 3mm,2 块裁剪成高尔夫球杆状,1 块裁剪成勺状。双手拇指进行塑形使其具有一定的弧度。近端塑形与肘关节屈曲位弧度相匹配,近端长度达肘关节上方,内侧、外侧、后侧夹板均超肘关节,前侧夹板达肘横纹,远端至腕关节上四横指。制作内侧、外侧、前侧、后侧夹板各 1 块,其中前、后夹板宽度相等,内侧、外侧夹板宽度、长度相等)。三石散内衬敷料 1 块。

（2）固定方法：三石散内衬敷料缠绕 2 层，绷带自近端向远端松松地缠绕 1～2 层，将葫芦形纸垫与月牙形夹板放置于桡骨小头前侧、外侧、后侧半弧形放置于桡骨颈平面。再依次放置内侧、外侧、后侧夹板超肘关节固定，前侧夹板达肘横纹，绷带采用叠瓦状缠绕包扎，肘关节处呈"8"字形包扎，超肘关节时需要内外侧加压缠绕，后侧适度加压，不宜过紧，以远近端可插入小手指为宜。完成后行前臂稍旋前位屈肘 90°悬吊固定。

3. 注意事项：交代末梢血液循环如何观察，桡神经深支有无压迫症状。

2020 - 11 - 15，外固定 2 周复查（见图 128）。

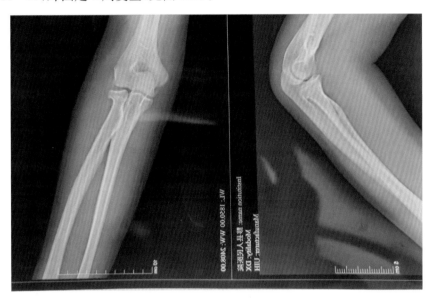

图 128　外固定 2 周复查 X 线片

两助手牵引下，保护断端。解除外固定，见肘关节肿胀消退。

X 线片示：骨折断端仍有残留移位。

手法复位：遵循戴氏弹性复位理念，对断端进行 2 次复位，用拇指在肘关节内翻屈肘位向内挤压桡骨小头矫正残留移位。

小夹板固定：此时患肢肿胀消退，需要对小夹板进行 2 次塑形。

继续前臂稍旋前位屈肘 90°悬吊固定。

2020 - 12 - 21，外固定 7 周复查：肘关节无肿胀，无畸形，屈伸功能，前臂旋转功能尚可，X 线片示骨折对位、对线好，愈合良好（见图 129）。予以解除外固定，嘱自行康复训练。

病案二：

2021 - 12 - 15，齐某某，女，27 岁，安徽省芜湖市清水镇人。

主诉：左手疼痛难忍 2 小时。

现病史：患者不慎摔伤，左掌撑地，现患肢肿胀、疼痛。

体格检查：左肘部肿胀、疼痛，无畸形，外侧桡骨小头处压痛，肘关节伸屈困难，前臂旋转功能障碍。患肢末梢血液循环与感觉良好。

辅助检查：X 线片示左桡骨小头骨折（见图 130）。

诊断：左桡骨小头骨折。

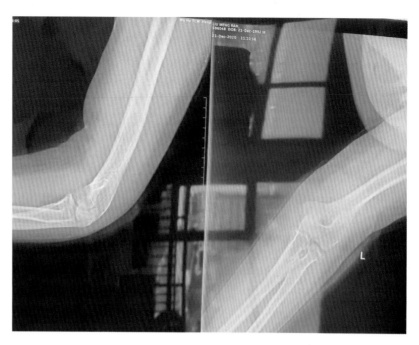

图 129　外固定 7 周复查 X 线片

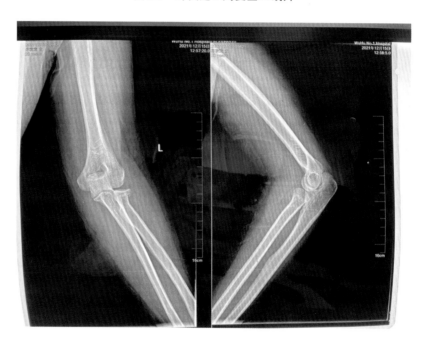

图 130　左桡骨小头骨折,桡骨小头倾斜 30°

戴氏特色治疗:

1.手法复位:术者首先在牵引下,将患者肘关节屈曲与伸直到最大角度。挤出关节内瘀血,在拔伸状态下,进行软组织复位,使肘部病理状态下的软组织回归到正常轨道中。复位时助手稳住患者肘关节上方,术者右手握住患肢前臂腕部,另一手拇指按压在患者桡骨头外下方(定位:肱骨外上髁下两横指处),余指握住肘部,在牵引状态下,将前臂旋前、旋后,使嵌插的桡骨小头解锁;在旋前位拇指指腹在桡骨小头的外下方自下向上内方推顶。拇指指腹感受复位结果有时可以明显感受到骨折断端向上的滑动感。

2.小夹板纸压垫套叠式外固定技术：

(1)固定材料：1块葫芦垫，1块月牙形夹板(约2mm，塑形成半弧形)，4块前臂肘关节塑形夹板(取杉树皮修成小夹板4块，厚度适中约3mm，2块裁剪成高尔夫球杆状，1块裁剪成勺状。双手拇指进行塑形使其具有一定的弧度。近端塑形与肘关节屈曲位弧度相匹配，长度近端达肘关节上方，内侧、外侧、后侧夹板均超肘关节，前侧夹板达肘横纹，远端至腕关节上四横指。制作内侧、外侧、前侧、后侧夹板各1块，其中前、后夹板宽度相等，内侧、外侧夹板宽度、长度相等)。三石散内衬敷料1块。

(2)固定方法：三石散内衬敷料缠绕2层，绷带自近端向远端松松地缠绕1～2层，将葫芦形纸垫与月牙形夹板放置于桡骨小头前侧、外侧、后侧半弧形放置于桡骨颈平面。再依次放置内侧、外侧、后侧夹板超肘关节固定，前侧夹板达肘横纹，绷带采用叠瓦状缠绕包扎，肘关节处呈"8"字形包扎，超肘时需内外侧加压缠绕，后侧适度加压，不宜过紧，以远近端可插入小手指为宜。完成后行前臂稍旋前位悬吊固定。

3.注意事项：交代末梢血液循环如何观察，桡神经深支有无压迫症状。

2021-12-19，外固定4天遵医嘱复查。X线片示骨折断端外倾角增大。两助手牵引下，保护断端。解除外固定，见肘关节肿胀消退。

外固定期间由于肿胀消退和患肢活动，骨折断端再移位，进行2次被动的弹性复位调整。

小夹板固定：此时患肢肿胀消退，需要对小夹板进行2次塑形。继续中立位悬吊固定。

2021-12-20，外固定5天复查。肿胀逐渐消退，继续予以手法调整复位，矫正残留畸形。X线侧位片示对位满意，正位片外倾角5°～10°(见图131)。

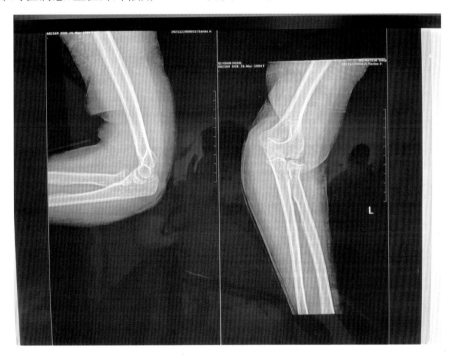

图131 侧位片对位满意，正位片外倾角5°～10°

2022-1-8，外固定3周复查。X线片示：骨折断端对位良好，愈合状况良好(见图132)。

2022-2-16，外固定8周后复查。X线片示骨折愈合良好(见图133)。

继续小夹板纸压垫外固定。

外固定10周后复查，解除外固定，见肘关节屈伸活动良好，前臂旋转功能良好(见图134至图135)。

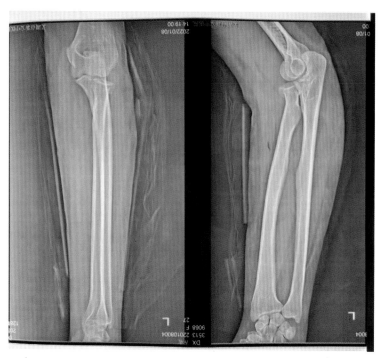

图 132 外固定 3 周复查 X 线片

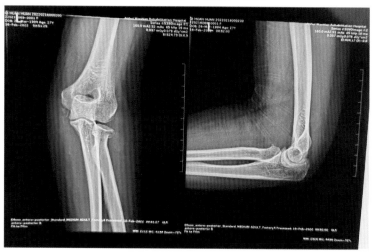

图 133 外固定 8 周后复查 X 线片

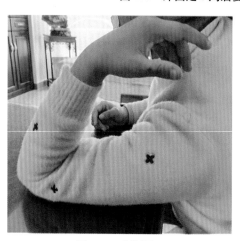

图 134 功能图一

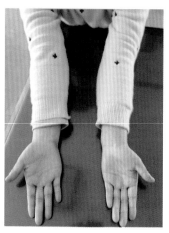

图 135 功能图二

按语：

一、关于诊断

要仔细检查,肘关节内侧副韧带有无损伤,有无尺骨冠状突骨折。必要时做 MRI、CT 及三维重建,明确诊断。

二、关于适应证

适用于桡骨小头骨折成角 0°～30°以及可以复位的 60°成角畸形。成角超过 60°选择手术治疗。

三、关于复位

(一)软组织复位

术者在牵引下,将患者肘关节屈曲与伸直到最大角度。挤出其关节内瘀血,在拔伸状态下,进行软组织复位。使肘部病理状态下的软组织回归到正常轨道中。

(二)解除断端交锁

在牵引下术者拇指固定移位的桡骨小头前外侧下方、一手抓住腕关节上方、快速地旋前旋后,使断端解除交锁。

(三)复位桡骨小头

前臂稍旋前位,此时桡骨小头处于最表浅的状态,便于指下定位、手法复位。复位时可明显感受到指下滑入感。前臂内收远折端外移,扩大肱桡关节间隙,拇指捺正。

(四)弹性复位

由于肿胀,无法一次性复位,或者是复位后骨折对位在丢失。可遵循戴氏弹性复位法,再次调整复位。

四、关于固定

4 块前臂肘关节塑形夹板,内侧、外侧、后侧夹板均超肘关节体现纵轴持骨、骨折端葫芦垫与月牙形夹板呈半弧形包绕与纵轴长夹板套叠式使用,体现了横轴挤压固定理念。套叠式环形叠压固定使用通过绷带、夹板、纸压垫外固定系统层层渗压有效地保证了桡骨小头复位的稳定状态,提高了固定效果。桡神经浅支与深支的走向正好位于葫芦垫与月牙形夹板固定的下方,所以每次外固定后均需要询问患者并交代手指的运动以及皮肤感觉状况。反复和患者交代,发现有神经、运动感觉障碍及时调整外固定,防止对神经造成损伤。

对于关节部位骨折,肌腱、关节囊同步的治疗是获得良好的关节功能的保证。桡骨小头骨折属于肘关节内骨折,所以在 3 周后换药时均要在断端保护下轻轻地、缓缓地活动肘关节,防止肘关节周围韧带等软组织挛缩。也是“筋骨同治,筋大于骨”康复理念在关节部位骨折处理中的具体表现。

桡骨小头骨折如经 2～3 次的复位,仍然得不到满意的复位,需手术治疗。

第十一节　桡骨远端骨折

桡骨远端骨折为桡骨远端近关节 2cm 范围有时也伴有尺骨茎突骨折的骨折。

一、相关生理病理

桡骨远侧端为双凹关节面,向掌侧倾斜 9°～20°、尺侧偏斜 20°～35°,与舟骨及月骨近端构成桡腕关节。手与前臂通过它进行负荷传递。任何引起桡骨远端形态变化的损伤,如 Colles 骨折等,均可引发腕关节纵向负荷传导障碍,关节压力不均衡,导致关节软骨退变或腕关节不稳,尤其是当掌倾角变小时。因此,桡骨远端骨折应力争解剖复位,以减少或防止上述并发症的发生。

二、临床表现

腕部疼痛,肿胀,畸形,功能受限。

三、体格检查

桡骨远端压痛明显,纵向叩击痛,腕关节功能障碍,骨擦感明显。

四、诊断

(一)明确外伤史

腕部疼痛,肿胀,畸形,骨擦感明显,功能障碍。

(二)辅助检查

X线片可明确诊断骨折类型、移位方向,是否合并下尺桡关节脱位、尺骨茎突骨折。

五、分型

(一)Colles 骨折

Colles 骨折是指发生于桡骨远端的松质骨骨折。Colles 骨折多为间接暴力所引起,常见于跌倒,肘部伸展,前臂旋前,腕关节背伸,手掌着地致伤。应力作用于桡骨远端,使得这一脆弱部分发生骨折。

(二)Smith 骨折

Smith 骨折为桡骨远端骨折,其远近端向掌侧移位,合并下尺桡关节脱位。此类骨折多为跌倒时手掌伸展,旋后位着地。直接暴力,如撞击伤。

(三)Barton 骨折

Barton 骨折是指桡骨远端关节面纵斜型骨折,并伴有腕关节脱位。

(四)桡骨远端粉碎性骨折

1. 三平面骨折:桡骨远端骨折在矢状位、冠状位、水平位均发生骨折与移位,多采用手术治疗。

2. 分层骨折:在矢状位分层,既有掌侧移位又有背侧移位。若存在关节面塌陷则选择手术治疗。

六、常规治疗

(一)非手术治疗

闭合复位,石膏托外固定。

(二)手术治疗

切开复位钢板内固定;闭合复位外固定支架固定术。

七、戴氏特色治疗

(一)手法复位技术

1. 手法复位时机:骨折早期整复的优点是显而易见的,问题是对于就诊时已有明显肿胀或有少量张力性水疱形成者,是延期整复还是尽早复位,意见不一。我们主张在严密观察血液循环的基础上,先稍加复位用夹板维持(有水疱形成,抽吸疱内渗出液后外敷雷夫诺尔纱条),等肿胀消退、皮损结痂后,再整复残留移位。我们在临床中患者不仅未因此发生并发症,骨折也得到满意的复位。

2. 手法流程:软组织复位,骨折复位。其复位顺序是先矫正侧方移位,后矫正掌背侧移位。但整复掌背侧移位过程中经常发生侧方再移位,故手法结束后,应再次整复桡偏。

3. 手法复位方法:

(1)体位:患者平卧,患肢外展、屈肘,掌心向下。第一助手握住患肢大小鱼际,第二助手握住患者肘关节。术者面朝患者立于断端远端,有利于目测患肢前臂力线以及解剖标志。便于复位前及复位后对断端的评估以及力量的施展。

（2）拔伸牵引，复位软组织，以患腕大小鱼际为着力点，依次拔伸手指（软组织复位：各个手指逐一拔伸，矫正筋走、筋歪，恢复腕关节周围伸肌群、屈肌群正常的解剖轨迹）。对于嵌插移位严重者，采用摇晃拔伸法，可减少复位时断面骨齿的损伤，使断面交锁完全解脱。不仅有利于复位后的稳定，而且可减轻后期短缩的程度。

（3）侧方移位的矫正：术者面向患者，矫正侧方移位时，由于近端不易直接受外力作用，远端有尺骨保护，故无矫枉过正之虑，因此复位力量宜大。

以右侧骨折为例，第一助手将腕关节在牵引下尺偏，术者右手拇指压住断端远侧，将骨折远折端向尺侧推挤。另一手拇指、示指压在断端近端尺桡骨骨间膜间，将骨折近端向桡侧推挤，复位后用拇指指腹沿着桡骨解剖嵴方向触摸，如有台阶残留移位，可用双拇指压住骨折远折端的桡侧，其余四指顶住尺骨尺侧，做对向的摇晃挤压，完成侧方移位的矫正。

（4）前后移位的矫正：分别采用常规的端提挤按法，戴氏改良式端提挤按法（手法完成后再稍加调整桡偏）。

常规的端提挤按法使用方法，以桡骨远端 Colles 骨折为例，术者用双手拇指压住患者骨折远折端的背侧，其余四指托住远折端的掌侧，在持续牵引下双手拇指将骨折远端向掌侧推挤加大成角，之后猛地向上提拉。

适用于成角较大的桡骨远端的 Colles 骨折。

戴氏改良式端提挤按法使用方法，双手鱼际代替拇指与其他手指，端提挤按增加了复位的接触面。手法开始，双手鱼际不在同一平面发力。手法结束时，双手鱼际在同一平面，对向摇晃挤压。双手鱼际对向挤压形成的平面空间，利用筛子工作原理，骨折碎片在晃动中复位。适用于矫正残留移位、分层移位以及粉碎性骨折。

优点：矫正掌背侧移位时力量过大则因对侧失去保护，易造成矫枉过正（粉碎性骨折易使骨片翘起），或骨皮质嵌插形成掌侧成角矢状位分层移位，加大成角可使分层的掌侧骨折片或背侧骨折片加大移位。改良式端提挤按法由于对向挤压避免了矫枉过正以及矢状位的分层移位，从而得到了满意的复位，提高了复位成功率。体现了戴氏手法的稳、准、巧。适用于移位在 1cm 以内的掌背侧移位、桡骨远端的粉碎性骨折、分层移位。

（5）三平面骨折的矫正：桡骨远端三平面骨折，选择对向挤压摇晃法。三平面骨折的侧方移位矫正：双掌虎口环握断端，远端向内挤压并同时施加摇晃手法矫正冠状位的分离移位。

Smith 骨折的手法复位与 Colles 骨折的前后移位不同，为 Colles 骨折的反向复位。

Barton 骨折的手法复位，重叠移位以及侧方移位同 Colles 骨折的复位，复位掌背侧移位时，在中立位牵引，手掌朝下，肘关节屈曲 90°，术者面朝患者，双手示指、中指、无名指在掌侧托住移位的远端，双手拇指压住近端移位的背侧，边摇晃，边端提推挤，助手一再牵引下背伸腕关节，同时术者一边摇晃一边推挤。

4. 下尺桡关节的处理：

对于下尺桡关节分离或移位的，重叠移位矫正后再矫正下尺桡关节紊乱。矫正下尺桡关节分离、恢复尺骨茎突与桡骨茎突正常高度比（尺骨茎突高出桡骨茎突约 0.5cm）。

下尺桡关节向掌侧脱位（尺骨小头下陷）可引起腕关节疼痛，旋转受限。其发生与以下因素有关：复位时未恢复尺骨茎突与桡骨茎突正常高度比；未矫正桡骨远端旋后移位；纸压垫夹板未塑形持续作用在高起的尺骨茎突上；旋后位固定时尺骨前方未放置防止前移的纸压垫。因此，重视以上原因，并采取相应措施，可防止下尺桡关节脱位引起的尺骨小头下陷。

（二）小夹板纸压垫外固定技术

1. 固定材料：4 块前臂夹板，2 块平垫，1 块长方形平垫。内衬三石散敷料（见图 136）。

2. 固定方法：

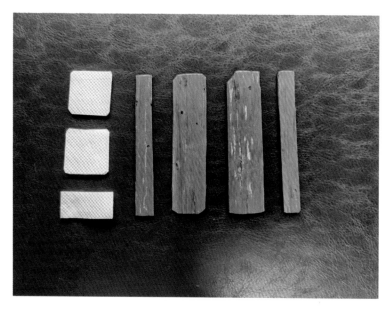

图 136　桡骨远端骨折小夹板纸压垫外固定材料

（1）常规固定方法：在两助手牵引保护下，三石散内衬敷料自上而下缠绕患肢 1～2 层后，绷带自上而下缠绕 1～2 层，依次放置掌背侧纸压垫、桡侧长方形纸压垫。放置掌背侧夹板（背侧夹板尺骨茎突处根据其解剖形态修剪成小弧形，避开隆起的尺骨茎突）、尺桡侧夹板。绷带自上而下缠绕若干，松紧度以远近端可插入一小手指为宜。

（2）特殊固定（套叠式三明治法）：表带式半弧形固定。

固定材料：见图 137。

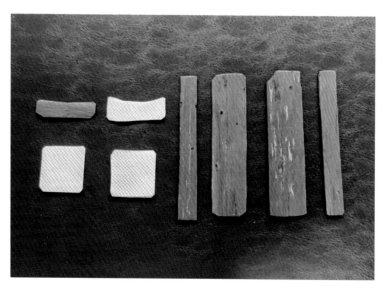

图 137　桡骨远端骨折合并下尺桡关节脱位小夹板纸压垫外固定材料

3.适应证：桡骨远端骨折合并下尺桡关节脱位，月牙形纸压垫及夹板自尺侧包绕腕关节掌背侧中点；桡骨茎突骨折，月牙形纸压垫及夹板自桡侧包绕腕关节掌背侧中点；尺骨茎突骨折移位较大者，月牙形纸压垫及夹板自尺侧包绕腕关节掌背侧中点；桡骨远端三平面骨折，月牙形纸压垫及夹板自桡侧包绕腕关节掌背侧中点；桡骨远端粉碎性骨折，月牙形纸压垫及夹板自桡侧包绕至腕关节掌背侧中点；骨折固定后期，改变外固定体位，旋后位放置时尺骨小头可向前移位，故外固定要增加月牙形纸压垫、月牙形夹板，维持下尺桡关节稳定。

4.特色外固定方法:在两助手牵引保护下,放置三石散内衬敷料后,绷带自上而下缠绕1～2层,在下尺桡关节处尺侧处放置1月牙形纸压垫,再放置月牙形夹板压住纸压垫(背侧超过下尺桡关节中点,掌侧超过下尺桡关节中点,呈半弧状),骨折桡偏移位较大者可在桡侧放置沿桡骨走向放置一长方形纸压垫(应用于下尺桡关节脱位;桡骨茎突骨折;尺骨茎突骨折移位较大者;桡骨远端分层骨折;桡骨远端三平面骨折;桡骨远端粉碎性骨折等),再放置掌背侧平垫压住月牙形夹板,最后再依次放置前臂4块夹板。绷带自内侧向外侧加压缠绕。下端桡背侧板超腕关节、掌尺侧板平腕横纹,上端均抵于肘关节下2cm。除尺侧外均用纸压垫,厚薄相等,背侧压垫避开突起的尺骨茎突。尺骨小头下陷或2周后改换旋后位固定时于尺骨小头前方放置纸压垫上托保护。3周后去除纸垫,6～8周拆除固定。

5.外固定体位的选择:原则上应在不影响固定效果的情况下,选择放在有利于功能恢复及减少并发症的位置上。传统的腕关节掌屈尺偏位虽有助于断端稳定和恢复掌倾角、尺倾角,但因其使腕关节屈曲位松弛粘连,增加了并发腕管综合征的机会。且指间关节因腕关节处于非生理位置上,亦难早期有效地进行功能锻炼。从前臂旋转功能恢复情况看,因旋前方肌和重力的影响旋后难恢复,因此我们选择早期中立位,4周后改旋后位,不仅取得了牢固的固定效果,也减少了并发症,关节功能恢复满意。Barton骨折固定于极度背伸位。复位后3～4周固定于中立位,4周后改旋后位。

6.外固定后的管理:

(1)初诊时松紧度,骨折早期肿胀较甚,接诊时未达6小时,掌背侧夹板要宽于前臂横径,要给创伤性水肿留有空间。松紧度以远近端可插入一小手指为宜。如果接诊时已经肿胀明显,夹板的包扎宜松,待肿胀消退后再予以调整松紧度。

(2)密切观察末梢血液循环,以按压指甲可及时回血为客观指标。

(3)如果包扎后疼痛难忍,应立即给予调整小夹板及绷带松紧度。

(4)2周后肿胀消退,如有骨折复位后位置再丢失应予以复位调整。

(5)肿胀消退后应对夹板再次塑形。

(6)视愈合情况,拆除外固定时间为6～8周。

(三)骨折再移位的处理

骨折再移位与否和骨折类型有关。有学者认为:粉碎性Colles骨折平均约有8mm的短缩移位,如短缩严重,破坏了下尺桡关节正常的解剖关系,可导致不同程度的后遗症。我们对此类患者采用在骨折复位时充分牵引,完全解除嵌插,并且在骨折初期(血肿机化期),不断拔伸患指,施牵引力于断面,减少断面间的压力,利用血肿机化组织填塞吸收区,结果显示短缩程度与未采用手法牵引的患者有明显的差异。文献报道石膏管型固定移位较大的Colles骨折,约有半数再移位。从临床诊治情况来看,夹板固定再移位的发生率也占有相当的比例,且以向掌侧成角及桡偏多见。其发生原因多与移位趋势(原始移位严重或复位不理想以及旋前方肌牵拉影响造成骨折端近折端向尺侧移位)或外固定不当有关。如侧方移位远端压垫面积超骨折线,背侧夹板未超腕关节,或背侧压垫过厚均可导致再移位。故了解再移位趋势,优良的早期复位,正确地固定,对防止再移位具有决定性的意义。另外,我们对于再移位的骨折,以及早期未完全复位的骨折,采用了弹性复位法,即主动地逐步复位以及被动地弹性复位。不仅使骨折得到了满意的复位,骨折愈合时间并未因此受到影响。

(四)功能锻炼问题

不失时机充分有效地进行指间关节、腕关节、肘关节、肩关节锻炼,有利于消肿及功能恢复。早期尤其要重视手指的握拳运动,使患肢周径随之增大,肢体的膨胀力会对杉树皮小夹板产生一定的挤压力,使杉树皮小夹板产生的反作用力作用于骨折断端,可以增强断端的稳定性,同时也能够帮助矫正骨折断端的残留移位。肩关节远离骨折区,早期活动常被忽视,可因废用而导致冻结肩。腕关节锻炼亦要尽早进行,本组中粉碎性骨折或波及关节面的骨折,多在第8周解除固定,未发现再移位。

(五)中药的运用问题

自接诊之日起,给予活血化瘀、清热消肿的中药内服。每日1剂,至肿胀消退。

正确掌握骨折初期用药时机和药物的选择,可使腕关节早期创伤性肿胀迅速消退,不仅保障了早期治疗的顺利进行,对预防近期并发症、远期并发症,也有重要意义。不但要强调一个"早"字,而且应选择清热凉血、活血止血、利水解毒之品配伍应用,切勿见肿消肿和过多选择温性活血化瘀药。

病案一:

2021-1-3,葛某,女,51岁,安徽省芜湖市荻港人。

主诉:左手疼痛难忍2小时。

现病史:伤者不慎摔倒,左手撑地,致伤手腕处。见手腕处青紫肿胀,畸形,不敢活动。遂来我院就诊。

体格检查:左腕部稍肿胀,压痛、畸形,触诊有骨擦感及异常活动,腕关节活动功能丧失,患肢末梢血液循环与感觉良好。

辅助检查:X线片示左桡骨远端伴尺骨茎突骨折。侧位片远端向掌侧成角,正位片远端桡偏移位(见图138)。

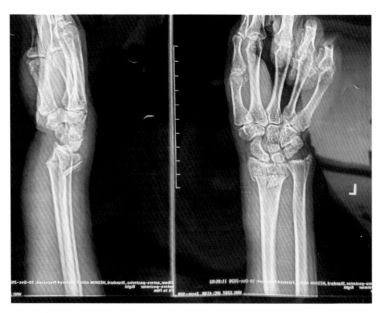

图138 左桡骨远端伴尺骨茎突骨折

诊断:左桡骨远端Colles骨折伴尺骨茎突骨折。

戴氏特色治疗:

1.手法复位技术:

(1)拔伸牵引,复位软组织、骨折重叠移位的矫正。以患腕大小鱼际为着力点,依次拔伸手指(软组织复位:各个手指逐一拔伸矫正筋走、筋歪,恢复解剖形态),旋前缓缓牵引(嵌插移位严重的应边摇晃、边用力拔伸牵引)下先矫正下尺桡关节分离,恢复尺骨茎突与桡骨茎突正常高度比(尺骨茎突高出桡骨茎突约0.5cm)。此患者嵌插移位严重,采用摇晃拔伸法,减少复位时断面骨齿的损伤,解脱断面交锁。增加复位后的稳定性,减轻后期短缩的程度。

（2）侧方移位的矫正：术者站在骨折断端远侧，目测轴线。在牵引状态下，第一助手将腕关节尺偏，术者左手拇指压住患者断端远侧的桡侧向尺侧推挤，另一手拇指、示指对向压在患者断端近端尺桡骨骨间膜间向桡侧推挤。矫正侧方移位的畸形。

（3）前后移位的矫正：侧方移位矫正后，在持续牵引状态下，术者双手拇指按压在骨折远端，其余手指托住骨折近端，向掌侧加大成角，之后猛地向上提拉。之后双掌对掌对向挤压摇晃矫正残留移位，同时防止矫枉过正。

2.小夹板纸压垫外固定技术：

（1）固定方法：内衬三石散敷料包绕，绷带自上而下缠绕1～2层。先放置掌背侧平垫再放置侧方桡侧平垫。最后再依次放置前臂4块夹板（掌背侧夹板需要宽于患肢横径，为肿胀预留空间）。绷带自内侧向外侧缠绕。下端桡背侧板超腕关节、掌尺侧板平腕横纹，上端均抵于肘关节下2cm。除尺侧外均用纸压垫（厚度约3mm），厚薄相等，背侧夹板远端尺侧修成小弧形避开突起的尺骨茎突。固定于中立位。

（2）松紧度标准：包扎后上下端，以术者可插入小手指为宜；按压手指甲以观察甲床毛细血管反应时间，一般2秒内恢复为正常血液循环。包扎完成后，握紧外固定，松开后，其能够轻松回弹到原来位置。

嘱患者密切观察末梢血液循环情况，做屈指握拳动作。

2021-1-11，外固定1周复查。

在两助手牵引保护断端情况下，术者解除其外固定，见腕关节肿胀消退，拇指指腹触摸脉窝存在、桡骨解剖嵴平整、一高一低存在（尺骨茎突稍高于桡骨）。

术者在断端保护状态下屈伸拔伸掌、指关节。

继续小夹板纸压垫外固定：对夹板进行再次解剖塑形，掌背侧夹板稍窄于前臂横径。

X线片示：断端对位良好（见图139）。

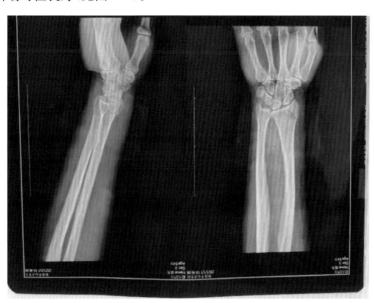

图139　骨折复位术1周后摄片

2021-1-24，外固定3周后复查，解除外固定后，术者继续手指触摸断端解剖关系了解断端情况。在断端保护下，背伸掌屈腕关节，屈伸拔伸掌、指关节。

继续小夹板纸压垫外固定：增加月牙形夹板、月牙形纸压垫固定下尺桡关节，自尺侧向桡侧包绕固定至腕关节掌背侧中点，固定体位由中立位改为稍旋后位。因尺骨茎突骨折下尺桡关节不稳，前臂旋后位放置可造成尺骨茎突前移。月牙形纸压垫夹板包绕固定下尺桡关节可避免该并发症发生。

2021-2-19，外固定7周后复查，X线片示骨折对位、对线良好，骨痂形成愈合良好（见图140）。

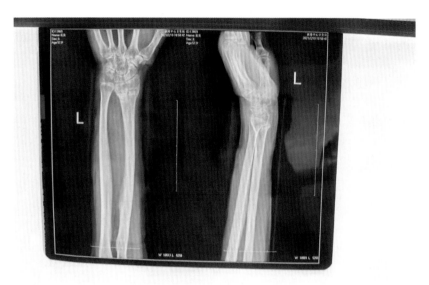

图140 外固定7周后复查X线片

解除外固定，断端无压痛，腕关节解剖形态正常；掌曲正常；背伸差10°；指间关节功能正常（见图141至图143）。

嘱患者继续自行屈指握拳动作；屈肘伸肘动作；肩关节上举、外展、内收动作。

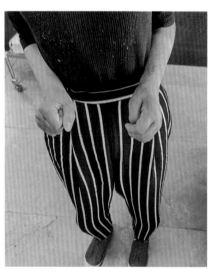
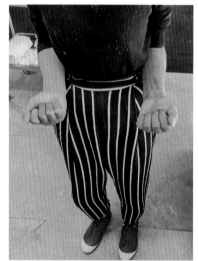

图141 功能图一 　　　　　　　　图142 功能图二

病案二：

2018-9-14，张某某，女，86岁，安徽省芜湖市人。

主诉：左手疼痛难忍3小时。

现病史：伤者不慎摔倒，左手撑地，摔伤手腕处。现手腕处青紫肿胀，畸形，不敢活动。遂来我院治疗。

体格检查：左腕部肿胀，压痛、畸形，触诊有骨擦感及异常活动，腕关节活动功能丧失，患肢末

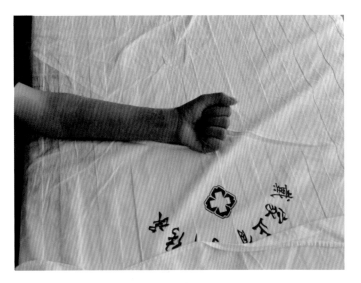

图 143　功能图三

梢血液循环与感觉良好。

辅助检查:X 线片示左尺桡骨远端粉碎性骨折。侧位片显示桡骨远端骨折移位呈 T 形改变,分层移位(见图 144)。

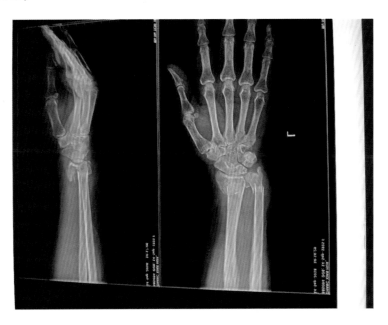

图 144　左尺桡骨远端粉碎性骨折

诊断:左尺桡骨远端粉碎性骨折。

戴氏特色治疗:

1. 手法复位技术:患者平卧,患肢外展、屈肘,掌心向下。

(1)拔伸牵引状态下采用摇晃拔伸法,减少复位时断面骨齿的损伤,使断面交锁完全解脱,保证复位后的稳定。以患腕大小鱼际为着力点,依次拔伸手指(软组织复位:各个手指逐一拔伸矫正筋走、筋歪,恢复解剖形态)。中立位缓缓牵引,该患者嵌插移位严重需要边摇晃、边用力拔伸恢复力线。

(2)侧方移位的矫正:术者立于患者骨折远端面,目测力线。术者左手拇指压住患者桡骨骨折的远端桡侧,另一手的虎口压住其尺骨骨折端的近端尺侧。在尺偏的基础上对向挤压矫正侧方移

121

位。目测桡骨的力线正常,右手拇指沿着其桡骨的解剖标志轻轻触摸,骨性解剖标志恢复。

(3)前后移位的矫正:侧方移位矫正后,在持续牵引下双掌在掌背侧对向压住患者骨折远近端,边挤压、边摇晃矫正粉碎性骨折断端的 T 形移位。

复位后 X 线片见图 145。

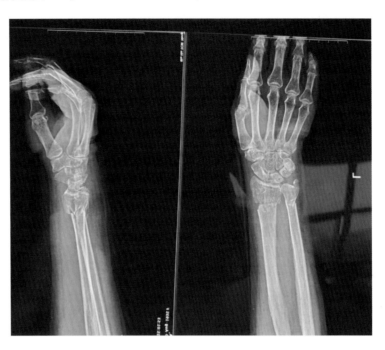

图 145 桡骨远端复位后 X 线片

2. 小夹板纸压垫外固定技术:内衬三石散敷料包绕,绷带自上而下自内而外缠绕 1～2 层。依次尺侧放置月牙形纸压垫,月牙形夹板(厚度约 3mm,自尺侧包绕下尺桡关节,掌背侧均至腕关节中点),桡侧长方形平垫,掌背侧平垫(掌侧平垫 3mm,背侧平垫 2mm,做对向挤压)。最后再依次放置前臂 4 块夹板。绷带自内侧向外侧加压缠绕。下端桡背侧板超腕关节,掌尺侧板平腕横纹,上端均抵于肘关节下约 2cm。背侧夹板远端尺侧修剪成小弧形,避开突起的尺骨茎突。

中立位悬吊固定。

2018-9-24,外固定 1 周复查。

在两助手牵引下,保护断端。解除外固定,见腕关节仍然稍有肿胀,桡骨远端目测稍有畸形,拇指触摸断端与健侧并结合 X 线片相比骨折对位稍有丢失(见图 146)。

遵循戴氏弹性复位理念,对断端进行 2 次复位调整(在两助手拔伸牵引下,术者双掌对向摇晃挤压断端,目测畸形矫正)。继续小夹板纸压垫外固定,中立位悬吊。

2018-9-28,外固定 2 周后复查。

在两助手牵引下,保护断端。解除外固定,见腕关节肿胀消退,解剖标志基本正常。再次给予双掌对向挤压摇晃矫正残留移位。小夹板纸压垫继续固定:患肢肿胀消退,需要对小夹板进行 2 次塑形(掌背侧夹板要稍窄于前臂横径,呈上宽下窄)。掌侧纸压垫要厚于背侧纸压垫。

2018-10-12,外固定 4 周复查,X 线片示断端对位、对线良好,骨痂形成(见图 147)。

两助手稍稍牵引保护患者骨折断端状态下,术者解除其外固定。观察其皮肤情况正常,解剖标志正常,在保护状态下,活动屈伸手指,腕关节稍背伸掌屈活动。继续小夹板纸压垫外固定。嘱患者做屈伸手指握拳动作,肘关节屈伸动作;肩关节外展、上举动作。体位改前臂中立位为旋后位悬吊固定。

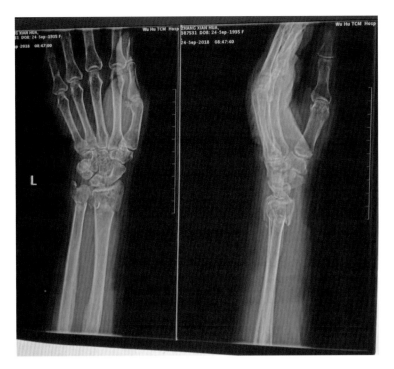

图 146　外固定 1 周复查 X 线片

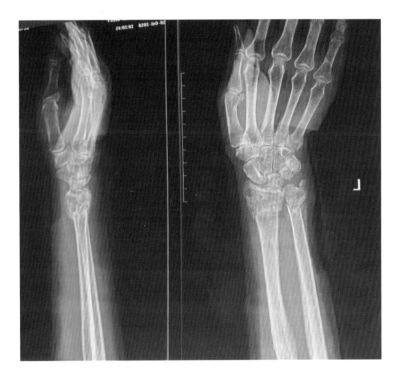

图 147　外固定 4 周复查 X 线片

2018 - 11 - 15,外固定 8 周复查。X 线片示骨折对位、对线良好,骨痂形成。腕关节解剖形态正常,关节功能可。

解除外固定,腕关节解剖标志均存在。在保护状态下术者屈伸患肢手指,加强腕关节功能活动。嘱患者继续自行屈指握拳,屈肘伸肘,肩关节上举、外展、内收康复训练。

病案三：

2021-6-16,李某某,女,49 岁,安徽省芜湖市人,

主诉:左手疼痛难耐 2 小时。

现病史:伤者骑车不慎摔倒,左手撑地,致摔手腕处。现手腕处青紫肿胀,畸形,不敢活动。遂来我院治疗。

体格检查:左腕部肿胀,压痛、畸形,触诊骨擦感及有异常活动,腕关节活动功能丧失,患肢末梢血液循环与感觉良好。

辅助检查:X 线片示左桡骨远端粉碎性骨折(三平面骨折)伴下尺桡关节脱位(见图 148)。

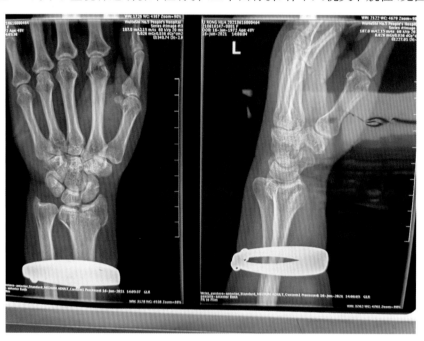

图 148 左桡骨远端粉碎性骨折(三平面骨折)伴下尺桡关节脱位

诊断:左桡骨远端粉碎性骨折(三平面骨折)伴下尺桡关节脱位。

戴氏特色治疗:

1. 手法复位技术:患者平卧,患肢肩关节外展、屈肘 90°,掌心向下。

(1)拔伸牵引:助手一双手分别握住患肢大小鱼际。助手二环握患肢肘关节下方,在同一水平做对抗拔伸牵引,并在维持对抗牵引状态下以患腕大小鱼际为着力点,依次拔伸手指,边摇晃、边用力拔伸牵引。

(2)下尺桡关节脱位的矫正:术者面对患者,目测患肢畸形情况,先矫正下尺桡关节分离以及恢复尺骨茎突与桡骨茎突正常高度比(尺骨茎突高出桡骨茎突约 0.5cm)。

(3)侧方移位:由于该患者远折端既有向尺偏又有桡偏移位,用双手虎口做尺侧和桡侧的对向挤压。因是对向挤压所以无矫枉过正之虑,复位力量宜大。

(4)前后移位的矫正:侧方移位矫正后,双掌掌根对向挤压上下摇晃矫正前后移位,同时防止矫枉过正。最后术者再次双掌虎口环握断端远端向桡侧、尺侧对向挤压并同时施加摇晃手法矫正冠状位的分离移位。再双掌掌根对向挤压上下摇晃矫正前后移位,矫正残留移位。

2. 小夹板纸压垫外固定技术:内衬三石散敷料包绕,绷带缠绕 1~2 层。尺侧、桡侧分别放置 1 个月牙形纸压垫,再放置月牙形夹板(一个放在桡骨茎突的桡侧、一个放在尺骨茎突的尺侧),再放置掌背侧平垫。最后再依次放置前臂 4 块夹板。绷带自内侧向外侧缠绕。下端桡背侧板超腕关节、掌尺侧板平腕横纹,上端均抵于肘关节下。背侧压垫避开突起的尺骨茎突。

上肢悬吊固定于中立位。

2021-6-23,外固定1周后复查。在两助手牵引下,保护断端。解除外固定,见腕关节肿胀渐消,皮肤情况良好,拇指触摸感受断端对位稍有丢失。

手法复位:遵循戴氏弹性复位理念,对断端进行2次复位。在对向牵引状态下,依次拔伸手指。术者双手掌根对向挤压摇晃,矫正前后残留移位。之后术者双掌虎口环握断端远端向桡侧、尺侧对向挤压并同时施加摇晃手法,矫正侧方残留移位。

继续小夹板纸压垫外固定:因患肢肿胀消退,需要对小夹板进行2次塑形。夹板之间的距离大约为0.5cm。掌侧纸压垫要厚于背侧纸压垫。嘱患者活动指间关节。继续中立位悬吊。

2021-6-30,外固定2周复查。两助手牵引下,保护断端。解除外固定,肿胀消退,皮肤情况良好。

继续小夹板纸压垫外固定,中立位悬吊。

2021-7-12,外固定5周复查。X线片复查显示断端对位、对线良好。大量骨痂生长,断端愈合良好。下尺桡关节在位(见图149)。

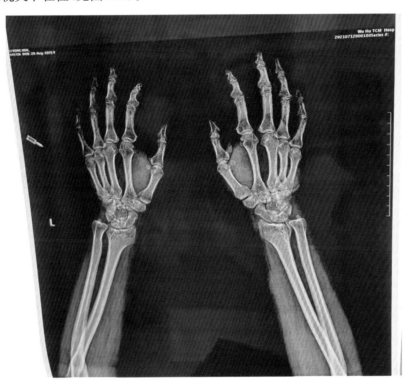

图149　外固定5周复查X线片

在助手稍稍牵引保护断端状态下,术者解除其外固定。拇指指腹轻轻触摸断端,活动屈伸手指,在保护状态下腕关节稍做掌曲背伸活动。

继续小夹板纸压垫外固定,改前臂悬吊中立位固定为前臂悬吊旋后位固定。

嘱患者继续自行屈指握拳,屈肘伸肘、肩关节上举、内收、外展康复训练。

2021-8-20,外固定9周复查。X线片示骨折断端对位对线可,愈合良好。下尺桡关节正常(见图150至图151)。

遂解除外固定,见腕关节解剖形态正常;前臂旋转功能正常;腕关节掌屈背伸趋于正常;指间关节屈伸正常。

病案四:

2021-10-8,王某某,女,51岁,安徽省芜湖市湾沚区人。

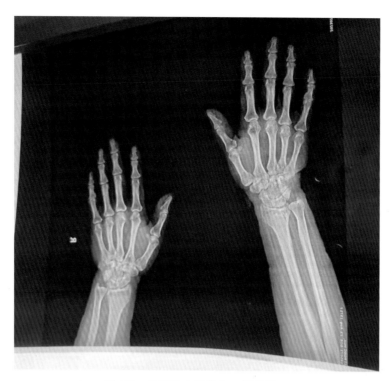

图 150　外固定 9 周复查 X 线片图一

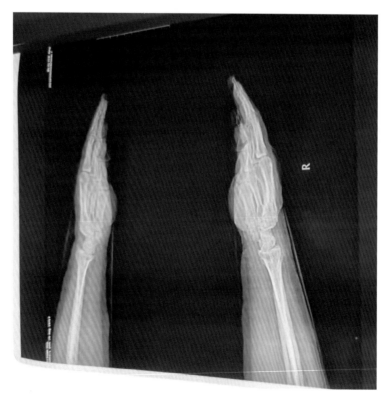

图 151　外固定 9 周复查 X 线片图二

主诉:左手疼痛难忍 2 小时。

现病史:伤者不慎摔倒,左手掌背撑地,摔伤手腕处。见手腕处青紫肿胀,畸形,不敢活动。遂来我院治疗。

体格检查:左腕部肿胀,压痛、畸形,触诊有骨擦感及异常活动,腕关节活动功能丧失,患肢末

126

梢血液循环与感觉良好。

　　辅助检查:X线片示桡骨远端关节面纵斜向掌侧断裂移位、伴有腕关节随同远折端向掌侧移位(见图152)。

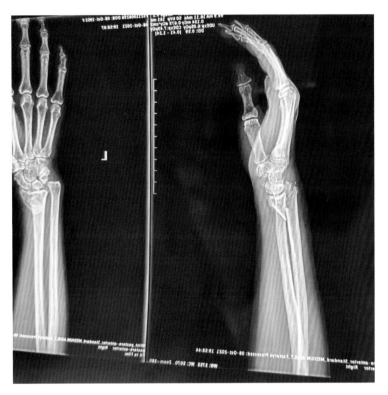

图 152　左桡骨远端骨折,侧位片显示关节面纵斜向掌侧断裂移位、
伴有腕关节随同远折端向掌侧移位

　　诊断:左桡骨远端骨折(Barton 骨折)。

戴氏特色治疗:

　　1.手法复位技术:患者取平卧,患肢肩关节外展、屈肘 90°,掌心向下。

　　术者站在骨折断端远侧,目测轴线(有利于力线的矫正,手法力量更易施展)。

　　(1)拔伸牵引,复位软组织、骨折重叠移位的矫正。采用摇晃拔伸法,可减少复位时断面骨齿的损伤,使断面交锁完全解脱。之后以患腕大小鱼际为着力点,依次拔伸手指。

　　(2)下尺桡关节脱位的矫正:在拔伸牵引状态下,矫正下尺桡关节分离,恢复尺骨茎突与桡骨茎突正常高度比。

　　(3)侧方移位的矫正:矫正侧方移位,第一助手尺偏,同时术者右手拇指压住断端远侧,另一手拇指、示指对向压在断端近端尺桡骨骨间膜间向桡侧推挤。

　　(4)前后移位的矫正:患者肘关节屈曲 90°,掌心向下,腕关节充分背伸,利用软组织铰链作用,恢复桡骨掌侧的长度,术者面向患者,用双手中指、示指、无名指托住骨折远端,拇指压住骨折的近端,在摇晃下端提推挤骨折端。使掌侧的骨折移位完全吻合,使之成为稳定状态。

　　2.小夹板纸压垫外固定技术:

　　(1)固定材料:4 块前臂夹板,3 块平垫。内衬三石散敷料。

　　(2)固定方法:内衬三石散敷料包绕,绷带自远端向近端缠绕 1～2 层。依次放置背侧平垫、放置掌侧平垫,放置桡侧长方形平垫,放置前臂 4 块夹板。绷带自内侧向外侧加压缠绕。下端桡掌侧板超腕关节、背尺侧板平腕横纹,上端均抵于肘关节下 2cm。除尺侧外均用纸压垫,厚薄相等,背侧压垫避开突起的尺骨茎突。

2021-10-11,复位后3天摄片复查。X线片示正位片示解剖对位,侧位片示骨折断端的台阶吻合。骨折对位良好(见图153)。

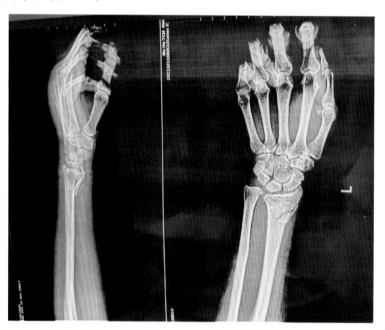

图153　复位后3天复查X线片

2021-10-15,外固定1周复查。

在两助手牵引下,保护断端。解除外固定,腕关节肿胀渐消,皮肤情况良好,拇指触摸感受断端对位稍有丢失(有小台阶感)。对断端进行2次整复。在对向牵引状态下,依次拔伸手指。术者双手掌根对向挤压摇晃断端,矫正前后残留移位。之后术者双掌虎口环握断端远端向桡侧、尺侧对向挤压并同时施加摇晃手法,矫正侧方残留移位。继续小夹板纸压垫外固定:肿胀消退,需要对小夹板进行2次塑形。夹板之间的距离约为0.5cm。掌侧纸压垫要厚于背侧纸压垫。嘱患者活动指间关节。继续中立位悬吊。

2021-10-23,外固定2周复查。

两助手牵引下,保护断端。解除外固定,皮肤情况良好。继续小夹板纸压垫外固定,中立位悬吊。

2021-10-30,外固定3周复查。

在两助手牵引下,保护断端。解除外固定,皮肤情况良好。继续小夹板外固定,中立位悬吊。嘱患者自行进行掌指关节锻炼。

2021-11-10,外固定4周复查。

在两助手牵引下,保护断端。解除外固定,皮肤情况良好。更换敷料继续小夹板外固定,中立位悬吊。嘱患者自行进行掌指关节、肘关节、肩关节锻炼。

2021-11-20,外固定5周复查。

在两助手牵引下,保护断端。解除外固定,外形正常,皮肤情况良好。在术者保护下,帮助患者被动活动腕关节。

更换敷料继续小夹板外固定,中立位悬吊。

2021-12-10,外固定8周复查。

解除外固定见腕关节解剖形态正常,前臂旋转功能正常,腕关节掌屈背伸趋于正常,指间关节屈伸正常。嘱患者自行腕关节功能锻炼。

病案五：

2022-2-18,吴某某,女,49岁,安徽省芜湖市人。

主诉:右手疼痛难忍10天。

现病史:伤者骑车不慎摔倒,右手撑地,摔伤手腕处。手腕处肿胀畸形。在外院被确诊为Colles骨折,予以手法复位,石膏托掌屈尺偏位外固定,复位后摄X线片复查见断端对位良好(见图154)。

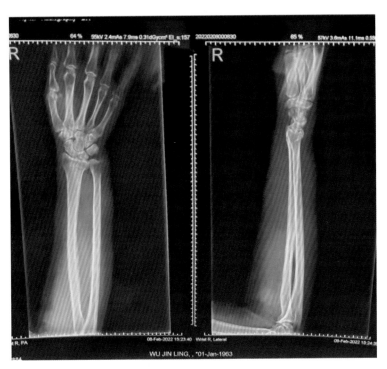

图154 右桡骨远端骨折

复位石膏固定后摄片:骨折对位良好(见图155)。

10天后摄片复查见断端骨折远端向掌侧移位。遂来我院就诊。

体格检查:石膏托在位,解除外固定后见右腕部肿胀、压痛、畸形,患肢末梢血液循环与感觉良好。

X线片示右桡骨远端骨折。骨折远端向掌侧移位(见图156)。

诊断:右桡骨远端骨折(Smith骨折)。

戴氏特色治疗:

1.手法复位:患者平卧,患肢肩关节外展、屈肘90°,掌心向下。

(1)拔伸牵引:助手一双手分别握住患肢大小鱼际。助手二环握患肢肘关节下方,在同一水平做对抗牵引,并维持对抗牵引状态下以患腕大小鱼际为着力点,依次拔伸手指(软组织复位:各个手指逐一拔伸矫正筋走、筋歪,恢复解剖形态),嵌插移位严重的应边摇晃边用力拔伸牵引。

(2)下尺桡关节脱位的矫正:术者面对患者,目测患者患肢畸形情况,先矫正下尺桡关节分离,恢复尺骨茎突与桡骨茎突正常高度比(尺骨茎突高出桡骨茎突约0.5cm)。

(3)前后移位的矫正:侧方移位矫正后,一手掌根压住骨折近端,一手掌根托住远端,双掌掌根对向挤压上下摇晃矫正前后移位,同时逐渐背伸,防止矫枉过正。

2.小夹板外固定技术:内衬三石散敷料包绕,绷带缠绕1~2层。放置掌背侧平垫,再依次放置前臂4块夹板。绷带自内侧向外侧加压缠绕。下端桡背侧板超腕关节、掌尺侧板平腕横纹,上端均抵于肘关节下。除尺侧外均用纸压垫,厚薄相等,背侧压垫避开突起的尺骨茎突。

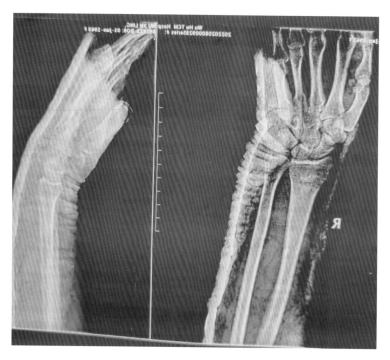

图 155 复位石膏固定后摄片:骨折对位良好

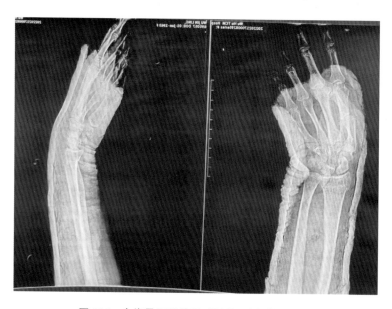

图 156 右桡骨远端骨折,骨折远端向掌侧移位

上肢悬吊固定于中立位。

手法复位小夹板纸压垫外固定后摄片:桡骨茎突稍有分离移位(见图 157)。

2022-2-25,外固定 1 周复查。

在两助手牵引下,保护断端。解除外固定,见腕关节肿胀消退,皮肤情况良好,拇指触摸感受断端对位稍有丢失。

手法调整:遵循戴氏弹性复位理念,对断端进行 2 次复位。对向牵引状态下,依次拔伸手指。术者双手掌根对向挤压摇晃,矫正前后残留移位。之后术者双掌虎口环握患者断端远端向桡侧、尺侧对向挤压并同时施加摇晃手法,矫正侧方残留移位。

继续小夹板外固定:此时患肢肿胀消退,需要对小夹板进行 2 次塑形,在桡侧茎突处分别放置

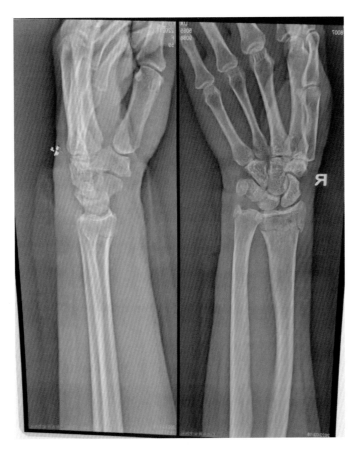

图 157　手法复位后摄片

1个月牙形纸压垫,再放置月牙形夹板。矫正桡骨茎突的残留移位,夹板之间的距离约为0.5cm。掌侧纸压垫要厚于背侧纸压垫。嘱患者活动指间关节。继续中立位悬吊。

之后每周复查1次。

在牵引保护断端状态下,术者解除外固定。拇指指腹轻轻触摸断端,活动屈伸手指,在保护状态下,腕关节逐步活动。

在小夹板固定作用下,嘱患者行屈指握拳;屈肘伸肘;抬肩上肢上举康复训练。

2022-3-20,外固定5周复查。

X线片示断端对位、对线好,桡骨茎突分离移位得以矫正,愈合良好(见图158)。

2022-3-27,外固定6周复查。

桡侧月牙形夹板纸压垫调整为长方形平垫。继续指间关节功能训练,加强肘关节、肩关节功能训练。

换药时在断端保护下腕关节做掌屈背伸康复训练。

2022-4-7,外固定8周复查。

解除外固定,见腕关节解剖形态正常;前臂旋转功能正常;腕关节掌屈背伸趋于正常;指间关节屈伸正常。给予解除外固定,嘱患者继续自行功能锻炼。

按语:

桡骨远端骨折案例一,肿胀未形成,复位及时,复位成功率高。复位时明确移位情况,手法快、准、稳,减少二次创伤。

该例外固定,在伤后1小时后复位,小夹板包扎时要预留空间,包扎不宜过紧。夹板与皮肤之间须留有夹角。复位后第3天,需复查1次。此时为肿胀最高峰需要再次调整外固定松紧度,防止

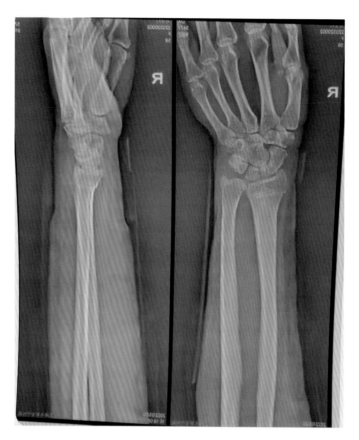

图 158　对位对线好,有骨痂形成

包扎过紧出现小夹板并发症。

伤后 1 周复查时肿胀渐消,由于肿胀,外固定松动丢失的断端位置需要再矫正。侧方移位、掌背侧移位均需要再稍加手法调整。

伤后第 2 周,肿胀基本消退,此时需要对夹板再次塑形,做到板形合一确保固定的有效性。从第 2 周开始都要使患者手指被动拔伸、屈曲训练。尤其是要做腕关节尺偏的被动拔伸,我们发现有很多 X 线片对位情况良好的患者解除石膏外固定后一部分患者存在功能障碍问题,如桡偏畸形,我们认为是旋前方肌挛缩造成的骨折近折断的尺偏移位。

换药第 3 周,由于前臂旋前方肌的作用以及重力的影响,前臂存在旋前趋势,因此外固定体位在第 3 周需要逐步改放在旋后位。由于 Colles 骨折多半合并下尺桡关节韧带损伤,关节不稳,旋后位尺骨茎突要向前移位,因此需用月牙垫结合月牙形夹板固定下尺桡关节。防止尺骨茎突前移。

桡骨远端骨折案例二:为骨折断端粉碎性骨折矢状位上纵行劈裂,骨折碎片矢状位既有掌侧移位,又有背侧移位。复位时拔伸牵引一定要到位,使重叠完全矫正,否则复位时易造成骨片的翻转。同时双掌在掌背侧在摇晃下对向挤压,避免了复位时背侧骨片和掌侧骨片的顾此失彼,保证了复位的效果。

桡骨远端骨折案例三:为断端冠状位、矢状位、水平位的骨折移位。复位时需要术者双掌虎口环握患者断端远端向内挤压并同时施加摇晃手法矫正冠状位的分离移位。

固定采用月牙形夹板纸压垫表带式固定方法,对冠状位的分离移位有很好的抱聚作用,对断端固定起到很好的效果。

病案五提示桡骨远端骨折 Colles 常见,但须仔细读片认真询问病史,防止隐匿性 Smith 骨折漏诊。该患者原始片骨折远端稍向掌侧移位,首次复位后虽然对位情况良好,但是违背了逆创伤机制固定的原则,所以造成了复位后骨折远端向掌侧的再移位。

桡骨远端的骨折治疗充分体现戴氏"筋骨并重,筋大于骨"的康复理念。

从第2周开始患者手指须被动拔伸、屈曲训练,体现戴氏骨折治疗快速康复的理念。

因为笔者发现骨折愈后功能很多与对位不成正比,与软组织的康复成正比。因为小夹板的外固定治疗,断端吸收问题以及骨折碎片的缺损问题,骨折复位后多伴有位置的不同程度的丢失,但骨折的治疗早期、中期、末期一直强调软组织的康复,早期拔伸牵引,早期的掌指关节功能屈伸锻炼,中后期换药时在断端保护下腕关节掌屈背伸的功能锻炼,以及低限制的小夹板外固定桡骨远端骨折后期即使骨折对位不理想,由于重视软组织康复,功能均得到了很好的恢复。

第十二节　桡骨茎突骨折

桡骨下端外侧面,可在体表触及的朝向下方的锥形突起,此部位即为桡骨茎突,此处发生骨折称为桡骨茎突骨折。

一、相关生理病理

临床常遇到单纯的桡骨茎突骨折,多因跌倒手掌着地,暴力通过舟骨、月骨传递所致。骨折片多呈横形或微斜形,并向远端及桡侧移位。此外,如腕部过度尺偏时,桡侧副韧带的突然牵拉,亦可引起茎突骨折,外观则呈撕脱状。

二、临床表现

桡骨茎突处疼痛、压痛及尺偏时疼痛加剧。

三、体格检查

桡骨远端压痛,肿胀,功能受限。将腕关节向尺侧偏斜时,桡侧出现剧痛。

四、诊断

(一)外伤史均较明确

桡骨远端压痛,肿胀,功能受限。将腕关节向尺侧偏斜时,桡侧出现剧痛。

(二)辅助检查

当桡骨茎突发生骨折时,在X线侧位片上不易见到骨折线,X线正位片上可见到一横向骨折线,起于腕舟骨、月骨关节面相交处,向外走行,止于桡骨茎突顶端约1cm处。

五、鉴别诊断

本病主要表现为局部肿胀、疼痛、压痛明显和皮下瘀血等,临床上需要对这些疾病进行鉴别诊断,一般主要使用X线检查的方法进行鉴别诊断,需要鉴别的疾病主要有以下几种:桡骨远端骨折、腕关节骨折脱位等。

六、常规治疗

(一)非手术治疗

骨折对位、对线良好,且为闭合性骨折,此种情况多采用保守治疗,夹板固定,石膏固定,定期复查X线片。

骨折对位、对线不良,且为闭合性骨折,此种情况首先选择手法复位。如果复位后对位、对线良好,则保守治疗。

(二)手术治疗

如果对位、对线不良,骨折不稳定或再移位,可行克氏针或螺丝钉内固定,或行经皮克氏针固定。

七、戴氏特色治疗

(一)手法复位技术

1.术者站在患者骨折断端远侧,目测轴线,以及解剖标志。

患者平卧,患肢外展、屈肘90°,掌心向下。

2.拔伸牵引:第一助手以患腕大小鱼际为着力点,依次拔伸手指(软组织复位:各个手指逐一拔伸矫正筋走、筋歪恢复解剖形态)。在拔伸牵引状态下采用摇晃拔伸法,减少复位时断面骨齿的损伤,使断面交锁完全解脱,保证复位后的稳定。

3.前后移位的矫正:在持续牵引下,双手对掌在摇晃下挤压,矫正桡骨茎突的前后移位。

4.侧方移位的矫正:矫正侧方移位时,由于近端不易直接受外力作用,桡骨茎突尺侧缘完整,故无矫枉过正之虑,因此复位力量宜大。双手虎口在桡骨茎突和尺骨茎突,在摇晃下做对向挤压捺正法,复位力量宜大。

(二)小夹板纸压垫外固定技术

1.固定材料:2块掌背侧夹板(厚度约3mm,远端至腕关节,近端至肘关节下3横指),2块内外侧夹板(厚度约3mm,远端至腕关节,近端至肘关节3横指)加1块塑形月牙形夹板(厚度约3mm,宽度约2cm,长度可自桡侧半环式包绕至掌背侧中点)及1块同等大小的月牙形纸压垫。内衬三石散敷料1块(见图159)。

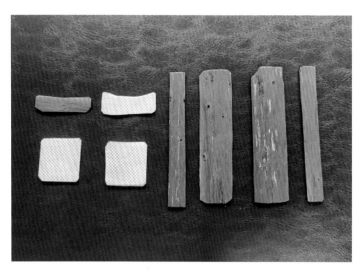

图159 桡骨茎突骨折小夹板纸压垫外固定材料

2.固定方法:(套叠式三明治法)表带式半弧形固定。

(1)内衬三石散敷料缠绕2层,绷带自肘关节下向下缠绕1～2层至腕关节。之后置放固定夹板:安放月牙形纸压垫以桡骨茎突为中点(桡骨茎突骨折,月牙形夹板与月牙垫自桡侧包绕腕关节掌背侧中点。呈表带式半弧形放置),其次放置与月牙形纸压垫相同大小的月牙形夹板,用绷带将其自尺侧向桡侧固定(防止断端向背侧移位),最后放置4块杉树皮塑形前臂小夹板,近端自前臂中上1/3远端至腕关节压住月牙形小夹板的掌侧、背侧、桡侧。呈叠瓦状固定,绷带于桡骨茎突处翻折加压。

绷带松紧度,以远近端可插入小手指为宜(见图160至图166)。

(2)加石膏托超腕关节固定于前臂中立位8周。

1～2周更换敷料,每次拔伸手指防止肌腱粘连。4～6周开始活动手指腕关节背伸、跖屈。

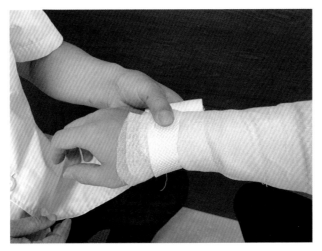

图 160　桡骨茎突骨折小夹板纸压垫外固定方法步骤一

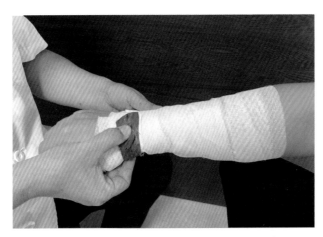

图 161　桡骨茎突骨折小夹板纸压垫外固定方法步骤二

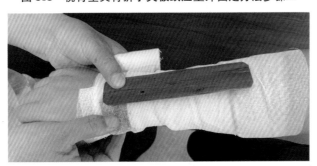

图 162　桡骨茎突骨折小夹板纸压垫外固定方法步骤三

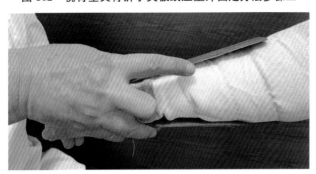

图 163　桡骨茎突骨折小夹板纸压垫外固定方法步骤四

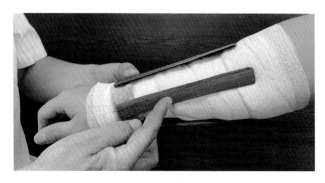

图 164　桡骨茎突骨折小夹板纸压垫外固定方法步骤五

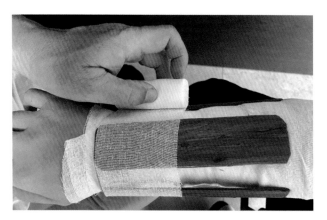

图 165　桡骨茎突骨折小夹板纸压垫外固定方法步骤六

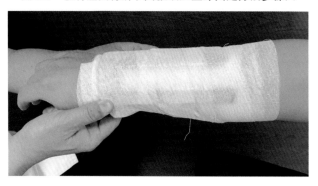

图 166　桡骨茎突骨折小夹板纸压垫外固定方法步骤七

病案一：

2021-9-29,朴某某,男,43岁,安徽省芜湖市人。

主诉:左手疼痛难忍2小时。

现病史:伤者不慎摔倒,左手撑地,摔伤手腕处。现手腕处青紫肿胀,畸形,不敢活动。遂来我院治疗。

体格检查:左腕部肿胀、压痛、畸形,触及骨擦感及异常活动,腕关节活动功能丧失,患肢末梢血液循环与感觉良好。

辅助检查:X线片示左桡骨远端茎突骨折(见图167)。

诊断:左桡骨远端茎突骨折。

戴氏特色治疗:

1.手法复位技术:

(1)术者站在患者骨折断端远侧,目测轴线,以及解剖标志。

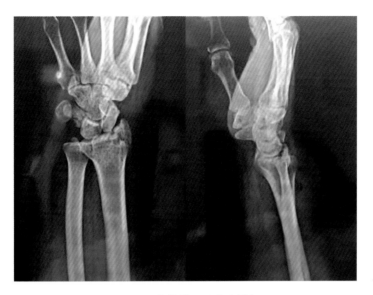

图 167　左桡骨远端茎突骨折

（2）患者平卧，患肢外展、屈肘 90°，掌心向下。

（3）拔伸牵引：第一助手以患腕大小鱼际为着力点，依次拔伸手指（软组织复位：各个手指逐一拔伸矫正筋走、筋歪恢复解剖形态）在拔伸牵引状态下采用摇晃拔伸法，减少复位时断面骨齿的损伤，使断面交锁完全解脱，保证复位后的稳定。

（4）前后移位的矫正：在持续牵引下，双手对掌在摇晃下挤压，矫正桡骨茎突的前后移位。

（5）侧方移位的矫正：矫正侧方移位时，由于近端不易直接受外力作用，桡骨茎突尺侧缘完整，故无矫枉过正之虑，因此复位力量宜大。双手虎口在桡骨茎突和尺骨茎突，在摇晃下做对向挤压捺正法，复位力量宜大。

2.小夹板纸压垫外固定技术：

内衬三石散敷料包绕，绷带缠绕 1～2 层。先放置月牙形纸压垫，再放置月牙形夹板再放置掌背侧平垫，最后依次放置前臂 4 块夹板。绷带自内侧向外侧加压缠绕。远端桡背侧板至腕关节、掌尺侧板平腕横纹，其中掌背侧和桡侧夹板要压住月牙形小夹板。近端均抵于肘关节下 3 横指。除尺侧外均用纸压垫，厚薄相等，背侧压垫避开突起的尺骨茎突。呈表带式固定桡骨茎突。绷带松紧度，以远近端可插入小手指为宜。

左上肢中立位悬吊固定。

2021-10-8，外固定 1 周复查。

在两助手牵引状态下，解除外固定，见腕关节肿胀消退，拇指触摸感受断端对位稍有丢失。继续给予手法调整，对断端进行 2 次手法挤压。

小夹板纸压垫继续固定：此时患肢肿胀消退，需要对小夹板进行 2 次塑形。小夹板宽度要小于尺桡骨宽度。掌侧纸压垫要厚于背侧纸压垫。继续中立位悬吊固定

2021-10-15，外固定 2 周后复查，X 线片示：断端对位良好，见骨痂形成。在两助手稍稍牵引保护断端状态下，术者解除外固定。观察皮肤情况，拇指指腹轻轻触摸断端，活动屈伸手指，在保护状态下使腕关节少许活动。继续小夹板纸压垫加压固定。嘱患者做屈伸手指握拳动作，肘关节屈伸动作；肩关节外展，上举动作。改前臂中立位为旋后位悬吊固定。

2021-11-30，外固定 4 周后复查。

术者解除外固定。骨折愈合良好，腕关节解剖标志均存在。在保护状态下术者屈伸患肢手指，加强腕关节功能活动。嘱患者继续自行屈指握拳动作，屈肘伸肘动作，抬肩上肢上举动作。

2021-12-31 外固定 8 周复查，经治 60 余天，X 线片示骨折对位、对线良好，骨痂形成（见图

168）。腕关节解剖形态正常，关节功能可。

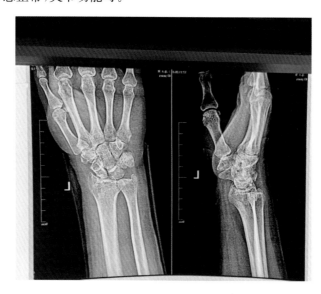

图 168　外固定 8 周复查 X 线片

按语：

　　桡骨茎突骨折，非手术疗法。该部位断端接触面积少（分水岭）且受桡侧副韧带的牵拉，采用常规石膏托、4 块小夹板、支具固定缺少定点压力和抱聚力，易造成骨折断端的再移位以及骨折迟缓愈合和不愈合发生率高。故均选择了手术治疗。

　　戴氏小夹板技术，采用月牙形小夹板纸压垫结合 4 块常规的尺桡前后掌背侧、内外侧夹板，长短结合，套叠式三明治法固定有效地保证了外固定的定点挤压力，呈半环形固定，月牙形小夹板从桡侧超中线包绕桡骨茎突掌、背侧、外侧，保证骨折对位后矢状位、冠状位的稳定性，将控制侧方移位的力量与控制前后移位的力量形成一个整体。通过绷带的约束力可以使桡骨茎突得到持续定点的压力，保证骨折断端愈合过程的稳定性。我们在骨折初期骨折肿胀较甚时，早期夹板厚度约 2mm，中后期夹板厚度约 3mm。纸压垫厚度不变，以避免皮肤压疮问题。

　　由于桡骨茎突骨折属于关节内骨折，每次更换敷料时，均要在断端保护下完成，掌屈、背伸腕关节，让受伤的关节面早期获得锻炼，减少创伤性关节炎的发生。也体现了戴氏正骨治疗骨折动静结合，以动为主；医患合作，以医为主的康复理念。

第十三节　下尺桡关节脱位

　　下尺桡关节的功能是稳定桡骨在尺骨远端的旋转。其稳定性由下尺桡掌侧韧带、下尺桡背侧韧带及三角纤维软骨盘维持。当有直接或间接暴力致下尺桡掌侧、背侧韧带断裂或伴有三角纤维软骨断裂，从而使尺骨茎突向背侧或掌侧脱位。下尺桡关节脱位除可与 Colles 骨折、Smith 骨折及 Galazzi 骨折同时发病外，亦有不少病例为单发者。

一、相关生理病理

　　下尺桡关节由桡骨的尺骨切迹、尺骨头、纤维软骨形成的环状关节面组成，切迹的远端有三角纤维软骨盘附着，止于尺骨茎突的基底部。其具有特殊的生理解剖结构，即下尺桡关节的关节稳定性的维持依靠桡腕掌侧韧带、桡腕背侧韧带和尺侧副韧带等，旋前、旋后以及滑动等日常必需的关节运动功能依靠肱二头肌、旋后肌、旋前圆肌、旋前方肌等来完成。

　　跌倒时手撑地、腕部的扭伤或忽然提起重物，使腕关节桡偏、背屈或旋转的应力均可造成此种损伤。当下尺桡背侧韧带断裂时，旋前过程即会发生尺骨小头向背侧的半脱位；当下尺桡掌侧韧带断裂时,旋后过程会发生尺骨小头向掌侧的半脱位,如没有三角纤维软骨盘的撕裂或是尺骨茎突骨折,不可能发生完全的尺骨头脱位。换言之,当下尺桡关节完全脱位时三角纤维软骨盘的破裂或尺骨茎突骨折两者必居其一。三角软骨盘的撕裂需要在中心部、横形或长形。尺骨茎突骨折常在基底部发生,是三角纤维软骨盘及腕的尺侧副韧带牵拉所致。

下尺桡关节背侧脱位最为多见,可见前臂旋前时尺骨小头向背侧突出,旋后时自动复位,局部肿胀并有压痛。被动活动下尺桡关节,可感知较正常侧松弛,并伴疼痛,有时出现弹响。

二、临床表现

腕部肿胀、疼痛,活动腕部时疼痛加剧,有时甚至会出现弹响声。患者自觉患手无力,不能端提重物,握力亦减弱,且伸腕、尺偏及旋转活动受限。

三、体格检查

若为尺骨头向背侧脱位,尺骨头在腕背侧的体表骨性隆起较正常时更为明显,在此向掌侧按压时,疼痛加剧,且弹性感较健侧明显。若为尺骨头向掌侧脱位,尺骨头在腕背侧的隆起消失,甚或有凹窝出现。若出现下桡尺关节分离时,两侧腕部对比,患侧较健侧增宽。注意是否伴随 Colles 骨折、孟氏骨折及盖氏骨折等损伤。

四、诊断

(一)患者有典型的外伤史

腕部肿胀、疼痛,活动腕部时疼痛加剧,有时甚至会出现弹响声。患者自觉患手无力,不能端提重物,握力亦减弱,且伸腕、尺偏及旋转活动受限。腕痛局限于下尺桡关节及尺骨茎突处,旋转及尺偏时加剧。弹性隆起与健侧对比,可见尺骨小头向背侧或掌侧隆起,压之复位,抬手即弹回原处。活动受限,因疼痛患侧前臂旋转及尺偏明显受限,伴有三角软骨损伤时尤甚。

(二)辅助检查

腕关节正位、侧位 X 线片,可明确诊断、类型。旋前位的正位片,正常下尺桡间隙不超过 2mm,在前臂旋后位时摄侧位片,如有下尺桡分离,则尺骨茎突向掌侧突出。必要时还应与健侧对比。

五、常规治疗

向背侧移位前臂旋后位石膏托固定,向掌侧移位前臂旋前位石膏托固定。

六、戴氏特色治疗

(一)手法复位技术

1. 体位:患者坐位,患肢外展、屈肘、掌心向下,置前臂于中立位。第一助手握住患肢大小鱼际,第二助手握住其肘关节。术者面朝患者立于患肢远端,有利于目测患肢前臂解剖标志。

2. 理筋手法:拔伸牵引,复位软组织,以患腕大小鱼际为着力点拔伸牵引,然后依次拔伸手指(软组织复位:各个手指逐一拔伸,矫正筋走、筋歪恢复腕关节周围伸肌群、屈肌群正常的解剖轨迹)(见图 169)。

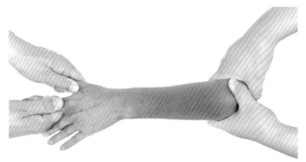

图 169　下尺桡关节脱位的理筋手法,对向牵引

3.复位手法:以背侧脱位为例。

术者用拇指压住桡骨茎突向尺侧推挤,同时虎口压住尺骨茎突尺侧,在摇晃下向桡侧、掌侧环抱扣挤,完成手法(见图170)。

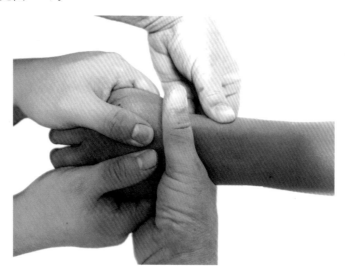

图170　下尺桡关节脱位的复位手法,捺正、捏挤

(二)小夹板纸压垫外固定技术

戴氏特色小夹板纸压垫套叠式三明治法表带式固定。

1.固定材料:2块月牙形纸压垫、2块月牙形夹板。4块前臂夹板(见图171)。夹板规格准备厚约0.2cm。月牙形夹板制作:按患者尺骨头大小,分别剪成半月形夹板2块,宽度长度因人而异,量体裁衣。

4块前臂夹板:并准备4块常规桡骨远端骨折夹板并塑形。

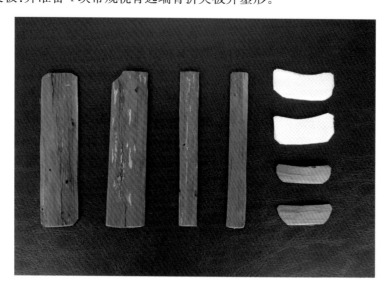

图171　下尺桡关节脱位小夹板纸压垫;自左向右分别为掌侧夹板、
背侧夹板、尺侧夹板、桡侧夹板,2块月牙形夹板、2块月牙形纸压垫

2.固定方法:以背侧脱位为例,在两助手牵引保护下,三石散(滑石粉、炉甘石、熟石膏)内衬敷料自上而下缠绕患肢1～2层后,绷带自上而下缠绕1～2层,在下尺桡关节尺侧处放置一月牙形纸压垫环抱(掌背侧超过下尺桡关节中点,呈半弧状),之后在背侧放置1块月牙形纸压垫,远端压住前1块纸压垫,近端压住尺骨茎突上方。在前纸压垫位置上放置2块同等大小的月牙形小夹板。

依次放置前臂夹板,夹板需在背侧、尺侧、掌侧压住月牙形夹板。缠绕绷带若干层,于下尺桡关节尺侧处翻折加压。松紧度以远近端能插入一小指为宜。然后屈肘90°,三角巾悬吊,前臂放置中立位。固定6～8周,嘱定期门诊复查拍片,待下尺桡关节背侧、掌侧韧带、三角软骨修复,以及尺骨茎突骨折愈合后可拆除夹板(见图172至图175)。

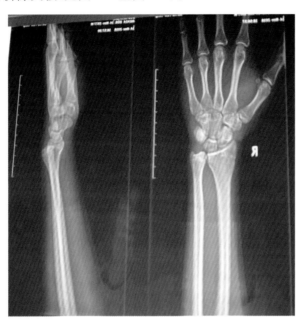

图172 下尺桡关节脱位X正侧位片;侧位示尺骨向背侧突出

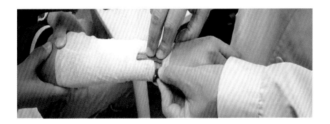

图173 月牙形小夹板治疗下尺桡关节脱位夹板放置图;月牙形小夹板在下尺桡关节尺骨茎突在尺侧、背侧叠压式放置

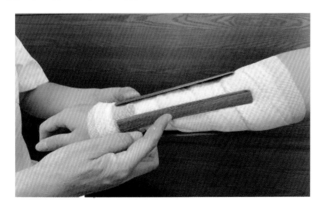

图174 月牙形小夹板治疗下尺桡关节脱位夹板放置图;月牙形夹板和前臂掌背侧、尺桡侧夹板套叠式组配式固定

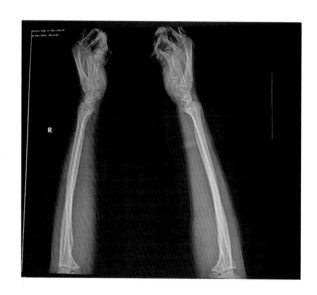

图 175　双侧腕关节侧位对比 X 片；下尺侧桡关节与健侧对比正常

（三）药物治疗

早期选用理气化瘀、消肿止痛之药物；中后期辅以壮筋续骨、疏通经络、通利关节和补肾益精等中药治疗。

病案一：

2021－1－14，患者李某某，男，31 岁，安徽省芜湖市人。

主诉：左腕关节疼痛不适 28 天。

现病史：骑车时不慎摔倒后左手撑地，致左腕关节肿胀、疼痛、活动受限。随即去外院就诊，诊断为左下尺桡关节脱位，给予手法复位，石膏托外固定。4 周后复查关节脱位未矫正，遂转入我院治疗。

体格检查：左下尺桡关节功能受限，尺骨茎突向背侧隆起，触之有波动感，压痛明显。

辅助检查：X 线片示尺骨茎突向背侧脱位（见图 176）。

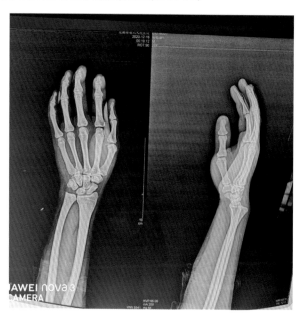

图 176　下尺桡关节脱位 X 线正侧位片；侧位示尺骨向背侧突出

诊断:左下尺桡关节陈旧性脱位。

戴氏特色治疗:手法复位＋小夹板纸压垫外固定技术。

1.手法复位技术(理筋手法＋复位手法):

复位方法:

(1)理筋手法:拔伸牵引,以大小鱼际为着力点,依次拔伸手指,复位软组织。

(2)复位手法:术者用拇指压住桡骨茎突向尺侧推挤,同时虎口压住尺骨茎突尺侧,在摇晃下向桡侧、掌侧环抱扣挤,完成手法。

2.小夹板纸压垫套叠表带式外固定技术:在两助手牵引保护下,三石散内衬敷料自上而下缠绕患肢1～2层后,绷带自上而下缠绕1～2层,在下尺桡关节尺侧处放置一月牙形纸压垫环抱(掌背侧超过下尺桡关节中点,呈半弧状),之后在背侧放置1块月牙形纸压垫,远端压住前1块纸压垫,近端压住尺骨茎突上方。在前纸压垫位置上放置2块同等大小的月牙形小夹板。依次放置前臂夹板,夹板需在背侧、尺侧、掌侧压住月牙形夹板。缠绕绷带若干层,于下尺桡关节尺侧处翻折加压。松紧度以远近端能插入一小指为宜。然后屈肘90°,三角巾悬吊,前臂放置中立位。

X线片见图177。

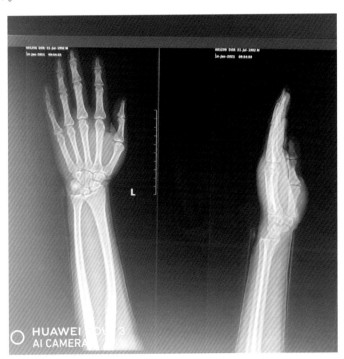

图177 下尺桡关节脱位X线正侧位片;侧位示尺骨仍稍向背侧突出

2021-1-18,外固定4天复查。对比健侧见,尺骨茎突稍隆起。予以手法再次调整,小夹板外固定。

复位后X线片及双侧腕关节对比片示:患者左手下尺桡关节基本恢复解剖对位。

2021-1-18,摄X线片及双侧腕关节对比片见图178。

每周复查1次,调整小夹板的位置及松紧度。

2021-2-10,外固定4周复查。X线片示见下尺桡关节位置正常(见图179)。

处理:

更换敷料,继续小夹板外固定。

手指逐步进行康复训练。

2021-2-24,外固定8周复查。

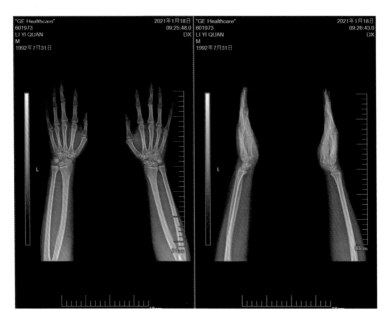

图 178　双侧下尺桡关节 X 正侧位对比片，双侧下尺桡关节对比无异

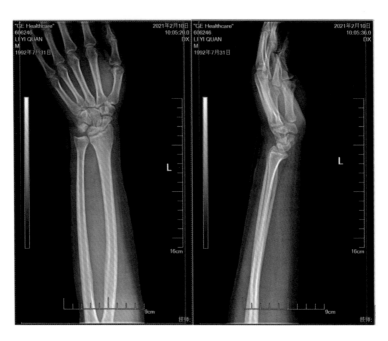

图 179　下尺桡关节脱位 X 正侧位片，侧正位均显示正常

患者陈旧性下尺桡关节脱位，外固定 8 周。

体格检查：下尺桡关节外观无畸形，尺骨茎突按压无波动感，无压痛。

处理：解除小夹板外固定。逐步进行手指功能锻炼，腕关节背伸掌屈旋转的功能锻炼。

2021 - 5 - 6，解除外固定术后 10 周复查。

体格检查：下尺桡关节外形正常，关节功能活动背伸掌屈，旋前旋后均正常（见图 180 至
图 183）。

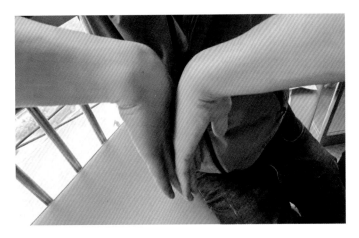

图 180　双侧腕关节背伸正常

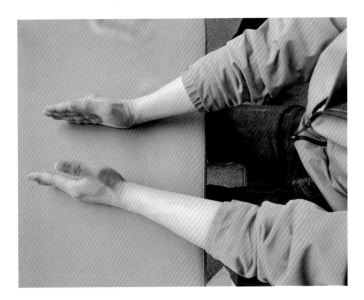

图 181　双侧腕关节中立位正常

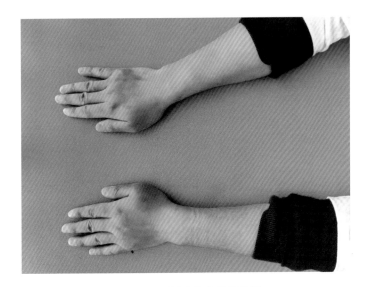

图 182　双侧腕关节旋前正常

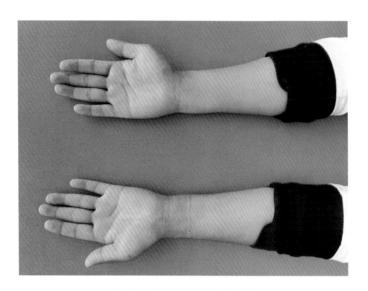

图183 双侧腕关节旋后正常

病案二：

2021-9-8,罗某某,男,28岁,安徽省芜湖市人。

主诉：骑车摔倒,右手腕疼痛难忍。

现病史：患者右手解除外固定后7周,现右腕关节处活动时疼痛不适,右下尺桡关节尺骨茎突隆起。

体格检查：右肘部有酸胀感、无畸形,尺骨茎突处按压有波动感、弹跳感(无入臼感),腕关节屈伸正常,前臂旋转功能正常。患肢末梢血液循环与感觉良好。

辅助检查：X线片示右下尺桡关节脱位(2021-9-8)(图184至图186)。

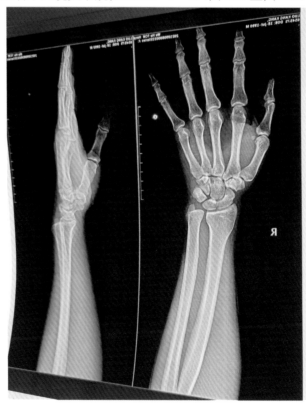

图184 右下尺桡关节脱位

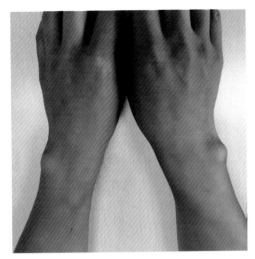

图 185　右下尺桡关节尺骨茎突隆起

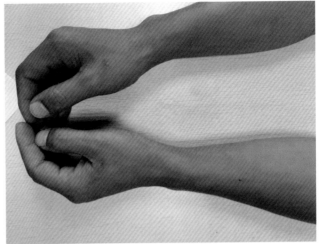

图 186　右下尺桡关节尺骨茎突隆起

外形见右下尺桡关节向背侧移位。背侧有明显凸起。

关于治疗：

1. 下尺桡关节脱位 4 个月余，属陈旧性脱位。

2. 触诊时，下尺桡关节处按压有波动感、弹跳感(无入臼感)不适合小夹板固定保守治疗。

3. 嘱患者护腕外固定。

4. 建议手术治疗。

按语：

一、关于生理病理

下尺桡关节是由尺骨头的环状关节面和桡骨远端的乙状切迹、尺骨头和三角纤维软骨复合体(TFCC)构成的滑膜关节，其稳定性主要是由静态结构 TFCC 及动态结构所决定。TFCC 是联系尺桡骨下端的重要纽带，也是维持下尺桡关节稳定性的最重要组成结构，TFCC 的深层纤维的掌侧桡尺韧带在旋前时提供了关节稳定性，背侧桡尺韧带在旋后时维持了下尺桡关节的稳定，掌侧、背侧桡尺韧带不仅维持了下尺桡关节的旋转稳定，还为关节提供了纵向的约束力。

下尺桡关节脱位可由直接或间接暴力引起。

直接暴力，当手腕背部尺侧直接遭受暴力时，可引起尺骨头掌侧脱位。如前臂被机器轮带卷伤而导致脱位。

间接暴力：当前臂遭受过度旋转的剪切力或分离外力作用，如转动螺丝刀、扣排球、旋转机器摇把等动作或跌倒时腕关节过度背伸，可导致三角纤维软骨撕裂，或与尺桡关节掌侧、背侧韧带同时破裂，引起尺骨小头向外侧和背侧移位。

下尺桡关节损伤也常继发于桡骨远端骨折、尺骨茎突骨折、尺桡骨双骨折、盖氏骨折及 Essex-Lopresti 损伤等，合并远端尺桡骨骨折的发生率为 7%～35%，单纯的下尺桡关节损伤或脱位较为少见。磁共振及关节镜检查发现桡骨远端骨折合并三角纤维软骨复合体撕裂是导致下尺桡关节损伤及腕关节功能障碍的主要原因。目前手术多切开复位和肌腱重建桡尺带稳定下尺桡关节。

二、隐匿性下尺桡关节脱位的处理

当下尺桡背侧韧带断裂时，旋前过程即会发生尺骨小头向背侧的半脱位，当下尺桡掌侧韧带断裂时，旋转过程会发生尺骨小头向掌侧的半脱位。如没有三角纤维软骨盘的撕裂或尺骨茎突骨折，不可能发生完全的尺骨头脱位。当尺骨小头完全脱位，而无尺骨茎突骨折时，则必有三角纤维软骨盘的撕裂。反之纤维软骨盘完好时，必有尺骨茎突骨折。当下尺桡关节脱位后，瞬间由于前面的旋转,下尺桡关节自动复位,可以产生隐匿性的下尺桡关节脱位。因此腕关节损伤临床体检时,下尺桡关节尺骨茎突触诊有波动感,X线片显示下尺桡关节横径增宽、尺骨茎突骨折,背侧副韧带或掌侧副韧带有明显压痛,尺偏挤压痛阳性。均等同下尺桡关节脱位处理。否则会后遗腕关节疼痛无力等症状。本组有一例尺骨茎突骨折,外院使用石膏托外固定,2周后来我所治疗复查尺骨茎突向背侧脱位,腕关节疼痛。给予手法复位,小夹板纸压垫套叠表带式外固定,经治1个半月,疗效满意。

三、关于就诊时间

本组有3例在伤后第4周来诊,采用手法复位和小夹板外固定治疗,但外固定较新鲜的下尺桡关节脱位,固定时间较长,一般要8周,并且在复诊的2～3周需要手法反复调整,矫正其再移位。笔者认为在1个月内就诊,采用本法均取得满意效果,本组有1例为7周前外伤,诊断为下尺桡关节脱位,外院采用手法复位石膏外固定治疗,来我所采用手法复位和小夹板纸压垫套叠表带式外固定治疗,效果不满意。可能与下尺桡关节周围软组织瘢痕肌化挛缩、关节间隙内有新生的肉芽组织增生阻碍复位。

四、下尺桡关节脱位治疗现状

非手术疗法很难坚持,容易固定不佳或再次脱位。应用最多的手术是关节内下尺桡韧带解剖重建术和关节外下尺桡固定术两种。但这几类重建术式虽应用于临床,但各有其不足,如手术操作较复杂,需要切开支持带和关节囊,在关节内操作,且在尺骨头关节陷窝内钻孔以便肌腱穿过,操作会对关节周围软组织的血液循环造成影响,甚至直接破坏软组织(TFCC)的解剖结构。

五、戴氏骨伤治疗下尺桡关节脱位的外固定技术优、缺点

戴氏小夹板治疗下尺桡关节脱位的外固定技术(创新点):戴氏骨伤治疗下尺桡关节脱位采用手法复位月牙形小夹板纸压垫套叠式三明治疗法,能弥补传统小夹板、石膏固定的不足。石膏托或单纯性小夹板固定下尺桡关节,由于矢状位、冠状位不能同时固定在一个完整的力的体系中,固定效果不满意,复位后再脱位率高,因此笔者采用小夹板纸压垫套叠表带式固定。月牙形纸压垫与月牙形夹板要超腕关节横径中点呈半弧状固定。掌侧、背侧、尺侧夹板叠压月牙形夹板,利用绷带的约束力,控制掌背侧移位、侧方移位。矢状位和冠状位利用月牙垫月牙夹板环形固定使之外固定力量形成一个整体,并且尺桡骨纵轴的长形夹板和横轴的月牙形夹板纸压垫套叠式叠加使用,层层渗压,充分体现了纵向持骨横向挤压以及赋形夹缚,编织栅栏这一戴氏骨伤外固定学术思想,从而保证了固定效果。由于三角软骨复合体以及周围关节囊均有损伤,因此外固定时间要相对延长。

第十四节　掌指骨骨折

一、相关生理病理

掌骨解剖特点:第1掌骨短而粗,活动性较大,骨折多发生于基底部,还可合并腕掌关节脱位,临床上较常见。第2、第3掌骨长而细,握拳、击物时重力点多落在第2、第3掌骨,故容易发生骨折。第4、第5掌骨既短又细,且第5掌骨易遭受打击而发生掌骨颈骨折。手部周围的肌肉、肌腱较多,肌肉的收缩作用可影响掌骨骨折后的移位。并且在暴力作用下易造成骨折,直接暴力易致横形骨折;间接暴力或扭转时易致斜形或螺旋形骨折,断端多向背侧成角。

二、临床表现

外伤后局部疼痛,肿胀,功能障碍。

三、体格检查

按压、纵轴叩击掌骨头则疼痛加剧。如有重叠或成角移位,则该掌骨短缩、可见掌骨头凹陷,

握拳时尤为明显。第 1 掌骨基底部骨折或骨折脱位,其拇指内收、外展、对掌等活动均受限,握力减弱。掌骨颈骨折和掌骨干骨折,常可闻及骨擦音、有掌指关节屈伸功能障碍,而掌骨基底部骨折,可见手掌腕处瘀肿、压痛,腕关节活动功能障碍。

四、诊断

(一)有明确外伤史

局部疼痛、肿胀、功能障碍,按压、纵轴叩击掌骨头则疼痛加剧,触诊骨擦感明显。

(二)辅助检查

X 线片检查可确定骨折部位和性质,必要时 CT 检查可明确显示骨折类型及移位情况。

五、分型

(一)根据受伤部位分型

Ⅰ型掌骨头骨折:指掌关节处肿胀、疼痛,掌指关节活动功能受限。

Ⅱ型掌骨颈骨折:指掌关节畸形,掌骨头向掌侧屈曲,掌指关节过伸。

Ⅲ型掌骨干骨折:掌骨中段处肿胀,压痛,纵轴叩击痛,骨折多向背侧成角及侧方移位,掌骨头可有凹陷。

Ⅳ型掌骨基底部骨折:手掌腕处瘀肿、压痛,腕关节活动功能障碍。

(二)第 1 掌骨基底部骨折 Green 分类法

Ⅰ型:Bennett 骨折(脱位骨折),骨折线自掌骨基底内上斜向外下,进入关节内。掌骨内侧形成一个三角形骨块,而骨折远端因失去了近侧骨折块的连续性,再加之拇长展肌的牵拉而滑向背侧及外侧,造成第 1 腕掌关节脱位。骨折近端受拇长展肌的牵拉向桡背侧移位,骨折远端受拇长屈肌及拇收肌的牵拉向掌尺侧移位,骨折部位向背侧、桡侧成角畸形。

Ⅱ型:Rolnado 骨折(粉碎性骨折),为第 1 掌骨基底部关节内的"T"或"Y"形骨折,可把它作为一种粉碎性的 Bennett 骨折。

Ⅲ型:可分为ⅢA 横形骨折、ⅢB 斜形骨折。

Ⅳ型:骨端骨髓板损伤。

其中Ⅰ型与Ⅱ型属关节内骨折、Ⅲ型与Ⅳ型属关节外骨折。

六、戴氏特色治疗

(一)掌骨骨折

1.第 1 掌骨基底部骨折:以患者左手第 1 掌骨骨折为例。

(1)手法复位:

①理筋手法:理筋手法理顺筋络,术者左手握住患者拇指,助手握住患者腕关节在拔伸牵引状态下,左手握住其掌骨头部上下摆动,使交锁的骨折端解锁,同时使患者嵌顿在断端的软组织得以解脱。②复位手法:助手一握住患者第 1 指骨远端,助手二双手握住患者腕关节。在持续牵引状态下,术者左手拇指置于掌侧第 1 掌骨头部向背侧推,同时右手拇指置于第 1 掌骨背侧基底部(骨折近端)向掌侧按压,于掌骨过伸位完成复位,矫正成角移位。如有侧方移位先予以夹挤分骨矫正侧方移位,在掌骨过伸情况下反复推压数次。手指触摸断端平整后完成手法复位。

(2)小夹板纸压垫外固定:小夹板纸压垫固定第一掌骨基底部骨折:2 块平垫,1 块第 1 掌骨掌侧托板;1 块背侧铝板(长度要求,近端至桡骨茎突上方,远端至第 1 指骨指间关节),纸压垫一块置于掌骨基底部背侧(成角移位的顶端),另一块置于第 1 掌骨掌侧头部。在掌侧放置掌骨托板,将铝板根据第 1 掌骨的过伸外展位塑形,置放于第 1 掌骨背侧,使第 1 掌骨保持过伸外展位固定。

2.掌骨头、颈骨折:以第 5 掌骨头、颈部骨折为例。

（1）手法复位：

①理筋手法：理筋手法理顺筋络，术者左手握住患者手指远端，助手握住患者腕关节在拔伸牵引状态下，理顺经络以及使交锁的骨折端解锁，同时使嵌挤在断端的软组织得以解脱。

②复位手法：术者一手握住患者腕关节并捏持掌骨近端基底部，另一手握住其骨折掌骨对应手指，将掌指关节屈至90°，使掌指关节侧副韧带、背侧关节囊处于紧张状态，近节指骨基底托住掌骨头，此时术者一手沿掌骨纵轴近端向远端推挤，另一手用拇指将掌骨头向背侧推顶，矫正成角移位。注意由于骨折端向背侧成角，常错误地将掌指关节在背伸位或伸直位牵引，这样会造成其掌骨头以侧副韧带的止点处为轴，向掌侧旋转，反而加重掌骨头屈曲成角畸形，难以复位。

（2）小夹板纸压垫外固定：

①外固定材料及制作：一块塑形背侧纵形小夹板（远端至掌骨头部，近端至腕关节）；一块月牙形小夹板（厚度约2mm），加一块纸压垫（厚度约2mm）、一个绷带卷。

②固定方法：纸压垫放置于骨折成角顶点，小夹板在背侧呈纵向、横向"十"字形重叠放置，交叉点位于骨折成角顶点，压住纸压垫。在掌心放置一小绷带卷环握，维持骨折掌骨对应的掌指关节和近侧指间关节屈曲90°固定。包扎完成后用剪刀修剪出指尖，便于观察末梢血液循环情况。

3. 掌骨干骨折：以患者左手掌骨干骨折为例。

（1）手法复位：

①理筋手法：术者左手握住患者断端远端，助手握住患者腕关节，反复地拔伸牵引，使交锁的骨折断端解锁，同时使嵌挤在断端的软组织得以解脱。

②手法复位：在拔伸牵引状态下，术者用拇指在患者掌侧沿着掌骨干从远端向近端轻轻地推挤以明确骨折的移位情况。结合X线片首先矫正侧方移位，用夹挤分骨手法，将其骨折的远端向近端靠拢，然后矫正掌背侧移位，最后术者用拇指推挤断端以明确复位情况。

（2）小夹板纸压垫外固定：

①外固定材料及制作：一块掌侧塑形小夹板，1～2块月牙形小夹板，视骨折情况制作若干块长度宽度与掌骨一致的纵向小长夹板。1～2块背侧平垫、一块掌侧凹形垫、视骨折情况若干块分骨垫（见图187）。

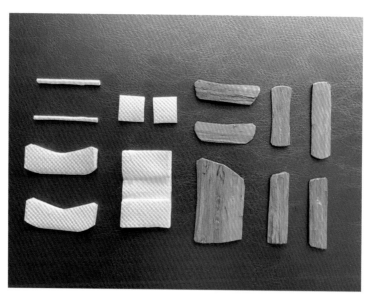

图187　掌骨干骨折小夹板纸压垫外固定材料

②外固定方法：放置分骨垫后再放置掌背侧纸压垫，继续用背侧小夹板纵向压住移位的掌骨再横向放置1～2块月牙形小夹板压住纵向夹板，纵横交错，最后放置掌侧凹形垫掌侧塑形夹板，

完成固定。若有明显的侧方移位则需要加 1 块分骨垫放于断端背侧远端完成固定。

4. 第二、三、四、五基底部骨折

(1)手法复位：

①理筋手法：理顺筋络，术者左手握住患者掌骨对应患指远端，助手握住患者腕关节在拔伸牵引状态下，术者右手握住患者掌骨头部上下摆动，使交锁的骨折断端解锁，同时使嵌挤在断端的软组织得以解脱。

②复位手法：在持续牵引状态下，术者右手拇指沿着患者掌骨走向，自远端向近端触摸；并结合 X 线片，找到成角位置，挤压捺正。

(2)小夹板纸压垫固定：

①固定材料：1 块月牙形纸压垫，1 块月牙形夹板，1 块背侧夹板，1 块掌心托板。

②固定方法：近端成角处横向放置月牙形纸压垫、月牙形夹板，再沿着患者掌骨走向放置背侧夹板压住月牙形夹板呈"T"字形固定，最后放置掌心托板。

(二)指骨骨折

(1)手法复位：

①理筋手法：术者右手示指与中指夹住患者骨折手指远端，助手握住患者腕关节，术者反复地拔伸牵引、摇晃手法使交锁的骨折断端解锁，同时使嵌挤在断端的软组织得以解脱。

②复位手法：在拔伸牵引状态下，术者用左手拇指与示指捏住患者断端远端。结合 X 线片首先矫正侧方移位，将骨折的远端向近端靠拢，然后矫正掌背侧移位，最后术者用拇指、示指、中指配合推挤断端以明确复位情况(见图 188)。

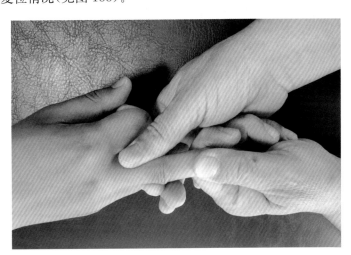

图 188 指骨骨折复位手法

(2)小夹板纸压垫固定：

①固定材料：4 块塑形小夹板和 2 块纸压垫(用杉树皮根据手指长短剪成合适大小的小夹板 4 块，指蹼处纸压垫与小夹板均要根据患者情况修剪成弧形)(见图 189)。

②固定方法：先用纱布缠绕固定部位 1～2 层起到保护皮肤软组织作用(见图 190)。

弧形纸压垫可直接贴在弧形夹板处填于指蹼，之后再依次放置小夹板(见图 191)。

先用胶带缠绕固定再用小绷带加压缠绕固定(见图 192 至图 193)。

固定后外观(见图 194)。

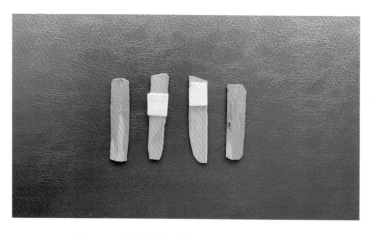

图 189　指骨骨折小夹板纸压垫外固定材料

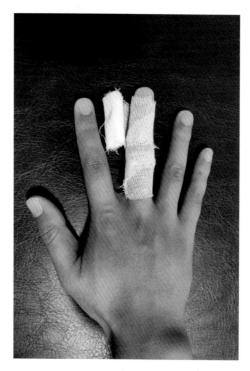

图 190　指骨骨折小夹板纸压垫外固定方法步骤一

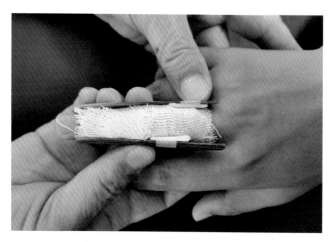

图 191　指骨骨折小夹板纸压垫外固定方法步骤二

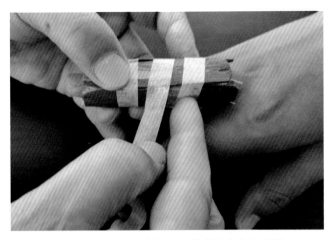

图 192 指骨骨折小夹板纸压垫外固定方法步骤三

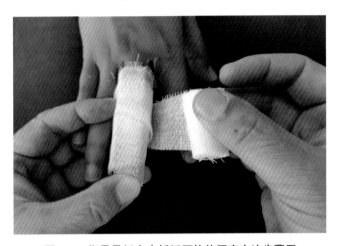

图 193 指骨骨折小夹板纸压垫外固定方法步骤四

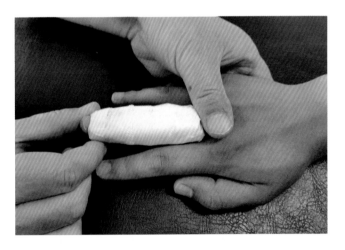

图 194 指骨骨折小夹板纸压垫外固定方法步骤五

6.注意事项:每周复查 1 次。调整绷带松紧度。根据肿胀情况,调整小夹板,再次塑形。

每次轻轻地自远端至近端触摸断端,根据解剖标志判断是否移位,如有移位予以 2 次复位。

病案一:

2022 - 9 - 27,滕某,女,38 岁,安徽省芜湖市弋江区人。

主诉:左手疼痛 7 小时。

现病史:伤者不慎摔倒,致左手掌疼痛。手背青紫肿胀,活动受限。遂来我所就诊。

体格检查:左手掌部肿胀,第3、第4掌骨中段压痛,触诊有骨擦感及异常活动,患肢末梢血液循环与感觉良好。

辅助检查:X线片示左第3、第4掌骨长斜形骨折(见图195)。

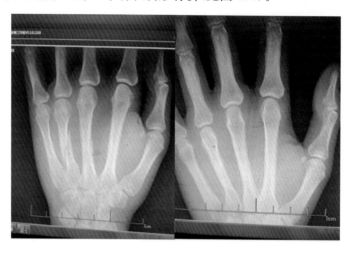

图195　左第3、第4掌骨长斜形骨折

诊断:左第3、第4掌骨骨折。

戴氏特色治疗:

1.手法复位技术:

(1)理筋手法:术者左手握住患者断端远端,助手握住患者腕关节,反复地拔伸牵引,使交锁的骨折断端解锁,同时使嵌挤在断端的软组织得以解脱及理顺错位的肌腱。

(2)复位手法:在拔伸牵引状态下,术者用拇指在患者掌侧沿着掌骨干从远端向近端轻轻地触摸以明确骨折的移位情况。结合X线片首先矫正侧方移位,用夹挤分骨手法,将骨折的远端向近端靠拢,然后用端提捺正掌背侧移位,最后术者拇指触摸断端平整,完成手法复位。

2.小夹板纸压垫外固定技术:

(1)固定材料:2块背侧塑形小夹板,1块月牙形小夹板,1块掌侧夹板,3块分骨垫,1块月牙形夹板、1块掌侧高低垫(见图196)。

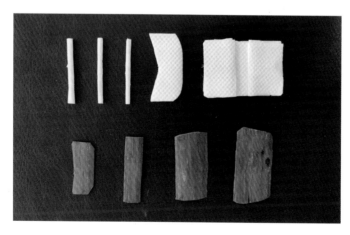

图196　掌骨骨折小夹板纸压垫外固定材料

(2)固定方法:沿第2~3、第3~4、第4~5背侧骨间隙放置分骨垫,再放置月牙垫横压住分骨垫,再用背侧小夹板纵向压住分骨垫,再横向放置1块月牙形小夹板压住纵向夹板,纵横交错,掌侧放置高低垫及掌侧夹板,完成固定(见图197至图199)。

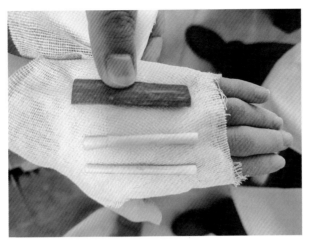

图 197 掌骨骨折小夹板纸压垫外固定方法步骤一

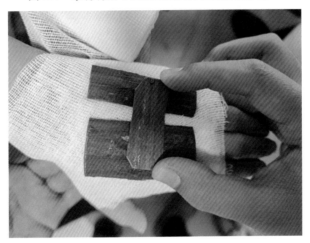

图 198 掌骨骨折小夹板纸压垫外固定方法步骤二

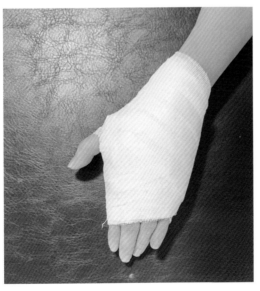

图 199 掌骨骨折小夹板纸压垫外固定方法步骤三

2022-10-31,外固定 5 周复查,骨折复位术 5 周后摄片。

在两助手牵引下保护断端,术者解除外固定,局部无畸形,皮肤无压疮。

继续小夹板纸压垫外固定。

X线片示:断端对位对线良好(见图 200)。

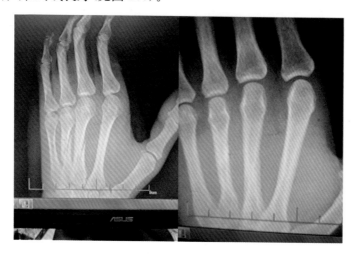

图 200　外固定 5 周复查 X 线片

2022-11-17,外固定 7 周复查,骨折复位术 7 周后摄 X 线片。

两助手牵引保护断端,术者解除外固定,局部无畸形,皮肤无压疮。

继续小夹板纸压垫外固定。

X线片示:断端对位对线良好(见图 201)。

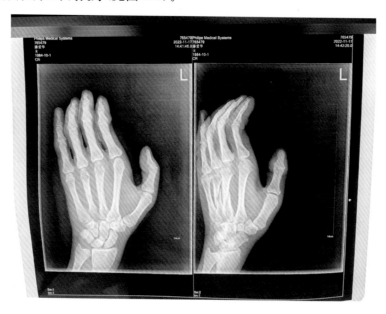

图 201　外固定 7 周复查 X 线片

2022-11-25,外固定 8 周后复查,解除外固定,外感无畸形,无压痛。

病案二:

2022-12-2,吴某某,女,52 岁,芜湖市南陵县人。

主诉:右手疼痛不适 3 小时。

现病史:骑车摔伤致右手疼痛、肿胀、活动受限,遂来我所就诊。

体格检查:右手掌部肿胀,第5掌骨头部压痛,触诊有骨擦感及异常活动,患肢末梢血液循环与感觉良好。

辅助检查:X线摄片示右第5掌骨头部骨折向背侧成角移位(见图202)。

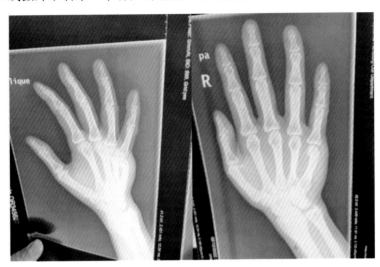

图202　右第5掌骨头部骨折向背侧成角移位

诊断:右第5掌骨头部骨折。

戴氏特色治疗:

1.手法复位技术:

(1)理筋手法:理筋手法理顺筋络,术者左手握住患者手指远端,助手握住患者腕关节在拔伸牵引状态下,理顺经络以及使交锁的骨折断端解锁。

(2)复位手法:术者一手握住患者腕关节并捏持第5掌骨近端基底部,另一手握住患者小指,将掌指关节屈至90°,使掌指关节侧副韧带、背侧关节囊处于紧张状态,使近节指骨基底托住掌骨头,此时术者一手沿第5掌骨由近端向远端纵轴推挤,推挤至成角凸处,闻及明显的骨擦音,随即成角畸形消失。

2.小夹板纸压垫外固定技术:

(1)外固定材料及制作:1块塑形背侧纵形小夹板(远端至掌骨头部,近端至腕关节);1块月牙形小夹板(厚度约2mm),加1块纸压垫(厚度约2mm)、1个绷带卷。

(2)固定方法:纸压垫放置于骨折成角顶点,小夹板在背侧呈纵向、横向"十"字形重叠放置,交叉点位于骨折成角顶点,压住纸压垫。在掌心放置一绷带卷环握,维持骨折掌骨对应的掌指关节和近侧指间关节屈曲90°固定。包扎完成后用剪刀修剪出指尖,便于观察末梢血液循环情况(见图203)。

2022-12-11,外固定1周后复查。

X线片示:骨折断端对位对线好。掌骨头成角已矫正(见图204)。

2023-1-3,外固定4周后复查。骨折断端平整,掌骨头外观正常。继续小夹板纸压垫外固定。

2023-1-15,外固定6周后复查。

X线片示:骨折断端对位对线好,骨痂形成(见图205)。

改伸直位,继续小夹板纸压垫外固定。

2023-1-29,外固定8周后复查。

X线片示:骨折断端对位对线好,骨痂形成,骨折线消失(见图206)。

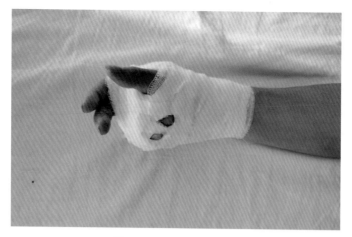

图 203　外固定后示意图

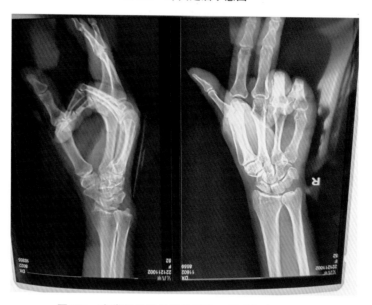

图 204　右掌骨头部骨折外固定 1 周后复查 X 线片

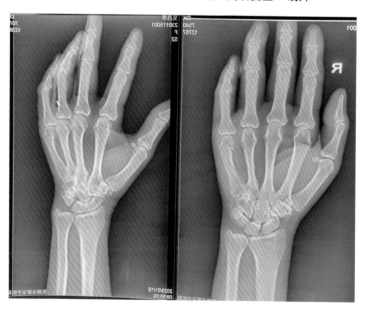

图 205　右掌骨头部骨折外固定 6 周后复查 X 线片

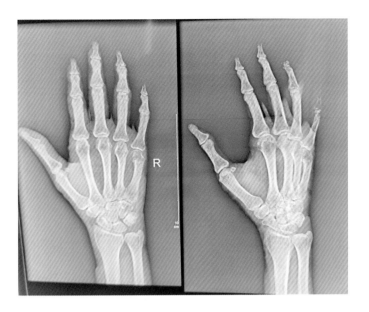

图 206　右掌骨头部骨折外固定 8 周后复查 X 线片

解除外固定,第 5 掌骨头无压痛,外观饱满无畸形。外观如图 207 至图 208。

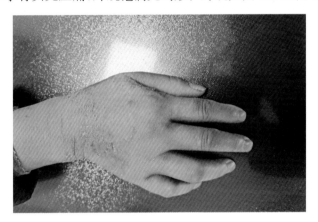

图 207　右掌骨头部骨折解除外固定后正位图

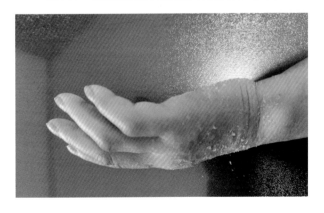

图 208　右掌骨头部骨折解除外固定后侧位图

病案三:

2023 - 2 - 6,方某某,男,19 岁,芜湖市镜湖区人。

主诉:右手疼痛不适 6 小时。

现病史:右手握拳击伤致右手疼痛、肿胀、活动受限,遂来我所就诊。

体格检查:右手掌部肿胀,第5掌骨头部压痛,触诊有骨擦感及异常活动,患肢末梢血液循环与感觉良好。

辅助检查:X线片示右第5掌骨头部骨折(见图209)。

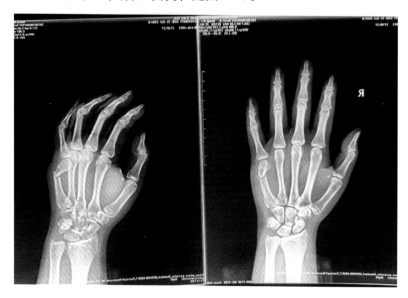

图 209　右第 5 掌骨头部骨折

诊断:右第5掌骨头部骨折。

戴氏特色治疗:

1.手法复位技术:

(1)理筋手法:理筋手法理顺筋络,术者左手握住患指远端,助手握住患者腕关节在拔伸牵引状态下,理顺经络以及使交锁的骨折端解锁。

(2)复位手法:术者一手握住患者腕关节并捏持第5掌骨近端基底部,另一手握住小指,将掌指关节屈至90°,使掌指关节侧副韧带、背侧关节囊处于紧张状态,使近节指骨基底托住掌骨头,此时术者一手沿患者第5掌骨由近端向远端纵轴推挤,推挤至成角凸处,闻及明显的骨擦音,随即成角畸形消失。

2.小夹板纸压垫外固定技术:

(1)外固定材料及制作:1块塑形背侧纵形小夹板(远端至掌骨头部,近端至腕关节);1块月牙形小夹板(厚度约2mm),加1块纸压垫(厚度约2mm)、1个绷带卷。

(2)固定方法:纸压垫放置于骨折成角顶点,小夹板在背侧呈纵向、横向"十"字形重叠放置,交叉点位于骨折成角顶点,压住纸压垫。在掌心放置一小绷带卷环握,维持骨折掌骨对应的掌指关节和近侧指间关节屈曲90°固定。包扎完成后用剪刀修剪出指尖,便于观察末梢血液循环情况。

2023-2-7,外固定1天后复查。

X线片示:骨折断端对位对线好。掌骨头成角已矫正(见图210)。

继续小夹板纸压垫外固定,1周后复查。

2023-2-19,外固定2周后复查。

X线片示:骨折断端对位对线好(见图211)。

继续小夹板纸压垫外固定,1周后复查。

2023-3-12,外固定5周后复查。

X线片示:骨折断端对位对线好,骨痂形成(见图212)。

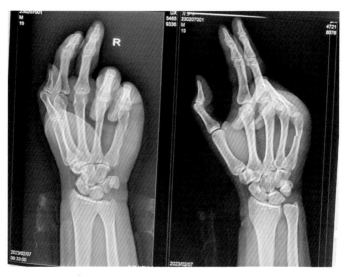

图 210　外固定 1 日后复查 X 线片

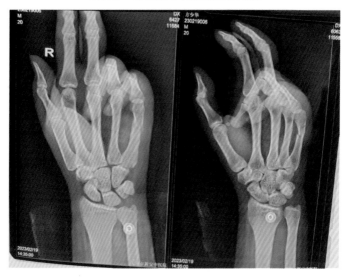

图 211　外固定 2 周后复查 X 片

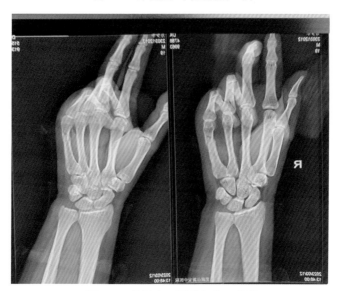

图 212　外固定 5 周后复查 X 线片

按语：

掌指骨骨折由于特定部位，单纯性的手法复位，石膏外固定很难获得一个良好的治疗效果。尤其是石膏难以维持手法复位后的对位，所以往往改为手术治疗。我们采用戴氏特色的小夹板外固定技术，小夹板充分的塑形纵横交错，重叠放置，压住重叠移位的顶部，配合纸压垫（平垫＋分骨垫）使横向固定力与纵向固定力融为一体。有效地保证了复位后骨折断端的稳定。

第十五节　股骨颈骨折

股骨颈骨折是指股骨头下至股骨颈基底部的骨折，以老年女性多见。由于老年人股骨颈骨质疏松，往往很小的旋转外力，就能引起骨折。老年人的股骨颈骨折多为间接暴力引起，主要为外旋暴力。

一、相关生理病理

股骨头呈球形，朝向前、内、上方，头顶稍后方有一凹陷，名股骨头凹，圆韧带附着其上，起着稳定股骨头的作用。髋关节囊起于髋臼边缘及髋臼盂唇，前侧止于转子间线，后侧止于股骨颈中、外1/3交界处，将股骨颈前面的全部及后面的内侧2/3部分包在关节囊内。股骨颈轴心线与股骨干纵轴线之间成一夹角，称为颈干角，其具有增加下肢活动范围的作用，并使躯干力量传达至较宽的基底部。其正常值为110°～140°，平均127°。

股骨头、股骨颈部的血液供应主要来源有三部分：关节囊支动脉、圆韧带动脉、骨干营养动脉。

二、临床表现

伤后患者髋部疼痛，主动、被动活动疼痛加剧，髋关节功能丧失，不能行走。

三、体格检查

纵向叩击痛以及髋关节叩击痛，腹股沟中点压痛，患肢短缩，下肢外旋，内旋疼痛加重。

四、诊断

（一）有明确外伤史

髋部疼痛明显，纵向叩击痛，功能丧失，外展内旋疼痛加重。

（二）辅助检查

X线片及CT检查可明确诊断骨折类型及移位方向、程度。

五、分型

（一）依据移位程度可分为4种类型（Garden分型法）

Ⅰ型，不完全骨折；Ⅱ型，完全骨折，无移位；Ⅲ型，完全骨折，部分移位；Ⅳ型，完全骨折，完全移位。

（二）按骨折两端的关系

按骨折两端的关系分为外展型、中间型和内收型。外展型，股骨头外展，骨折不嵌插，头与颈呈外展关系，侧位片上股骨头无移位和旋转，又称嵌入型，最为稳定；中间型，X线正位片呈外展型，而侧位片可见股骨头后倾，骨折前方有裂隙，实为过渡到内收型的中间型；内收型，两骨折端完全错位，又称错位型。

（三）按骨折部位

按骨折部位分头下型、头颈型、经颈型和基底型。头下型，全部骨折线均位于股骨头颈交界处，骨折近端不带颈部，此型较少见；头颈型，骨折线的外上部分通过头下，而内下方带有部分颈内侧皮质，呈鸟嘴状，此型较多见；经颈型，骨折线完全通过颈部，此型甚为少见；基底型，骨折线接近转子间线。

六、常规治疗

在牵引状态下,利用软组织合页完成复位,闭合置钉;头下型骨折,高龄患者采用人工关节置换。

七、戴氏特色治疗

闭合复位空心钉内固定术。

(一)适应证

新鲜闭合性股骨颈骨折。

1.股骨颈无移位骨折。

2.有移位、股骨距完整的股骨颈骨折。

3.在牵引状态下,利用软组织合页能够完成复位的骨折。

4.能复位的旋转移位骨折。

(二)手法复位技术

1.闭合复位,下肢牵引,利用软组织合页张力复位(筋束骨)。

2.戴氏特色手法复位,旋转复位法:适用于旋转移位(股骨颈骨折旋转移位的判定:Garden 指数 X 线片正位大于 160°(头后仰),X 线侧位小于 180°股骨颈骨折旋转移位)(见图 213)。

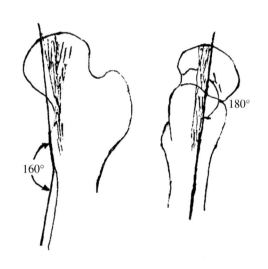

图 213　Garden 指数示意图

以左下肢为例。

(1)绕轴旋转,远端绕自身轴旋转,股骨颈骨折的外旋移位,远端须绕自身轴内旋才能矫正。在持续拔伸状态下,一助手双手固定患者骨盆。术者左手握住患者踝部,右肘关节托住患者膝关节,屈膝屈髋,术者以其自身为轴,在牵引力下画"?"顺时针 360°旋转(线轴旋转)复位。在屈膝屈髋位拔伸,在拔伸状态下轻轻晃动,外展外旋;屈髋;内旋内收;伸直患肢(见图 214)。

(2)摇晃挤压法,患肢伸直位,术者一手掌抵住患者股骨粗隆,另一手提拿患者大腿内侧根部,一边摇晃一边对向挤压,让骨折断端咬合更加稳定。

闭合复位成功后,经皮在股骨大转子下 2～2.5cm 处分别置入 3 枚拉力空心钉,置入深度为软骨下 1～2mm,布局在股骨颈中度偏下呈倒三角形。如 Pauwell 角大,呈头下型,断端分离,可以将导针穿越关节间隙至髋臼,防止复位后股骨头在拧入螺钉时易发生旋转,空心钉应从股骨矩拧入 1枚,另 2 枚螺钉从顶颈距前后方向置入,置入螺钉的长度越长稳定性越好。

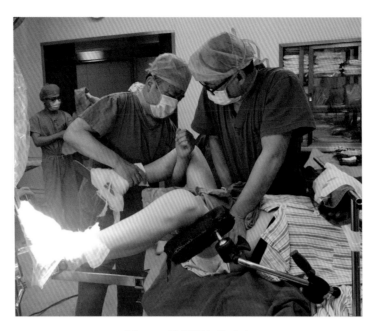

图 214　股骨颈复位手法

病案一：

2020-12-12,朱某某,女,65 岁,安徽芜湖市人。

主诉:左髋部疼痛 4 小时。

现病史:患者下台阶时不慎摔伤,致左髋部疼痛,活动受限,于外院治疗。X 线片示:左股骨颈骨折,于次日转至我院就诊,于门诊收治住院。

体格检查:左髋部稍肿胀,左侧腹股沟中点压痛(+),纵向叩击痛(+),下肢旋转试验(+),髋关节活动受限,患肢末梢感觉、血液循环及趾动未见异常。

辅助检查:X 线片示(2020-12-12,外院)左股骨颈骨折。

术前 X 线片:正位片示颈干角大于 135°,头后仰(见图 215)。

诊断:左股骨颈骨折。

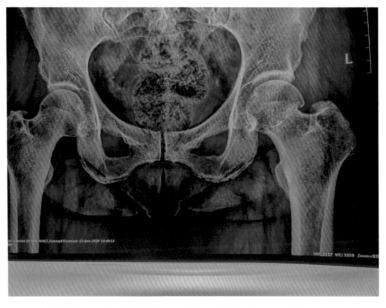

图 215　左股骨颈骨折。正位片示颈干角大于 135°,头后仰

戴氏特色治疗：

患者入院后完善相关术前检查，无明显手术禁忌证，遂行"左侧股骨颈骨折闭合复位加压拉力螺钉内固定术"，患者术前X线片示股骨颈骨折，股骨头后仰，手术中，牵引床维持牵引，C臂机显示股骨头仍然后仰，骨折移位单纯依靠牵引、关节囊的软组织张力合页不得矫正，无法达到满意的解剖复位，故采取戴氏传统旋转回旋法闭合复位。

具体操作：绕轴旋转，远端绕自身轴旋转，股骨颈骨折的外旋移位，远端须绕自身轴内旋矫正。在持续拔伸状态下，一助手固定骨盆。术者以其自身为轴，画反"?"在屈膝屈髋位拔伸，在拔伸状态下轻轻晃动，外展外旋；屈髋；内旋内收；伸直患肢。术中C臂机摄片见骨折旋转移位矫正，随即进行闭合穿入拉力螺钉导针，锁紧拉力螺钉，完成骨折内固定术。

术中C臂机片示股骨颈的正位、侧位股骨距连续，无旋转移位（见图216）。

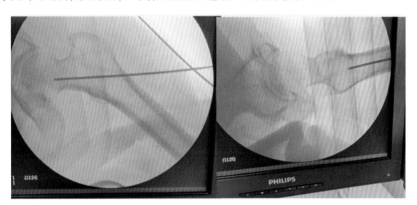

图216　术中C臂机片

术后X线片见图217至图218。

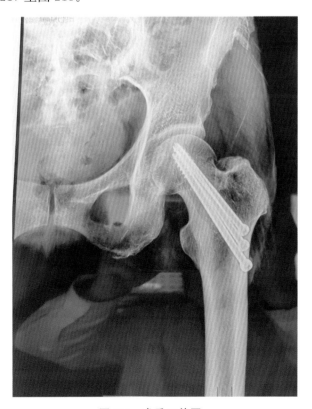

图217　术后X片图一

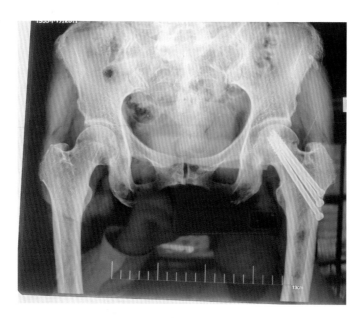

图 218　术后 X 片图二

病案二：

2021－3－4，孙某某，男，64 岁，安徽芜湖人。

主诉：右髋关节疼痛 2 小时。

现病史：患者于 2 小时前在家中摔倒后右髋关节着地，随后右髋关节肿胀、疼痛、不能活动，当时急诊来芜湖市中医医院就诊，行 X 线片检查示：右股骨颈骨折，骨折断端移位明显。随即收治住院。

体格检查：右髋关节局部肿胀，局部压痛及纵向叩击痛（＋），下肢外旋体位，右髋关节活动受限，髋关节无明显肿胀，趾动及末梢血液循环未见异常。

辅助检查：X 线片示（2021－03－04，本院）右股骨颈骨折，骨折断端移位明显（见图 219）。

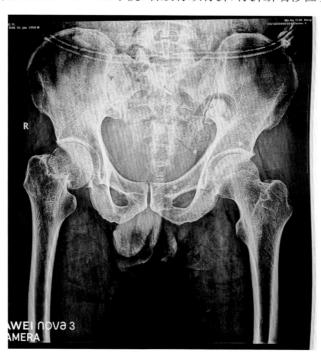

图 219　右股骨颈骨折，骨折断端移位明显

诊断:右股骨颈骨折(头下型)。

戴氏特色治疗:

患者入院后完善相关术前检查,无明显手术禁忌证,遂行"右股骨颈骨折闭合复位加压拉力螺钉内固定术",患者术前X线片示右股骨颈骨折,骨折断端移位明显。股骨颈头下型骨折按Garden分型Ⅳ型,手术中,骨折移位单纯依靠牵引、关节囊的软组织张力合页不得矫正,无法达到满意的解剖力线,牵引下则采取戴氏旋转回旋法闭合复位移位。

具体操作:绕轴旋转,远端绕自身轴旋转,股骨颈及股骨粗隆间骨折的外旋移位,远端须绕自身轴内旋才能矫正。在持续拔伸状态下,一助手固定骨盆。术者以其自身为轴,画"?"在屈膝屈髋位拔伸,在拔伸状态下轻轻晃动,外展外旋;屈髋;内旋内收;伸直患肢。术中摄片见骨折复位明显矫正,随即进行闭合穿入拉力螺钉导针,锁紧拉力螺钉,完成骨折内固定术。

术后X线片见图220。

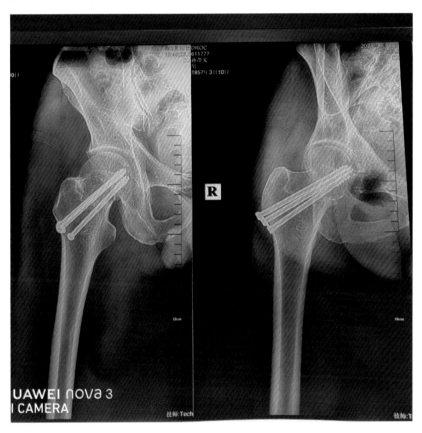

图220　术后X线片

病案三:

2021-9-22,何某某,男,63岁,安徽芜湖人。

主诉:左髋关节疼痛2小时。

现病史:患者于2小时前不慎摔倒后左髋关节着地,随后左髋关节肿胀、疼痛、不能活动,当时急诊来芜湖市中医医院就诊,行X线片检查示:左股骨颈骨折,骨折断端移位明显。随即收治住院。

体格检查:左髋关节局部肿胀,局部压痛及纵向叩击痛(+),下肢外旋体位,左髋关节活动受限,髋关节无明显肿胀,趾动及末梢血液循环未见异常。

辅助检查:X线片示(2021-9-22,本院):左股骨颈骨折,骨折断端移位明显(见图221)。

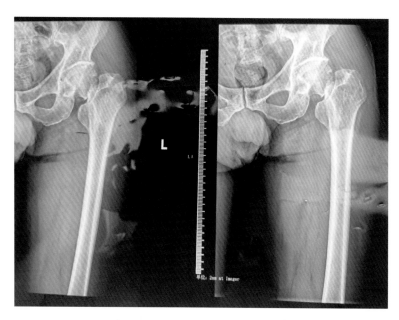

图 221 左股骨颈骨折,骨折断端移位明显

诊断:左股骨颈骨折。

戴氏特色治疗:

患者入院后完善相关术前检查,无明显手术禁忌证,遂行"左股骨颈骨折闭合复位加压拉力螺钉内固定术",患者术前 X 线片示左股骨颈骨折,骨折断端移位明显。股骨颈头下型骨折按 Garden 分型Ⅳ型,手术中,骨折移位单纯依靠牵引、关节囊的软组织张力合页不得矫正,无法达到满意的解剖力线,在牵引下则采取戴氏旋转回旋法闭合复位移位。

具体操作:绕轴旋转,远端绕自身轴旋转,股骨颈骨折的外旋移位,远端须绕自身轴内旋才能矫正。在持续拔伸状态下,一助手固定骨盆。术者以其自身为轴,画反"?"在屈膝屈髋位拔伸,在拔伸状态下轻轻晃动,外展外旋;屈髋;内旋内收;伸直患肢。术者一手掌抵住患者股骨粗隆,另一手提拿患者大腿内侧根部,一边摇晃、一边对向挤压,让骨折断端咬合更加稳定。

术中 X 线片见骨折复位满意,随即进行闭合穿入拉力螺钉导针,锁紧拉力螺钉,完成手术。

术后 X 线片见图 222 至图 223。

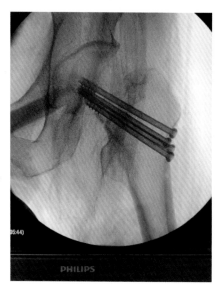

图 222 术后 X 线片图一

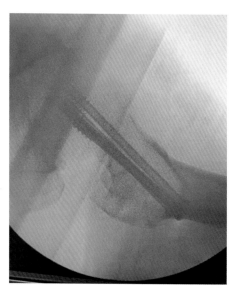

图 223 术后 X 线片图二

病案四：

2022-3-10,吴某某,男,59岁,安徽芜湖市人。

主诉:左髋部疼痛5小时。

现病史:患者于5小时前散步时不慎摔伤,致左髋部疼痛,活动受限,于外院治疗。X线片示:左股骨颈骨折,于次日转至我院就诊,于门诊收治住院。

体格检查:左髋部稍肿胀,左侧腹股沟中点压痛(+),纵向叩击痛(+),下肢旋转实验(+),患肢末梢感觉、血液循环及趾动未见异常。

辅助检查:X线片示(2022-3-10,外院):左股骨颈骨折。

术前X线片:正位片示股骨头后仰(见图224)。

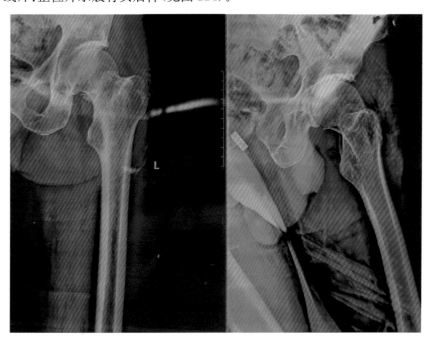

图224　X线正位片示股骨头后仰

诊断:左股骨颈骨折。

戴氏特色治疗:

患者入院后完善相关术前检查,无明显手术禁忌证,遂行"左侧股骨颈骨折闭合复位加压拉力螺钉内固定术",患者术前X线片示股骨颈骨折,股骨头后仰,手术中,在牵引下C臂机显示股骨头仍然后仰,骨折移位单纯依靠牵引,关节囊的软组织张力合页不得矫正,无法达到满意的解剖复位,则采取戴氏传统旋转回旋法闭合复位(见图225)。

具体操作:绕轴旋转,远端绕自身轴旋转,股骨颈骨折的外旋移位,远端须绕自身轴内旋才能矫正。在持续拔伸状态下,一助手固定骨盆。术者以其自身为轴,画反"?"在屈膝屈髋位拔伸,在拔伸状态下轻轻晃动,外展外旋;屈髋;内旋内收;伸直患肢。术中C臂机摄侧位片见股骨距呈180°旋转移位矫正(见图226),随即行闭合穿入拉力螺钉导针,锁紧拉力螺钉,完成手术

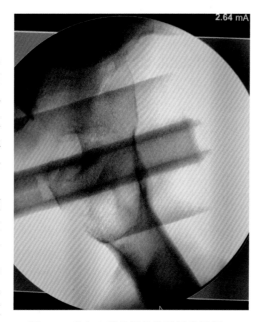

图225　术中C臂机侧位片显示头后仰

（见图 227）。

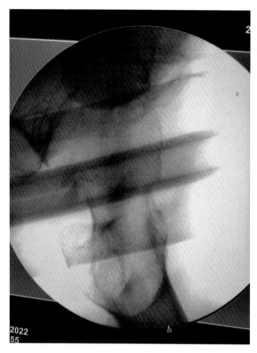
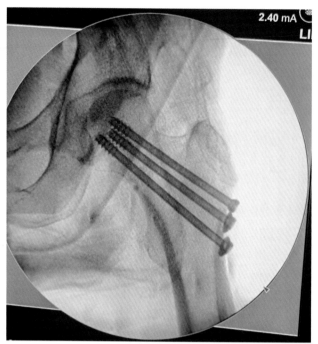

图 226　复位前侧位片显示股骨距小于 160°，　　图 227　术中 C 臂机显示
　　　　头后仰——断端旋转移位

术中 C 臂机摄片显示：

复位后侧位片显示股骨距为 180°，旋转移位矫正。

复位后正位片示股骨距约 160°，内固定满意。

按语：

一、关于病理生理

股骨颈骨折常发生于老年人，随着人的寿命延长，其发病率日渐增高，尤其随着人口老龄化，已成为严重的社会问题。其临床治疗中存在骨折不愈合和股骨头缺血、坏死两个主要难题。股骨颈骨折治疗分为股骨颈闭合打钉、人工关节置换术。人工关节置换术存在着松动、感染等诸多并发症。因此笔者认为股骨颈骨折只要严格地掌握适应证、复位满意，手法复位闭合内固定仍然是最佳的治疗方法之一。其治疗原则：早期无创伤闭合复位，合理多枚钉固定。闭合复位由于不用切开关节囊，减少了对股骨头血运的破坏，应该作为可复位的股骨颈骨折治疗的首选方法。

二、戴氏传统骨折闭合复位手法技巧

一般股骨颈骨折移位，骨折无缺损、无旋转移位通过牵引利用软组织合页都能取得满意的复位。Garden 指数 X 线片正位大于 160°，X 线侧位小于 180°股骨颈骨折旋转移位，须采用旋转回旋矫正移位。具体操作：绕轴旋转，远端绕自身轴旋转，股骨颈的外旋移位，远端须绕自身轴内旋才能矫正。以右侧股骨颈骨折为例，术者右手肘关节托住患肢腘窝，左手握住患肢踝关节上方，在持续拔伸状态下，一助手固定骨盆。在外展外旋位轻轻摇晃解除断端交锁后，防止在复位过程中造成端面的骨折发生再损伤。然后屈髋内收内旋后伸直，结束手法复位。以其自身为轴，画"？"。最后用手掌托住足跟，踝关节可维持在中立位则复位成功。如复位理想，选用 3 根空心螺钉植入，首先是中间螺钉植入，3 颗螺钉植入后，3 颗螺钉需同时加压防止螺钉植入过程的因拉力造成股骨头的旋转移位。钉子长度宜在软骨下约 2mm。近年来我们采用 3 颗螺钉多平面、多方向固定发现其固定效果比单平面更好。下地负重时间，我们主张早活动、晚负重的原则进行康复训练。笔者不主张取钉,如果患者要求取钉,一般在患者术后5年后取钉,因为股骨颈骨折并发股骨头坏死的观察时间是5年。如果是股骨头坏死过早取出可以造成股骨头的下陷。近年来高龄患者股骨颈的无移位、轻度移位的股骨颈骨折由于属于低能量的损伤因此断端血供破坏不大,笔者采取了闭合打钉子并取得了满意疗效。

第十六节　髌　骨　骨　折

髌骨骨折又名膝盖骨骨折,由间接暴力或直接暴力所致,多见于30～50岁成年人。

一、相关生理病理

髌骨是全身骨骼中最大的籽骨,位于股四头肌腱内,上宽下尖,是伸膝装置的一部分。髌骨本身没有骨膜,前面粗糙,被股四头肌腱膜包围。腱膜向下移行为髌韧带。后面为光滑的关节面,中部有一嵴将其分成内、外侧两个小面,内侧小面比外侧的窄而浅,恰与股骨两髁前面的关节面相关节。髌骨的血液供应来自膝关节血管网。其在膝关节生理运动中主要作用有三:传导并增强股四头肌力量,维护膝关节的稳定,保护股骨髁使其免于直接遭受外伤性打击。

髌骨骨折多由肌肉牵拉暴力引起,也可由直接暴力引起。肌肉牵拉暴力所致是当膝关节半屈曲位时,股骨滑车与髌骨密切接触成为支点,此时,因跌倒等致股四头肌强力收缩,髌骨被牵拉和折顶而断裂,多有移位。直接暴力,则由髌骨直接受打击、碰撞所致,移位较少,直接暴力所致者,多为粉碎性骨折,膝关节的筋膜以及关节囊一般保持完整,对伸膝功能影响较小。

二、临床表现

膝关节疼痛难忍、肿胀、功能受限,不能正常行走,有时畸形。

三、体格检查

膝关节浮髌试验(＋),髌骨叩击痛,有时可触及分离的骨折端。

四、诊断

(一)有明显外伤史

如跌扑、打击等。伤后局部肿胀、疼痛,主动伸膝困难,跛行或不能行走。膝关节骨位置表浅,常有皮下瘀斑,上下两骨片有分离移位时可触及凹下呈沟状的骨折断端,粉碎性骨折时有骨擦感。

(二)辅助检查

拍膝关节侧位、轴位X线摄片,可明确骨折类型和移位情况。

五、分型

髌骨横断骨折,髌骨粉碎性骨折,髌骨纵行和撕脱型骨折。

六、常规治疗

(一)非手术治疗

石膏托外固定,抱膝器固定,支具固定。

(二)手术治疗

切开复位,张力带固定;髌骨爪固定。

七、戴氏特色治疗

采用手法逐步复位;月牙形小夹板套叠式局部外固定法,同时辅以内服中药、功能锻炼。

(一)适应证

一般闭合性新鲜髌骨骨折。除骨折后远端过度翻转、严重粉碎性骨折、分离移位过大(超过2cm)、手法无法复位而需要手术治疗者外,均可应用本法。

（二）手法复位技术（采用逐步复位法）

1.体位：患者平卧膝关节伸直。

2.复位方法：术者用双手拇指与示指、中指分别拿住髌骨的上下边缘，用力推挤，使分离的两断端合拢，对位（以近端凑远端）。若对位后断面有轻度向前成角畸形（如拱桥状），可在维持固定的条件下，用按压法使成角矫正。若局部肿胀严重、两断端分离移位较大（1cm），一次复位不能成功时，应采用凉血止血、消肿化瘀的方法与手法整复并用，分期复位，随肿胀逐渐消退，分2～3次复位，每次间隔2～3天。

（三）小夹板纸压垫套叠式外固定技术

1.固定材料：按患者髌骨大小，分别剪成小号半月形夹板4块（约1.5cm×5cm），中号半月形夹板6块（约2.5cm×8cm），大号半月形夹板2块（约4cm×18cm），托板1块（约6cm×20cm），纸压垫1个（纸叠剪成与髌骨形状相似，但略小于髌骨，厚约1cm）。1块塔形垫（根据腘窝制作，厚度约1cm）。

2.固定方法：手法整复后，助手紧紧固定患者髌骨上下边缘（防止股四头肌牵拉使断端再次分离），术者在患处局部包上纱布，用绷带缠绕2层后（环形包扎法），在紧靠髌骨上下极边缘处各放置中号半月形夹板1块，随后用4块小号半月形夹板，分别沿髌骨外缘放置在髌骨的内上、内下、外上、外下方，再将4块中号半月形夹板放置在髌骨的上、下、内、外边缘，紧紧压住先放置的6块半月形夹板（2块中号、4块小号）形成套叠式。助手固定好夹板，防止滑脱移动，术者用绷带缠绕1～2层后，同时在髌骨上下边缘包扎时将绷带反折，使压力加大，以便更好地发挥夹板的作用。再将2块大号半月形夹板，紧紧压住髌骨内外侧的中号半月形夹板，将塔形垫放置于腘窝处，托板放置于膝关节后侧，压垫放置于髌骨前方，仍按上述方法包扎，最后用2根布带分别扎在髌骨上下边缘，固定膝关节于伸直位（170°～180°）（见图228至图229）。

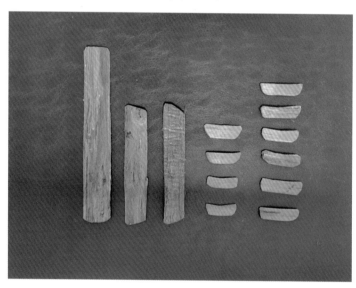

图228　髌骨骨折小夹板外固定材料

（四）中药辅助治疗

初期活血化瘀、消肿止痛，药用当归尾、红花、赤芍、牡丹皮、牛膝、制乳香、制没药、陈皮、茅根、茯苓、土鳖虫；中后期舒筋活血、补益肝肾，药用全当归、续断、牛膝、红花、骨碎补、鸡血藤、桑寄生、白芍、党参、黄芪。

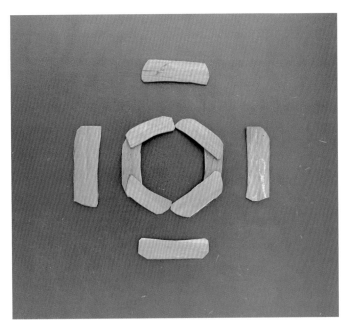

图 229 髌骨骨折月牙形小夹板放置示意图

(五)康复训练

每周复查 1 次,每次复查解除外固定后,再次用复位手法推挤髌骨,矫正残留移位,从第 2 周开始,在断端保护下(手指环抱髌骨)将髌骨做内外侧的推挤活动防止髌骨与股骨关节粘连。从第 3 周开始做股四头肌肌力训练,防止股四头肌萎缩。1 个月后每次更换敷料,将髌骨做内外侧的推挤活动外,还需要在断端保护下轻微屈曲膝关节(一般不超过 30°)防止股四头肌与股骨的粘连。

病案一:

1972-8-24,王某某,男,52 岁,芜湖市弋江区人。

主诉:左膝关节疼痛 1 天。

现病史:左膝关节被重物碰撞致左膝关节损伤,局部肿胀、疼痛、功能障碍。

体格检查:左膝关节髌骨叩击痛,有明显的骨擦感。

辅助检查:X 线片示左髌骨粉碎性骨折,分离移位。

诊断:左髌骨粉碎性骨折。

戴氏特色治疗:

1. 手法复位技术(逐步复位法):术者用双手拇指、示指、中指分别拿住髌骨的上下边缘,以近端找远端,用力推挤,使分离的两断端合拢。

2. 小夹板纸压垫外固定:手法整复后,助手紧紧固定髌骨上下边缘(防止股四头肌牵拉使断端再次分离),术者在局部包上纱布、用绷带缠绕 2 层后(环形包扎法),在紧靠髌骨上下极边缘处各放置中号半月形夹板 1 块,继用 4 块小号半月形夹板,分别沿髌骨外缘放置在髌骨的内上、内下、外上、外下方,再将 4 块中号半月形夹板放置在髌骨的上、下、内、外边缘,紧紧压住先放置的 6 块半月形夹板(2 块中号、4 块小号)形成套叠式。固定好夹板,防止滑脱移动,术者用绷带缠绕 1~2 层后,同时在髌骨上下边缘包扎时将绷带反折,使压力加大,以便更好地发挥夹板的作用。再将 2 块长半月形夹板,紧紧压住髌骨内外侧的中号半月形夹板,将托板放置于膝关节后侧,压垫放置于髌骨前方,仍按上述方法包扎,最后用 2 根布带分别扎在髌骨上下边缘,固定膝关节于伸直位(170°~180°)。

1 周后肿消痛减,做股四头肌收缩活动;3 周后症状基本消失,膝关节开始做轻度屈伸活动;6 周后下地锻炼;8 周后关节功能基本恢复,X 线片示骨折对位良好,骨痂形成。出院后随访 3 年多,膝关节功能完全恢复。

病案二：

2020－12－20，赵某某，男，46岁，安徽省合肥市巢湖人。

主诉：右膝疼痛不适4小时。

现病史：伤者不慎摔倒，右膝着地，致局部肿胀、畸形，遂来我院治疗。

体格检查：右膝部肿胀、压痛、畸形，触诊有骨擦感，患肢末梢血液循环与感觉良好。

辅助检查：X线片示右髌骨骨折。髌骨粉碎性骨折，分离移位（见图230）。

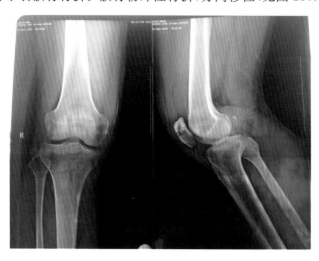

图230　髌骨骨折X正侧位片；髌骨分离移位

诊断：右髌骨粉碎性骨折。

戴氏特色治疗：

1. 手法复位技术（逐步复位法）：术者用双手拇指、示指、中指分别拿住髌骨的上下边缘，用力推挤，使分离的两断端合拢。

2. 小夹板纸压垫外固定技术：手法整复后，助手紧紧固定患者髌骨上下边缘（防止股四头肌牵拉使断端再次分离），术者在局部包上纱布，用绷带缠绕2层后（环形包扎法），在紧靠髌骨上下极边缘处各放置中号半月形夹板1块，继用4块小号半月形夹板，分别沿髌骨外缘放置在髌骨的内上、内下、外上、外下方，再将4块中号半月形夹板放置在髌骨的上、下、内、外边缘，紧紧压住先放置的6块半月形夹板（2块中号、4块小号）形成套叠式。助手固定好夹板，防止滑脱移动，术者用绷带缠绕1～2层后，同时在患者髌骨上下边缘包扎时将绷带反折，使压力加大，以便更好地发挥夹板的作用。再将2块长半月形夹板，紧紧压住髌骨内外侧的中号半月形夹板，在腘窝处放置塔形垫，将托板放置于膝关节后侧，压垫放置于髌骨前方，仍按上述方法包扎，最后用2根布带分别扎在髌骨上下边缘，固定膝关节于伸直位（170°～180°）（见图231至图233）。

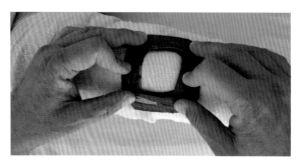

图231　髌骨骨折小夹板纸压垫外固定方法步骤一

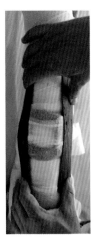

图 232　髌骨骨折小夹板纸压垫外
　　　　固定方法步骤二

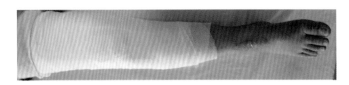

图 233　髌骨骨折小夹板纸压垫外固定方法步骤三

2020-12-26,外固定 1 周后复查。

肿胀消退,术者再次采用上述手法挤压,矫正残留移位。

更换敷料继续外固定。手指环抱髌骨,将髌骨做内外侧的推挤防止髌股关节粘连。

2021-1-4,外固定 2 周后复查。

解除外固定后,术者再次采用上述手法进行推挤矫正髌骨分离移位,以及做髌骨的横向活动。

更换敷料再次小夹板纸压垫外固定。

2021-1-12,外固定 3 周后复查。

将髌骨自外向内推挤,以及将髌骨推挤维持对位,做膝关节轻微屈曲数次,防止发生软组织粘连。

2021-1-22,外固定 4 周余复查 X 线片(见图 234)。

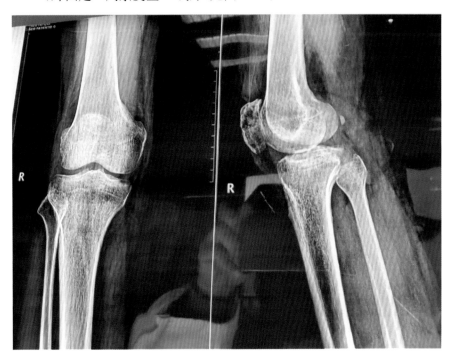

图 234　髌骨骨折 X 线正侧位片;断端对位对线满意,有骨痂形成

骨折对位满意,愈合良好。解除外固定后,术者再次双手维持患者髌骨对位状态下,髌骨自外向内推挤。膝关节轻微屈曲数次。

继续小夹板外固定。

2021-2-22,骨折复位后2个月后复查,骨折愈合,骨折线模糊(见图235)。

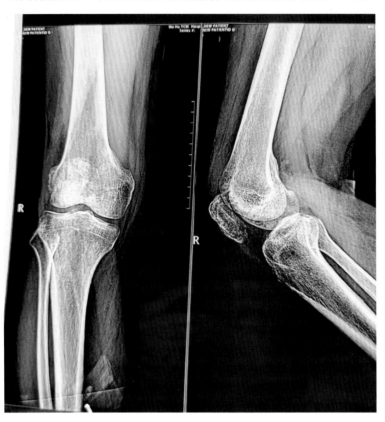

图 235　髌骨骨折 X 线正侧位片;断端对位对线满意,骨折愈合

解除外固定,嘱患者自行进行康复锻炼。

解除外固定后2周复查,膝关节屈曲100°(见图236)。

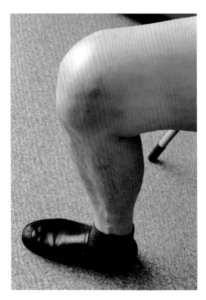

图 236　解除外固定后 2 周复查,膝关节屈曲 100°

病案三：

2020-9-19,苏某某,女,57岁,安徽省芜湖市南陵人。

主诉:左膝疼痛5小时。

现病史:患者骑车摔伤,左膝着地致局部青紫肿胀、疼痛,遂来我院治疗。

体格检查:左膝部肿胀,髌骨压痛、畸形,触诊骨擦感明显,患肢末梢血液循环与感觉良好。

辅助检查:X线片示左髌骨粉碎性骨折,分离移位(他院,见图237)。

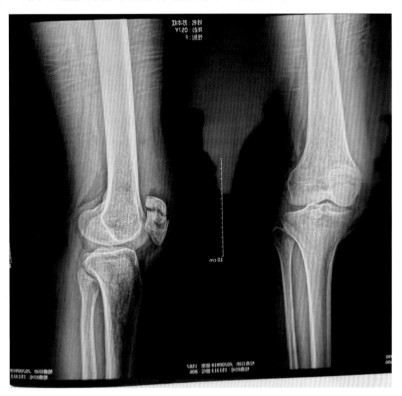

图237 髌骨骨折X正侧位片;髌骨分离移位

诊断:左髌骨粉碎性骨折。

1. 手法复位技术(逐步复位法):术者用双手拇指、示指、中指分别捏住患者髌骨的上下边缘,用力对向推挤,使分离的两断端合拢。

2. 小夹板纸压垫外固定:手法整复后,助手紧紧固定髌骨上下边缘(防止股四头肌牵拉使断端再次分离),术者在局部包上纱布、用绷带缠绕2层后(环形包扎法),在紧靠髌骨上下极边缘处各放置中号半月形夹板1块,继用4块小号半月形夹板,分别沿髌骨外缘放置在髌骨的内上、内下、外上、外下方,再将4块中号半月形夹板放置在髌骨的上、下、内、外边缘,紧紧压住先放置的6块半月形夹板(2块中号、4块小号)形成套叠式。助手固定好夹板,防止滑脱移动,术者用绷带缠绕1～2层后,同时在髌骨上下边缘包扎时将绷带反折,使压力加大,以便更好地发挥夹板的作用。再将2块大号半月形夹板,紧紧压住髌骨内外侧的中号半月形夹板,在腘窝处放置塔形垫,将托板放置于膝关节后侧,压垫放置于髌骨前方,仍按上述方法包扎,最后用2根布带分别扎在髌骨上下边缘,固定膝关节于伸直位(170°～180°)。

2020-9-30外固定1周余复查。X线片左髌骨骨折,有台阶(见图238)。

解除外固定,见肿胀消退,触诊可感受到髌骨表面欠平整。术者予以手法捺正,膝关节稍屈伸模造关节面调整。

更换敷料继续小夹板纸压垫外固定。

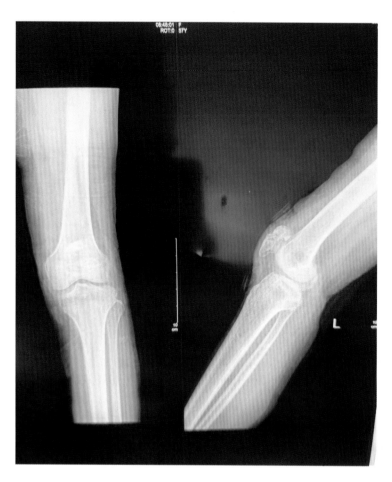

图 238　髌骨骨折 X 线正侧位片;骨折断端稍有台阶

2020 - 10 - 7,外固定 2 周余复查。

触诊可感受到指下髌骨平整,外形正常,给予髌骨横向推挤防止粘连。

更换敷料继续小夹板纸压垫外固定。

2020 - 10 - 20,外固定 4 周余复查。

解除外固定后,术者双手维持患者髌骨对位,将髌骨自外向内推挤。膝关节轻微屈伸数次,防止发生软组织粘连。

2020 - 11 - 4,外固定 6 周余复查。

解除外固定后,髌骨自外向内推挤。膝关节轻微屈曲数次。

继续小夹板外固定。

2020 - 11 - 20,外固定 8 周余复查。

X 线片示骨折线模糊,骨折愈合(见图 239)。

解除外固定后,嘱患者被动主动相结合,循序渐进太极式地进行康复锻炼。

解除外固定后 2 周复查,见膝关节功能恢复如图 240 至图 241。

按语:

髌骨骨折是临床最常见的骨折,张力带技术,其骨折愈合与功能锻炼同步进行,是 AO 学派在 20 世纪对骨科里程碑式的贡献。其愈后膝关节的功能很少出现关节功能问题。但是仍有少部分患者因身体状况、惧怕手术等选择保守治疗。

笔者认为手法复位小夹板固定治疗髌骨骨折,适应证的选择非常重要。

分离移位超过 2cm,下极骨折接触面少的不宜保守治疗。我们选择粉碎性骨折,接触面大,医

戴氏
骨伤外治疗法

从性较好的患者。治疗前与患者反复沟通,交代保守治疗的注意事项,烦琐的治疗过程,以及愈后需要艰苦的锻炼,才能获得满意的功能。得到患者充分的理解后才能选择保守治疗。

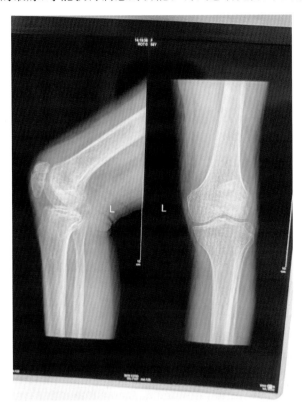

图239 髌骨骨折X线正侧位片;
骨折断端对位对线满意,骨折愈合

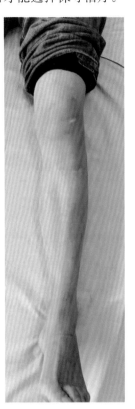

图240 解除外固定后2周
复查,膝关节伸直位(0°)

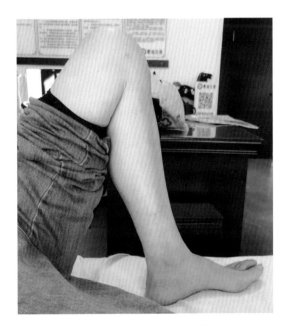

图241 解除外固定后2周复查,膝关节屈曲位(125°)

股四头肌以及髌腱的牵拉很难一次性复位,以及即使完全复位后,因为肌肉的牵拉、外固定的松动,丢失部分对位的情况经常发生。所以采用逐步复位的方法,在2周内3~4次完成手法复位。

关于固定,锁定在完全伸直位。采用月牙形夹板套叠式固定,非常好地体现了戴氏小夹板的塑形理念以及板形合一的特点。因为髌骨呈不规则的倒梨形,月牙形夹板套叠式使用可以使髌骨各个方向产生抱聚力量,维持对位及矫正残留移位。而且因为绷带在髌骨周围 4 个点的翻折加压,所产生的 4 个力量:1 个向下的力量,1 个向上的顶托力量(上下两个力点阻断髌腱对髌骨的牵拉);2 个内外侧向中间挤压的力量,起到了对髌骨很好的固定作用,多个力点贴服于髌骨,产生了非常好的抱聚作用。小夹板放置后用胶带在髌骨周围做环形缠绕,防止小夹板走动,从而影响疗效。

关于功能康复问题,在骨折早期约 2 周我们需将髌骨向内外侧推,防止髌股关节粘连以及髌股韧带的挛缩,因为影响膝关节屈伸的主要因素是髌股关节的粘连。外固定 4 周后每次换药时,术者一手扣住髌骨的情况下,另一手帮助患者缓缓屈曲膝关节(不可超过 30°)。并且嘱患者进行股四头肌锻炼,防止股四头肌的挛缩、粘连。

一般在外固定解除后 1 个月之内关节功能均得到了满意的恢复。

第十七节　胫腓骨骨折

胫腓骨骨干骨折是指胫骨结节、腓骨小头以下至内踝、外踝以上的骨折,各年龄段均可发生,且在全身长骨骨折中发病率较高,以青壮年为多。

一、相关生理病理

胫骨营养血管在骨干后上,胫骨下 1/3 无肌肉附着,而该骨折最多见,因骨折部供血不足,骨折延迟连接或不连接时常发生。腓骨承重少,周围附着较多肌肉,骨折相对少,一般较易愈合。骨折移位的方向取决于外力作用的方向、腓肠肌的收缩和伤肢远端的重力而定。骨折后常有错位、重叠和成角畸形;远侧段常向后外方旋转移位、近侧段向前移位,有时骨折断端可刺破皮肤突出伤口,形成开放骨折。由于胫腓骨之间骨间膜存在,单一骨折时,常有限制移位的作用;但也可于胫骨骨折时,暴力沿骨间膜传至腓骨而引起腓骨骨折。

二、临床表现

伤后小腿剧痛、肿胀、功能活动障碍。

三、体格检查

患肢压痛、纵向叩击痛,可引出骨擦音及异常活动,或可见小腿短缩、成角畸形及足外旋畸形。

四、诊断

(一)有明显的外伤史

小腿肿胀、骨擦音明显、异常活动,可见小腿短缩成角及外旋畸形。

(二)辅助检查

拍胫腓骨全长正位、侧位 X 线片(胫腓骨中上端骨折包括膝关节,胫腓骨中下端骨折包括踝关节)可明确骨折的部位类型及移位方向等。

五、常规治疗

(一)非手术治疗

闭合复位石膏外固定,跟骨牵引,手法复位,小夹板固定。

(二)手术治疗

切开复位内固定。

六、戴氏特色治疗

(一)适应证

可以复位的闭合性的胫骨骨折或腓骨骨折以及双骨折。

(二)手法复位技术

1.手摸心会:用拇指指腹及示指指腹沿胫骨嵴前外侧由上而下平推,以判断骨折的移位情况。结合X线分析判断骨折移位情况。

2.旋转移位的手法复位:

利用远端旋转时拇指示指指下感觉(断端移位平复还是加大),判断骨折的旋转移位情况。找到骨折断端,远端旋前旋后。根据指下平复的情况结合X线片,判断断端旋转情况,反方向复位。侧方移位利用推挤法复位,前后移位利用端提法复位。

(三)小夹板纸压垫外固定技术

1.固定材料:内衬纱布1块,2块平垫,1块塔形垫,5块解剖形夹板(见图242)。

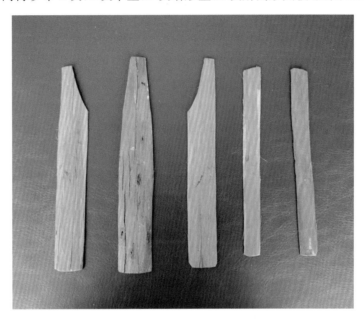

图 242 胫腓骨骨折小夹板外固定材料

2.固定方法:小夹板纸压垫加石膏托复合式外固定。小夹板置于内、外侧,后侧,前内、前外侧;纸压垫3块,后侧用"塔型垫",内外侧用"平垫";之后12~14层石膏托超膝踝固定于中立位。

(四)治疗流程

1.早期患肢肿胀明显,持续跟骨牵引,以逐步矫正重叠移位,理顺筋脉,有利于肿胀的消退。

2.待肿胀消退后(约1周),矫正旋转移位、前后侧方移位;小夹板加纸压垫外固定维持对位。

3.3周内弹性复位矫正残余移位和丢失的再移位。第2周每3天更换一次辅料,调整松紧度;用指推法判断骨折有无移位。若有再移位,如骨折断处有明显隆起或凹陷,再用手法复位矫正之。

4.矫正残留移位,首次复位后,骨折端蝶形骨片分离移位,可通过每次更换辅料逐步矫正。

5.更换辅料时用指推法判断有无骨折再移位,如感觉较首次复位时的指下有隆起或凹陷,说明有骨折复位后的骨折位置的丢失,可再次手法矫正。

6.塑形夹板的运用,骨折前2周肿胀未完全消退,夹板不必完全塑形,夹板之间间隙可以缓解夹板对组织的压力,从而减少小夹板并发症的发生,2周后肿胀消退,夹板可完全塑形,可起到牢固有效的外固定。

7.复合式外固定,跟骨牵引去除后(约6周),应用石膏托+小夹板纸压垫固定。

病案:

2021-6-29,徐某某,男,27岁,安徽省芜湖市弋江区人。

主诉:右下肢疼痛4小时。

现病史:患者骑车不慎摔伤,致右下肢疼痛、活动受限,遂送我院治疗。

体格检查:右小腿肿胀,皮下瘀斑,胫骨中下段局部压痛,骨擦音及骨异常活动,功能障碍。足背动脉搏动可,末梢血液循环可。

辅助检查:X线片示右胫骨远端粉碎性骨折(见图243)。

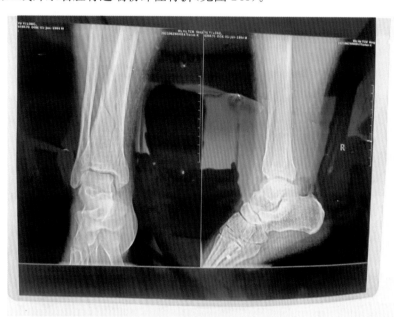

图243　右胫骨远端粉碎性骨折

诊断:右胫骨远端粉碎性骨折。

戴氏特色治疗:

1.手法复位:患者平卧位,膝关节稍曲,助手一站于患肢外侧,双手环握患者小腿上部,助手二握住患者踝部,中立位用力做对抗牵引,矫正重叠畸形,术者采用提按推挤手法将骨折复位。

操作方法:第一助手双手握住踝关节做踝关节背伸跖屈上下摇晃解除断端交锁,术者站于患肢外侧,双手拇指放于骨折远端前外侧,余指捏住骨折近端,用力向外提拉、向内推挤矫正侧方移位。后一手掌托住患者骨折端小腿后侧,一手掌压住骨折端前侧,做上下对向提按矫正前后移位。如有残余移位再用摇晃手法予以矫正。最后术者用拇指和示指沿患者胫骨前嵴及内侧面来回触摸骨折端,了解骨折端复位情况。

2.小夹板加石膏托复合式外固定技术:

(1)固定材料:3块平垫,5块夹板(解剖型塑形夹板):前内侧夹板、前外侧夹板、后侧板、后内侧板、后外侧板。纱布1块,绷带若干,石膏绷带若干。

(2)固定方法:将纱布条填于足蹼之中,纱布缠绕足、踝部1~2层,再绷带缠绕1~2层,之后先依次将纸压垫分别放于胫骨骨折远端前外侧,近端前内侧(防止侧方移位),远端后侧(防止前后移位)。内外侧分别放1块夹板,胫骨前嵴两侧分别放1块夹板,小腿后侧放1块夹板。再加石膏托超膝踝关节中立位固定。

3.中药内服:生地黄30g,赤芍10g,牡丹皮10g,炒谷芽15g,炒麦芽15g,蒲黄(包煎)10g,三七10g,薏苡仁30g,金银花15g,连翘15g,甘草6g。5剂,水煎内服,1日1剂。

后续治疗：

每周复查 1 次,拇指触摸断端了解对位情况做轻微挤压手法矫正残留移位,调整小夹板纸压垫外固定放置位置以及 2 次塑形。

2021 - 7 - 19,外固定 3 周后复查。摄 X 线片复查:断端对位,下肢力线良好(见图 244)。

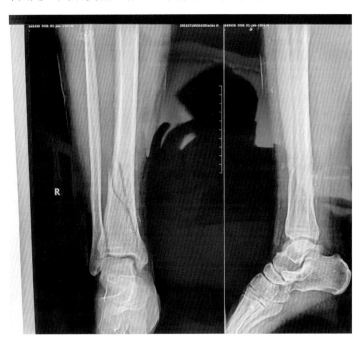

图 244　外固定 3 周后复查 X 线片

2021 - 8 - 11,外固定 6 周复查。X 线片示:骨折断端力线良好,有骨痂形成。对小夹板 2 次塑形,小夹板纸压垫继续外固定,去除石膏托(见图 245)。

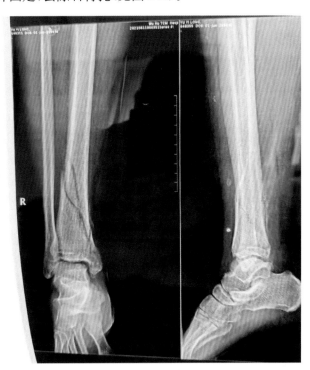

图 245　外固定 6 周复查 X 线片

2021-9-27,外固定13周复查。摄X线片:骨折断端对线良好,断端大量骨痂形成。解除外固定,嘱患者适当负重,避免剧烈运动(见图246)。

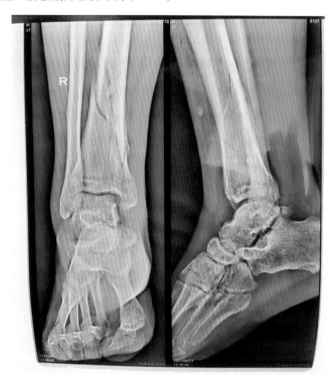

图246　外固定13周复查X线片

按语：

　　胫腓骨骨折是常见的四肢骨折之一,最常见的治疗是微创闭合复位小切口植入钢板;闭合复位髓内钉固定。但仍有一部分患者种种原因选择保守治疗。有移位骨折选用跟骨持续牵引手法逐步复位小夹板外固定,6周后去除跟骨牵引改小夹板纸压垫石膏托复合式外固定至骨折愈合。关于手法复位,旋转移位的判定我们通过术前X线片,复位过程中远端的旋转,在旋转中,拇指指腹的触摸骨折断端,了解骨折对位情况(在旋前过程中,若骨折断端平整,则骨折断端为旋后移位;在旋后过程中,若骨折断端平整,则骨折断端为旋前移位)充分利用摸法,逆向复位。短斜形、横断形接触面积少不适合保守治疗,粉碎性、长斜形接触面大的适合保守治疗。

　　关于外固定:5块夹板外固定,常规的3块夹板(外侧由于腓骨的阻挡,胫骨的外侧柱得不到很好的支撑,固定往往得不到满意的固定效果),戴氏5块塑形解剖型夹板配合纸压垫使用(胫骨的外侧柱得到了很好的支撑,构成了非常好的固定体系)。

　　非手法治疗的对位情况属于功能对位,有时候需要反复的调整,所以我们只选择种种原因不适合手术的、愈后比较好的、医从性比较高的患者。

第十八节　踝关节骨折

一、相关生理病理

　　踝关节由距骨上面鞍状关节面和胫腓骨远端构成,站立时是人体负重最大的关节。踝关节骨折是临床较为常见的骨折之一,因暴力作用的大小、方向以及受伤时足的位置而产生不同类型和程度的骨折,包含了外踝骨折、内踝骨折、后踝骨折和下胫腓联合韧带损伤。并且踝关节周围的骨折均为关节内骨折,故处理不当将导致踝穴的变形、下胫腓联合分离,而产生后期的创伤性关节炎。故踝关节损伤必须以骨折解剖复位、韧带良好愈合为治疗原则。

二、临床表现

外伤后踝关节肿胀、疼痛、畸形、功能障碍。

三、体格检查

踝关节明显压痛、骨擦音明显、功能活动受限,将足内翻或外翻时疼痛加剧。

四、诊断

有明显外伤史,踝关节肿胀、疼痛、畸形、功能障碍、骨擦音明显。

五、辅助检查

X线片可明确诊断及骨折类型。CT检查可分辨出普通X线片上不易察觉的踝关节冠状、矢状位骨折线及细微骨折。MRI检查可明确韧带损伤部位及程度。

六、分型

Lauge-hanson 分型:

(一)旋后—外旋型

受伤时足处于旋后位,距骨在踝穴内受到外旋应力或足部固定而小腿内旋距骨受到相对外旋的应力,距骨在踝穴内以内侧为轴向外后方旋转,迫使外踝向后移位。

Ⅰ°:下胫腓前韧带断裂或胫骨前结节撕脱性骨折。

Ⅱ°:腓骨远端螺旋斜形骨折(因为不是距骨直接撞击外踝,而是以距腓、跟腓韧带牵拉为主,骨折块小,骨折应该在下胫腓联合水平的由前下至后上的短斜形骨折)。

Ⅲ°:后胫腓韧带断裂或后踝骨折。

Ⅳ°:内踝骨折或三角韧带断裂(因为旋后位以距骨的直接撞击为主,故骨折应是在胫距关节水平的右后下向前上的长斜形骨折)。

(二)旋后—内收型

受伤时足处于旋后位,距骨在踝穴内受到强力内翻应力,踝关节外侧结构受到牵拉,内踝受到距骨的挤压应力所致。

Ⅰ°:外踝骨折牵拉撕脱骨折或外踝韧带断裂。外踝骨折常低于踝关节水平间隙(骨折线位于下胫腓联合水平以下)多为横断骨折或撕脱骨折。

Ⅱ°:Ⅰ°加内踝骨折(内踝受距骨的撞击),骨折位于踝关节内侧间隙交界处,即在踝穴内上角,骨折线呈斜形斜向内上方,常合并踝穴内上角关节软骨下方骨质的压缩或软骨面的损伤。

(三)旋前—外展型

受伤时足处于旋前位,距骨受到强力外展或外翻应力,踝关节内侧结构受到强力牵拉,外踝受到挤压应力。

Ⅰ°:内踝横行骨折或三角韧带断裂(骨折线位于踝关节水平间隙以下)。

Ⅱ°:联合韧带断裂或其附着点撕脱骨折。

Ⅲ°:踝关节水平以上的腓骨短斜形骨折或伴有小蝶形片的粉碎性骨折(骨折线位于下胫腓联合水平,即踝关节水平间隙上0.5~1cm,外踝成横形骨折,或外侧皮质可见蝶形骨片,距骨外移)。

(四)旋前—外旋型

受伤时足处于旋前位,距骨受到外旋应力,以外侧为轴向前外方旋转,踝关节内侧结构受到牵拉破坏。

Ⅰ°:内踝横行骨折或三角韧带断裂(骨折线位于踝关节水平间隙)。

Ⅱ°:前胫腓韧带断裂或撕脱骨折。

Ⅲ°:踝关节水平以上腓骨短斜行骨折(距骨直接撞击腓骨远端而非韧带牵拉,应力集中点靠上,骨折线高,在胫腓联合以上,为外踝上方6~10cm,必有下胫腓分离)。

Ⅳ°：后胫腓韧带断裂或后踝骨折（胫骨后外侧撕脱骨折）。

（五）垂直压缩型

由高处坠落下，足底落地，可引起踝关节的纵向挤压骨折。在比较严重的情况下，胫骨下端包括关节面在内，发生粉碎性骨折或"T"形、"Y"形骨折，也可伴有腓骨骨折。另一种纵向挤压骨折是在踝关节急骤过度背伸或跖屈所引起，胫骨下关节面的前缘或后缘因受距骨体的冲击而骨折。骨折片有时很小，也可分为3度。

Ⅰ°：胫骨负重面骨折。可以是后踝骨折也可以是胫骨前缘骨折，骨折线与胫距关节面垂直，若骨折块较大可伴有距骨向后或向前半脱位。

Ⅱ°：胫骨远端关节面粉碎性骨折，胫骨滑车面压缩，前后结节纵行劈裂，所有骨折块均互相嵌入。

Ⅲ°：胫骨远端"T"形或"Y"形骨折。踝关节垂直压缩后发生骨折，内、外踝骨折块均发生分离，骨折线呈"Y"形或"T"形，踝穴增宽。

七、常规治疗

（1）非手术治疗：手法复位，支具固定；石膏外固定。

（2）手术治疗：克氏针、常用拉力螺钉、钢板螺丝钉内固定等。

八、戴氏特色治疗

（一）戴氏中药消肿方内服

（二）手法复位技术

1. 复位前准备：明确受伤机制，根据创伤解剖确定骨折分型。

2. 复位原则：逆创伤机制复位。

3. 复位方法：

（1）患者取平卧位。

（2）助手双手握住患者小腿中段，此时术者双手环握患者足部做踝关节的原位拔伸牵引（原位牵引将减少踝关节周围软组织损伤）做上下摇晃将足背伸、跖屈数次。解除断端交锁、软组织嵌顿，并使胫距关节脱位得以矫正。

（3）逆创伤机制复位（受伤机制为旋后外旋复位时则采用旋前内旋复位），双手平稳有力有序渐进地太极式旋转内收或外展整复手法。最后手指触摸断端并结合影像学对移位的内踝、外踝、后踝做定点挤压完成复位。

（三）小夹板纸压垫外固定技术

1. 固定材料：踝关节骨折（以外踝骨折为例）：准备厚约2.2mm杉树皮小夹板5块，长度为小腿中段内侧、外侧、后侧夹板需要超关节，长夹板需要根据解剖标志塑形，前外侧2块塑形夹板的固定不需要超过关节部位，宽度量体裁衣，2~3块月牙形小夹板厚度约2mm，宽度约1.5cm，长度因踝关节而定，形状依据外踝形状修剪而成，月牙形夹板和长夹板远端均应用指腹压软塑形，修剪2块同等大小的月牙形纸压垫，如遇下胫腓分离，需备1块合骨纸压垫，长度为下胫腓前外后，宽度约1.5cm，厚度约2mm。2块月牙形小夹板一端叠压形成1块深弧度月牙形夹板，另两端需要超出内外踝尖水平2~3cm，并很好包绕住内外踝下，纸压垫2块（见图247）。

2. 固定方法：绷带纱布于小腿中下松松地包2层，然后将2块或3块纸压垫和同等大小的月牙形小夹板指压塑形成1块长弧度月牙形夹板包绕踝关节前后和远端，远端需要超出内外踝尖水平2~3cm，使其持续形成自远端向近端推顶挤压的力量，并且根据受伤时的体位放置两块平垫，如外翻位受伤，内翻固定时则需要在跟骨的外侧和胫骨中下段的内侧各放置1块平垫。如合并下胫腓关节的分离则需要将合骨垫固定在下胫腓关节的前侧、外侧、后侧并且在腓骨外侧再加一小平垫，

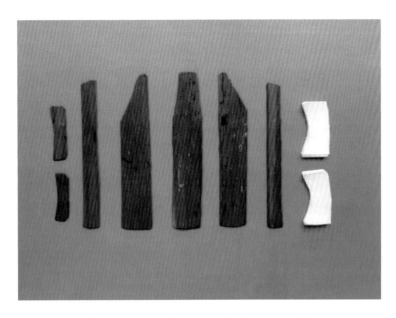

图247 踝关节骨折小夹板纸压垫外固定材料

使下胫腓关节在矢状位、冠状位均得到了固定。前外侧夹板和外侧夹板需要压住月牙形夹板,再依次放置前内侧夹板、前外侧夹板、后侧板、后内侧板、后外侧板进行绷带缠绕,形成纵向持骨横向挤压的外固定体系。

(四)小夹板纸压垫石膏托复合式外固定

在小夹板纸压垫外固定基础上,配合石膏托超踝关节,根据骨折移位情况,或中立或旋前或旋后或外展或内收复合式外固定。

(五)注意事项

1.踝关节骨折需要解剖复位,如得不到解剖要求应选择手术治疗。

2.内踝骨折横断形移位较大的,不宜保守治疗。即使复位成功,也因软组织嵌入使愈合变得困难。移位较大的踝关节骨折也不宜保守治疗。

3.踝关节包扎时需"8"字形缠绕,骨折早期需要密切观察血液循环情况,及时调整防止并发症发生。

4.内踝夹板要解剖塑形压弯弧度与胫骨远端内侧弧度相一致,内踝骨突处需剪成月牙形避开内踝。

5.2～3周复查1次。

6.观肿胀消退情况,考虑更换石膏托。

7.6周左右石膏固定的逆创伤机制位改为中立位。

8.解除外固定后逐步负重行走配合中药熏洗方外用。

病案一:

2021-1-2,茆某某,男,46岁,安徽省芜湖市鸠江区人。

主诉:右足疼痛5小时。

现病史:患者爬山时不慎扭伤,致右足疼痛、活动受限,遂送我院治疗。

体格检查:右足局部肿胀畸形、皮下瘀斑,踝关节内踝、外踝、后踝均有压痛,有骨擦感及骨异常活动,功能障碍。

辅助检查:X线片见图248。

诊断:右踝三踝骨折(Lauge-hanson分型:旋后外旋型Ⅳ°)。

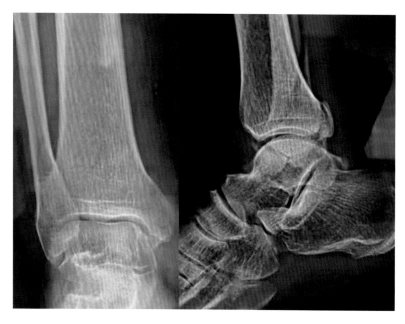

图 248　右踝三踝骨折

戴氏特色治疗:

1.手法复位技术:患者取平卧位,助手双手握住患者小腿中段,此时术者双手环握患者足部做踝关节的原位拔伸牵引,做上下摇晃将足背伸、跖屈数次。解除断端交锁、软组织嵌顿。之后逆创伤机制复位,术者双手平稳有力、有序渐进地太极式旋转整复(旋前内旋内收)。最后术者手指触摸患者断端并结合影像学对移位的内踝、外踝、后踝做定点挤压完成复位。

2.小夹板纸压垫加石膏托复合式外固定技术:

(1)固定材料:2块月牙形纸压垫,2块月牙形夹板,前内侧夹板、前外侧夹板、后侧板、后内侧板、后外侧板各1块。纱布1块,绷带若干。

(2)固定方法:将纱布条填于足蹼之中,纱布缠绕足、踝部1~2层,再绷带缠绕1~2层,之后先依次在外踝部、内踝部远端前后叠压放置月牙形纸压垫,再放置月牙形夹板压住纸压垫进行定点挤压。后踝处软组织会在背伸位处于紧张状态形成软组织夹板托住后踝。之后再绷带缠绕固定,缠绕过程中依次放置内侧、外侧、后侧、前内侧、前外侧塑形解剖形夹板。其中内外踝月牙形夹板处长短夹板叠压放置绷带缠绕,在小腿远端体表的粗细移行部绷带翻转包扎均匀加压,固定于旋前内旋位。

中药内服:生地黄30g,赤芍10g,牡丹皮10g,炒谷芽15g,炒麦芽15g,蒲黄(包煎)10g,三七10g,薏苡仁30g,金银花15g,连翘15g,甘草6g。5剂,水煎内服,1日1剂。

后续治疗:

每周复查1次,术者拇指触摸患者断端了解断端情况,做轻微挤压手法逐步复位,继续小夹板纸压垫石膏托复合式外固定。

2021-1-30,外固定4周后复查,骨折对位对线好,有骨痂形成,去除石膏托,小夹板纸压垫继续外固定,摄X线片见图249。

2021-3-2,外固定8周后复查,持续外固定2个月,X线片复查提示,骨折对位、对线满意,大量骨痂形成,给予解除外固定,嘱患者踝关节不负重康复训练(见图250)。

病案二:

2021-1-11,唐某某,女,45岁,安徽省芜湖市弋江区人。

主诉:左踝关节疼痛2小时。

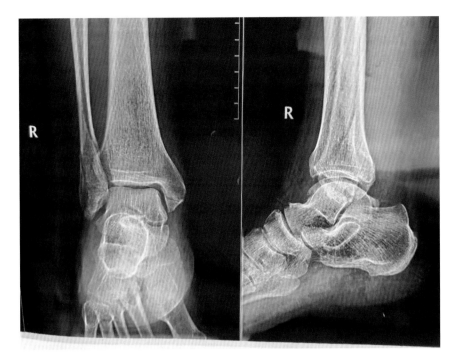

图 249　外固定 4 周后复查 X 线片

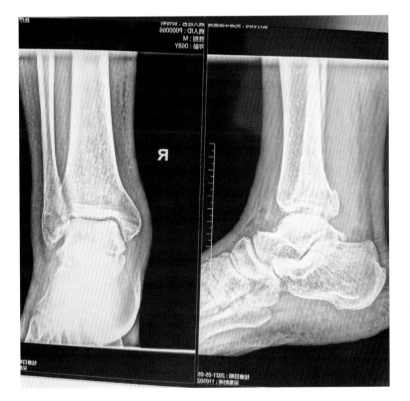

图 250　外固定 8 周后复查 X 线片

现病史:患者今天晨练时不慎扭伤,致左踝部疼痛,功能障碍。

体格检查:左踝部肿胀畸形,皮下瘀斑,局部压痛,功能障碍。

辅助检查:X 线片示左外踝尖横断骨折,分离移位(见图 251)。

诊断:左足外踝撕脱性骨折(Lauge-hanson 分型:旋后内收型 I°)。

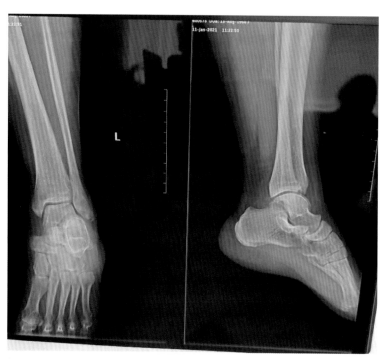

图 251 左足外踝撕脱性骨折

戴氏特色治疗：

1.手法复位技术：患者取平卧位，术者拇指指腹触摸患者断端并结合影像学对移位的外踝做定点挤压推顶完成复位。

2.小夹板纸压垫外固定技术：

（1）固定材料：2块月牙形纸压垫、2块月牙形夹板，小腿内、外后侧解剖形夹板1块，胫骨前外侧缘解剖形夹板1块。纱布1块，绷带若干（见图252）。

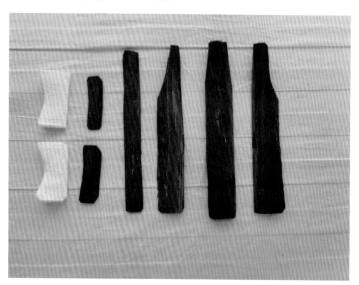

图 252 外踝骨折小夹板纸压垫外固定材料

（2）固定方法：绷带纱布于小腿中下松松地包2层，然后将2块或3块纸压垫和同等大小的月牙形小夹板指压塑形成长弧度月牙形夹板叠压包绕外踝的前下、后下，远端需要超出外踝尖抵压，使其持续形成自远端向近端推顶挤压的力量，并且根据受伤时的体位放置2块平垫，内翻固定时则需要在跟骨的外侧和胫骨中下段的内侧各放置1块平垫。前外侧夹板和外侧夹板需要压住月牙形夹板,再依次放置前内侧夹板、后侧板进行绷带缠绕,形成纵向持骨横向挤压的外固定体系,固定于外翻位(见图253至图255)。

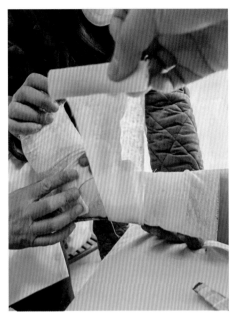

图253 踝关节骨折小夹板纸压垫外
固定方法步骤一

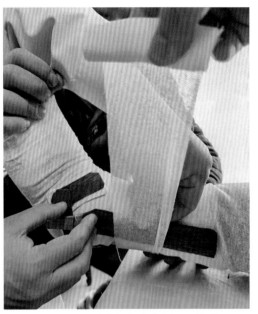

图254 踝关节骨折小夹板纸压垫外
固定方法步骤二

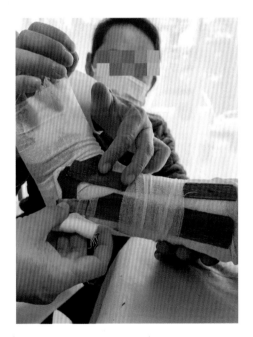

图255 踝关节骨折小夹板纸压垫外固定方法步骤三

中药内服:生地黄30g,赤芍10g,牡丹皮10g,炒谷芽15g,炒麦芽15g,蒲黄(包煎)10g,三七10g,薏苡仁30g,金银花15g,连翘15g,甘草6g。5剂,水煎内服,1日1剂。

后续治疗:

每周复查1次,术者拇指触摸患者断端了解断端情况做轻微挤压矫正残留移位。2021-3-7,外固定术后8周复查。

X线片显示骨折对位满意,骨折线消失(见图256)。

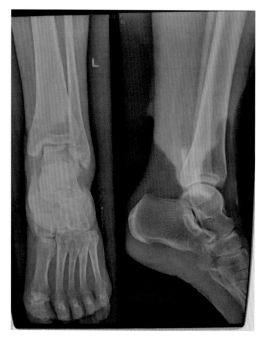

**图 256 踝关节骨折 X 线正侧位片；
骨折对位满意，骨折线消失**

给予解除外固定，逐步康复训练。

病案三：

2022－1－16，许某，男，23 岁，安徽省芜湖市弋江区人。

主诉：右踝关节疼痛 4 小时。

现病史：患者今日打球时不慎扭伤，致右踝部疼痛、功能障碍。

查体：右外踝处肿胀、皮下瘀斑、局部压痛、功能障碍。

辅助检查：X 线片示腓骨在下胫腓关节平面骨折，腓骨远端斜向后上移位。内侧踝穴增宽（见图 257）。

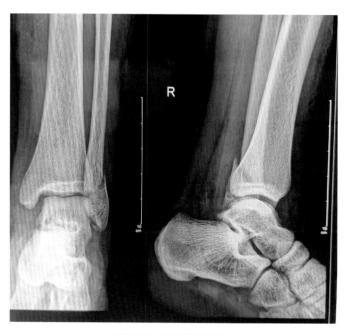

图 257 右踝关节骨折

诊断:右踝关节骨折(Lauge-hanson分型:旋后外旋型Ⅱ°)。

戴氏特色治疗:

1.手法复位技术:患者取平卧位,助手将患者踝关节旋前内旋内收,术者拇指指腹触摸患者断端并结合影像学对移位的外踝做定点挤压推顶复位。

2.小夹板纸压垫外固定技术:

(1)固定材料:2块月牙形纸压垫、2块月牙形夹板、小腿内、外后侧解剖形夹板、胫骨前外侧缘解剖形夹板。纱布1块,绷带若干(见图258)。

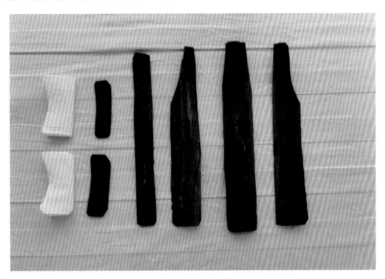

图258 踝关节骨折小夹板纸压垫外固定材料

(2)固定方法:内衬纱布缠绕小腿下部及足、踝,在外踝远端后下、前下叠压放置月牙形纸压垫、小夹板,定点挤压顶托外踝骨折的远折端。绷带缠绕固定,缠绕过程中依次放置小腿内侧、外侧、后侧夹板,胫骨前外侧解剖形夹板,绷带缠绕,并用拇指压住断端所放置的夹板同时做绷带的翻折加压,固定于旋前内旋位。

手法复位小夹板外固定后摄片:外踝稍有移位、踝穴较前改善(见图259)。

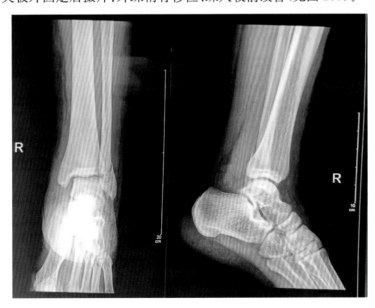

图259 手法复位小夹板外固定后X线片

每周复查 1 次,前 3 周逐步进行手法复位,更换敷料,调整夹板纸压垫位置。
治疗 6 周后 X 线片示踝穴恢复正常,外踝对位对线良好(见图 260)。

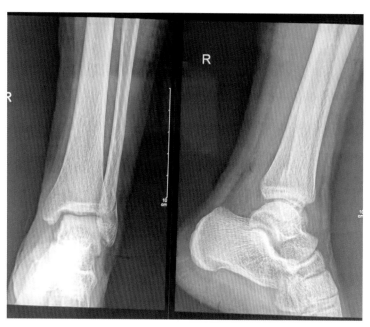

图 260　外固定 6 周后复查 X 线片

继续小夹板纸压垫外固定。固定于内翻内旋位。
治疗 8 周,外固定改中立位固定。
治疗 10 周,X 线片示骨折对位对线良好,踝穴正常。骨痂形成愈合良好(见图 261)。

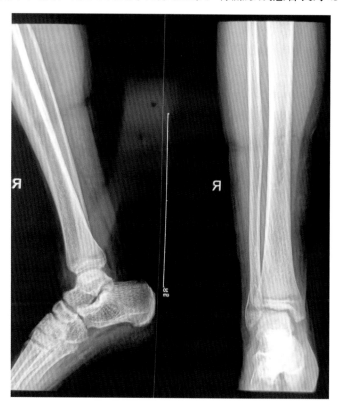

图 261　外固定 10 周后复查 X 线片

解除外固定,逐步行功能锻炼。

按语:

关于踝关节骨折分型:笔者使用 Lauge-Hansen 分类法,此法在重视骨折的同时也重视韧带的损伤,帮助我们全面地认识损伤的发生与发展过程,便于制订恰当的治疗方案以及准确评估愈后情况。

关于复位:笔者提倡平稳有力、有序渐进地太极式逆创伤机制,原路返回的复位方法。如旋转或外展移位多伴有断端软组织嵌顿、断端的交锁。盲目使用暴力会造成 2 次创伤。笔者采用逆创伤机制,原路返回的方法配合手法推顶以及外固定的逐步挤压复位,不仅有效地使骨折得到了满意的复位还保护了断端防止 2 次创伤。

关于外固定:踝关节骨折属于胫腓骨远端骨折,胫骨的解剖特点是三嵴三面。常规的 3 块夹板,由于外侧腓骨的阻挡,胫骨外侧无法有效地固定往往会固定失效,断端再移位。戴氏选择 5 块夹板置于胫骨前外侧、胫骨前内侧、腓骨外侧、腓骨内侧、腓骨后侧,360°环形固定有效地保证了固定的有效性,加大了纵轴持骨能力。月牙形纸压垫与月牙形夹板的运用,良好的解剖贴服作用以及利用踝关节骨面解剖结构,绷带缠绕时的加压可以产生向近端的顶托力和向远端的压力。起到了有利于骨折生长的挤压力和消除了不利于骨折生长的韧带拉力,使旋前-内收型Ⅰ°外踝尖骨折起到了很好的固定作用。旋后-外旋型Ⅲ°损伤多伴有下胫腓关节不同程度的损伤,笔者采用合骨垫前、外、后三点挤压使下胫腓关节冠状位、矢状位都得到了很好的固定。

踝关节骨折对固定体位要求较高,需要逆创伤机制才能维持对位。骨折早期,笔者利用石膏良好的塑形能力配合小夹板纸压垫复合式外固定的方法将两种外固定方法的优点结合起来使踝关节骨折的外固定治疗得到非常好的效果。

第十九节 距 骨 骨 折

距骨是全身骨骼中唯一没有肌肉起止的骨块,表面的约 70% 被关节软骨覆盖,仅在距骨颈关节囊附着处有血管进入供应其营养。由于是传导足部应力至下肢的联系,当踝关节遭受暴力时,易造成距骨的骨折。若治疗失误,固定不可靠,极易引起距骨骨折不愈合、坏死以及胫距关节、距下关节的创伤性关节炎。

一、相关生理病理

距骨位于足弓顶部,上面承载胫骨,与内踝、外踝关节面相接,下面与跟骨和舟骨形成关节,距骨周围有关节囊和坚强的韧带,骨折后给手法复位带来困难。距骨分为头、颈、体三部,呈不规则立方体,上面没有肌肉附着,骨折或脱位后不易发生继发性牵拉移位。距骨有 7 个关节面,均覆以软骨,唯颈部有骨膜覆盖,其上方滑车关节面与胫骨远端形成踝关节,外侧与外踝相关节,内侧与内踝相关节,下方有 3 个关节面分别与跟骨上相应关节面形成距下关节,前方与舟骨相关节。距骨骨折后易发生关节内骨折脱位,因此,对治疗提出了较高要求。来自足背动脉关节支的主要营养血管由此进入,滋养距骨,当距骨颈部骨折或脱位时,滋养血管容易损伤,从而致距骨发生缺血性坏死。

距骨骨折多数为高处坠落或交通事故产生的暴力直接冲击所致。距骨骨折按解剖部位可分为距骨头、颈、体部骨折。距骨体骨折按照骨折是否横跨体的主要部分,或骨折是否累及距骨颈、侧突或后突再进一步细分。距骨头骨折由足部跖屈下轴向暴力所致,或足极度背屈时距骨头与胫骨前方相撞引起。距骨颈损伤最常见为足部受跖屈暴力而使距骨颈与胫骨下端前缘撞击所致,也可以是踝关节跖屈旋转的剪切力或踝关节的旋后暴力致距骨与内踝相撞击导致骨折。距骨体与距骨颈骨折的机制相类似,也是足、踝各位置的连锁暴力作用所致。当足部强烈跖屈,距骨后突被跟骨冲击而折断,或与胫骨后缘冲击可形成距骨后突骨折。

二、临床表现

足部疼痛、肿胀、瘀斑、踝关节活动受限,软组织挫伤严重。

三、体格检查

踝关节局部或广泛压痛,踝关节活动明显受限。距骨脱位者可有畸形,骨擦音明显。严重者撞击皮肤造成软组织坏死。注意检查足趾自主运动、皮肤感觉等神经系统症状以及毛细血管充盈、皮肤温度情况,以确定是否存在血管神经压迫。

四、诊断

(一)患足有明确外伤史

伤后即出现踝关节局部或广泛压痛,踝关节活动受限,骨擦音明显。

(二)辅助检查

X线片是最基础有效的检查,常规包括踝关节正侧位、踝穴正位,根据不同的图像可确定不同类型的骨折以及严重程度。CT和MRI检查可以发现X线片漏诊的隐匿性距骨骨折,用来分辨距骨冠状面和矢状面骨折情况以及那些容易漏诊的骨折类型。其对于评估骨折移位情况和选择手术方案具有重要意义。MRI检查对于诊断距骨周围韧带、肌腱等软组织,关节软骨以及评估距骨坏死等具有重要作用。

五、分型

由于距骨的血液循环及解剖结构的特殊性,距骨骨折的病理解剖也较为复杂。距骨骨折的损伤机制和病理解剖不同,产生了多种骨折类型,距骨骨折按解剖部位可分为距骨头、距骨颈、距骨体骨折。现在被大家广泛认可并接受的分型是Hawkins分型,它有助于判断距骨损伤的严重程度,并可预测距骨缺血性坏死的发生率。Ⅰ型:无移位的距骨颈骨折,骨坏死发生率约10%;Ⅱ型:移位的距骨颈骨折合并距下关节的脱位或半脱位,骨坏死发生率约40%;Ⅲ型:移位的距骨颈骨折合并踝关节和距下关节的脱位,骨坏死发生率约90%。Canale和Kelly在此基础上提出了距骨颈骨折的Ⅳ型:除了距骨颈骨折移位,距骨体从踝关节和距下关节中脱出外,还伴随距舟关节的半脱位,其骨坏死的发生率几乎为100%。Sneppen等根据距骨体部的骨折部位和骨折线的走向将距骨体骨折分为6型,Ⅰ型:距骨体上关节面压缩骨折;Ⅱ型:距骨体冠状面剪切骨折;Ⅲ型距骨体矢状面剪切骨折;Ⅳ型:距骨后结节骨折;Ⅴ型:距骨外侧突骨折;Ⅵ型:距骨上关节面压砸粉碎性骨折。

六、常规治疗

(一)非手术治疗

适用于距骨后突的小块骨折,无移位的距骨颈、距骨体、距骨头骨折。有学者认为若移位<5mm及内翻未超过5°,可采取麻醉下闭合性复位,拔伸牵引+夹挤摇晃,石膏固定3~4个月。疼痛严重可服用非甾体消炎药、活血化瘀的中成药等。无论何种治疗方式,部分患者会出现后期的创伤性关节炎或缺血性坏死,往往需要进行关节融合或置换术。

(二)手术治疗

手术指征为明显移位的距骨颈、距骨体骨折。距骨头骨折的手术指征是碎骨片移位,并与距舟关节不匹配,或碎骨块比较大。有学者指出距骨颈或距骨体骨折移位超过2mm就能明显改变距下关节的接触负荷,影响后足的活动,主张切开复位内固定。HawkinsⅡ至Ⅵ型的骨折最好通过两个切口显露。对于距骨体骨折,可通过闭合复位+空心钉固定,方法:患者仰卧位,术者双手夹持患者距骨两侧(内外踝两侧),同时另一助手双手握住患者前足,助手与术者拔伸牵引,术者同时夹挤后摇晃,通过夹挤在距骨体骨折的侧方移位纠正,通过摇晃将骨折的残余移位纠正,同时恢复距骨体的关节面高度,透视满意后从距骨后突两侧(跟距后关节面最高点两侧)交叉空心钉固定。

严重的距下关节面损伤者可采取距下关节融合术,以改善距骨血液循环。距骨头骨折的手术入路也采用经典的前内侧切口。根据骨折块大小选择合适的骨皮质螺钉。体积太小不能复位的骨折块应予切除。严重压缩的骨折需要植骨,以防止塌陷和内固定后关节面不匹配。对于移位明显的距骨前突、距骨后突骨折块较大者,均建议切开复位内固定,术后石膏固定8~12周。

七、戴氏特色治疗

(一)无移位距骨骨折采用戴氏特色小夹板外固定技术

1.固定材料:选用杉树皮为原材料,削去粗糙表皮,厚度约0.3cm,根据患者跟骨大小、形状等"量体裁衣"修剪成5块:1块呈鞋底形状作为底板;2块依据内踝、外踝下外形修剪成月牙形板,2块长弧形夹板,长度自跟骨内或外侧至第1跖骨头或第5跖骨头处。另准备3块纸压垫:1块塔形垫,2块月牙形平垫。

2.固定方法:4块纱布条填于足蹼之间,选用内衬三石散敷料环形缠绕自踝部至跖趾关节处,首先将2块月牙垫置于内外踝踝尖下方,1块塔形垫置于足底足弓顶点,然后在月牙垫外面放置月牙形小夹板,最外层再放置2块塑形好的长弧形夹板;塔形垫外层放置底板,绷带稍加压捆绑,绷带缠绕方向应从外向内,并稍做内翻固定,绷带加压缠绕时,力量应集中在足跟两侧平垫及足底塔形垫,足趾外露,便于观察末梢血液循环情况。

(二)有移位骨折手法复位闭合+穿钉内固定术

麻醉下手法复位:

1.患者取仰卧位。一助手站于患侧,双手抱住其大腿腘窝处,屈膝90°;术者立于患足远端。

2.采用理筋手法,拔伸患者足趾,轻轻上下活动踝关节,理顺踝关节周围软组织,有利于消肿及后期功能恢复。

3.采用摇晃法,一助手双手握住患者前足,并在牵引下同时做跖屈背伸,上下摇晃,术者双手掌大小鱼际压住患肢距骨内外侧,对向挤压,矫正距骨侧方移位,利用筛子工作原理,让距骨骨折断端在胫距关节与距跟关节的凹凸生理解剖通过摇晃产生间隙,骨折碎片自己归位,实现复位的目的。

闭合置钉:

手法复位后CT机下确认复位成功再改俯卧位,取两小切口植入两根空心螺钉7.0mm内固定。从距骨后突两侧(跟距后关节面最高点两侧)从后向前交叉空心钉内固定。

病案一:

2015-5-25,陈某,男,21岁,安徽省芜湖市弋江区人。

主诉:右踝关节疼痛1小时。

现病史:伤者在学校不慎扭伤右踝关节,当时疼痛不能站立,遂被家人送至我院就诊。

体格检查:右踝部肿胀,足部广泛压痛、畸形,触诊有骨擦感,患肢末梢血液循环与感觉良好。

辅助检查:X线片示右距骨骨折伴脱位(见图262)。

CT三维重建报告见图263。

诊断:右距骨骨折伴脱位;Hawkins分型Ⅱ型。

入院后,给予临时复位,石膏托外固定,抬高患肢处理。3天后踝关节肿胀消、退皮肤情况尚可,遂进行手术治疗。

麻醉下手法复位:

患者取仰卧位。一助手站于患侧,双手抱住其大腿腘窝处,屈膝90°;术者立于患足远端。采用理筋手法,拔伸足趾,轻轻上下活动踝关节,理顺踝关节周围软组织,有利于消肿及后期功能恢复。利用筛子工作原理,采用摇晃法,同时另一助手双手握住前足,并在牵引的同时快速在摇晃下做踝关节背伸跖屈,术者双掌跟对向挤压患肢距骨内外侧。让距骨骨折断端在胫距关节与距跟关

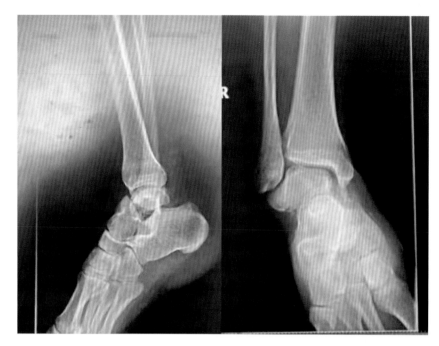

图 262　右距骨骨折伴脱位

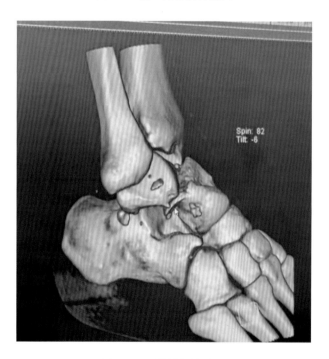

图 263　距骨骨折伴脱位

节的凹凸生理解剖中自己找位置从而得到满意对位。

　　C臂机下观察骨折复位状况,骨折复位满意后,患者改俯卧位。消毒铺巾,在跟腱两侧做纵向小切口约1cm,钝性分离至距骨后突两侧(跟距后关节面最高点两侧),由后向前交叉植入7.0mm空心钉固定。

　　术后石膏托外固定,于中立位摄片示断端对位良好,内固定钉植入满意(见图264)。

　　术后6周后去除石膏外固定。

　　术后3个月后复查X线片见骨折对位对线好,骨性愈合(见图265)。

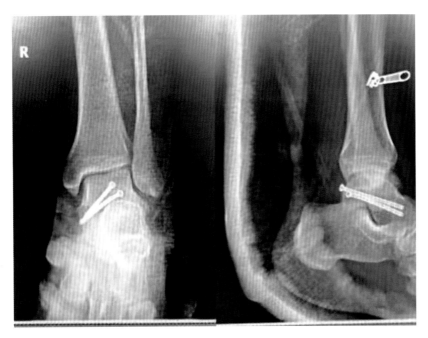

图 264 术后石膏托外固定于中立位 X 线片

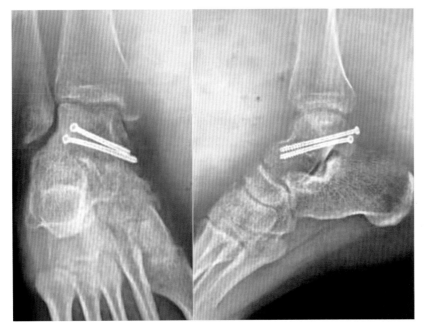

图 265 术后 3 月后复查 X 线片

嘱患者功能锻炼、可负重行走。

按语：

距骨骨折由于解剖环境复杂、坏死率高,常规手术治疗创伤较大,有时需要做内踝截骨才能获得距骨骨折端很好的显露。但在显露过程中进一步加大了对距骨血液循环的破坏。所以闭合复位及小切口置空心钉内固定,有着非常重要的临床意义。

笔者选择戴氏摇晃手法复位距骨骨折,利用筛子工作原理,软组织的束带作用(筋束骨)以及距骨的上下凹凸关节面生理解剖作用,使骨折断端在快速摇晃下自动归位。笔者在临床使用本法均取得了满意的复位效果。

对于无移位距骨骨折,笔者采用戴氏特色的小夹板固定可以取得非常好的固定效果,移位较大的距骨骨折,由于软组织损伤严重,周围的血液循环破坏严重,需要相对坚强的内固定维持复位后的对位,这样才有利于软组织的修复、血液循环的重建以及关节对位,减少或避免距骨的坏死和创伤性关节炎的发生。我们选择俯卧位下在距骨后侧置放空心钉,可以非常好地贯穿距骨,避免偏上或偏下,影响固定的效果,置钉时要在距骨结节顶部两侧的下方向前内、前外置入,保证空心钉最大直径植入,增加固定效果。

近2年来笔者在患者手术置钉后配合关节镜下探查距骨关节面的损伤情况,对游离的软骨予以同期清理,给损伤的关节面予以成形。术后早期进行踝关节功能锻炼,有利用关节面的模造减少创伤性关节炎的发生。距骨骨折初、中、末3期均采用戴氏效验方内服,改善局部血液循环,从现有的临床病例看尚未出现距骨坏死的病例。

第二十节 跟骨骨折

跟骨骨折是由于外力创伤等因素导致足跟处骨骼受到破坏,使其完整性或连续性中断,为足部常见骨折之一。

一、相关生理病理

跟骨为7块跗骨中最大的一块,位于足后下部,构成踵(脚后跟),是由一薄层骨皮质包绕丰富的松质骨组成的不规则长方形结构。跟骨形态不规则,有6个面和4个关节面,其上方有3个关节面,即前距、中距、后距关节面。3者分别与距骨的前跟、中跟、后跟关节面相关节组成距下关节。中跟与后距下关节间有一向外侧开口较宽的沟,称跗骨窦。跟骨前方有一突起为跟骨前结节,分歧韧带起于该结节,止于骰骨和舟骨。跟骨前关节面呈鞍状与骰骨相关节。跟骨外侧皮下组织薄,骨面宽广平坦。前面有一结节为腓骨滑车,其后下方和前上方各有一斜沟分别为腓骨长肌腱、腓骨短肌腱通过。跟骨内侧面皮下软组织厚,骨面呈弧形凹陷。中1/3有一扁平突起,为载距突。其骨皮质厚而坚硬。载距突上有三角韧带,跟舟足底韧带(弹簧韧带)等附着。跟骨内侧有血管神经束通过。跟骨后部宽大,向下移行于跟骨结节,跟腱附着于跟骨结节。其跖侧面有两个突起,分别为内侧突和外侧突,是跖筋膜和足底小肌肉起点。

跟骨骨折主要是因外力创伤因素导致,特别是从高处坠落时,足跟先着地,跟骨受到暴力损伤后,引起粉碎性塌陷骨折。其他常见的创伤因素还有发生交通事故、被重物砸伤或挤压等,可对跟骨直接造成损伤而导致。患者主要表现为足跟部剧烈疼痛、肿胀、皮下瘀斑,足跟部外翻畸形、足底扁平、不能行走。

损伤的机制:跟骨骨折主要是由于垂直压缩应力引起,当身体从高处坠落后,跟骨外侧似一个楔子作用在跟骨交叉角部分,将跟骨劈裂,如果外力持续作用,则使中央三角区被压缩,Bohler角变小、消失。Gissane角增大,跟骨结节上移,跟腱松弛,跟骨体增宽,足弓塌陷。这些改变导致足部应力不正常分配,对跟距关节乃至整个肢体负重线产生影响,严重影响足部的生理功能,并产生异常活动,引起疼痛。由于关节的破坏继而引起创伤性关节炎。

二、临床表现

外伤后足跟部疼痛,无法站立行走,局部肿胀,活动受限。

三、体格检查

足跟处瘀斑,局部压痛、冲击痛,足跟部横径增宽,外翻畸形。

四、诊断

(一)有明显外伤史

无法站立、行走。局部肿胀、压痛、外翻畸形、横径增宽。

(二)辅助检查

X线检查,除摄侧位片外,应拍跟骨轴位像以确定骨折类型及严重程度。此外,跟骨属海绵质骨,压缩后常无清晰的骨折线,有时不易分辨,常须依据骨的外形改变、结节-关节角的测量来分析骨折的严重程度。CT检查明确关节面受损情况及准确地判断骨折的受伤程度。MRI检查明确周围软组织损伤情况。

五、分型

Essex-lopresti 分型:

基于X线分型,以跟骨侧位和轴位X线为依据,根据是否累及距下关节,把跟骨骨折分为舌形和关节塌陷两型骨折,并根据移位程度各分成3度,可评估跟骨骨折的大体移位情况,简单方便,但不能确切判断关节面损伤情况。

Ⅰ型:骨折未累及距下关节,包括跟骨结节骨折和累及跟骰关节的骨折。

Ⅱ型:骨折累及距下关节,原始骨折线多经过关节后半部或内侧部;根据继发骨折线的走向,又分为舌型骨折和关节面塌陷型骨折;根据骨折移位程度又可将这两种类型的关节内骨折分为Ⅰ~Ⅲ度。

六、常规治疗

(一)非手术治疗

手法复位支具固定,石膏托外固定。

(二)手术治疗

1.切开复位内固定:

(1)优点:直视下尽可能使移位的断端达到解剖复位,良好的内固定保证了跟骨的正常结构,显著减少了因解剖结构改变导致的对足跟功能的影响。

(2)缺点:手术并发症发生率较高,如皮肤坏死、感染、神经损伤、植入物排异等。

2.撬拨复位内固定:

(1)优点:软组织损伤小,骨折复位质量和临床疗效好。

(2)缺点:粉碎性骨折尤其是后关节面的骨折复位效果多不理想,固定效果不可靠,容易发生骨折再移位和钉道感染等并发症,需要2次手术。

3.小切口的切开复位内固定:

(1)优点:软组织损伤较少,减少对局部的软组织的2次破坏;可以在直视下复位、固定跟骨后距下关节面。

(2)缺点:不适用于跟骨严重粉碎性复杂骨折;对于患有骨质疏松症或严重的粉碎性骨折患者,微创小切口简单的内固定螺钉不够牢固;手术难度较大,需要骨科医师有相当长的学习曲线。

4.关节镜辅助技术治疗:

(1)优点:有创伤小、观察仔细、对软组织破坏小等优点,复位效果理想。

(2)缺点:操作空间狭小,技术较为复杂,若操作失误易造成医源性的2次损害,应用受到一定限制。

5.球囊扩张治疗:

(1)优点:较传统术式具有创伤小、出血少、避免2次取出内固定物等优点。

(2)缺点:远期疗效以及并发症的发生率目前报道较少,并且此技术的复位也具有一定的难度和局限性。

七、戴氏特色治疗

(一)手法复位技术

1.手法特色:摇晃法(利用筛子原理在粉碎性骨折的应用)+复合式手法+弹性复位法。

2.手法整复的时机:骨折早期整复的优点是显而易见的,问题是对于就诊时已有明显肿胀或有少量张力性水疱形成者,是延期整复还是尽早复位,意见不一。我们主张在严密观察血液循环的基础上,先稍加复位用夹板维持(有水疱形成,抽吸泡内渗出液后外敷雷夫诺尔纱条),等肿胀消退、皮损结痂后,再整复残留移位。在临床中不仅未因此发生皮肤并发症,而且肿胀消退也较消极等待较快,骨折也得到满意的复位。

3.复位方法:

手法复位:患者取仰卧位,助手二站于患侧,双手抱住其大腿腘窝处,屈膝90°;助手一立于患足远端,双手环握住患足掌背部,与助手二做对抗牵引,患者足稍内翻,在对抗牵引状态下快速做背伸跖屈动作;术者双手掌放在患者内踝、外踝下方做对向挤压,第一助手拔伸牵引的同时上下摇晃,之后术者双手拇指挤压患者外踝下方隆起处,直至外踝下方恢复平整,外翻角及足弓恢复正常。注意跟骨外侧壁和内侧载距突骨折复位时防止发生腓骨撞击综合征和内外翻畸形。摄片确认骨折复位满意。

4.手法复位流程如下(见图266至图273):

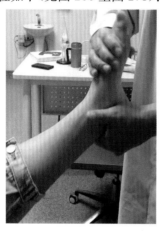 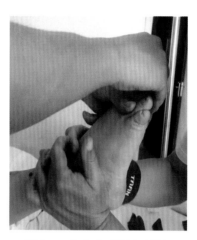

图266　小幅度摇晃;筛子原理　　图267　复合式手法同时进行

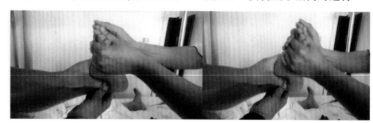

图268　跖屈背伸拇指按压外踝下方,矫正残余畸形及注重外侧壁的复位

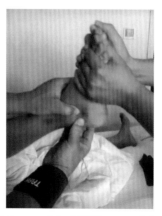

图269　小幅度摇晃下跖屈背伸

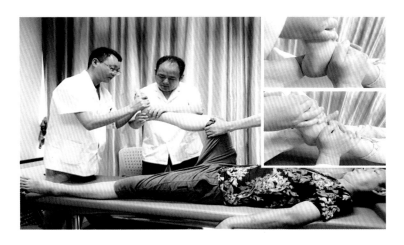

图 270　手法复位流程

复位成功的标志——①外踝下平整。

复位成功的标志——②足弓恢复。

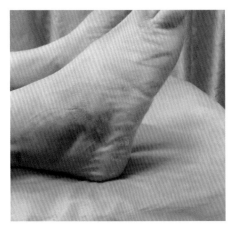

图 271　复位成功的标志图一

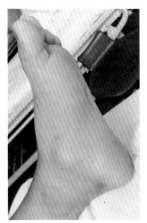

图 272　复位成功的标志图二

复位成功的标志——③双足呈"八"字形。

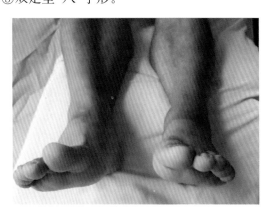

图 273　复位成功的标志图三

5.弹性复位的应用(逐步复位):弹性复位分为两种情况。

(1)主动地逐步复位(一次性无法完成复位)。

（2）被动地再次复位（由于肿胀、外固定松动造成的位置再丢失，外踝下骨块再次隆起）。

戴氏特色治疗：

跟骨骨折在复查时外踝下方均存在不同程度的骨性隆起，即骨折因肿胀消退及外固定松动而导致的骨折复位位置丢失。如果不加以纠正，关节复位后位置的丢失、跟骨增宽，外踝下骨质增生可形成外踝下高压，可继发足外翻形成严重的后遗症。戴氏手法采用弹性复位的原理，即在骨折早期、中后期多次更换敷料，调整外固定时均施以外踝下方的挤压，恢复跟骨的宽度以及外踝下方跟骨外侧骨面的宽广平整，直至骨折愈合，使丢失的骨折块得以复位。

（二）小夹板纸压垫外固定技术

解剖形塑形小夹板，月牙形纸压垫小夹板套叠式三明治疗法。

1.固定材料：选用杉树皮为原材料，削去粗糙表皮，厚度约0.3cm，根据患者跟骨大小、形状等"量体裁衣"修剪成5块：1块形如足底板，2块依据内外踝下跟骨长度的体表投影形状修剪成月牙形板（宽度2.5cm，厚度3mm），2块解剖形长夹板，长度自跟骨结节内或外侧至第1跖骨头或第5跖骨头处。另准备3块纸压垫：1块梯形垫（厚度因人而异），2块月牙形纸压垫（见图274至图275）。

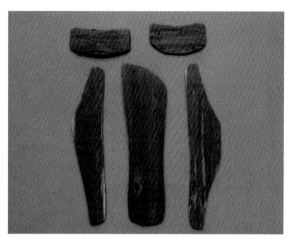

图274　杉树皮小夹板

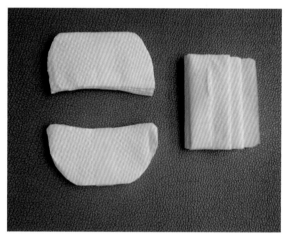

图275　纸压垫

2.固定方法：采用套叠式三明治固定方法。

选用纱布绷带环形缠绕自踝部至跖趾关节处，首先将2块月牙形纸压垫置于内外踝下方，一块梯形垫置于足底足弓顶点，足弓充填，还原原有生物力学形态，然后在月牙形纸压外面放置月牙形小夹板，最外层叠压放置2块塑形好的解剖形长夹板；梯形垫外层放置足底托板，绷带均匀用力包扎，绷带缠绕方向应从外向内，并做内翻位固定，绷带加压缠绕时，力量应集中在足跟两侧，足趾外露，便于观察末梢血液循环情况。X线片复查，确认骨折位置。

固定流程见图276至图281。

3.个体化定制的纸压垫、塑形杉树皮小夹板外固定的特点：

（1）月牙形纸压垫、小夹板套叠式固定，持续加压固定牢固有效，充分体现纵向持骨，横向挤压的固定理念。

（2）长短结合、软硬兼施、松紧适宜。

（3）塑形：根据解剖标志塑形、根据病情变化小夹板三期塑形。

4.功能锻炼：骨折愈合与功能锻炼同步进行避免应力遮挡弊端，早期功能锻炼，减少周围肌腱、韧带的挛缩和粘连，避免废用性骨质疏松等并发症。

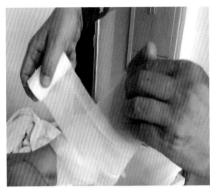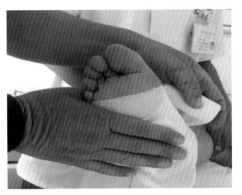

图 276　绷带缠绕方向，自外向内缠绕　　　　图 277　放置足弓梯形垫

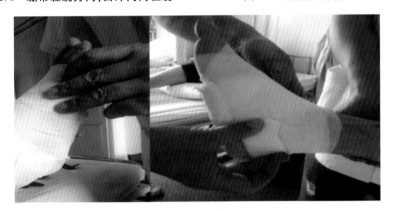

图 278　再放置内外侧月牙垫

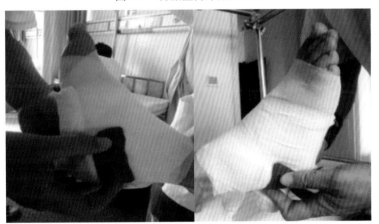

图 279　再放置内外侧月牙形夹板

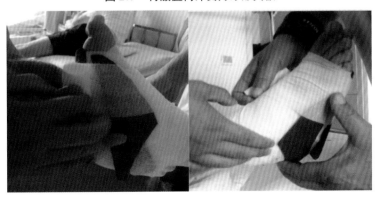

图 280　再放置足底托板，内外侧轴向板

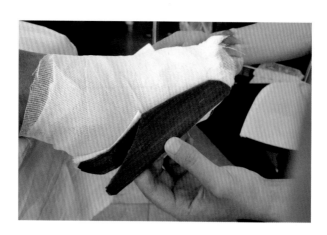

图281　纸压垫、夹板、与最外侧轴向板呈套叠式三明治式固定方式

5.注意事项：

（1）复位固定后抬高患肢，进行足趾屈伸活动，同时口服中药活血化瘀、利水消肿方剂。

（2）每周复查随诊，更换敷料。观察皮肤情况，有无压疮、张力性水疱形成（见图282）。

（3）踝关节内翻拉伸：在保护跟骨稳定性的情况下内翻踝关节。拉伸外侧腓骨长肌腱、腓骨短肌腱，防止因外侧腓骨长短肌挛缩引起的前足外翻导致后期的扁平足。

（4）伤后1周左右肿胀消退，需重新调整外固定松紧。及时更换绷带，调整松紧度，并挤压跟骨内外侧，尤其要注意外踝下方的平整度及保证跖屈内翻位（见图283至图284）。

（5）观察外形：与对侧相比，外形是一致的，两足呈八字形（见图285）。

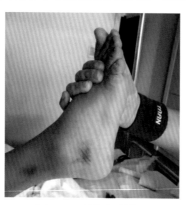

图282　观察皮肤情况

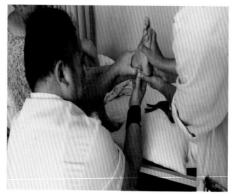

图283　挤压跟骨内外侧

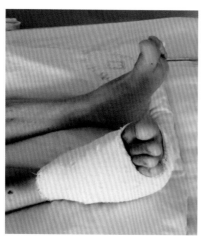

图284　包扎后图

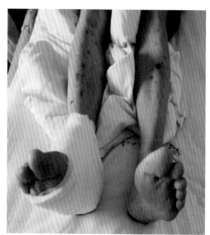

图285　观察外形

206

（6）单侧跟骨骨折，3天后即可扶双拐下地，患肢不负重行走。定期X线片复查以了解骨折位置及愈合情况，如肥胖患者，各足趾间放置1～2层纱布，以保持足趾间干燥。

病案一：

2017-1-10，杨某某，男，34岁。安徽省合肥市人。

主诉：右足疼痛2小时。

现病史：伤者在工地不慎摔倒，右足着地，致伤右足。足踝处青紫肿胀、畸形、不敢活动，遂来我院治疗。

体格检查：右足跟、足踝部肿胀、压痛、畸形，跟骨横径增宽，触诊有骨擦感，踝关节活动功能丧失，皮肤状况良好，无张力性水疱产生，患肢末梢血液循环与感觉良好。

辅助检查：X线片示：右跟骨骨折，关节面塌陷，贝氏角消失（见图286）。

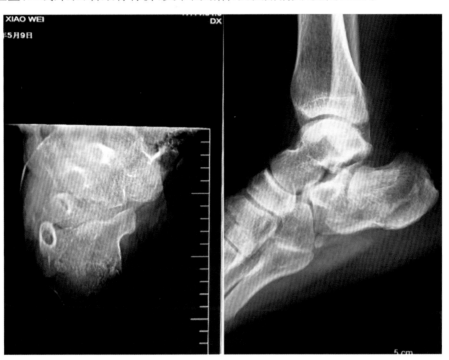

图286　右跟骨骨折，关节面塌陷

诊断：右跟骨骨折，Essex-lopresti分型Ⅱ型Ⅲ度关节面塌陷型骨折。

戴氏特色治疗：

1. 手法复位技术：患者取仰卧位，助手二位于患侧，双手抱住其大腿腘窝处，屈膝90°；助手一立于患足远端，双手环握住患足掌背部，与助手二做对抗牵引，患者足稍内翻，在对抗牵引状态下快速做背伸跖屈动作以及第一助手拔伸牵引的同时上下摇晃踝部；同时术者双手掌放在内外踝下方做对向挤压，之后双手拇指挤压外踝下方隆起处，直至外踝下方恢复平整，跟骨外形与对侧相比恢复正常，外翻角及足弓恢复正常。

2. 小夹板纸压垫外固定技术：纱布绷带环形缠绕自踝部至跖趾关节处，首先将2块月牙垫置于内外踝下方，1块塔形垫置于足底足弓顶点，然后在月牙垫外面放置月牙形小夹板，最外层再重叠放置2块塑形好的长弧形解剖形夹板；足底塔形垫外层放置解剖形底板，绷带稍加压捆绑，绷带缠绕方向应从外向内，并稍做内翻位固定，绷带加压缠绕时，力量应集中在足跟两侧，足趾外露，便于观察末梢血液循环情况。X线片复查，明确手法复位后对位情况。

X线片的侧位片示关距下截面恢复平整，坐位片示跟骨宽度恢复，外踝下方仍稍有分离（见图287）。

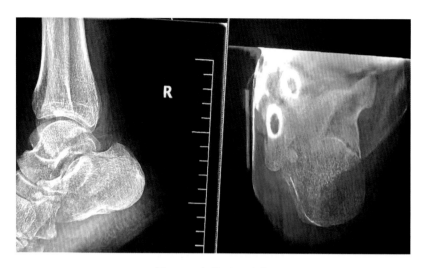

图 287 复位后 X 线片

随后每周复查 1 次,每次更换敷料,观察皮肤状况,调整小夹板。

2017-1-13,外固定 3 天复查,局部肿胀较前消退,再次给予外踝下挤压矫正残留移位,复位后,外踝下方骨性解剖标志恢复,继续小夹板纸压垫外固定。

2017-1-16,外固定 1 周复查,肿胀消退,外踝下方仍稍有隆起,在踝关节背伸跖屈下再次给予小幅度手法推挤矫正残留移位,恢复平整度。

2017-1-23,外固定 2 周复查,局部肿胀完全消退,小夹板纸压垫二次塑形,确保解剖贴服,再次给予手法挤压外踝下方及小夹板纸压垫加压外固定。

3 个月后,X 线片复查提示:侧位示长度、高度、宽度,关节面均恢复,贝氏角(Bohler 角)与跟骨交叉角(Gissane 角)均恢复正常,轴位片示跟骨宽度恢复正常,骨折线消失(见图 288)。

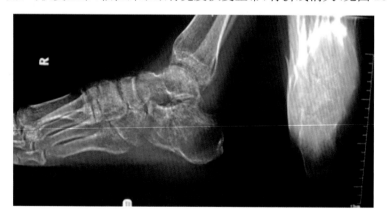

图 288 3 个月后跟骨正侧位复查 X 线片

患者 1 年余复查:见患足外形正常,跖屈背伸恢复,能正常行走(见图 289 至图 291)。

病案二:

2017-7-18,王某某,男,37 岁,安徽省芜湖市鸠江人。

主诉:双侧跟骨疼痛 6 小时。

现病史:伤者在工地上从高处不慎摔倒,双足着地致伤,双足跟、足踝处青紫肿胀,畸形,功能障碍。

体格检查:双足跟、足踝部肿胀,压痛、外翻畸形,双侧跟骨增宽,踝关节活动功能丧失,皮肤状况良好,无张力性水疱,患肢末梢血液循环与感觉良好。

辅助检查:X线片示双跟骨骨折(见图292至图293)。

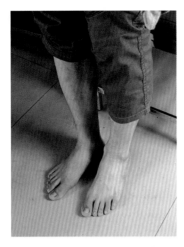
图 289　双足站立位正常

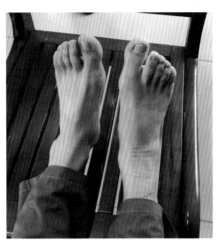
图 290　双足外形正常图一

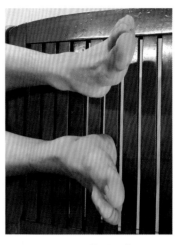
图 291　双足外形正常图二

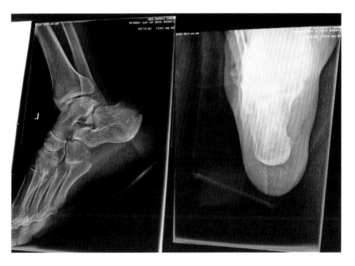
图 292　左足跟骨X线片

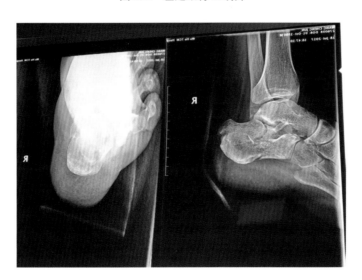
图 293　右足跟骨X线片

左足：骨折线经跟骨体部行至后关节面与跟腱的附着点之间。关节面塌陷，骨片移位，关节面不平整。

右足：骨折线经跟骨体部行至后关节面与跟腱的附着点之间分离移位。关节面塌陷。

诊断：双跟骨粉碎性骨折。

左足：Essex-lopresti 分型Ⅱ型Ⅱ度关节面塌陷型骨折。

右足：Essex-lopresti 分型Ⅱ型Ⅲ度关节面塌陷型骨折。

戴氏特色治疗：

1.手法复位技术：患者取仰卧位，助手二站于患侧，双手抱住其大腿腘窝处，屈膝90°；助手一立于患足远端，双手环握住患足掌背部，患者足稍内翻，在对抗牵引状态下快速做背伸跖屈动作；术者双手掌放在患者内踝、外踝下方作对向挤压，第一助手拔伸牵引的同时跖屈背伸摇晃踝部，之后双手拇指挤压外踝下方隆起处，直至外踝下方恢复平整，跟骨外形与对侧相比恢复正常，外翻角及足弓恢复正常。

2.小夹板纸压垫外固定技术：纱布绷带环形缠绕自踝部至跖趾关节处，首先将2块月牙垫置于内外踝下方，1块塔形垫置于足底弓顶点，然后在月牙垫外面放置月牙形小夹板，最外层再放置2块塑形好的长弧形解剖形夹板；塔形垫外层放置解剖形底板，绷带缠绕方向应从外向内，并稍做内翻位固定，绷带加压缠绕时，力量应集中在足跟两侧，足趾外露，便于观察末梢血液循环情况。X线片复查，确认骨折复位后的位置（见图294至图295）。

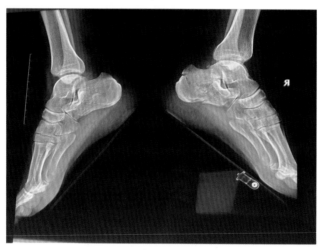

图294 复位后双侧跟骨侧位片

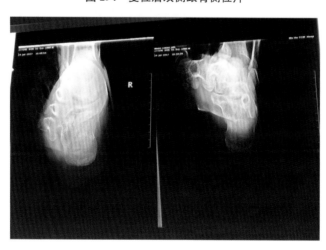

图295 复位后双侧跟骨轴位片

X线片示:骨折对位、对线满意。侧位示长度、高度、宽度,关节面均恢复,贝氏角(Bohler角)与跟骨交叉角(Gissane角)均恢复正常,轴位片示跟骨宽度恢复正常。

首诊后续治疗:

随后每周复查一次,前3次复查继续行手法调整,矫正残留移位。每次更换敷料,观察皮肤状况,调整小夹板位置以及2次塑形。

患者10周后解除外固定,双跟骨无畸形、无异常。1年后随访,关节功能恢复正常。

病案三:

2019-1-5,郭某某,男,32岁,安徽省芜湖市芜湖县人。

主诉:左足跟疼痛3小时。

现病史:患者从货梯不慎摔倒,左足着地,致左足跟、足踝处青紫肿胀,畸形,疼痛。

体格检查:左足跟、足踝部肿胀,压痛、外翻畸形,跟骨横径增宽,踝关节功能丧失,患肢末梢血液循环与感觉良好。

辅助检查:X线片示骨折线水平向后行至跟腱止点的远端,舌形骨片包括跟骨体上面和后关节面的外侧部。舌形骨折,骨折线走向跟骨结节后缘,移位不明显。距下关节面塌陷(见图296)。

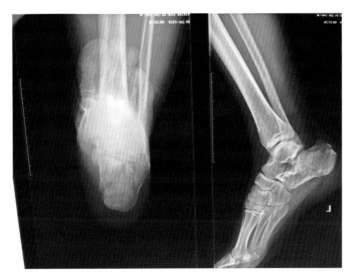

图296 跟骨粉碎性骨折

诊断:左跟骨骨折。Essex-lopresti分型Ⅱ型Ⅱ度舌形骨折。

戴氏特色治疗:

1. 手法复位技术:患者取仰卧位,助手二站于患侧,双手抱住其大腿腘窝处,屈膝90°;助手一立于患足远端,双手环握住患足掌背部,与助手二做对抗牵引,患者足稍内翻,在对抗牵引状态下快速做背伸跖屈动作;术者双手掌放在其内踝、外踝下方做对向挤压,第一助手拔伸牵引的同时上下摇晃踝部,术者同时双手拇指挤压其外踝下方隆起处,直至外踝下方恢复平整,跟骨外形与对侧相比恢复正常,外翻角及足弓恢复正常。

2. 小夹板纸压垫外固定技术:纱布绷带环形缠绕踝部至跖趾关节处,首先将2块月牙垫置于内外踝下方,1块塔形垫置于足底足弓顶点,然后在月牙垫外面放置同等大小月牙形小夹板,最外层再放置2块塑形好的长弧形夹板;塔形垫外层放置解剖形底板,绷带缠绕方向应从外向内,并稍做内翻位固定,绷带加压缠绕时,力量应集中在足跟两侧及足底塔形垫,足趾外露,便于观察末梢血液循环情况。X线片复查,确认骨折对位情况。

随后每周复查1次,弹性复位矫正残留畸形,每次更换敷料,调整小夹板纸压垫的位置以及2次塑形。

治疗后12周复查X线片(见图297)。

X线片示:骨折对位高度、宽度、长度均满意复位、距下关节面平整,骨折线消失,愈合良好。

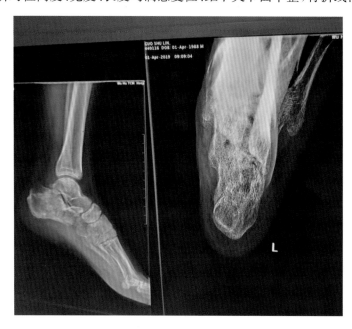

图297 治疗后12周摄片复查X线片

病案四:

2019-7-22,范某,男,53岁。安徽省芜湖市弋江区人。

主诉:左足疼痛两天。

现病史:伤者在工地不慎摔倒,左足着地,摔伤左足。左足跟、足踝处青紫肿胀,畸形,不敢活动。伤后在外院治疗2天,足踝部肿胀较甚皮温增高,大量张力性水疱形成。遂转来我院治疗。

体格检查:左足跟、足踝部肿胀,压痛、畸形,踝关节活动功能丧失,张力性水疱产生,肤温较高,患肢末梢血液循环与感觉良好(见图298至图299)。

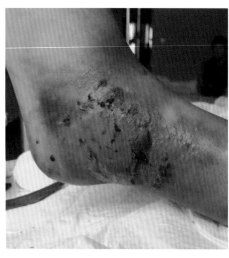 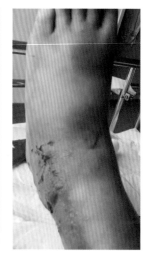

图298 踝关节张力性水泡图一　　图299 踝关节张力性水泡图二

X线片示左跟骨粉碎性骨折。

诊断:左跟骨折。

戴氏特色治疗：

1. 手法复位技术：患者取仰卧位，助手二站于患侧，双手抱住其大腿腘窝处，屈膝90°；助手一立于患足远端，双手环握住患足掌背部，与助手二做对抗牵引，患者足稍内翻，在对抗牵引状态下快速做背伸跖屈动作；术者双手掌放在内踝、外踝下方做对向挤压，第一助手拔伸牵引的同时上下摇晃踝部，之后双手拇指挤压其外踝下方隆起处，由于肿胀较甚，张力性水疱形成，患足外形改观，手法适可而止。

2. 小夹板纸压垫外固定技术：

(1)固定材料：1块呈足底形状作为底板，2块长弧形侧方解剖形夹板，长度自跟骨内或外侧至第1跖骨头或第5跖骨头处。另准备1块足底塔形垫。

(2)固定方法：选用纱布绷带环形缠绕自踝部至跖趾关节处，首先将一块塔形垫置于足底足弓顶点，鉴于张力性水疱形成，皮肤状况差未放置月牙形纸压垫、月牙形夹板。最外层再放置两块塑形好的长弧形夹板；塔形垫外层放置底板，绷带缠绕方向应从外向内，并稍做内翻位固定，绷带加压缠绕，足趾外露，便于观察末梢血液循环情况。

2019-7-24，外固定2天复查。见肿胀消退，皮肤状况开始好转。继续小夹板维持固定（见图300）。

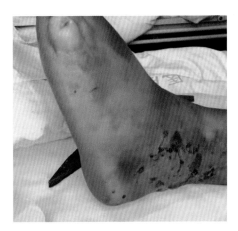

图300　外固定2天后复查片

2019-7-27，外固定5天复查（见图301）。

皮肤状况进一步好转，肿胀消退。再次予以摇晃挤压手法矫正残留移位，加月牙形纸压垫、月牙形夹板固定。

2019-7-29，外固定1周复查（见图302）。

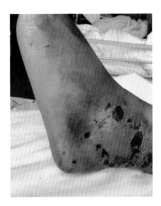 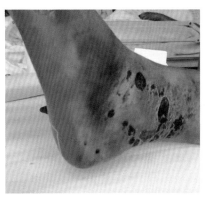

图301　外固定5天复查片　　　图302　外固定1周复查片

213

肿胀消退,皮肤状况进一步好转。外踝下解剖标志恢复,继续给予手法矫正残留移位,以及加大外踝下挤压手法,恢复外踝下平整度,继续小夹板固定。

2019-7-31,外固定9天复查(见图303)。

皮肤状况良好,张力性水疱完全消失。继续小夹板外固定。

每次包扎体位如下,在跟腱处衬垫,足部少许跖屈。将跟骨结节处悬空,防止压疮产生。见图304。

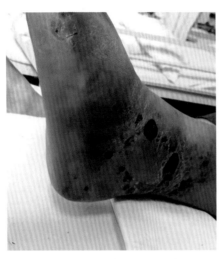
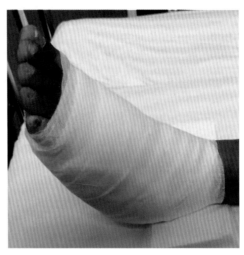

图303　外固定9天复查片　　　　图304　包扎体位图

按语:

跟骨骨折后,手法复位的时机对复位成功率非常重要,一般需要在伤后24小时内完成,避免血肿机化影响骨折复位,以及骨折后骨折碎片的2次移位,使原路归位困难。跟骨骨折后移位非常复杂,既有侧向移位增宽,又有轴向移位、短缩,以及关节面骨片的塌陷,几种移位错综复杂,相互影响,按照常规流程复位难以成功。遵循"欲合先离,离而复合""侧向移位优先复位"的原则,戴氏正骨手法设计了2种及2种以上手法联合使用,同时矫正侧方、短缩及骨折块下陷引起的关节面塌陷的复合手法。骨折移位和受伤机制有关,即垂直暴力使跟骨负重面下陷,同时挤压跟骨各方面向侧方移位,所以跟骨骨折移位后,既有跟骨轴向移位增宽,又有长度改变缩短以及关节面不平整,其中以骨折块塌陷最为关键,塌陷的骨折块只要能复位,长度、宽度、高度问题将迎刃而解,这也是保守治疗能否成功的关键。复位塌陷关节面的复合手法,术者双侧手掌固定患者骨折近端及隆起的骨折片,起到对抗牵引和捋正侧方移位的双重作用。第一助手握住患足前掌快速摇晃下屈伸踝部,起到拔伸牵引及杠杆原理撬拨使塌陷的骨折块松动。快速反复摇晃产生的筛子工作原理使塌陷的骨折块松动后在快速摇晃运动中寻找空隙自动归位。随着塌陷骨折块的复位后留下的空间,外侧的骨折块随之同时复位。

所以本手法的特点是利用牵引、挤压、摇晃、屈伸手法联合应用,关节面、高度、宽度和长度得到同时复位。手法复位治疗跟骨骨折的争议点之一是距下关节能否恢复<1mm台阶,采用戴氏复合手法治疗的跟骨骨折中绝大多数骨折都得到了满意的复位,但也有部分患者就诊时间较长、肿胀较甚、骨折移位较大,复位后仍然有1mm左右的台阶,由于患者惧怕手术,保守意愿强烈,愿意承担保守治疗的风险,愈后我们发现跟骨骨折没有外翻畸形、足弓存在、外踝下平整。1~2层的CT矢状位平扫发现关节面存在塌陷,我们经过2年随访发现患者无明显的不适感。

关于固定:选用小夹板、纸压垫套叠式三明治式固定,用2块长方形月牙形纸压垫叠放跟骨2侧,2块同等大小的月牙形夹板一里一外组合叠放跟骨内外侧,2块长弧形月牙夹板套叠式叠放在跟骨夹板外,长度为跟骨结节至距骨头部,大小、厚度遵循量体裁衣,个性化定制原则。塑形后,通过绷带约束力,力量均匀传递到跟骨各个点和面,体现了小夹板纵向持骨、横向挤压的特点。两侧长弧形月牙垫采用套叠式放置,不仅增加了跟骨两侧长轴的压力,又由于长度贯穿跟骨长轴,充分体现了小夹板"纵向持骨、横向挤压"的理念,使跟骨的长轴、角度得到很好的维持。纸压垫的放置不仅增加了内外侧的压力,同时避免了小夹板与软组织直接接触挤压导致的皮肤问题。由于①固定面积大,单位面积的压强减少;②骨折复位后皮肤张力减少;③夹板塑形后,外固定力的均匀分布以及纸压垫的衬垫作用,在临床使用过程中很少出现压迫性溃疡。足底塔形垫的放置起到解剖标志的填充作用,使肌肉张力得到平衡,还原原有的生物形态,并维持几何形体不变。如果足底长期空虚,胫后肌疲劳导致内侧肌力减退,形成内外不平衡,极易导致外翻畸形。

跟骨小夹板的塑形非常重要,因为跟骨软组织较少,解剖标志非常明显,良好的塑形可以起到非常好的固定作用。包括:①随着病情变化,夹板形态也随之改变,骨折早期软组织肿胀严重,夹板不宜过厚,骨折1~2周肿胀消退,需要更换正常厚度的塑形夹板;②杉树皮夹板根据跟骨解剖标志的塑形,跟骨外侧皮下组织薄,骨面宽广平坦。跟骨内侧面皮下软组织厚,骨面呈弧形凹陷。内外侧长弧形夹板的制作,内侧夹板需要根据内侧弧形凹陷解剖标志压软塑形。

关于局部肿胀张力性水疱形成后外固定的使用:跟骨是由一薄层骨皮质包绕丰富的松质骨组成的不规则长方形结构,外伤后出血量大、肿胀迅速。伤后6小时内完成手法复位是最佳时间,外固定即可起到维持骨折的对位稳定,由于压迫止血,外伤后的肿胀反应明显减轻。如果就诊时肿胀已形成,我们认为肿胀消退需1~2周,如果消极等待肿胀完全消退后再行手法复位,往往会使我们错过保守治疗手法复位的最佳时机。因此如果肿胀已形成我们采用逐步复位加上有限的小夹板固定的方法。笔者观察手法复位后加有限小夹板外固定后不仅不会出现皮肤问题,反而随着早期的复位筋脉的理顺,小夹板的逐步加压,反而肿胀的消退比消极的等待要快,笔者认为可能是局部有限的加压起到了一个止血的作用,局部的压力反而促进局部血肿的消退,并且此处无重要的神经血管分布;无须担心小夹板的压迫性并发症。本组病例4非常好地说明了这个问题。

跟骨骨折后多半合并足部其他关节软组织结构的损伤如关节囊的挛缩等。所以负重后产生较长时间的不适、酸痛等症状,笔者认为跟骨骨折愈合后尽早地不负重活动以及适时的负重行走,可以有效地使瘢痕组织逐步的松解以及减少足踝部的骨质疏松。

总之跟骨骨折为足部常见骨折,由于局部解剖结构复杂,治疗较为棘手,随着手术技术的提高,切开复位内固定在临床普遍开展,但术后切口不愈合,钢板外露等并发症发生率也时有发生。针对可以保守治疗的闭合性跟骨骨折;具有开放手术禁忌证的跟骨骨折患者;对于具有开放手术指征,但保守意愿强烈的患者。戴氏特色手法复位+小夹板外固定疗法在临床诊疗过程中良好的疗效,取得了广大患者的认可。

第二十一节　第5跖骨基底部骨折

第5跖骨基底部骨折常为横行骨折,即骨折线垂直于跖骨骨干,是由于腓骨短肌腱应力所引起的撕脱骨折。

一、相关生理病理

第5跖骨位于足的最外侧,是外侧纵弓及足横弓的重要组成部分,在足部应力传导、负重缓冲及维持侧方平衡方面起着至关重要的作用。第5跖骨基底部为松质骨,常因腓骨短肌猛烈收缩而发生骨折,其受伤机制主要是前足的内翻和(或)内收暴力时的肌腱牵拉,常与踝关节外侧副韧带损伤伴随出现,也可伴发于外踝尖部撕脱骨折。

跖腱膜的外侧束所致产生明显移位的概率小;腓骨短肌腱所致产生明显移位的概率较大。

二、临床表现

受伤后足背肿胀,疼痛,功能受限。

三、体格检查

足背皮肤瘀斑,局部压痛、叩击痛、冲击痛,骨擦感明显。

四、诊断

(一)有明确的外伤史

足背部肿胀,疼痛,皮下瘀斑,第5跖骨基底部压痛明显,骨擦感明显,功能活动障碍。

(二)辅助检查

足部X线正斜位片可确诊,CT检查和三维重建可明确骨折移位情况。

五、分型

Ekrol等把第5跖骨1区骨折按部位从近到远又分为3个类型:

Ⅰ型是粗隆尖部骨折。

Ⅱ型是从第5跖骨基底到第5跖骨至骰骨关节面的斜形骨折。

Ⅲ型是通到第4跖骨关节面的横形骨折。

六、常规治疗

(一)非手术治疗

手法复位石膏托外固定、支具外固定。

(二)手术治疗

腰麻下行切复内固定,多使用克氏针张力带内固定;拉力螺钉或跖骨钢板固定等。

七、戴氏特色治疗

弹性复位(逐步复位);小夹板纸压垫套叠式固定。

(一)手法复位技术

1. 理筋手法:术者自第5跖骨基底部顺着肌腱肌肉走向,向远端反复摸推,再拔伸第5跖骨。解除肌肉等软组织嵌顿。

2. 骨折复位:近端找远端。

(1)按压推顶复位:拇指指腹触摸断端并结合X线片建立立体概念。在牵引状态下,用拇指指腹沿着第5跖骨向近端推摸,找到跖骰关节间隙,将第5跖骨基底部近端向远端推顶按压(近端找远端)。拇指指腹触摸,检查断端对位情况。

(2)逐步复位法:定期复查,施理筋手法。拇指指腹触摸断端了解情况后,自近端向远端推挤(前3周内均要使用手法逐步复位)。

(二)小夹板外固定技术

1. 固定材料:1块月牙纸压垫(厚度约2mm,宽度约1cm,长度第5跖骨基底部外侧到内侧),1块塔形垫,1块月牙形夹板,1块足底托板,1块内侧解剖形夹板,1块外侧解剖形夹板(见图305)。

2. 固定方法:绷带缠绕1~2层,之后先在第5跖骨基底部骨折的近端放置纸压垫,再放置月牙形夹板压住纸压垫(使其持续形成自近端向远端推顶挤压的力量)。之后再绷带缠绕固定,缠绕过程中依次放置外侧解剖形夹板压住月牙形小夹板使之形成向内的挤压力,内侧解剖形夹板(自跟骨结节内或外侧至第1跖骨头或第5跖

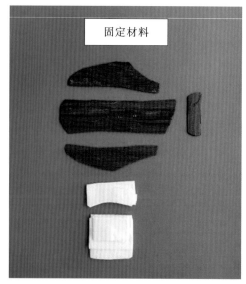

固定材料

图305　第5跖骨基底部骨折外固定材料

骨头处),足底足弓处放置塔形垫,足底放置足底托板(自跖趾关节至足底跟骨后缘)。之后继续绷带缠绕,并用拇指压住断端所放置的夹板同时做绷带的翻折加压(加大月牙形纸压垫与月牙形夹板的压力与固定强度)。固定于外翻位。

(三)注意事项

每周复查1次。前2~3周每次复查复位手法矫正残留移位以及骨折对位的再丢失。每次更换敷料调整夹板位置,做到精准放置,保证外固定于足外翻位。早期需要内服戴氏消肿方,凉血活血,消肿止痛。外固定需2~3个月。解除外固定后逐步负重行走配合中药熏洗方外用。

病案一:

2021-2-15,杨某某,女,42岁,安徽省芜湖市繁昌县人。

主诉:左足疼痛5小时。

现病史:患者骑车不慎扭伤,左足疼痛,功能活动障碍,遂送我院治疗。

体格检查:左足局部肿胀,皮下瘀斑,第5跖骨基底部压痛,骨擦感明显,功能活动障碍。

辅助检查:X线片示粗隆部骨折(见图306)。

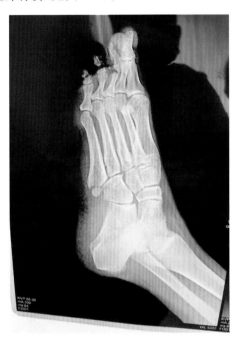

图306　粗隆部骨折

诊断:左足第5跖骨基底部骨折1区粗隆部骨折。

戴氏特色治疗:

1.手法复位技术:

(1)理筋手法:术者双手拇指在患者左足,自第5跖骨基底部顺着肌腱肌肉走向,向远端反复摸推,再拔伸第5跖骨。解除肌肉等软组织嵌顿。

(2)按压推顶复位:拇指指腹触摸断端并结合X线片建立立体概念。在牵引状态下,用拇指指腹沿着第5跖骨向近端推摸,找到跖骰关节间隙,将第5跖骨基底部近端向远端推顶按压(近端找远端)。拇指指腹触摸,检查断端对位情况。

(3)逐步复位法:每周复查,施理筋手法。拇指指腹触摸断端了解情况后,自近端向远端推挤。

2.小夹板纸压垫外固定技术(见图307至图311):第5跖骨基底部骨折。固定材料:1块月牙纸压垫(厚度约2mm,宽度约1cm,长度第5跖骨基底部外侧到内侧),1块塔形垫,1块月牙形夹板,1块足底托板,1块内侧解剖形夹板,1块外侧解剖形夹板。

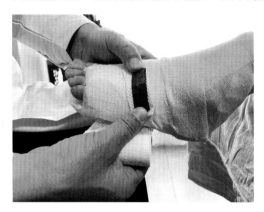 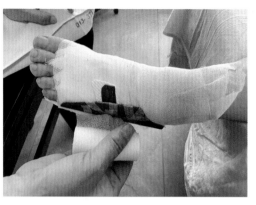

图 307　第 5 跖骨基底部骨折小夹板　　　　图 308　第 5 跖骨基底部骨折小夹板
纸压垫外固定方法步骤一　　　　　　　　纸压垫外固定方法步骤二

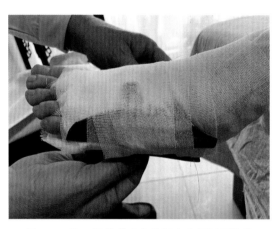 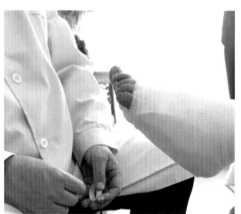

图 309　第 5 跖骨基底部骨折小夹板纸压垫外　　　图 310　包扎后侧位观
固定方法步骤三

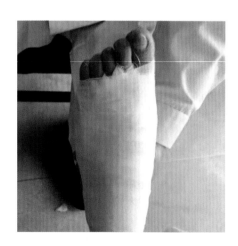

图 311　包扎后正位观

固定方法:绷带缠绕 1～2 层,之后先在第 5 跖骨基底部骨折的近端放置纸压垫,再放置月牙形夹板压住纸压垫(使其持续形成自近端向远端推顶挤压的力量)。之后再绷带缠绕固定,缠绕过程中依次放置外侧解剖形夹板,内侧解剖形夹板(自跟骨结节内或外侧至第 1 跖骨头或第 5 跖骨头处),足底足弓处放置塔形垫,足底放置足底托板(自跖趾关节至足底跟骨后缘)。之后继续绷带缠绕,并用拇指压住断端所放置的夹板同时做绷带的翻折加压(加大月牙形纸压垫与月牙形夹板的压力与固定强度)。固定于外翻位。

3.中药内服:生地黄30g,赤芍10g,牡丹皮10g,炒谷芽15g,炒麦芽15g,蒲黄(包煎)10g,三七10g,薏苡仁30g,金银花15g,连翘15g,甘草6g,5剂,水煎内服一日一剂。

后续治疗:

前2周,每3天复查1次,利用推挤手法,逐步复位残留移位,小夹板纸压垫外固定,第3周开始每周复查1次,每次予以手法矫正残留移位,继续小夹板纸压垫外固定于外翻位。

2021-5-15,外固定3个月复查。X线片示第5跖骨基底部对位满意,骨折线模糊,断端愈合(见图312)。

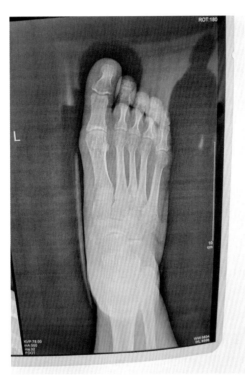

图312 左足X线正位片

病案二:

2020-5-20,王某,女,37岁,安徽省芜湖市鸠江区人。

主诉:左足疼痛5小时。

现病史:伤者爬山扭伤左足,左足局部青紫肿胀,不敢活动。遂来我院治疗。

体格检查:左足局部肿胀,第5跖骨基底部压痛、畸形,触诊有骨擦感,患肢末梢血液循环与感觉良好。

辅助检查:X线片示左第5跖骨基底部骨折,骨折线从第5跖骨基底至第5跖骰关节面,骨折线呈横形(见图313)。

诊断:左第5跖骨基底部骨折(Jones骨折)。

戴氏特色治疗:

1.手法复位技术(采用逐步复位法):

(1)理筋手法:术者双手拇指在患者左足,自第5跖骨基底部顺着肌腱肌肉走向,向远端反复摸推,再拔伸第5跖骨。解除肌肉等软组织嵌顿。

(2)按压推顶复位:拇指指腹触摸断端并结合X线片建立立体概念。在牵引状态下,用拇指指腹沿着第5跖骨向近端推摸,找到跖骰关节间隙,将第5跖骨基底部近端向远端推顶按压(近端找

219

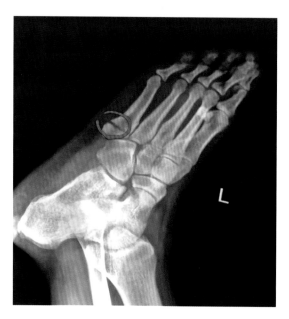

图 313　左第 5 跖骨基底部骨折,骨折线从第 5 跖骨基底至
第 5 跖骰关节面,骨折线呈横形

远端)。拇指指腹触摸,检查断端对位情况。

（3）逐步复位法:每周复查,施理筋手法后,拇指指腹触摸断端了解断端情况后,自近端向远端推挤矫正残留移位。

2.小夹板外固定技术:

（1）固定材料:1 块月牙纸压垫(厚度约 2mm,宽度约 1cm,长度第 5 跖骨基底部外侧到背侧),1 块塔形垫,1 块月牙形夹板,1 块足底托板,1 块内侧解剖形夹板,1 块外侧解剖形夹板。

（2）固定方法:绷带缠绕 1～2 层,之后先在第 5 跖骨基底部骨折的近端放置纸压垫,再放置月牙形夹板压住纸压垫(使其持续形成自近端向远端推顶挤压的力量)。之后再绷带缠绕固定,缠绕过程中依次放置外侧解剖形夹板压住月牙形小夹板使之形成向内的挤压力,内侧解剖形夹板(自跟骨结节内或外侧至第 1 跖骨头或第 5 跖骨头处),足底足弓处放置塔形垫,足底放置足底托板(自跖趾关节至足底跟骨后缘)。之后继续绷带缠绕,并用拇指压住断端所放置的夹板同时做绷带的翻折加压(加大月牙形纸压垫与月牙形夹板的压力与固定强度)。固定于外翻位。

随后每周复查 1 次更换敷料,前 3 周复查,进行对断端的逐步手法调整,矫正残留移位。

2021 - 6 - 23,外固定 1 个月复查,肿胀消退,骨折断端无明显压痛,皮肤状况良好。

X 线片复查示断端对位满意,愈合良好,骨折线清晰可见。继续小夹板纸压垫外固定(见图314)。

2021 - 7 - 21,外固定 2 个月复查,X 线片示第 5 跖骨基底处骨折对位满意,断端骨折线模糊,骨折愈合(见图 315)。

解除外固定后,嘱患者自行进行康复锻炼(本体感觉训练),避免剧烈运动。定期复查。

按语:

戴氏弹性复位法＋小夹板纸压垫三明治法套叠式治疗第 5 跖骨基底部撕脱性骨折临床上取得了良好的疗效。近端找远端的复位方法以及逐步复位,保证了骨折的良好对位。第 5 跖骨基底部骨折易发生骨折的迟缓愈合或不愈合。原因是第 5 跖骨基底部受腓骨短肌的持续拉力影响。戴氏月牙形纸压垫、月牙形夹板配合纵轴解剖形夹板的套叠式使用,通过绷带的约束力均匀地使固定力传达到月牙形夹板处,层层套叠、均匀渗压。形成了纵向持骨、横向挤压以及点和面统一的外固定体系,使小夹板外固定更加合理、有效。另外良好的解剖贴服作用以及月牙形小夹板的巧妙运用为骨折愈合提供稳定的状态。第5跖骨基底部呈近端高远端低斜坡状。月牙形夹板、纸压垫放置于第5跖骨基底部最高点的近侧下方(跖骰关节平面)持续压迫可产生向下的压力,减少腓骨短肌对断端的牵拉力;以及外侧长弧形解剖形夹板套叠式使用形成一个向内的挤压力使外固定作用力形成向下向内的合力,使骨折断端紧密接触,有利于骨折愈合。在绷带缠绕过程中,做绷带的翻折加压可增加月牙形纸压垫与月牙形夹板的定点压力与固定强度。固定于外翻位可减少腓骨短肌腱的牵拉力。

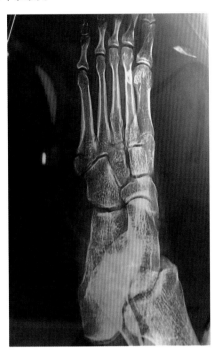
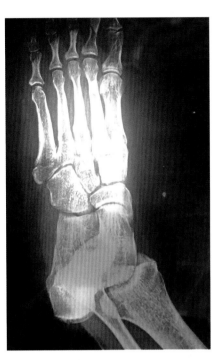

图 314　外固定 1 个月复查 X 线片　　　图 315　外固定 2 个月复查 X 线片

第二十二节　跖骨骨折及 Lisfranc 损伤

跖趾骨骨折为足部最常见的骨折,成人多见。

一、相关生理病理

跖骨共5块及相应趾骨构成前足,第1至第5跖骨由内向外排列,是足弓的重要组成部分。每块跖骨可分为基底、干、头3部分,第1至第3跖骨底与楔骨组成关节,第4、第5跖骨底与骰骨组成关节。第1跖骨最粗、最短、最坚强、负重最大,与第1跖骨底无关节及韧带连接,活动性大较少骨折。第2至第5跖骨基底之间则有关节及韧带连接,较为固定。第5跖骨基底形成粗隆向外下方突出,为足外侧骨性标志,有腓骨短肌腱附着。

跖骨骨折多因直接暴力如打击、重物砸压等所致,骨折多发生在第2至第4跖骨体部,常几根跖骨同时发生,多为开放性骨折,骨折呈横形、短斜形或粉碎性,可向跖侧成角,且远折端易向跖侧移位。

少数跖骨骨折由肌肉牵拉暴力如足猛烈扭转等导致,此时,第5跖骨粗隆因腓骨短肌等的强力收缩而撕脱骨折,一般骨折后移位较少或无移位。

另外,跖骨还可发生疲劳骨折:因长途、长时间奔走等活动,肌肉过度疲劳,足弓下陷,使得暴力反复作用于跖骨,骨内应力积累,骨小梁不断断裂,并超过骨的修复作用,跖骨逐渐损伤,最后,不能承受所加负荷而逐渐发生骨折,好发于第2、第3跖骨颈及第5跖骨近端,多无移位,但一般愈合较缓慢。

跖跗关节常被称为 Lisfranc 关节,该部位的损伤又称为 Lisfranc 损伤。Lisfranc 关节是中足复杂结构,它在步行时完成由中足向前足的传导重力,并在步态各期中支持体重。因此,一旦该部位受到损伤,结构破坏就会严重影响步行。早期正确诊断和处理尤为重要,否则易遗留后遗症。

软组织稳定:跖骨颈部由骨间横韧带将相邻跖骨连接在一起;跖骨基底除第 1、第 2 跖骨外亦有骨间横韧带相互连接;侧副韧带和关节囊;腓骨长肌腱胫前肌腱和胫后肌腱提供动力稳定。

二、临床表现

伤后足背疼痛、肿胀,行走功能障碍。

三、体格检查

足背、足底部皮肤瘀斑,局部压痛、纵向叩击痛,或可触及骨擦感及异常活动。

四、诊断

(一)外伤史

有明显的打击、砸压或扭转等外伤史。

(二)辅助检查

影像学检查拍跖骨正位、斜位 X 线片可明确骨折类型及移位情况。

五、分型

跖骨骨折按骨折部位可分为跖骨颈骨折、跖骨体骨折和跖骨基底部骨折,按骨折线可为横形骨折、斜形骨折及粉碎性骨折。

(一)Lisfranc 损伤

(二)隐匿性 Lisfranc 损伤

原始损伤后存在 Lisfranc 损伤,活动后跖跗关节归位,但韧带、关节囊等周围软组织损伤是客观存在的。

六、常规治疗

(一)非手术治疗

手法复位,夹板或石膏托外固定。

(二)手术治疗

切开复位内固定。

七、戴氏特色治疗

(一)适应证

能够复位的跖趾骨骨折及脱位;术前评估,无法复位的及 2 次复位后得不到保守治疗要求选择手术治疗的。

(二)手法复位技术

1. 理筋手法:逐个拔伸足趾,解除软组织嵌顿,复位趾伸肌与趾屈肌的正常生理走向。

使用摸法排查有无弹跳感,波动感并结合三维重建排查跖跗关节脱位,若有脱位,在拔伸牵引下捺正复位,之后持续牵引维持对位。

2. 骨折的复位:

(1)复位法则:采用弹性复位法(逐步复位)。

①由于肿胀,骨折难以一次性复位,前几次换药均需要拇指指腹触摸断端了解其平整度,以及根据 X 线片进行逐步复位。复位分 2～3 次完成。

②肿胀消退后,骨折不稳定,骨折复位后的位置再丢失,再次予以调整。

(2)复位手法:

①夹挤分骨:矫正跖骨侧方移位。

②端提挤按:矫正跖骨掌背侧移位。

③双掌对向摇晃挤压,矫正残留移位。

(三)小夹板纸压垫外固定技术

1.固定材料:三石散敷料1块,1块梯形垫、1块月牙形纸压垫、1块月牙形夹板、内外侧塑形夹板、足底托板、根据骨折数量制作背侧夹板若干、分骨垫。1块托住跖骨头部的平垫(见图316)。

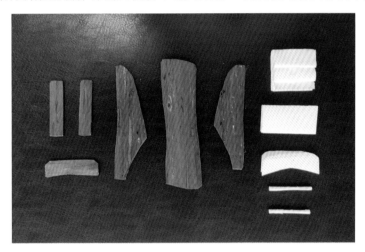

图316　跖骨骨折及Lisfranc损伤外固定材料

2.固定方法:

(1)跖骨体、基底部骨折及Lisfranc损伤固定方法:内衬三石散敷料缠绕1~2层,绷带缠绕。再放置足底梯形垫,之后放置背侧夹板需要超跖跗关节(跖跗关节处放置月牙形纸压垫,月牙形夹板),对跖跗关节起到固定作用。之后放置内外侧塑形夹板。足弓要放置梯形垫,跖骨头处放置平垫,之后放置足底托板。恢复足底的平整的解剖形态。若跖骨侧方移位时则需要放置分骨垫(见图317至321)。

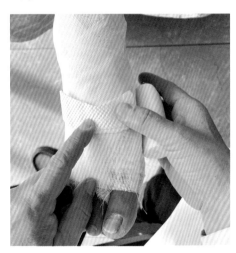 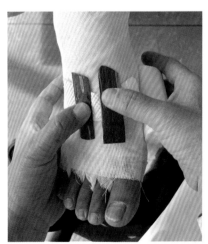

图317　跖骨体、基底部骨折及　　　　图318　跖骨体、基底部骨折及
Lisfranc损伤固定方法步骤一　　　　Lisfranc损伤固定方法步骤二

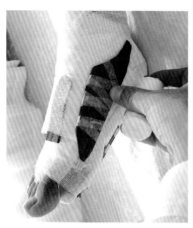

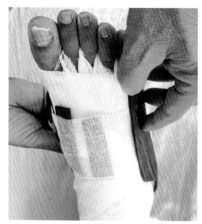

图 319　跖骨体、基底部骨折及　　　　图 320　跖骨体、基底部骨折及
Lisfranc 损伤固定方法步骤三　　　　Lisfranc 损伤固定方法步骤四

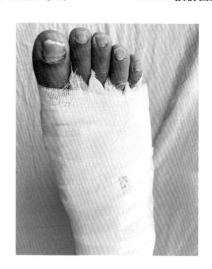

图 321　跖骨体、基底部骨折及 Lisfranc 损伤固定方法步骤五

跖骨头、颈部骨折固定方法：例如第 2、第 3、第 4 跖骨颈骨折，内衬三石散敷料缠绕 1～2 层，绷带缠绕。在跖骨第 2～3、第 3～4、第 4～5 骨间隙各放置 1 块分骨垫后放置月牙形纸压垫横向压住分骨垫（见图 322），再放置足底梯形垫、跖骨头部掌侧放置平垫托住第 2、第 3、第 4 跖骨头，之后放置与跖骨骨干纵行一致的 2 块背侧夹板，压住第 2、第 3、第 4 跖骨（见图 323）。再横向放置月牙形夹板压住背侧夹板（见图 324）。之后依次放置内外侧塑形夹板、足底托板（见图 325）。

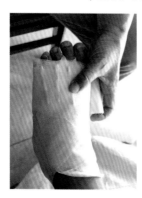

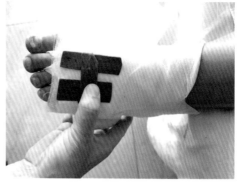

图 322　跖骨头、颈部骨折　　图 323　跖骨头、颈部骨折固定方法步骤二
固定方法步骤一

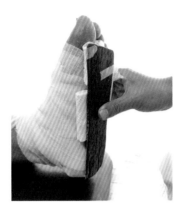
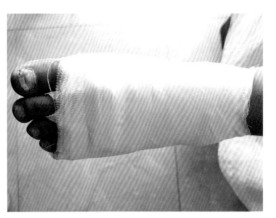

图 324　跖骨头、颈部骨折
固定方法步骤三

图 325　跖骨头、颈部骨折固定方法步骤四

（四）关于外固定后处理

更换敷料均需要在牵引状态下维持对位，由于解剖标志比较明显，每次换药时，根据摸诊情况、X线片情况，如有再移位需要再次手法复位。后期外固定材料视肿胀情况、病程情况、皮肤情况做动态调整。

八、趾骨骨折戴氏特色治疗

（一）手法复位技术

采用逐步复位法。

1. 理筋手法：拔伸患趾，理顺周围软组织正常生理走向。

2. 复位手法：

（1）夹挤分骨：矫正趾骨侧方移位。

（2）端提挤按：矫正趾骨掌背侧移位。

（二）小夹板纸压垫外固定技术

1. 固定材料：小夹板若干（根据骨折移位情况。侧方移位，需侧方2块夹板；背侧移位，需3块夹板；移位较大，需要4块夹板）。侧方夹板在足蹼处需要裁剪成弧形。小绷带。小纸压垫若干（根据骨折移位情况，侧方移位，需要侧方2块小纸压垫；背侧成角，需要在成角处放置纸压垫。将纸压垫用胶带固定在夹板上。）（见图326）

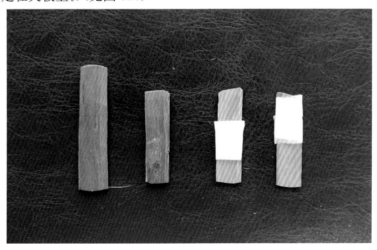

图 326　趾骨骨折外固定材料

2.固定方法：

小绷带缠绕患趾1～2层,后根据骨折移位情况放置粘有纸压垫的小夹板。绷带加压缠绕固定,完成包扎。

病案一：

2021－10－20,宋某某,女,52岁。

主诉:右足疼痛2小时。

现病史:患者骑车不慎摔倒,随即出现右足肿胀伴功能障碍,遂来我院就诊。

体格检查:右足肿胀畸形,功能障碍,局部压痛,肿胀明显,可触及骨擦感,末梢血液循环、感觉未见异常。

辅助检查:X线摄片示右第2、第3、第4跖骨基底部骨折(见图327)。

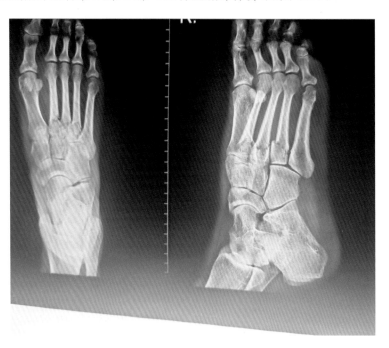

图327　右第2、第3、第4跖骨基底部骨折

戴氏特色治疗：

1.手法复位技术：

(1)理筋手法:逐个拔伸足趾,解除软组织嵌顿,复位趾伸肌与趾屈肌的正常生理走向。

(2)复位手法:夹挤分骨,矫正跖骨侧方移位;端提挤按,矫正跖骨掌背侧移位;双掌对向摇晃挤压,矫正残留移位。

2.小夹板纸压垫外固定技术：

(1)固定材料:三石散敷料1块,1块梯形垫、1块月牙形纸压垫、1块月牙形夹板、内外侧塑形夹板、足底托板、背侧夹板、分骨垫。1块托住跖骨头部的平垫。

(2)固定方法:内衬三石散敷料缠绕1～2层,绷带缠绕。再放置足底梯形垫,之后在背侧放置2块纵向的夹板超跖跗关节,横向放置月牙形纸压垫,月牙形夹板压住纵向小夹板呈纵横交错。之后放置内外侧塑形夹板。足弓要放置梯形垫,跖骨头处放置平垫,之后放置足底托板。恢复足底的平整的解剖形态。

前3周每次复查,使用摸法了解断端情况,行手法弹性复位矫正残留移位。第4周开始每次复查,调整小夹板纸压垫位置,夹板2次塑形,保证解剖贴服性。

2021－12－20,外固定2个月复查,肿胀消退,断端无压痛,摄X线片示骨折对位对线满意,骨折线消失,愈合良好(见图 328)。

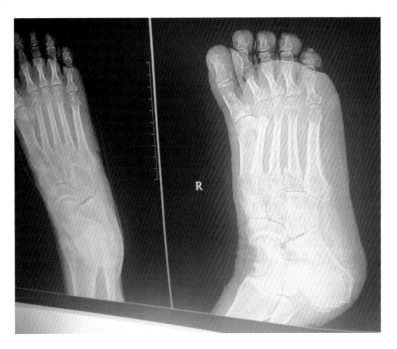

图 328　外固定 2 个月复查 X 线片

病案二:

2022 - 6 - 3,楚某某,女,50 岁,芜湖市镜湖区人。

主诉:右足疼痛 2 小时。

现病史:患者于工地摔伤,随即出现右足肿胀疼痛,不能站立,来我院就诊。

体格检查:右足肿胀畸形,功能障碍,第 2、第 3、第 4 跖骨头部压痛,轴向冲击痛阳性,肿胀明显,可触及骨擦感,末梢血液循环、感觉未见异常。

辅助检查:X 线片示右第 2、第 3、第 4 跖骨颈部骨折。正位片示第 2、第 3、第 4 跖骨头向外侧移位(见图 329)。

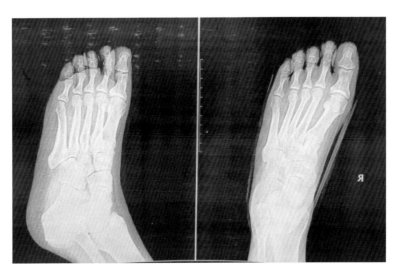

图 329　右第 2、第 3、第 4 跖骨颈部骨折

戴氏特色治疗：

1.手法复位技术：

（1）理筋手法：逐个拔伸足趾，解除软组织嵌顿，复位趾伸肌与趾屈肌的正常生理走向。

（2）复位手法：夹挤分骨，矫正跖骨侧方移位；端提挤按，矫正跖骨掌背侧移位；双掌对向摇晃挤压，矫正残留移位，使断端咬合更加稳定。

2.小夹板外固定技术：

（1）固定材料：三石散敷料一块，3块分骨垫、1块梯形垫、3块长形小夹板、1块月牙垫、1块月牙形夹板、内外侧塑形夹板、足底解剖形托板、1块托住跖骨头部的平垫。

（2）固定方法：内衬三石散敷料缠绕1～2层，绷带缠绕。在跖骨第2～3、第3～4、第4～5骨间隙各放置1块分骨垫后放置月牙形纸压垫横向压住分骨垫，再放置足底梯形垫、跖骨头部掌侧放置平垫托住第2、第3、第4跖骨头，之后放置与跖骨骨干纵行一致的2块背侧夹板，压住第2、第3、第4跖骨，再横向放置月牙形夹板压住背侧夹板。之后依次放置内外侧塑形夹板、足底托板。

前3周每次复查，使用摸法了解断端情况，行手法弹性复位矫正残留移位。第4周开始每次复查，调整小夹板纸压垫位置，夹板2次塑形，保证夹板贴服性。

2022-8-3，外固定2个月后复查，肿胀消退，断端无压痛。

摄X线片示骨折对位对线满意，骨折线消失，愈合良好（见图330）。

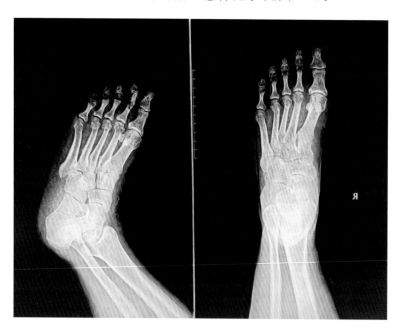

图330　外固定2个月后复查X线片

病案三：

2022-10-24，谢某某，男，46岁，合肥市蜀山区人。

主诉：左足疼痛肿胀22日。

现病史：骑车摔伤致左足疼痛肿胀，无法站立。

体格检查：左足肿胀畸形，功能障碍，第2、第3、第4跖骨头部压痛，轴向冲击痛阳性，肿胀明显，可触及骨擦感，末梢血液循环、感觉未见异常。

辅助检查：X线片片示左足第2、第3、第4跖骨颈部骨折（见图331）。

诊断：左足第2、第3、第4跖骨颈部骨折。

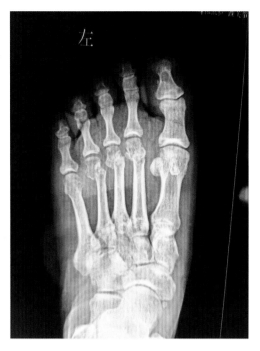

图 331　左足第 2、第 3、第 4 跖骨颈部骨折

戴氏特色治疗：

1.手法复位技术：

(1)理筋手法：逐个拔伸足趾，解除软组织嵌顿，复位趾伸肌与趾屈肌的正常生理走向。

(2)复位手法：夹挤分骨，矫正跖骨侧方移位；端提挤按，矫正跖骨掌背侧移位；双掌对向摇晃挤压，矫正残留移位

2.小夹板外固定：

(1)固定材料：三石散敷料一块,1 块梯形垫、1 块月牙形纸压垫、1 块月牙形夹板、内外侧塑形夹板、足底托板、背侧夹板、分骨垫。1 块托住跖骨头部的平垫。

(2)固定方法：内衬三石散敷料缠绕 1～2 层,绷带缠绕。在跖骨第 2～3、第 3～4、第 4～5 骨间隙各放置 1 块分骨垫后放置月牙形纸压垫横向压住分骨垫,再放置足底梯形垫、跖骨头部掌侧放置平垫托住第 2、第 3、第 4 跖骨头,之后放置与跖骨骨干纵行一致的 2 块背侧夹板,压住第 2、第 3、第 4 跖骨,再横向放置月牙形夹板压住背侧夹板。之后依次放置内外侧塑形夹板、足底托板。

前 3 周每次复查,使用摸法了解断端情况,行手法弹性复位矫正残留移位。第 4 周开始每次复查,调整小夹板纸压垫位置,夹板 2 次塑形,保证夹板贴服性。

2022－11－26,外固定 2 个月后复查,肿胀消退,断端无压痛。

摄 X 线片示骨折对位对线满意,骨折线消失,愈合良好(见图 332)。

病案四：

2022－10－29,程某,36 岁,芜湖镜湖区东方龙城。

主诉：左足疼痛肿胀 10 日。

现病史：车祸摔伤致右足疼痛肿胀,无法站立。

体格检查：右足肿胀畸形,功能障碍,第 2、第 3、第 4、第 5 跖骨头部压痛,轴向冲击痛阳性,肿胀明显,可触及骨擦感,末梢血液循环、感觉未见异常。

辅助检查：X 线片示右足第 2、第 3、第 4、第 5 跖骨颈部骨折；第 1 蹋趾近节趾骨骨折(见图 333)。

诊断：右足第 2、第 3、第 4、第 5 跖骨颈部骨折；第 1 蹋趾近节趾骨骨折。

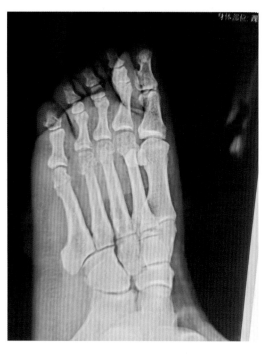

图 332　外固定 2 个月后复查 X 线片

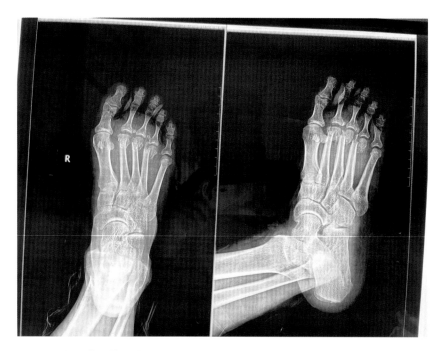

图 333　右足第 2、第 3、第 4、第 5 跖骨颈部骨折，第 1 踇趾近节趾骨骨折

戴氏特色治疗：

　　1.手法复位技术：

　　(1)理筋手法：逐个拔伸足趾，解除软组织嵌顿，复位趾伸肌与趾屈肌的正常生理走向。

　　(2)复位手法：夹挤分骨，矫正跖骨侧方移位；端提挤按，矫正跖骨掌背侧移位；双掌对向摇晃挤压，矫正残留移位

　　2.小夹板纸压垫外固定技术：

　　(1)固定材料：三石散敷料 1 块，1 块梯形垫、1 块月牙形纸压垫、1 块月牙形夹板、内外侧塑形

夹板、足底托板、背侧夹板、分骨垫。1块托住跖骨头部的平垫。

（2）固定方法：内衬三石散敷料缠绕1～2层，绷带缠绕。在跖骨第2～3、第3～4、第4～5骨间隙各放置1块分骨垫后放置月牙形纸压垫横向压住分骨垫，再放置足底梯形垫，跖骨头部掌侧放置平垫托住第2、第3、第4跖骨头，之后放置与跖骨骨干纵行一致的2块背侧夹板，压住第2、第3、第4跖骨，再横向放置月牙形夹板压住背侧夹板。之后依次放置内外侧塑形夹板、足底托板。

前3周每次复查，使用摸法了解断端情况，行手法弹性复位矫正残留移位。第4周开始每次复查，调整小夹板纸压垫位置，夹板2次塑形，保证夹板贴服性。

2022-12-5，外固定8周后复查，肿胀消退，断端无压痛。摄X线片示骨折对位对线满意，愈合良好（见图334）。

继续小夹板纸压垫外固定。

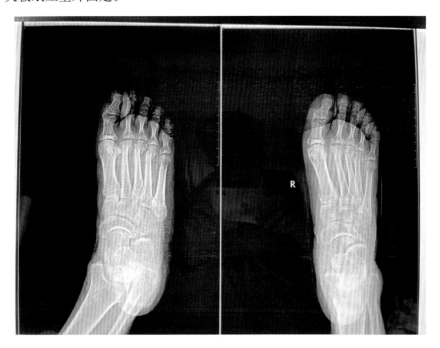

图334　外固定8周后复查X线片

2023-1-5，外固定12周复查，断端无压痛、无畸形，予以解除外固定。

按语：

跖趾骨骨折及脱位，为临床常见损伤。由于此处较为表浅容易复位，有利于手法复位及小夹板固定。Lisfranc损伤临床上容易忽视，常规的手术治疗由于皮肤表浅皮下组织血液循环差易发生皮肤坏死、感染。跨关节内固定，断钉时常发生。

石膏托外固定只能起局部制动作用，由于足部解剖结构复杂尤其是Lisfranc关节，单纯的石膏托无法为骨折与脱位提供稳定的愈合状态，断端处得不到定点的压力，固定效果差。戴氏小夹板纸压垫技术，根据肿胀情况、解剖形态，利用戴氏小夹板的塑形技术，可以非常好地贴服于骨折表面的解剖标志。以及小夹板的套叠式使用，纵横交错，编织栅栏，为骨折的愈合提供了非常好的愈合状态，跖跗关节损伤，配合月牙形小夹板纸压垫的联合使用，以及足底托板的使用使中足关节得到很好的固定效果。本组病案第2、第3、第4跖骨颈部粉碎性骨折，常规的小夹板固定或石膏托固定无法维持复位后的骨折对位，笔者选择分骨垫月牙形纸压垫小夹板纵横交错，编织栅栏叠压式使用，层层渗压，不仅使骨折断端得到了非常牢固的固定，也因为分骨垫持续性作用对残留移位也起到了逐步复位的作用。

第四章　儿童骨关节损伤

第一节　儿童骨与关节损伤概述

儿童骨折不是成年骨折的缩小版,在诊断治疗、预后等方面与成年有很大的区别。戴氏伤科治疗儿童骨折其手法及小夹板外固定以及在治疗过程中的管理与成人有着很大的不同。

1.儿童骨折由于强大的愈合能力,包括愈合快,塑形能力强的特点是非常适合保守治疗的骨折,精准评估骨折的自塑能力、恰到好处的干预是治疗儿童骨折的关键。儿童断端的骨骺:①有矫正骨折短缩的潜力;②利用骨横向生长的潜力,矫正侧方移位;③改变骨的形态和矫正一定程度的成角畸形。临床中,断骨重叠会由于断端骨骺的刺激,加速过度生长将与对侧肢体等长。力求解剖复位反而会造成患肢长于健侧。比较小的儿童20°～30°成角畸形可被骨痂矫正,骨痂会填充在骨的凹陷处,吸收多余的部分,使骨恢复到正常的解剖形态。若成角畸形过大或较大儿童的旋转畸形则需要手术干预。

2.肌肉软组织干扰少,骨性标志明显,有利于手法复位和夹板外固定维持对位。

3.儿童配合能力差,无法有效地沟通。所以儿童骨折的治疗等于面对2个人,即患儿和患儿家长。要明确告知患儿家长整个治疗流程。尤其是骨折早期血液循环的观察,外固定松紧度的管理以及功能对位及自塑能力的告知。以及虽尽全力救治,也不能完全排除骨折复位后在治疗过程中对位的再丢失,需再次手法调整或者是手术补救。要得到患儿家长的理解和认可,患儿家长须参与整个治疗流程的管理。

4.由于儿童生理结构的特点以及具有极大的自塑能力,因此儿童骨折应尽可能选择闭合复位不造成新的损伤为原则。早期肿胀的原因,须避其锋芒,因势利导地采用分期处理,弹性复位,这和反复多次的粗暴的整复有着本质的区别,弹性复位是有目的轻柔的逐步复位。粗暴反复多次整复会使软组织进一步损伤,骨折断端骨齿损伤破坏了断端的稳定。复位前须对骨折特点及自塑能力进一步评估,合理设计手法,精确施治,恰到好处,切勿不及或太过。

5.儿童肘部骨折并发症发生率高,因为该处生长潜力小,自我塑形能力小。此4处骨折(肱骨内上髁、肱骨外髁、肱骨髁上、桡骨小头),对复位要求高,如果手法复位得不到对位要求,需要立即改为手术治疗,否则会留下永久性后遗症。

6.产后骨折:分娩时的损伤最多见于股骨干骨折,其次是锁骨和股骨,颅骨压迫性骨折和肱骨和股骨的骨骺损伤,骨折都有明显移位,但常被忽视,等到快速生长的骨痂被摸到或看到时才发现骨折。复位使用最简单的绷带方法固定制动。这些骨折时发生的移位,以及骨畸形会自然复原,锁骨和肱骨骨折用绷带中立位固定于胸前;股骨干骨折悬吊在架上7～10天,在骨折部位很快形成骨痂,10天后牢固,3周后完全愈合,任何畸形都可自行矫正。

7.儿童开放性骨折:开放性骨折对儿童和成人同样,必须立即清创。治疗儿童开放性骨折的原则和技术与成人是不同的,不宜内固定或者根据移位情况选择2期手术固定。创面完整松弛缝合,像闭合性骨折一样治疗,采用石膏固定制动。

儿童关节部位的牵拉伤,因关节囊松弛、骨骺发育不完善。一旦外伤较容易产生儿童特有的一种损伤——关节错缝、滑膜嵌顿。如小儿上肢牵拉伤,儿童髋关节滑膜嵌顿等。加上诊断上的困难,诊断容易出现漏诊。故儿童关节部位的损伤,在排除骨折的前提下,早期在运动轴上做屈伸运动可以将关节腔内的积血挤出、滑膜嵌顿解除、关节周围肌肉拉伸恢复至正常状态。

8.复位时机的掌握:与成人相比早期复位更为重要,复位时间越早越好。对部分骨折需同急诊手术一样,争分夺秒、急诊复位。因为:①肿胀畸形会影响血液循环,单纯的抬高患肢是满足不了血液供给的,应迅速复位固定解除对神经血管的压迫。②时间的拖延会增加复位困难,并易造成人为损伤。因此,受伤1周以上,不宜强行手法复位。③因为儿童生长快,早期反应水肿形成前复位成功率高。④因为骨折时间短,影响原路返回的各种因素尚未形成。⑤复位后骨折端相对稳定。

9.早期复位的管理,在早期复位后管理很重要,肿胀问题、血液循环问题、外固定松紧度的管理。因肿胀消退、肌肉牵拉、体位造成复位后对位丢失,不符合功能对位的标准,须被动2次调整,弹性复位。

10.合理使用摸法,复位前和复位后,反复触摸解剖标志和畸形消失的指下感觉,例如肱骨髁上骨折触摸肘后三角以及肱骨外侧壁的平整性和连续性;胫骨骨折触摸前内侧平整度。判断复位的结果和判断骨折移位情况。

11.重视屈伸手法在儿童骨折的早期应用,因为儿童关节囊、韧带柔软,骨骺发育不完善。外伤、炎症等造成儿童特有损伤——半脱位又称"骨错缝"。加之患儿主诉不明确,极易和一般骨折和骨挫伤相混淆。采用拔伸下屈伸手法解除关节周围肌肉痉挛同时将关节腔内的瘀血挤出,利用关节在运动轴上的滑移使半脱位得以复位。以及儿童膝关节创伤性滑膜炎的屈伸膝关节的手法治疗均能取得非常满意的疗效。

12.关于骨骺损伤的诊断:

(1)儿童关节部位骨折首先考虑骨骺损伤,儿童期骺软骨板的强度远不及韧带和关节囊。研究证实,骺板的强度较肌腱韧带弱2~5倍。当作用于关节部位的暴力尚不足以引起韧带及关节囊损伤之前,已超过骺板所能承受的程度,因而发生骨骺分离。

(2)以X线片摄双侧部位进行对比作为线索。

(3)体格检查与X线片相结合。

13.骨骺损伤的处理。熟知骨骺损伤的相关生理病理,掌握骨骺出现及闭合的时间,骨骺损伤的诊断常常借助于双侧对比法,掌握骨骺损伤的分型及临床意义及复位后的X线标准。人体各个部位的骨骺生长比例,如肱骨近端、尺桡骨远端各占上臂和前臂生长的70%左右;股骨远端、胫骨近端各占大腿和小腿生长的70%左右,从而判断塑形能力,该部位损伤后塑形能力强于其他部位,同时该部位的骨骺损伤,畸形率也高于其他部位。复位手法要轻柔,必须在充分牵引下进行,忌用暴力推挤骺板,否则可能挫伤骺板软骨。骨骺线呈锯齿状,复位选择摇摆加端提或挤压法,手法摇摆可解锁交锁的骨骺线,骨骺线解锁后再辅以挤压捺正的手法,往往能取得非常好的复位效果。粗暴和反复复位易造成骨骺损伤。手术切开复位直接推挤不容易松开交锁的骨骺线,而使复位变得困难。手术剥离骨骺线边缘骨膜极易造成骨膜下骨骺愈合,导致医源性骨骺早闭。

14.外固定:儿童因骨性标志明显,软组织干扰小,有利于复位后的外固定的维持。根据骨折的类型,选择早期小夹板、石膏托或者小夹板加石膏托组合外固定是戴氏伤科的一大特点。儿童组织疏松,骨折后反应性肿胀明显,因为患儿主诉不明确,不能很好配合,早期小夹板固定难以管理,有一定的风险,所以早期关节部位如儿童肘部骨折以及就诊时已经肿胀非常明显的骨折,选择石膏托外固定利用体位及软组织合页的作用,过渡固定待1周后肿胀消退,再选择小夹板或小夹板加纸压垫加石膏托固定。戴氏小夹板技术应用于儿童更加强调夹板的韧性和塑形,夹板的厚度约为成人的1/2,为0.6mm~1cm,为防止折断开裂及增加外固定力量,可用胶布缠绕。

15.儿童骨折早期并发症的防治:以肘关节为例。①儿童肘关节骨折易出现血液循环受累,肘部缺血性挛缩(早期不宜用小夹板外固定,应用石膏托外固定过渡,待肿胀消退后再用小夹板技术固定。绷带在肘关节处呈"8"字缠绕,并且缠绕绷带不宜过紧,应留有一小指空隙。待1~2周肘关节肿胀消退后,可采用小夹板固定,此时夹板稍宽);若出现桡动脉搏动减弱,持续性疼痛,肢体凉和手指不能活动,应立即解除肘部的压迫绷带,放弃屈肘,抬高患肢,必要时切开纤维筋膜减压。②肘部坚硬的骨化性肌炎,往往是骨膜下血肿和被动活动的结果。骨化性肌炎病例强力被动活动儿童僵硬的肘关节是有害的。以上2个并发症多与早期的血肿有关,因此及时投入凉血止血、活

233

血化瘀的药物可有效地防止以上2种并发症的发生。

16.由于儿童关节囊、韧带柔软,外固定解除后功能恢复应以主动活动为主,被动活动为辅,切勿强行牵拉,造成医源性损伤,导致关节功能丢失。

17.儿童骨折尤其是尺桡骨骨折,愈合后由于生理曲度,骨小梁排列重建滞后,强度不够,外固定解除后很容易再折,需用支具维持1个月左右。

18.儿童骨折后的心理疏导与康复:儿童骨折后反应强烈,难以配合。由于患儿处于生长发育阶段,神经系统不完善,耐受力低。骨折后因为较高的应激反应,使患儿处于十分惊恐的状态中,常常表现为吵闹、哭叫不宁,难以配合,使诊断和治疗变得更加困难。所以接诊后,医护人员要以高尚的职业操守去关怀照顾患儿,要以和善亲切微笑的面孔去接触患儿,要更加细心观察病情。因为患儿不可能像成人那样对病情讲述得很清楚和具体,所以必须详细检查、随时观察患儿的一系列生理病理变化。详细收集有关患儿的病情资料,必须正确评估病情。要耐心向患儿家长及患儿本人解答对病情的疑问。

19.儿童骨折康复训练:儿童因骨折后疼痛及长时间处于一种惊恐状态中,往往对功能锻炼产生抵触及反抗心理。需要耐心和患儿及家长说明功能锻炼的重要性,使其以较好的心理状态接受康复训练。活动以自主活动为主,按摩及被动的功能活动是不需要的。热敷和透入疗法是没有必要的而且是有害的。慢慢地增加应用肢体。范围由小到大,循序渐进,持之以恒,会很快得到正常功能的肢体,而且活动时,很少超过剧烈疼痛的程度,特别是肘关节得到功能恢复时间往往很迟,家长和医生都要耐心观察这个自然过程,切勿催促肘关节的功能恢复,使用暴力造成肌肉、韧带、关节囊损伤,致功能永久性丧失。

戴氏伤科治疗儿童骨折的特点:

儿童骨折要审时度势,遵循儿童骨折"愈合潜力大、塑形能力强"之大道,顺其自然,少手术或者不手术,选择手法复位＋小夹板纸压垫的保守治疗,充分利用儿童塑形能力强和手法复位＋小夹板纸压垫治疗骨折的特点,收到满意疗效。

手法复位更加讲究手法的灵巧轻柔准确,做到恰到好处避免不必要损伤。由于儿童骨折的特点,因此非常注重手法的适应证,对于保守治疗无法得到治疗目的,对于一些稳定性的、愈后不影响的关节功能及肢体发育的移位骨折,均无须手法干预。

手法时机的掌握,戴氏认为应等同对待急诊手术一样,强调时间的重要性,因为儿童骨折早期肿胀较严重、变化快、愈合快。由于肿胀将会失去最佳的手法复位时期。我们在临床中发现儿童骨折早期复位,复位容易,成功率高。大大缩短了治疗病程,对于愈后、功能的恢复有重要意义。

小夹板的使用,更加注重三期塑形,早期的小夹板要薄、夹板要宽,包扎较松。包扎前要预估小夹板的肿胀程度,包扎后小夹板与皮肤之间要预留空间。儿童骨折尤其是上肢骨折,肿胀较重,并且不易沟通,容易产生小夹板并发症。中后期夹板塑形保证有效固定力。而且患儿难以配合,骨折愈合快,对于短时间的位置维持要求高,所以多配合石膏托复合式外固定。

儿童骨折的康复治疗,因为关节囊松弛、软组织柔软,所以以主动功能锻炼为主,少采用被动干预,尽量少的干预康复训练。大部分患儿解除外固定后患肢功能多恢复到80%～90%。

如下图5岁患儿,左肱骨髁上骨折5周解除外固定后,当天功能状况见图335至图336。

儿童年龄小难以沟通,所以儿童骨折的治疗是在给两个"患者"治疗,一个是患儿,一个是患儿家长,要给患儿家长交代治疗全过程以及注意事项,和医生密切配合治疗的要点,才能取得预期的治疗效果。

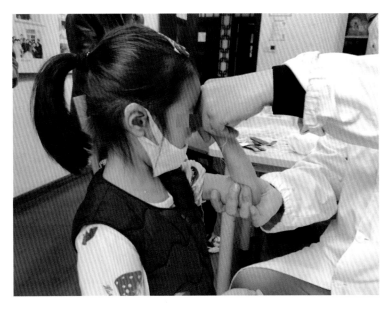

图 335　功能状况图一

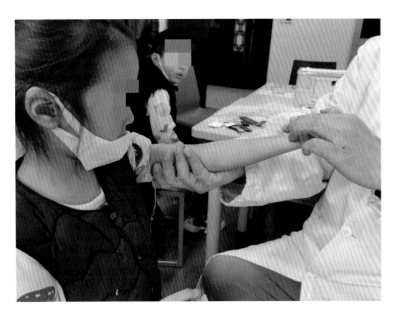

图 336　功能状况图二

第二节　儿童寰枢关节半脱位

寰枢关节脱位或称为寰、枢椎脱位,是指颈椎的寰椎与枢椎之间的关节失去正常的对合关系。

一、相关生理病理

寰椎呈环状,上与枕骨构成关节,下与枢椎的上关节突构成关节。寰椎和枢椎的特殊构造使头颅能够左右转动。寰枢关节半脱位是儿童头颈部歪斜的常见病因。患儿一般无外伤史或轻微外伤即可引起头颈歪斜(儿童寰枢关节半脱位多和炎症或者外伤造成的维持寰枢关节稳定性的翼状韧带及横韧带松弛有关——降低了韧带强度,轻微外伤造成关节的对位异常)。一部分患儿会因咽喉炎、发热、感冒引起寰枢关节半脱位。

二、临床表现

有颈部疼痛,颈部活动受限、僵直,尤其头颈部的旋转活动受限等;寰枢关节半脱位可能有颈部疼痛、斜颈、颈椎后凸畸形等,部分患者可能出现神经损伤症状(如下肢无力、病理反射(＋)等),以及椎动脉刺激症状(如眩晕、呕吐等),部分患者可能只是检查发现寰枢关节半脱位,无任何症状。

三、体格检查

一般体征包括头颈部活动受限、颈枕部压痛等。

四、诊断

(一)有感冒或轻微外伤史

颈部活动受限、僵直,颈枕部肌肉痉挛,压痛明显。

(二)辅助检查

X线片:颈椎侧位片及寰枢关节开口位片,了解寰枢关节对位情况;过屈位侧位片,评价寰枢关节的稳定性。部分患者可能只在检查时发现寰枢关节半脱位。

CT检查可了解寰枢关节对位情况,排除畸形骨折等,三维CT检查可以更好地展现骨骼的局部细微形态。

MRI检查:了解寰枢关节对位情况,脊髓是否受压以及韧带的病理变化。

五、戴氏特色治疗

牵引:齿状突不对称,病程较短,一般行枕颌吊带牵引,畸形较快改善。一般要求患儿住院治疗,病程2周左右。每次间隔半小时,牵引1小时。患者家属必须在旁陪伴。

手法治疗:拇指、示指顶住风池穴,另一手手掌托住下颌,在牵引下,旋转颈部数次。

因咽喉炎、发热、感冒、炎症引起的寰枢关节半脱位,治疗时需要配合抗生素治疗。

第三节　小儿锁骨骨折

锁骨为弯曲的长骨呈"～"形,直接暴力与间接暴力均可造成此部位的骨折,锁骨骨折在儿童较为常见,预后良好。

一、相关生理病理

锁骨位于胸部前上方,内侧端接胸骨柄,构成胸锁关节,外侧端接肩峰,构成肩锁关节。它是肩胛带与躯干的唯一骨性联系,为肩部活动的重要组成部分。新生儿锁骨骨折多为分娩时双肩受挤压所致。儿童和青少年锁骨骨折多为上肢外展伸直位摔伤或直接摔伤肩关节所致。直接暴力所致的骨折多位于锁骨外1/3。

二、临床表现

伤后局部疼痛、肿胀明显,锁骨上下窝变浅或消失,有皮下瘀斑。为缓解疼痛,患者常以健手托起患侧肘部,颈部倾向患侧。

三、体格检查

骨折处压痛明显、局部肌肉痉挛,完全骨折者可摸到皮下移位的骨折端,有异常活动和骨擦感,由于骨折重叠移位,患者肩部变窄,肩内收向下倾斜,患者上肢外展和上举活动受限。

四、诊断

(一)有明显外伤史

可触及骨擦感,局部疼痛、肿胀明显,患者常以健手托起患侧肘部,颈部倾向患侧。

（二）辅助检查

X线正位片可明确显示骨折类型及移位情况或CT检查可明确显示骨折类型及移位情况。

五、常规治疗

（一）非手术治疗

"8"字绷带固定。

（二）手术治疗

切开复位，克氏针内固定。

六、戴氏特色治疗

（一）适应证

儿童锁骨青枝骨折，儿童闭合性锁骨骨折。

（二）手法复位技术

患儿取坐位，挺胸抬头，双手叉腰，双臂外展。助手站于患儿背后，以双手扳住患儿两肩外侧，双拇指顶住其肩胛区，向后背缓慢用力拔伸，使患儿挺胸，肩部后伸，以矫正重叠移位。术者面对患儿，青枝骨折的复位方法：两手拇指重叠压住骨折成角顶处向下缓缓按压（要将凹侧的骨皮质压断，扪及骨擦感立即停止手法。施术时如同咀嚼时将食物含于口中发力，轻柔和缓，防止矫枉过正或不及）。

移位骨折的复位方法：术者用拇指顶住远端前下方，示、中指扣住近端，拇、示、中指协调用力，以提按手法，将远端向上向后端提，近端向下向前按压，骨折即可复位。

（三）小夹板纸压垫外固定技术

1.固定材料：2块月牙形小夹板（长月牙形夹板长度从锁骨头到肩峰，短月牙形夹板长度6cm左右，宽度2cm左右，厚度为1mm左右）加1块方形平垫（厚度2mm左右），内衬三石散敷料1块，绷带若干（见图337至图338）。

2.固定方法：反八字固定法；包扎时分别在两腋下放置一纸棉垫，同时使上臂处外展、双肩后伸。在骨折近端处放置1块方形平垫，1块月牙形夹板呈"～"状，自锁骨头至肩峰置于锁骨上方，另1块月牙形夹板从后向前，与第一块小夹板交叉（交叉点位于骨折成角顶端）压住平垫。反复作"∞"字交叉包绕固定，上肢悬吊带将患侧上肢屈肘90°位固定。

与常规的"8"字绷带的区别就是加2块月牙形夹板纸压垫固定。

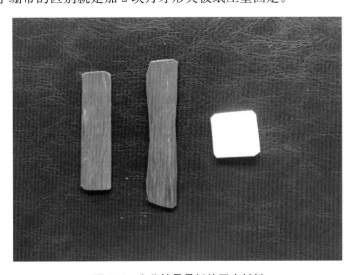

图337　小儿锁骨骨折外固定材料

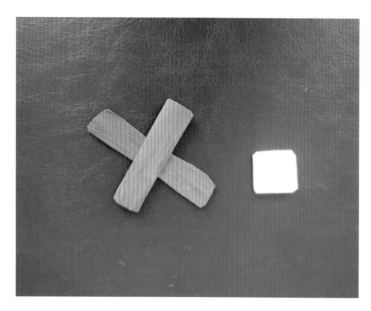

图 338　小儿锁骨骨折小夹板放置图

这样既有"8"字绷带的作用(控制锁骨长度),也有定点的压力以防止成角移位。如图 339 至图 341 所示。

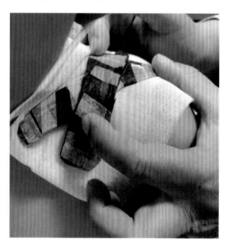

图 339　小儿锁骨骨折外固定方法步骤一

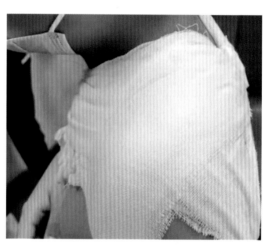

图 340　小儿锁骨骨折外固定方法步骤二

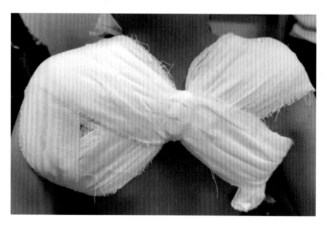

图 341　小儿锁骨骨折外固定方法步骤三

（四）注意事项

1. 患者取半卧位休息 3～4 周。

2. 待肿胀消退外固定松动前，予换绑包扎，一般每 5～7 天换绑 1 次，固定 4～6 周。

3. 每次更换敷料时手指触摸骨折断端了解情况。

4. 观察末梢血液循环情况。

5. 每次包扎时观察腋下皮肤状况。

6. 骨折不必强求对位，外固定能控制再移位。需要和患儿家属交代清楚，打消家长顾虑，配合治疗。

7. 告知家长在家中发现小儿锁骨带由于固定过紧出现患肢肿胀麻木时的紧急处理措施，以后每周复查 1 次，连续 4 周，随访骨折端有无移位及骨痂形成情况，明确有骨性骨痂包裹骨折端，且骨折端无触压痛，去除外固定，告知家长功能锻炼方法。

病案一：

2020 - 4 - 16，钱某，男，6 岁，学生，安徽芜湖市人。

主诉：右肩关节疼痛 2 小时。

现病史：患者不慎摔倒，右肩关节肿胀明显，肩关节不能活动，未做特殊处理，急诊来我院就诊，摄片示：右锁骨骨折。随即收治入院。

体格检查：右肩关节肿胀明显，右锁骨中段成角畸形，可触及骨擦感，右肩关节活动受限，右手末梢血液循环及感觉正常。

辅助检查：X 线片示（2020 - 04 - 16，本院）右锁骨骨折，骨折断端成角畸形。

诊断：右锁骨骨折。

戴氏特色治疗：

1. 手法复位技术：患儿取坐位，挺胸抬头，双手叉腰，双臂外展。助手站于患儿背后，以双手扳住患儿两肩外侧，双拇指顶住其肩胛区，向后背缓慢用力拔伸，使患儿挺胸，肩部后伸，以矫正重叠移位。术者面对患儿，两手拇指重叠压住骨折成角顶处向下缓缓按压（要将凹侧的骨皮质压断，扪及骨擦感立即停止手法。施术时如同咀嚼时将食物含于口中发力，轻柔和缓，防止矫枉过正或不及）。

2. 小夹板纸压垫外固定技术：包扎时分别在两腋下放置一纸棉垫，同时使上臂处外展双肩后伸。在骨折近端处放置一块方形平垫，一块月牙形夹板呈"～"状，自锁骨头到肩峰放于锁骨上方，另一块月牙形夹板从后向前，与第一块小夹板交叉（交叉点位于骨折成角顶端）压住平垫。反复作"∞"字交叉包绕固定，上肢悬吊带将患侧上肢屈肘 90°位固定（见图 342 至图 343）。

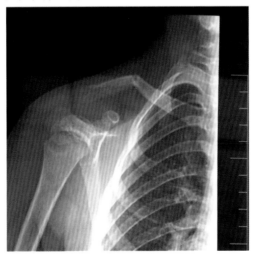

图 342　治疗前 X 线片

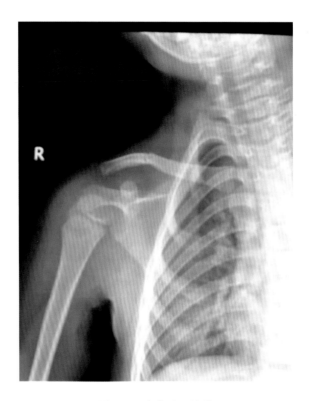

图 343　治疗后 X 线片

病案二:

2021 - 1 - 21,王某,女,10 岁,安徽芜湖市人。

主诉:左锁骨疼痛 2 小时。

现病史:患者不慎摔倒,左锁骨处肿胀明显,肩关节不能活动,头颈部向患侧倾斜,右手托住患肘,来我院就诊,见左上肢悬吊制动。

体格检查:左锁骨处肿胀明显,左锁骨中段成角畸形,锁骨上下窝变浅,有皮下瘀斑,局部肿胀,骨折处压痛明显,可触及骨擦感,左肩关节活动受限,左手末梢血液循环及感觉正常。

辅助检查:X 线片示左锁骨骨折,骨折成角畸形。

诊断:左锁骨骨折。

戴氏特色治疗:

1. 手法复位技术:采用膝部顶挺胸复位法,患者坐于方凳上,挺胸抬头,双手叉腰,双臂外展。助手站于患者背后,一足踏在凳缘上,将膝部顶在患者背部两肩胛骨之间,双手握患者两肩外侧,向背后拔伸,使患者肩部后伸,矫正骨折端重叠移位。术者面对患者,以两手拇指重叠压住成角端顶点,用捺正手法矫正成角移位,复位后用触摸手法检查骨折端的平整度。

2. 小夹板纸压垫外固定技术:2 块月牙形小夹板加 1 块方形平垫配合"8"字绷带外固定。悬吊患肢,定期复查(见图 344 至图 345)。

按语:

儿童锁骨骨折自塑能力强,骨折愈合后不会影响外观及功能,一般不主张手术切开复位内固定。采用非手术方法治疗,即使复位不理想,愈合后骨折的塑形可使断端呈满意对位。但开放性或粉碎性锁骨骨折,合并锁骨下神经血管损伤者可选择手术治疗。

戴氏特色治疗手法治疗儿童锁骨骨折适用于儿童骨折多为锁骨中 1/3 的青枝骨折,向前上方成角。手法整复要点,要将凹侧的骨皮质压断,扪及骨擦感立即停止手法。施术时如同咀嚼时将食物含于口中发力,轻柔和缓防止矫枉过正或不及,外固定特点,应用 2 块月牙形小夹板加 1 块方形平垫配合反"八"字固定法;要注意夹板塑形贴服,纸压垫不宜太厚,前3周要注意血液循环及皮肤管理。

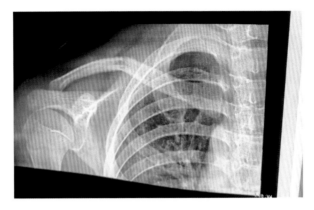

图 344　复位前 X 线片

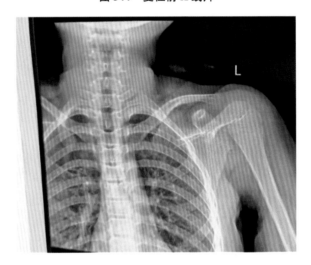

图 345　复位后 X 线片

第四节　小儿上肢牵拉伤

小儿上肢牵拉损伤是小儿特有的一种损伤,由于主诉不明确,体格检查不合作,难以明确诊断。戴氏设计了治疗牵拉肘、牵拉肩、牵拉腕一次性完成的复合式手法。具有双重作用,即可在手法治疗的过程中根据入臼声和功能恢复情况明确诊断,又可使牵拉肘、牵拉肩、牵拉腕得到满意的复位。

一、相关生理病理

由于小儿的生长发育时期关节的独特生理结构,骨与软组织发育不成熟、关节囊松弛、关节间隙较成人宽大,外力行牵拉并伴随不当的关节运动时,极易造成关节滑膜嵌顿、关节头臼位置的微改变,出现半脱位以及关节周围软组织排序紊乱。

(一)牵拉肘

桡尺近侧关节是由略呈椭圆形的桡骨头环状关节面和尺骨的桡骨切迹组成,关节囊外有环状韧带包绕桡骨头,该韧带与桡骨切迹构成一纤维环。小儿桡骨头发育不健全,桡骨头与桡骨颈的直径几乎相等,关节囊与环状韧带比较松弛,当小儿肘关节在伸直位、前臂被过度牵拉时,如穿衣或上楼梯时,桡骨小头从包绕桡骨颈的环状韧带中滑脱,环状韧带被嵌夹在肱桡关节面之间,阻碍桡骨小头回复原位即形成半脱位。

(二)牵拉肩

肩关节周围韧带关节囊发育尚未完善,骨骺端与骨干直径几乎相等,韧带及关节囊附着点松弛,前下方尤为明显。当肩关节在外展后伸位牵拉过程中,肱骨头向前下方移动,关节间隙增大,负压增高,将松弛的部分关节囊吸入关节盂内,同时肩周韧带肌腱也因牵拉而有不同程度的扭错交锁,这种解剖学上的细微变化,称为"牵拉肩"。

(三)牵拉腕

因小儿关节及韧带发育不良,关节囊松弛,当暴力牵拉并伴随腕部旋转时,关节间隙增大,关节内负压骤然上升,使关节囊或者韧带出现腕骨间嵌顿或腕骨间解剖关系的轻微改变。

二、诊断

患儿有明确的上肢牵拉病史,主要表现:损伤局部疼痛、受累关节主动活动受限、伤肢不能外展上举及不敢用手取物、被动活动患处时患儿哭闹加剧、伤肢无明显肿胀及畸形。一般而言,以压痛点及功能受限的部位即可确诊。但由于该病发生多为小儿,主诉不明确,体检不合作,牵拉肘、牵拉肩以及牵拉腕的损伤相互间容易混淆及漏诊,如为牵拉肘合并牵拉肩或牵拉腕时则更容易漏诊。

戴氏伤科第七代传人戴俭华精心设计将牵拉肘、牵拉肩、牵拉腕的治疗一次完成的复合式手法,用于诊疗上肢牵拉损伤。

三、复合式手法介绍

以左上肢为例。术者立于患儿前方,右手握住患肘,拇指抵压桡骨小头外侧,左手握住前臂置于中立位,在适度牵引下,做缓慢旋前(80°~90°)、旋后(80°~90°)、屈曲肘关节(最大值140°);后顺势左手握住患儿肘部,右手按住患儿肩峰,左手牵引下前屈肩关节至过顶(180°);最后左手握住腕部,右手握住前臂远端,在中立位缓慢牵引做腕关节背伸和掌屈运动,结束手法。此连贯手法过程中一般可闻及弹响或指下有轻微弹动音,即为复位成功。此手法一气呵成,不做分解复位。在临床使用中,大部分在复位牵拉肘时可闻及明显的弹响或指下轻微弹动感,此时医者应继续完成上述手法流程。手法如图346至图348。

作用机制:手法是在牵引下旋转屈伸肘关节、前屈肩关节和屈伸腕关节时及滑膜紧张使嵌入的滑膜解脱,利用关节在运动轴上滚动恢复关节解剖关系,同时在牵引下也可使关节周围扭错交锁的相关软组织复位。

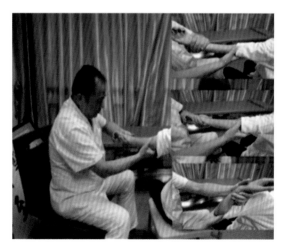

图346 戴氏手法治疗牵拉肘

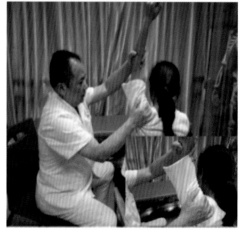

图347 戴氏手法治疗牵拉肩

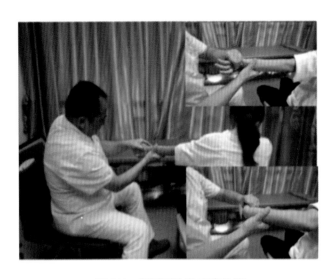

图 348　戴氏手法治疗牵拉腕

病案一：

　　患儿，男，1 岁 2 个月。因"右前臂牵拉后哭闹不止 1 小时"于 2018 年 4 月 5 日前往我院骨科普通门诊就诊。患儿因在家中被家长牵拉右前臂，后哭闹不止，右上肢拒碰，前臂下垂，拒抬肩，随后由家长送至我院就诊。门诊医师常规诊断牵拉肘，予以常规手法复位，后患儿仍有哭闹，前臂下垂，拒抬肩。症状不缓解，初诊医师继向戴氏骨伤门诊求助，并告知复位时未闻及入臼声。随予以运用复合式手法复位，在牵引上举肩关节时可闻及入臼声，后患儿哭闹停止，前臂活动自如，可抬肩拾物。

病案二：

　　患儿，男，2 岁，因"右前臂牵拉后疼痛不缓解 1 小时"于 2017 年 9 月 23 日来我院就诊。患儿因在家中右手牵拉后疼痛、哭闹不止，遂在外院就诊，按牵拉肘处理后症状有缓解，但右上肢仍不能上举拾物，就诊次日来我院就诊，予以使用戴氏复合式手法治疗，在屈伸腕关节时指下有轻微弹动感，随即症状消失，患儿活动自如。

病案三：

　　患儿，男，4 岁，因"右手无法正常活动 1 日"于 2021 年 5 月 7 日来我院就诊。患者家属自述"昨晚在我院骨科急诊部行手法复位，当时上肢可做抬举动作，医师诊断桡骨小头半脱位，现右手无法活动。"予以使用戴氏复合式手法治疗，在屈伸旋转腕关节时感受到轻微入臼感，随即症状消失，患儿活动自如。

　　病案一为单纯牵拉肩，医者采用常规牵拉肘手法治疗，没有考虑到牵拉肩的存在，故治疗无效。病案三为牵拉肘合并牵拉腕，医者亦予以常规牵拉肘手法治疗，复位成功后，没有进一步完成整个上肢损伤的复位治疗，遗漏牵拉腕，故治疗后症状虽有改善，但未痊愈。予以复合式手法复位后，症状缓解明显，患儿活动自如。

按语：

　　本手法为戴氏骨伤流派原创，临床应用于有明显牵拉病史、患肢不能拾物上举的患儿。在排除骨折的前提下，将复位牵拉肘、牵拉肩及牵拉腕的手法联合应用，既不会造成新的创伤，又能使常见的牵拉肘得以复位，亦可使少见的牵拉肩和牵拉腕得以诊治，避免漏诊。此法具有双重作用，即可在实施手法过程中根据入臼声和功能恢复情况明确诊断，又可使牵拉肘、牵拉肩、牵拉腕得到满意的复位效果。简单易学，是值得推广与应用的好方法。

第五节　儿童肱骨近端骨折

肱骨近端骨折为肱骨大结节骨折、肱骨上端骨骺分离、肱骨解剖颈骨折和肱骨外科颈骨折的统称。肱骨近端骨折儿童较青少年多见,青少年多为骺板损伤。

一、相关生理病理

肱骨近端包括肱骨头、大结节、小结节及肱骨干上端等解剖结构。肱骨近端呈圆柱状,远端扁宽,前方为三角肌、肱二头肌、肱肌覆盖。肱骨外科颈位于肱骨解剖颈下 $2\sim3cm$ 处,相当于大结节、小结节与肱骨干的交界处,是肱骨头松质骨和肱骨干皮质骨交接的部位,肱骨近端骨折多发生在该处。

损伤机制:多为间接暴力引起,有手或肘部着地摔伤史,偶有直接暴力击打肩部而引起骨折。

二、临床表现

肩部剧烈疼痛,肿胀明显,上臂内侧可见瘀青。肩关节活动障碍,患肢不能抬举。

三、体格检查

肩关节压痛明显,有叩击痛,骨擦感明显,畸形。

四、诊断

有明显外伤史;肩部剧烈疼痛,肿胀明显,上臂内侧可见瘀青。肩关节活动障碍,患肢不能抬举。肱骨近端局部有环形压痛及纵轴叩击痛。骨折移位可出现畸形、骨擦感及异常活动。合并肩关节脱位者,可出现方肩畸形,在腋下或喙突下可触及肱骨头。

五、辅助检查

X线正位片或穿胸位片可明确显示骨折类型及移位情况。CT 检查及三维重建可明确骨折、移位细节。

六、常规治疗

肱骨近端塑形能力强,一般采用保守治疗。

手法复位,石膏托固定,小夹板固定,支具固定。

切开复位内固定。

七、戴氏特色治疗

(一)手法复位技术

1.外展型骨折:患者取平卧位或坐位。助手一环握住患儿肘关节上方,助手二将三角巾兜于患儿腋下,于外展位做对抗牵引。术者立于患肢外侧,一手握住患肢骨折远端下方用力向远端做拔伸牵引,另一手包住肩峰和肱骨头并向内下施加压力。当听到骨擦音后,表明两断端嵌插已分离,重叠移位矫正。双手拇指抵住骨折近端,其余手指环握骨折远端。在持续牵引状态下,双手拇指向内挤压,其余四指向外侧提拉,矫正侧方移位。之后术者一手握住患儿肘关节上方,另一手包住其肩峰和肱骨头并向内下施加压力。将上肢缓缓上举过顶矫正前后移位。之后将肩关节置于中立位,触摸断端了解复位情况后,再双手拇指抵住骨折端外侧,其余手指环握骨折远端内侧。做轻微摇晃手法矫正残留移位,且扣紧骨折断端。

2.内收型骨折:患者取平卧位或坐位。助手一环握住患儿肘关节上方,助手二将三角巾兜于患儿腋下,于内收位做对抗牵引。术者立于患肢外侧,双手拇指抵住断端远侧向内,其余手指重叠顶住断端近端内侧向外,同时发力。之后术者一手握住患儿肘关节上方,另一手包住其肩峰和肱骨头。维持外展位牵引状态下施过顶手法矫正前后移位。接上式放回原位。再双手拇指及四指对向挤压,做轻微摇晃手法矫正残留移位。

3.粉碎性骨折:患者取平卧位或坐位。助手一环握住患儿肘关节上方,助手二将三角巾兜于患儿腋下,于中立位做对抗牵引。术者立于患肢外侧,一手握住患肢用力向远端做拔伸牵引,另一手包住其肩峰和肱骨头并向内下施加压力。当听到骨擦音后,表明两断端嵌插已分离,重叠移位矫正后术者双手环抱断端,用环抱摇晃法矫正断端残留移位并且可防止矫枉过正。

(二)小夹板纸压垫外固定技术

1. 外展型骨折:

(1)固定材料:内衬敷料 1 块,4 块夹板(前后侧夹板呈高尔夫球杆形,外侧夹板呈勺形,厚度 1~2mm,宽度 2.5cm 左右,前侧、后侧、外侧夹板的长度近端超肩关节远端至肘关节上 2cm 左右,内侧夹板长度腋下到肘关节上方 3cm 左右),3 块平垫厚度约 2mm、1 块内侧蘑菇垫厚度约 3mm。

(2)固定方法:在持续牵引保护状态下先放置内衬敷料,之后用绷带缓缓自外向内缠绕,依次放置肱骨外侧、前侧、后侧纸压垫。再依次放置外侧、前侧、后侧、内侧夹板,内侧蘑菇垫和夹板固定成一体,外侧、前侧、后侧夹板近端超肩关节固定,内侧板近端至腋下;4 块夹板远端均至肘关节上 2~3 横指。于内收位固定。

2. 内收型骨折:

(1)固定材料:内衬敷料 1 块,4 块夹板(前后侧夹板呈高尔夫球杆形,外侧夹板呈勺形),3 块平垫厚度约 2mm、1 块内侧蘑菇垫厚度约 3mm。

(2)固定方法:在持续牵引保护状态下先放置内衬敷料,之后用绷带缓缓自内向外缠绕,依次放置肱骨外侧、前侧、后侧纸压垫(外侧纸压垫压住断端),内侧蘑菇垫倒置。再依次放置外侧、内侧、前侧、后侧夹板,外侧、前侧、后侧夹板近端超肩关节,内侧板近端至腋下;4 块夹板远端均至肘关节上 2~3 横指。于外展位固定。

3. 粉碎性骨折:

(1)固定材料:内衬敷料 1 块,4 块夹板(前后侧夹板呈高尔夫球杆形,外侧夹板呈勺形),3 块平垫厚度约 2mm、1 块内侧蘑菇垫厚度约 3mm。

(2)固定方法:在持续牵引保护状态下先放置内衬敷料,之后用绷带缓缓自内向外缠绕,依次放置肱骨外侧、前侧、后侧纸压垫,内侧蘑菇垫(呈对向挤压)。然后再依次放置外侧、内侧、前侧、后侧夹板,4 块夹板之间留有 1 横指间距;外侧、前侧、后侧夹板近端超肩关节,内侧板近端至腋下;4 块夹板远端均至肘关节上 2~3 横指。于中立位固定。

(三)注意事项

每周复查 1 次;调整绷带松紧度;根据肿胀情况,调整小夹板,再次塑形。每次轻轻地自远端到近端触摸断端,根据解剖标志判断是否移位,如有移位予以 2 次复位。

病案一:

2020‑11‑26,瞿某某,女,10 岁,学生,安徽芜湖市弋江区人。

主诉:左肩关节疼痛 2 小时。

现病史:患者不慎摔倒,手掌撑地。肩关节肿胀疼痛伴活动受限。

体格检查:左肱骨近端肿胀明显,左肱骨近端畸形,关节活动受限,左手末梢血液循环及感觉正常。

辅助检查:X 线片示(2020 年 11 月 26 日,本院)左肱骨近端骨折,骨折断端成角畸形(见图 349)。

诊断:左肱骨近端骨折(内收型)。

戴氏特色治疗:

1. 手法复位技术:患者取坐位。助手一环握住患儿肘关节上方,助手二将三角巾兜于患儿腋下,于内收位做对抗牵引。术者立于患肢外侧,双手拇指抵住断端向内,其余手指重叠顶住断端近端内侧向外,同时发力,矫正成角畸形。最后触摸断端了解复位情况后,再双手拇指及其余手指对

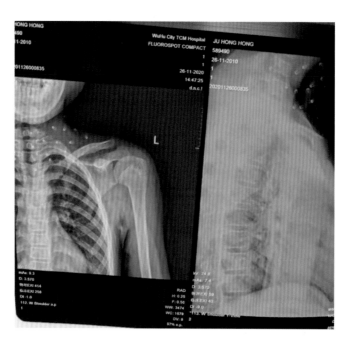

图 349　左肱骨近端骨折,骨折断端成角畸形

向挤压断端。做轻微摇晃手法矫正残留移位。

2.小夹板纸压垫外固定技术:

(1)固定材料:内衬敷料1块,4块夹板(前后侧夹板呈高尔夫球杆形,外侧夹板呈勺形),3块平垫厚度约2mm,1块内侧蘑菇垫厚度约3mm。

(2)固定方法:在持续牵引保护状态下,先放置内侧敷料,之后用绷带缓缓自内向外缠绕,依次放置肱骨外侧、前侧、后侧纸压垫(外侧纸压垫放于骨折断端),内侧蘑菇垫倒置。再依次放置外侧、内侧、前侧、后侧夹板,外侧、前侧、后侧夹板近端超肩关节,内侧板近端至腋下;4块夹板远端均至肘关节上2～3横指。于外展位10°～20°固定。嘱家属观察末梢血液循环情况。1周后复查。

2020-12-3,外固定1周后复查。维持牵引状态下,观察皮肤情况,触摸解剖标志及断端平整度。双手环握对向挤压骨折断端,稍作摇晃矫正骨折断端残留移位,调整小夹板及纸压垫的位置情况。见肿胀消退,予以调整小夹板,将夹板的厚度削薄,宽度削窄。继续外展10°～20°体位固定。

2020-12-10,外固定2周后复查。在维持牵引状态下,拇指指腹推摸断端并与健侧做比较,判断断端对位情况。继续外展位固定。

2020-12-24,外固定4周后复查。X线片观察断端愈合情况。

牵引状态下保护断端,术者解除外固定。

观肩关节、肘关节活动功能正常,肱骨外形正常。

X线片复查示骨折对位对线良好,骨痂形成,骨折愈合(见图350)。

病案二:

2021-3-22,佘某某,女,11岁,安徽省芜湖市弋江区人。

主诉:右肩部疼痛1天。

现病史:患儿不慎跌落致右肩部疼痛、肿胀、畸形伴活动受限。

体格检查:肩部剧烈疼痛,肿胀明显,上臂内侧可见瘀青。肩关节活动障碍,患肢不能抬举。畸形、骨擦感及异常活动。末梢血液循环良好。

辅助检查:X线片示右肱骨近端粉碎性骨折。侧位片显示成角移位(见图351)。

诊断:右肱骨近端粉碎性骨折。

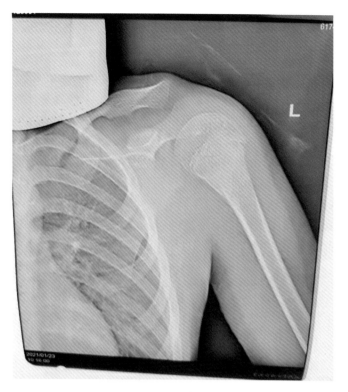

图 350　外固定 4 周后复查 X 线片

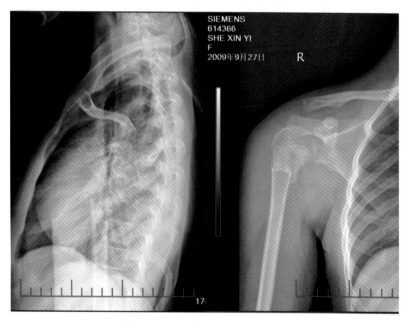

图 351　右肱骨近端粉碎性骨折

戴氏特色治疗：

1.手法复位技术：患者取平卧位或坐位。助手一环握住患儿肘关节上方，助手二将三角巾兜于患儿腋下，于中立位做对抗牵引。术者立于患肢外侧，一手握住患肢用力向远端做拔伸牵引，另一手包住肩峰和肱骨头并向内下施加压力。当听到骨擦音后，表明两断端嵌插已分离，之后分别在前后位、侧方位做双手环抱摇晃、挤压。利用筛子原理，使骨折碎片自动归位。最后触摸断端了解复位情况后，再双手拇指及其余手指对向挤压断端。做轻微摇晃手法矫正残留移位。

2. 小夹板纸压垫外固定技术：

(1)固定材料：3块前、外、后解剖形夹板，1块内侧夹板，3块平垫厚度约2mm，1块内侧蘑菇垫厚度约3mm。

(2)固定方法：在持续牵引保护状态下，围绕肱骨断端依次放置前侧、内侧、后侧、外侧纸压垫（对向挤压放置）；然后在依次放置外侧、内侧、前侧、后侧夹板，4块夹板之间留有1横指间距；外侧、前侧、后侧夹板近端超肩关节固定，内侧板近端至腋下；4块夹板远端均至肘关节上2横指。上外展支架于前举90°固定。

3. 药物治疗：初期，凉血活血化瘀、消肿止痛。本病早期肿胀较甚，要未病防治。方药：生地黄30g，赤芍15g，牡丹皮15g，金银花15g，连翘15g，薏苡仁30g，虎杖15g，黄芪60g，大黄6g，地龙9g，甘草6g，白芥子10g。水煎服，1日1次，早晚分服。

2021-3-31，外固定1周后复查。X线片示肱骨近端粉碎性骨折，正位片示肱骨近端粉碎性骨折，侧位片示肱骨近端粉碎性骨折，成角畸形（见图352）。

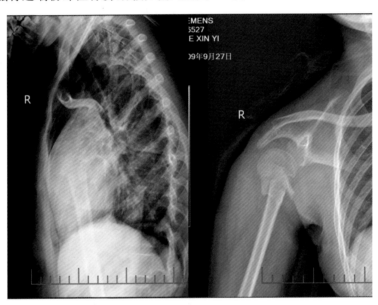

图352　外固定1周后复查X线片

在两位助手少许牵引，保护断端的情况下。术者解除外展支架及外固定，观患肢肿胀消退。拇指指腹触摸断端，双掌掌心环抱患肢施轻微摇晃法对断端进行2次复位。继续小夹板、外展支架于前举90°固定。适当增加纸垫的厚度，逐步矫正残留移位。向患者家属交代骨折端自我塑形能力与愈后的关系。断端虽有移位，考虑到它的塑形能力，故未对断端再次进行手法干预，以免造成新的创伤。

2021-4-28，外固定5周后复查。调整小夹板及纸压垫的位置情况。

X线片复查示：骨折对位、对线可，有骨痂形成（见图353）。

2021-5-10，外固定7周后复查。X线片示断端愈合，骨折对位对线良好（见图354）。遂解除外固定。

2021-5-17，外固定8周后复查，X线片示骨折对位对线良好，骨痂形成。解除小夹板外固定、外展支架后功能如图355至图358。

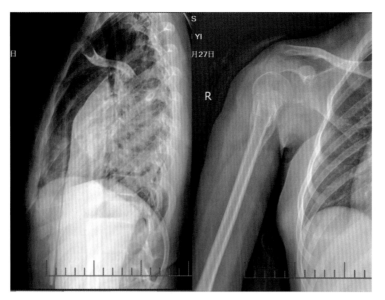

图353 外固定5周后复查X线片

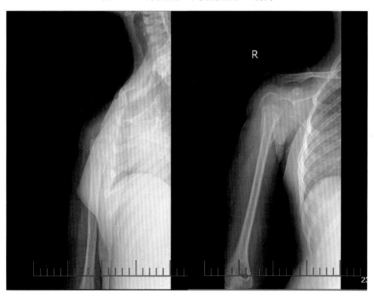

图354 外固定7周后复查X线片

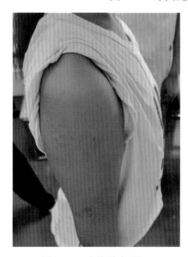

图355 功能恢复图一

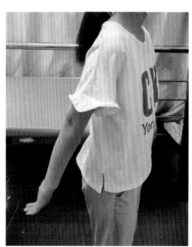

图356 功能恢复图二

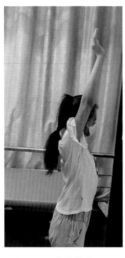
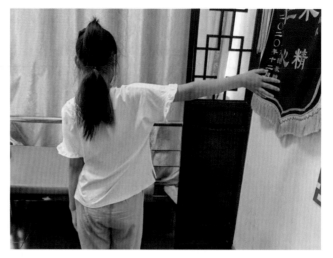

图 357 功能恢复图三　　　　　图 358 功能恢复图四

按语：

儿童肱骨近端骨折的自我塑形能力极强。不宜过分追求骨折断端的复位，而选择反复多次对位以及手术治疗。

肱骨近端有良好的血液循环，肱骨近端生长占前臂生长的 80％ 左右，其自我塑形能力强。复位前须对骨折特点及自塑能力做进一步评估，合理设计治疗方案，精确施治，法度严谨，恰到好处，切勿不及或太过。

对位不要求解剖复位。反复多次复位没有必要并且易造成骨骺损伤，留下后遗症。粉碎性骨折强调逐步复位理念，利用纸压垫与夹板的约束力及每次更换敷料时对断端的推挤，以及外固定支架的参与，加上儿童自身的塑形能力，骨折愈合后往往会取得满意的对位。骨折成角移位 20°～30°的成角畸形，骨痂会填充在骨的凹陷处，吸收多余的部分，使骨恢复到正常的解剖形态。

充分利用纸压垫与夹板的约束力及每次更换敷料时对断端的推挤，可以协助骨痂的塑形。骨折愈合后往往会取得满意的对位。

肱骨近端骨折自塑能力强。选择手术治疗不仅增加了骨骺损伤的风险，且骨折愈后的对位情况，功能的恢复与非手术治疗相比无明显优势。

关于功能恢复，非手术治疗，关节囊未进一步损伤，利于后期关节功能恢复。本组第二例在解除外固定当天关节功能即恢复正常。

病案一患儿为儿童肱骨近端内收型骨折，我们采用 4 块小夹板配合纸压垫外固定早期手法调整取得了满意的疗效。病案二患者为肱骨近端内收型粉碎性骨折，侧位见肱骨近端成角移位，角度超过 30°，由于骨折断端粉碎，断端缺少支撑，手法复位后 X 线复查对位不理想。考虑到此处的自我塑形能力，我们采用小夹板纸压垫配合外展支架固定后未再次进行手法干预。患儿骨折断端外固定 8 周后经自我塑形骨折断端对位对线满意，骨折线消失，骨痂形成，愈合良好。并且儿童关节软组织柔软，解除外固定后当天该患儿功能恢复接近正常。

第六节　儿童肱骨干骨折

儿童肱骨干骨折是指肱骨外科颈以下 1～2cm 至肱骨髁上 2cm 之间的骨折。

一、相关生理病理

肱骨近端为圆柱状，远端扁宽，前方为三角肌、肱二头肌、肱肌覆盖。喙肱肌在肱二头肌近 1/2 处止于肱骨。胸大肌止于肱二头肌沟外缘。肱骨后方为三角肌、肱三头肌覆盖。内外侧肌间隔将上臂分为前后两个间隔。肱动脉、正中神经、肌皮神经、尺神经走行于肱骨前内侧。桡神经走行于肱三头肌内外侧头之间,绕过桡神经沟斜向外下。骨折端位于三角肌止点下方时,冈上肌、三角肌、喙肱肌收缩使骨折近端向外、向前移位,骨折远端因肱二头肌和肱肌收缩向近端移位。若骨折线位于三角肌止点近端、胸大肌远端,三角肌牵拉使骨折远端向外、向近端移位,胸大肌、背阔肌、大圆肌牵拉使骨折近端内收、内旋。此外,骨折移位方向也和重力作用、患肢姿势和致伤暴力有关。受伤后患肢置于胸前,远端常有内旋。

二、临床表现

伤后出现局部疼痛、肿胀、异常活动或畸形,患肢活动受限,不能抬举,局部皮肤可出现环形压痛、叩击痛。

三、体格检查

患肢局部有明显的环形压痛和纵向叩击痛。部分骨折可出现异常活动,可扪及骨擦感。

四、诊断

(一)有明显外伤史

局部肿胀、疼痛、功能受限,骨折移位可出现畸形、骨擦感及异常活动。

(二)辅助检查

X线片可明确骨折移位情况。

五、常规治疗

(一)非手术治疗

手法复位后,石膏固定或成形夹板固定。

(二)手术治疗

闭合复位,弹性钉内固定。

六、戴氏特色治疗

(一)适应证

粉碎性骨折、斜形骨折。

(二)手法复位技术

采用弹性复位法(逐步复位法)。患者取平卧位或坐位。助手一环握住患儿肘关节上方,助手二将三角巾兜于患儿腋下,于外展位做对抗牵引。在持续牵引状态下,术者做牵抖摇晃手法,解除断端交锁,使骨折断端回归到原有的轴线上。

矫正旋转移位:双手拇指压住骨折断端,远端做旋前旋后,指下感觉到最平复的位置,此手法具有双重作用,其一判断旋转移位方向,其二作为复位成功的标志。

侧方、前后移位的矫正:双手拇指压住骨折断端,其余四指在对侧压住骨折断端。侧方、前后均边摇晃边挤压,先复位侧方,后复位前后移位。

残留移位的矫正:每次换药时,再用双手拇指对向缓缓摇晃挤压及利用夹板纸压垫持续性的压力矫正残留移位。一般复位在前2周内,3~4次完成。

(三)小夹板纸压垫外固定技术

1.固定材料:三石散内衬敷料,4块夹板(前后侧夹板呈高尔夫球杆形,外侧夹板呈勺形),4块平垫(见图359)。

肱骨干中上1/3骨折超肩关节固定,肱骨干中下骨折超肘关节固定。

2.固定方法:在持续牵引保护状态下先放置内衬敷料,之后用绷带缓缓自外向内缠绕1~2层,断端处放置4块平垫,根据骨折移位情况选择(粉碎性骨折在断端处对向放置,斜形骨折在断端处上下错位放置);之后依次放置外侧、前侧、内侧、后侧夹板,外侧、前侧、后侧夹板超关节,固定体位:根据旋转移位方向,选择中立位或者旋前旋后位。

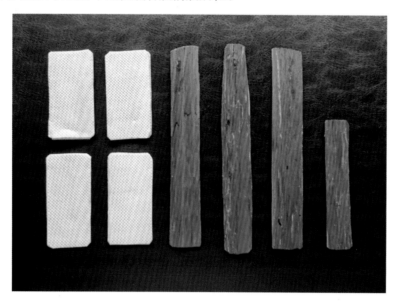

图 359　儿童肱骨干骨折小夹板纸压垫外固定材料

(四)注意事项

密切观察末梢血液循环,调整绷带松紧度。伤后 1 周内 3 天复查 1 次,采取挤压法逐步复位,调整外固定。1 周后,每周复查 1 次,如有残留移位,予以逐步矫正。根据肿胀情况、病程,修剪小夹板、纸压垫,再次塑形。每次轻轻地自远端到近端触摸断端,根据解剖标志判断是否移位,如有移位予以 2 次复位。

病案一:

2019 - 6 - 20,张某某,男,13 岁,安徽省芜湖市鸠江区人。

主诉:右臂疼痛 13 小时。

现病史:患者不慎跌倒,右手撑地,摔伤右臂,伤肢肿痛畸形,不敢活动,送我院治疗。

体格检查:右上臂剧烈疼痛,肿胀明显,活动受限。畸形、骨擦感及异常活动。末梢血液循环、感觉良好。

辅助检查:X 线片示右肱骨干中上段粉碎性骨折(见图 360)。

诊断:右肱骨干中上段粉碎性骨折。

戴氏特色治疗:

1.手法复位技术:采用弹性复位法(逐步复位法)。患者取坐位。助手一环握住患儿肘关节上方,助手二将三角巾兜于患者腋下,于外展位做对抗牵引。在持续牵引状态下,术者做牵抖摇晃手法,解除断端交锁,使骨折断端回归到原有的轴线上。

侧方、前后移位的矫正:双手拇指压住骨折断端,其余四指在对侧压住骨折断端。侧方、前后均边摇晃边挤压,复位侧方前后移位。

残留移位的矫正:每次换药时,再用双手拇指对向缓缓摇晃挤压以及配合夹板纸压垫矫正残留移位。

2.小夹板纸压垫外固定技术:

(1)固定材料:4 块夹板,4 块纸压垫。

(2)固定方法:在持续牵引保护状态下,先放置内衬敷料,之后用绷带缓缓自内向外缠绕 1～2 层,断端处放置 4 块平垫,对向放置;之后依次放置外侧、前侧、内侧、后侧夹板,外侧、前侧、后侧夹板超肩关节。内侧板近端至腋下;4 块夹板远端均至肘关节上 2～3 横指。于中立位固定。

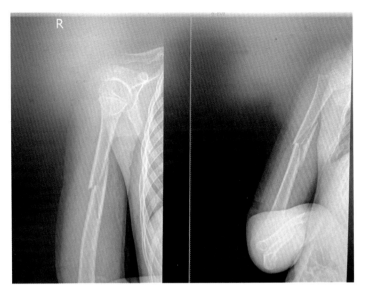

图 360　右肱骨干中上段粉碎性骨折

2019-7-1,外固定 2 周复查。在两位助手少许牵引,保护断端。术者解除外固定,患肢肿胀消退。X 线片可见对位对线良好(残留移位,见图 361)。

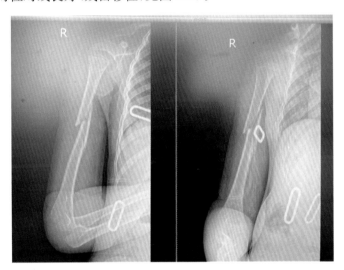

图 361　外固定 2 周复查 X 线片

拇指指腹触摸断端,双掌掌心环抱患肢施轻微摇晃法对断端进行 2 次调整。继续小夹板固定于中立位。

2019-7-9,外固定 3 周复查。在两位助手少许牵引,保护断端。术者解开患者外固定后,外观形态正常,触摸后指下感觉平整。调整小夹板及纸压垫的位置情况,中立位继续固定。

2019-7-19,外固定 4 周复查。X 线片可见对位对线良好,有骨痂形成(见图 362)。

继续小夹板外固定。

2019-7-31,外固定 6 周复查。

X 线片复查:可见骨折对位对线满意,大量骨痂形成,断端愈合(见图 363)。

遂解除外固定。功能康复训练。

2019-9-20,外固定 3 个月后摄片复查。

X 线片示:见肱骨骨折处对位对线满意,断端愈合(见图 364)。

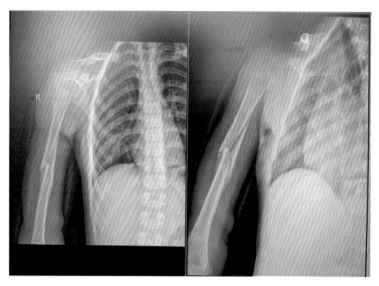

图 362　外固定 4 周复查 X 线片

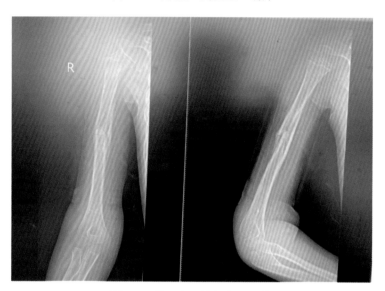

图 363　外固定 6 周复查 X 线片

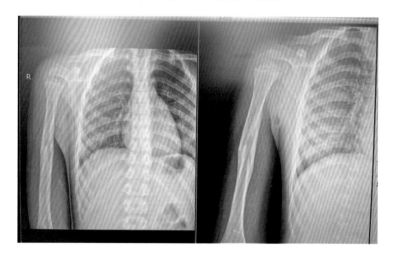

图 364　外固定 3 个月后 X 线摄片

按语:

儿童肱骨干粉碎性骨折生长快,塑形好,断端接触面大。非常适合非手术治疗,但因肿胀的原因,断端很难一次性整复。随着肿胀的消退,手法的逐步复位,小夹板纸压垫的持续挤压,以及儿童的自我塑形,骨折的对位能得到满意的结果。但因移位需多次手法调整,所以要和患儿家长反复地沟通交代其预后,取得患儿及家长全力配合的治疗才能取得满意的疗效。

第七节　儿童肱骨髁上骨折

肱骨髁上骨折系指肱骨远端内外髁上方2～3cm处的骨折。其中伸直型占90%左右。以小儿最多见,多发年龄为5～12岁。

一、相关生理病理

肘关节有3个显而易见的体表标志:鹰嘴、肱骨内上髁、肱骨外上髁。肘伸直时,这3点在同一条水平线上。肘屈曲时,这3点构成一个等边三角形。肱骨远端向两侧明显增宽,分为内、外侧柱,亦称为髁。内、外侧柱之间前为冠状窝,后为鹰嘴窝,中间仅为薄层骨质,此处较为薄弱,容易发生骨折。内、外侧柱均由关节内与关节外两部分构成。内、外上髁为关节外结构,髁上嵴终止于此。肱骨小头与滑车为关节面部分。滑车近侧前后的凹陷分别为冠状窝与鹰嘴窝,用以容纳冠状突和鹰嘴。肱骨远端关节面凸向前下,与肱骨干形成约30°的前倾角。内外髁的旋转中心位于肱骨远端同一水平面,但该轴线并非固定不变。肱骨远端分别和桡骨与尺骨形成关节,肱骨远端关节面经内外侧柱与肱骨干相连,当肘关节被动过伸时尺骨鹰嘴的杠杆作用可使内、外侧柱发生骨折。同样,肘关节屈曲位损伤时,来自后侧的暴力可使鹰嘴窝处发生骨折。可见,不论伸直型或屈曲型损伤,肱骨髁上骨折多为横行骨折,骨折线位于鹰嘴窝处。但大年龄患儿骨折线可为斜行。斜行骨折易产生旋转移位,稳定性差。由于3～10岁时儿童肘关节韧带最松弛,因此肱骨髁上骨折最多见于这个时期的儿童。肘关节周围的软组织容易受损而产生严重并发症。肱动脉和正中神经走行于肘关节前方,在鹰嘴窝上方桡神经由后向前越过肘关节外侧。尺神经走行于肱骨内上髁后方。伸直型髁上骨折时,通常肱肌可保护肱动脉和正中神经免受损伤。但骨折有明显移位时,骨折近端可穿透肱肌,挫伤或刺破血管神经束。肱动脉、静脉和正中神经也可由于嵌入骨折断端之间,被骨折断端压迫而受损。有时即使无直接损伤,严重的骨折移位也可以对血管神经造成牵拉性损伤。肱骨髁上骨折多由高处跌落时产生的过伸或屈曲暴力引起。跌倒时手掌着地所受暴力传导至薄弱的鹰嘴窝导致骨折。肘关节过伸造成伸直型髁上骨折。跌倒时肘关节屈曲,鹰嘴着地,导致屈曲型髁上骨折。伸直性骨折最多见,占95%～98%,其骨折远端向后上移位。屈曲性骨折占2%～5%,骨折远端向前上移位。

二、临床表现

肘部疼痛、肿胀,肘关节活动功能障碍,骨折有移位时肘部出现较明显疼痛、肿胀,甚至出现张力性水疱。

三、体格检查

查体可见肘关节肿胀,髁上处有环形压痛,骨擦感明显,伸屈时可有异常活动。肿胀严重者,肘后三点触摸不清,肘关节畸形。注意桡动脉的搏动,腕和手指的感觉、活动、稳定性、颜色,以便确定是否合并神经或血管损伤。

四、诊断

(一)有明确外伤史

肘部疼痛、肿胀,肘关节活动功能障碍,骨擦感明显。肘部畸形,有异常活动,注意有无其他伴发骨折和神经损伤。约5%的患儿同时伴发同侧其他骨折(通常为桡骨远端骨折)。

（二）辅助检查

X线片可明确骨折类型；CT检查可多平面地了解骨折的病理解剖。

五、分型

通常将骨折分为伸直型、屈曲型和粉碎型，根据骨折移位情况伸直型又分为伸直尺偏型和伸直桡偏型。

六、常规治疗

（一）非手术治疗

无移位骨折单纯前臂中立位长石膏托超肘腕关节固定4～6周。伤后48小时内抬高患肢，床边悬吊，使手高于肘，肘高于心脏水平。伤后3～7天拍片复查骨折有无再移位。固定4～6周，去石膏托开始功能锻炼。

（二）手术治疗

有移位的Ⅱ型骨折通常闭合整复，屈肘石膏托或经皮克氏针固定。完全移位骨折，目前对此类骨折的首选治疗方法是闭合复位、经皮克氏针固定。闭合复位＋克氏针固定适用于内侧髁有骨折，骨折端缺损、粉碎，内侧柱不稳定的，夹板、石膏固定后难以维持的，骨折再移位率以及肘内翻概率高。予以闭合复位＋克氏针内固定治疗：手法复位前，用记号笔标明骨折远近端及骨折移位方向（便于复位后置钉）。手法复位后，触摸肘后三角正常；拇指指腹从肱骨远端外侧嵴远端向近端推连续性正常。助手维持对位后，术者先从骨折的远端外侧髁、外侧嵴的少许偏后方置钉，桡侧远端向尺侧近端闭合置入1.5～2.0克氏针1枚，再从尺侧内上髁、由尺侧斜向上方置入1枚1.5～2.0克氏针，置入时，用拇指指腹压住尺神经沟，用拇指指尖抵住患者内上髁，该点为克氏针进针点，此方法可安全置钉，避免穿针时损伤尺神经。克氏针拧弯，置于皮外，石膏托外固定。6周后拔钉，去除石膏托，逐步进行肘关节功能锻炼。

七、戴氏特色治疗

（一）手法复位技术

摸法的使用：复位前后双侧对比摸，肱骨髁上外侧桡侧嵴是否平整、连续、肘后三角是否存在。结合X线片及摸诊可判断骨折的移位情况，为骨折的复位及复位效果的评估提供判断依据。

（二）体位

患者取仰卧位，掌心朝上，肘关节屈曲20°左右。

1.三人复位法：

（1）拔伸牵引：第一助手握住前臂，第二助手固定肱骨近端在肘关节少许屈曲位，同一水平面做对抗牵引约1分钟。

（2）侧方移位的矫正：矫正侧方移位须在完全牵开骨折断端的情况下完成，以防止骨皮质摩擦效应影响复位，暴力过大造成内侧柱骨皮质再损伤，内侧骨皮质嵌插倾倒易导致肘内翻畸形的发生。复位矫正侧方移位时，复位开始和结束时我们均采用侧方捺正复位方法，即在伸直位和屈曲位均采用侧向移位矫正。结束时再次矫正侧方移位，因为在矫正前后移位时，极易使侧方移位再移位。因此内侧柱的复位是避免肘内翻畸形的关键，如果得不到解剖对位或者有成角、尺倾、嵌插可放弃保守治疗改手术治疗。

（3）前后移位的矫正（戴氏特色手法）：四指重叠环抱法，在复位前后移位时，在肘后方推挤骨折远端的同时，肘前方双手四指重叠环抱在同一水平面，均匀按压骨折远近端，既起到复位捺正作用，又因肘前方的保护，阻断了用力过猛造成骨折远端继续前移，从而避免了矫枉过正的弊端，提高了一次整复的成功率。

（4）旋转移位的矫正：

①旋转移位的形成因素：原始外力的作用；肌肉牵拉的继发移位；复位时牵引远近端不在一条轴线上，使远端旋转。②旋转移位对功能的影响：旋转移位后，由于接触面小，骨折断端不稳定，尤其是容易继发尺侧移位，导致肘内翻。使尺骨鹰嘴和肱骨鹰嘴凹的咬合关系异常，导致肘关节功能受限。③旋转移位的判定：主要从 X 线侧位片上分析，骨折端有鱼尾畸形，内外上髁关节的正常 S 型骨嵴消失，则可认定有旋转畸形。在此基础上，如果桡骨小头骨骺在尺骨近端外上方是为旋前，在尺骨水平面则为旋后。④旋转移位的处理：旋后移位，远折端旋前牵引，旋前移位改旋后牵引（旋后移位时掌心朝上牵引，一般情况下均可自动复位）。复位后效果可用触摸手法，判定复位的对位情况，即在肱骨外髁皮下用拇指反复推摸，如有台阶感或骨嵴不在一条直线上，则再用手法反方向旋转复位（固定时也是旋转方向相反方向的石膏托固定）。一般情况下，同一水平面的轴向牵引是防止旋转移位和矫正旋转移位的关键。

2.两人复位法：

(1)矫正侧方移位：一助手握住患肢肱骨近端，术者一手握住患者腕关节，一手拇指抵住骨折近端，其余四肢压住骨折远端。在牵引的同时做侧方移位的矫正。术者在远端通过对上肢力线的目测以及拇指触摸肱骨远端的解剖标志，判定侧方移位的矫正。

(2)矫正前后移位：助手握住肱骨近端，维持对抗牵引，术者拇指抵住肘后方的骨折远端，其余四指在肘前方平整地压住骨折的远近端。屈曲肘关节同时拇指向上推顶，其余四指在同一平面压住骨折的远近端向下挤压。矫正前后移位。触摸肱骨髁上外侧嵴的解剖标志，连线是否在一条线上，判定复位情况。

（三）小夹板纸压垫外固定技术

早期视肿胀情况选择单纯式外固定或复合式外固定，后期单纯小夹板纸压垫外固定。

1.外固定材料：

(1)石膏（宽度约 8cm），据儿童上肢情况制 6～8 层石膏托。

(2)纸压垫：制作 2 个平垫厚约 1mm，1 个塔形垫 1 个梯形垫厚约 2mm。

(3)小夹板：杉树皮修成小夹板 4 块，厚度适中约 2mm 左右，2 块裁剪成高尔夫球杆状，1 块裁剪成勺状。长度：近端至上臂中上段水平，远端内侧、外侧、后侧夹板均超肘关节，前侧达肘横纹。长度要求：近端至上臂中上段水平，远端内外后侧夹板均超肘关节（前侧远端至肘横纹）（见图 365）。

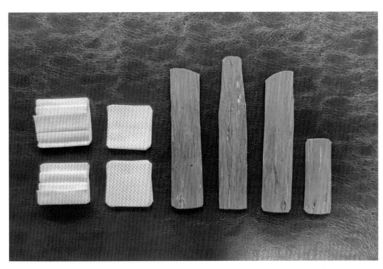

图 365　儿童肱骨髁上骨折外固定材料

2.固定方法:

(1)单纯石膏托外固定:石膏托6～8层超肘超腕关节固定,视肿胀情况,固定于肘关节70°～90°。上肢悬吊2周左右。

(2)复合式外固定:1～2周待肿胀消退后再行夹板纸压垫加石膏托外固定。如果首次复位满意且没有再移位,给予小夹板纸压垫加石膏托外固定即可;如果首次复位不满意或骨折复位后位置丢失,需再次调整加小夹板纸压垫石膏托外固定。包扎方法:内衬纱布三石散外敷1～2层,绷带缠绕并且超肘部需要在肘关节处缠绕呈"8"字形包扎,不宜过紧(包扎完毕后远近端可插入1小手指)。石膏托超肘关节、腕关节固定。

(3)夹板和纸压垫的放置:平垫放置于肘前方(不宜过厚、过大),肘横纹上方稍偏外避开肱动脉,另一块放置于桡侧,塔形垫与梯形垫放置于断端后侧与尺侧。在放置纸压垫后依次放置前侧、后侧、尺桡侧板(夹板之间的距离约5mm)呈半环状围绕。正确放置纸压垫和夹板不仅能维持复位后的位置,且能有效地预防肘内翻的发生。一般认为外侧骨皮质分离,内侧嵌插,是诱发肘内翻的主要原因。故为减少内侧柱的压力避免嵌插可使内侧压力垫稍厚于外侧。

4.外固定体位:最后石膏托超肘关节、腕关节固定于中立位或旋前肘关节外展位(据骨折移位情况而定)。常规的前臂中立位胸前位悬吊,骨折远端肢体重力的作用,尺侧骨皮质受压嵌插,有尺偏倾向,戴氏认为这是形成肘内翻的主要原因之一,因此我们在小夹板外固定的基础上加超肘腕石膏托,利用石膏良好的塑形作用,无论旋前旋后复位后均固定在旋前外翻位(桡偏不能外翻),既解除了重力压迫,又利用桡侧软组织铰链作用,尺侧张开,使尺倾转为桡倾,从而减少了肘内翻的发生率。

(四)早期中药干预

初期,同步投以戴氏消肿效验方。凉血止血、行气止痛、活血化瘀。本病早期创伤性反应较甚,宜未病先防。选用止血不留瘀、活血而不出血,具有双重作用药物治疗,每每奏效。方药:生地黄15g,赤芍10g,牡丹皮10g,薏苡仁20g,虎杖10g,大黄(包煎)6g,甘草6g等。水煎服,一日2次,早晚分服。

(五)康复程序

解除外固定后,以主动、循序渐进、持之以恒、自主活动为主的训练,以不引起剧烈疼痛为量化指标,医患双方均需要耐心等待这一自然的康复过程。切勿过早被动的暴力手法干预,造成不可逆的肘关节功能丧失。

(六)注意事项

①纸压垫放置的位置要准确,复查时注意纸压垫的位置,若有移动,及时调整。②整复后,定期X线复查,观察骨折有无再移位,及时予以调整。③密切观察患儿末梢血液循环、皮肤感觉、异常疼痛等,如有血液循环危象应立即解除外固定。④4周后去除石膏托,调整小夹板和纸压垫。小夹板纸压垫2次塑形:将小夹板削薄削窄,调整纸压垫厚度。此时放置纸压垫有利于骨痂塑形,以及夹板的2次塑形提高了患儿的舒适度,有利于早期的功能锻炼。⑤和患儿及家长沟通交流,参与小夹板纸压垫外固定的管理,并告知家属随时有放弃保守治疗改手术治疗的可能性。

病案一:

2020-11-4,陈某某,女,2岁,安徽省芜湖市人。

主诉:左肘部疼痛13小时。

现病史:患儿不慎从床下跌落,左肘部着地,摔伤左肘部,伤肢青紫肿痛,不敢活动,遂送我院治疗。入院后立即行手法复位,石膏托外固定。

体格检查:左肘部肿胀,压痛、畸形,肘关节呈半屈曲位,肘部后突,肘窝上方软组织隆起。触诊有骨擦感及异常活动,肘关节活动功能丧失,患肢末梢血液循环与感觉良好。

辅助检查:X线片示左侧肱骨髁上骨折。骨折近端向前,远端向尺侧及后方移位(见图 366)。

诊断:左肱骨髁上骨折(伸直型)。

戴氏特色治疗:

1.手法复位技术(两人复位法):患儿取仰卧位,掌心朝上,肘关节屈曲 20°左右。在同一轴线维持牵引半分钟。

矫正侧方移位:一助手握住患肢肱骨近端,术者一手握住患儿腕关节,一手拇指抵住其骨折近端,其余四肢压住骨折远端。术者在拔伸牵引远端状态下,同时推挤做侧方移位捺正。

矫正前后移位:拇指抵住肘后方的骨折远端,其余四指在肘前方平整地压住骨折的远近端。拇指向上推顶,其余四指向下挤压,同时继续屈曲肘关节。矫正前后移位。

2.外固定技术:行石膏托外固定,超腕超肘关节固定,悬吊患肢,密切观察末梢血液循环。

手法复位加石膏外固定术后 X 线片见图 367。

嘱患儿卧床 3 日,患肢悬吊,高于心脏位,密切

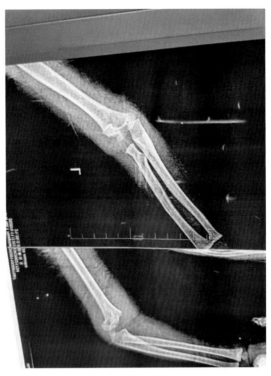

图 366 左肱骨髁上骨折;伸直型

观测手指血液循环情况(有无麻木,指甲按压后回血情况,有无持续性剧痛)。若肿胀持续可以行手指脉压氧测定,严防浮克曼氏挛缩症并发症的发生。开始同步服用戴氏活血止血消肿方。使肘部创伤后反应减轻,防止肘部出现张力性水疱。

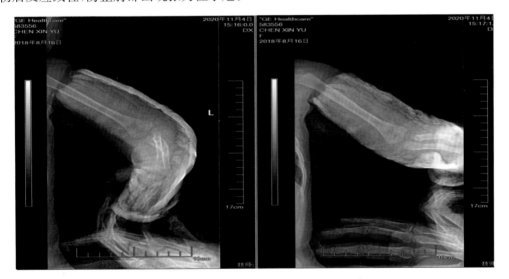

图 367 手法复位加石膏外固定术后 X 线

3.方药:生地黄 15g,赤芍 10g,牡丹皮 10g,金银花 10g,连翘 10g,薏苡仁 20g,虎杖 10g,黄芪 15g,大黄(包煎)6g,甘草 6g。水煎服,1 日 1 次,早晚分服。

2020 - 11 - 9,外固定 5 天复查。在两位助手牵引状态下,保护断端,解除外固定,观察皮肤颜色正常,无压疮,无张力性水疱。肿胀消退。再次 X 线摄片见图 368。

见肘关节正位片良好,侧位骨折断端向后方移位,在牵引下,术者予以再次调整,继续石膏托外固定。

手法复位后及石膏外固定术后摄片:肘关节正位片解剖对位,侧位骨折断端稍向后移位(见图369)。

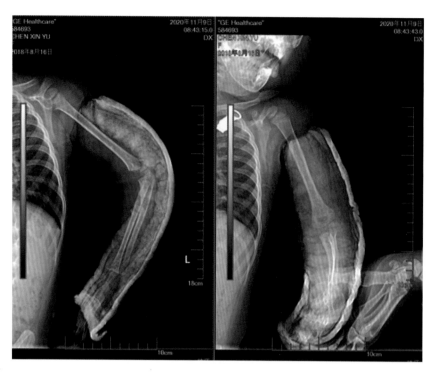

图368　外固定5天复查X线片

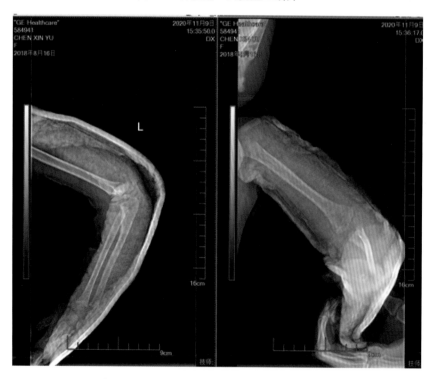

图369　手法复位后及石膏外固定术后X线片

　　2020-11-23,外固定3周复查。在两位助手少许牵引下,保护断端。术者解除外固定,拇指指腹触摸解剖标志及了解断端平整度。肿胀消退,拇指触摸解剖标志连线存在,肘后三角关系正常。

　　X线摄片观察骨折对位及愈合情况见图370。

　　2020-12-7,外固定5周复查。

　　X线摄片观察骨折愈合情况:骨痂形成,断端对位可(见图371)。

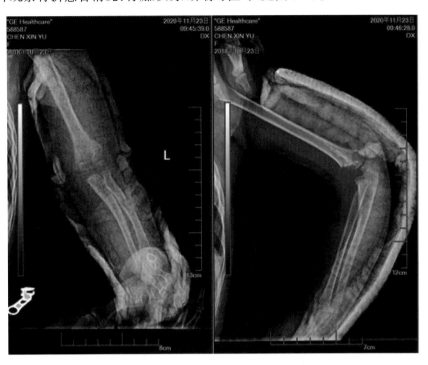

图370　外固定3周复查X线片

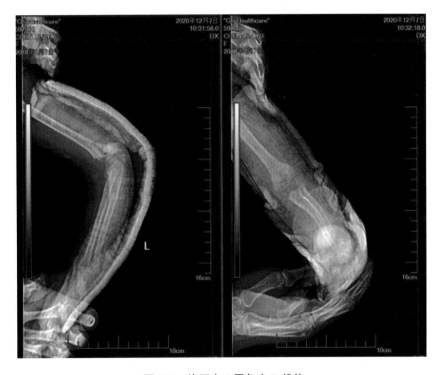

图371　外固定5周复查X线片

解除外固定,术者在保护断端的情况下屈伸肘关节,防止肘关节周围软组织粘连,影响肘关节功能活动(见图 372 至图 374)。

　　2020 - 12 - 16,外固定 6 周复查。X 线片示骨折对位对线良好,骨折线模糊。肘关节功能伸直差 10°、屈曲差 10°(见图 375)。

　　启动康复程序治疗:以主动、循序渐进、持之以恒、自主活动为主的训练,以不引起剧烈疼痛为量化指标。

　　3 个月后随访复查,解剖对位,骨性愈合,肘关节功能完全恢复。

　　康复后 X 线片见图 376 至图 377。

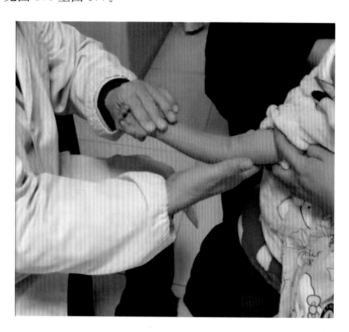

图 372　功能活动图一

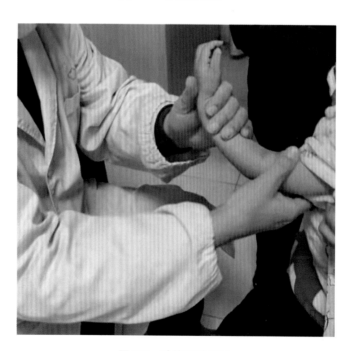

图 373　功能活动图二

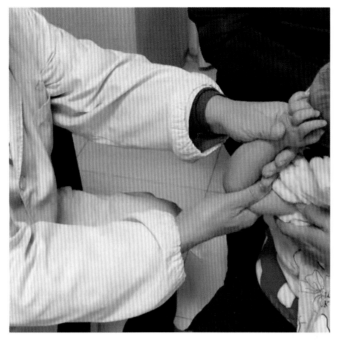

图 374　功能活动图三

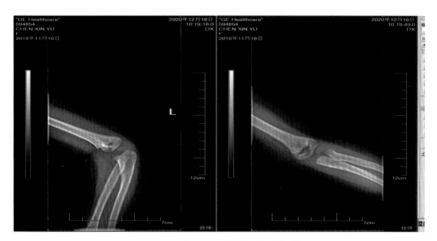

图 375　外固定 6 周复查 X 线片

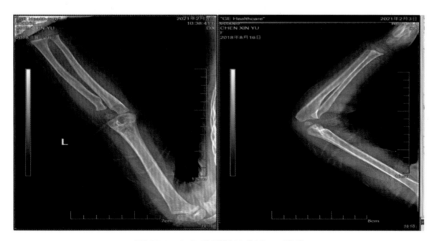

图 376　3 个月后随访复查 X 线片

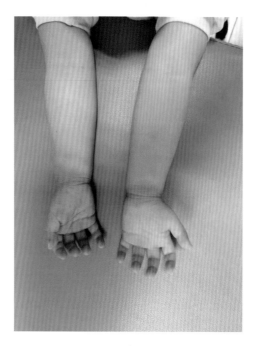

图 377　3 个月后随访

病案二：

2019 - 9 - 27,潘某某,男,5 岁,安徽省芜湖市人。

主诉:右肘部疼痛 5 小时。

现病史:患儿于游乐场台阶跌落,右肘部着地致右肘部青紫、肿痛、肘关节畸形,活动受限,遂送至我院就诊。

体格检查:右肘肿胀,肱骨髁上压痛及叩击痛(＋)、畸形,触诊有骨擦感及异常活动,肘关节功能丧失,被动活动疼痛明显,患肢末梢血液循环与感觉良好。

辅助检查:X 线片示右侧肱骨髁上骨折。正位片显示尺偏移位,侧位片显示肱骨远端向后移位(见图 378)。

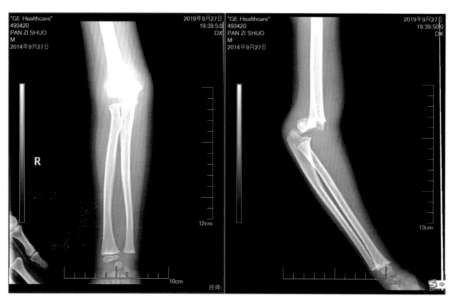

图 378　右肱骨髁上骨折;伸直型

诊断:右肱骨髁上骨折(伸直型)。

戴氏特色治疗:

1.手法复位技术(两人复位法):患儿取仰卧位,掌心朝上,肘关节屈曲 20°左右。在同一轴线上持续牵引半分钟。

矫正侧方移位:一助手握住患肢肱骨近端;术者一手握住患者腕关节上方,一手拇指抵住骨折远端,其余四肢压住骨折近端。在持续牵引状态下,轻轻旋转腕关节,另一手拇指通过触摸推挤找到骨折断端,拇指与其他四指同时用力推挤做侧方挤压,纠正侧方移位。

矫正前后移位:拇指抵住肘后方的骨折远端,其余四指在肘前方平整地压住骨折的远近端。拇指向上推顶,其余四指向下挤压,同时继续屈伸肘关节。矫正前后移位。

2.外固定技术:行石膏托外固定,超腕超肘关节固定,嘱家属密切观察末梢血液循环。患肢床边悬吊,高于心脏位,促进肿胀消退,减少肘部出现张力性水疱的概率。

3.药物治疗:初期,同步投以戴氏消肿效验方。凉血止血、行气止痛、活血化瘀。本病早期创伤性反应较甚,宜未病先防。选用止血不留瘀;活血而不出血,具有双重作用药物治疗,每每奏效。方药:生地黄 30g,赤芍 15g,牡丹皮 15g,金银花 15g,连翘 15g,薏苡仁 30g,虎杖 15g,黄芪 60g,大黄(包煎)6g,甘草 6g。水煎服,一日一次,早晚分服。

手法复位加石膏外固定术后 X 线摄片见图 379。

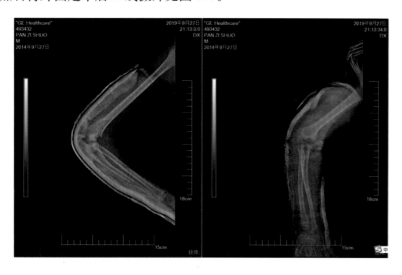

图 379　手法复位加石膏外固定术后 X 线摄片

2019 - 10 - 7,入院治疗后 11 天复查,查房见患儿末梢血液循环良好,肿胀消退,外固定松动,给予患儿再次摄片复查:X 线片示正位片骨折断端对位可,侧位片骨折断端向后方移位(见图380)。

予以弹性复位法调整,采用两人复位法,矫正前后移位。

摄片复查示骨折断端正、侧位片均对位对线满意(见图381)。予以小夹板纸压垫加石膏托复合式外固定,继续密切观察末梢血液循环情况。

2019 - 10 - 14,入院治疗术后 18 天复查。

X 线复查:骨折断端对位对线良好,有骨痂形成(见图382)。

更换敷料:在两位助手少许牵引下,保护断端。术者解除外固定,见皮肤无压疮,拇指指腹触及断端,肱骨外侧皮质连续,后侧无台阶感。调整小夹板及纸压垫的位置,继续小夹板纸压垫加石膏托复合式外固定。嘱患儿应尽早做握拳、伸指和屈伸腕关节活动。

2019 - 10 - 21,入院治疗后 25 天复查。

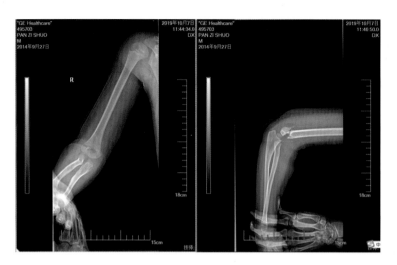

图 380　11 天复查 X 线片

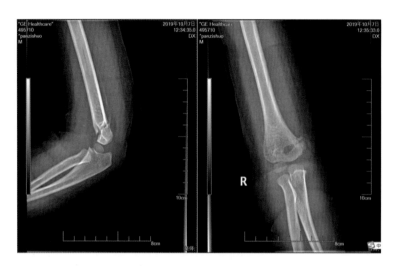

图 381　11 天复查,复位后 X 线片

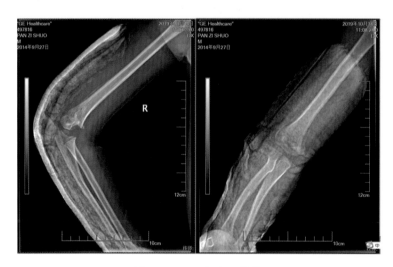

图 382　18 天复查 X 线片

在两位助手少许牵引,保护断端。术者对纸压垫、小夹板进行 2 次塑形,继续小夹板纸压垫加石膏复合式外固定。

摄片观察骨折愈合情况：X线片可见，骨折断端对位对线满意，骨痂形成（见图383）。

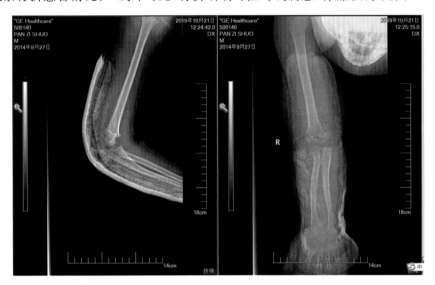

图383　25天复查X线片

予以出院。

2019-10-28，固定1个月复查。X线片复查可见断端对位满意，骨痂形成（见图384）。

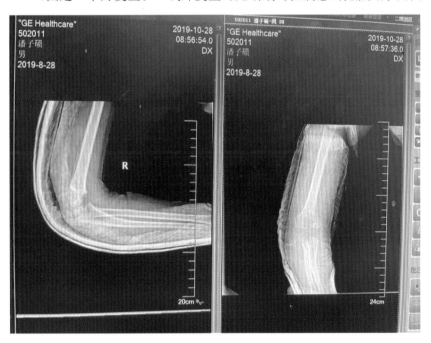

图384　拆除石膏单纯小夹板外固定

2019-11-25，治疗8周门诊复查。X线片示骨折对位对线满意，骨痂形成（见图385）。

解除外固定后，肘关节屈伸各差约10°，告知康复流程。以主动、循序渐进、持之以恒、自主活动为主的训练，以不引起剧烈疼痛为量化指标。

2019-12-16，治疗12周门诊复查。

摄X线片观察骨折愈合情况：对位对线满意，骨痂形成。

肘关节功能正常、外观正常。

3个月后随访复查，解剖对位，骨性愈合，关节功能完全恢复（见图386至图387）。

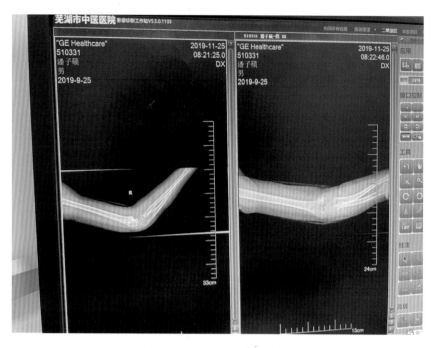

图 385 8 周门诊复查 X 线片

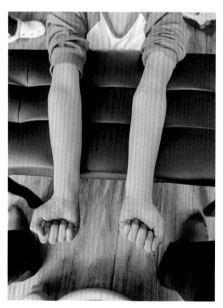

图 386 功能恢复图一

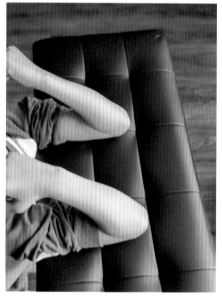

图 387 功能恢复图二

病案三:

2021-10-6,谢某某,女,4岁,安徽省芜湖市人。

主诉:左肘疼痛2小时。

现病史:患者玩耍时不慎跌倒,左掌部着地,摔伤左肘部,伤肢青紫肿痛,不能活动,急诊送至我院治疗。

体格检查:左肘部肿胀,压痛、畸形,肘关节呈半屈曲位,肘部后突,肘窝上方软组织隆起。触诊有骨擦感及异常活动,肘关节活动功能丧失,患肢末梢血液循环与感觉良好。

辅助检查:X线片示左肱骨髁上骨折。骨折近端向前、远端向背侧移位(见图388)。

诊断:左肱骨髁上骨折(伸直型)。

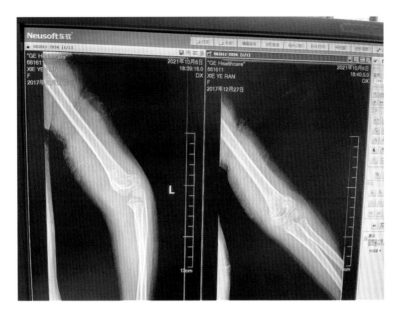

图 388 左肱骨髁上骨折；伸直型

戴氏特色治疗：

1. 戴氏手法（两人复位法）：

矫正侧方移位：一助手握住患肢肱骨近端，术者一手握住患者腕关节，一手拇指抵住骨折近端，其余四肢压住骨折远端。术者在维持牵引状态下，同时推挤做侧方移位捺正。

矫正前后移位：拇指抵住肘后方的骨折远端，其余四指在肘前方平整地压住骨折的远近端。拇指向上推顶，其余四指向下挤压，同时继续屈伸肘关节。矫正前后移位。

行石膏托外固定，超腕关节、超肘关节固定，悬吊患肢，密切观察末梢血液循环。

嘱患儿家属，密切观察患儿末梢血液循环、感觉、运动状况。

2021-10-7，次日 X 线摄片复查：断端对位对线可（见图 389）。

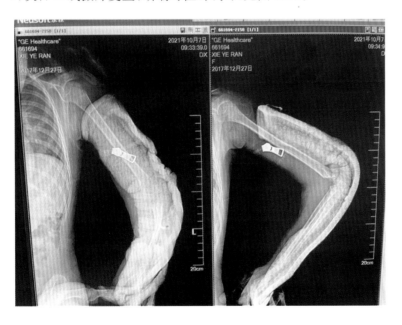

图 389 次日复查 X 线片

末梢血液循环可,感觉良好。

2021-10-12,外固定1周复查。再次摄片:见骨折对位良好(见图390)。

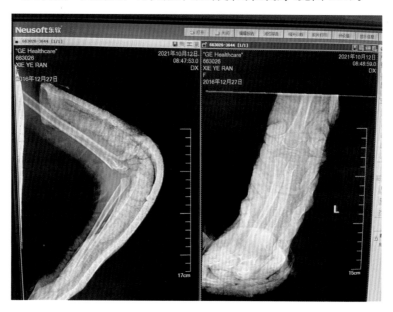

图390 外固定1周复查X线片

石膏松紧度适宜。原石膏托继续固定,嘱1周后复查。

2021-10-20,外固定2周复查。X线摄片:正侧位均显示断端对位对线满意(见图391)。

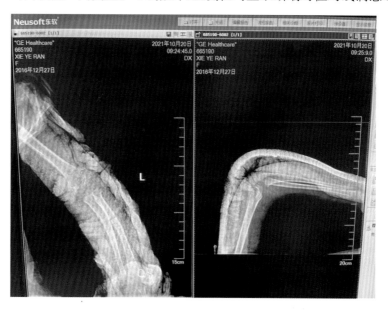

图391 外固定2周复查X线片

两位助手少许牵引,保护断端。术者更换外固定,改石膏托为小夹板纸压垫外固定。

2021-11-3,外固定4周复查。

摄X线片观察骨折愈合情况:见断端骨折线模糊,骨折愈合良好(见图392)。

解除外固定,术者在保护断端的情况下屈伸肘关节,防止肘关节周围软组织粘连,影响肘关节功能活动。

2021-11-15,外固定6周复查,摄X线片见骨折对位对线良好,断端愈合(见图393)。

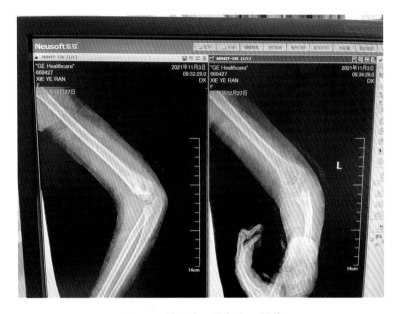

图 392　外固定 4 周复查 X 线片

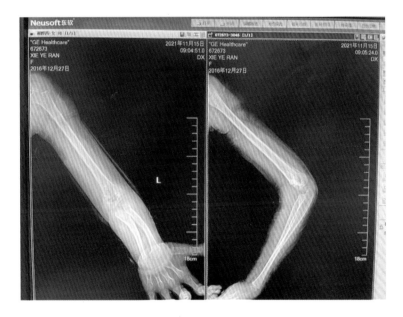

图 393　外固定 6 周复查 X 线片

解除外固定后,患儿功能基本正常(见图 394 至图 395)。

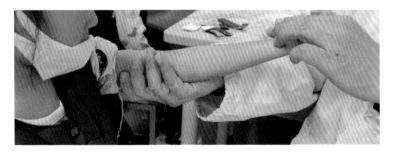

图 394　功能正常图一

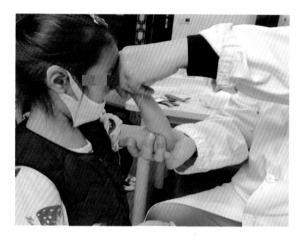

图 395　功能正常图二

附笔者部分肱骨髁上骨折手法复位术前术后复位对比 X 线片（见图 396 至图 399）。

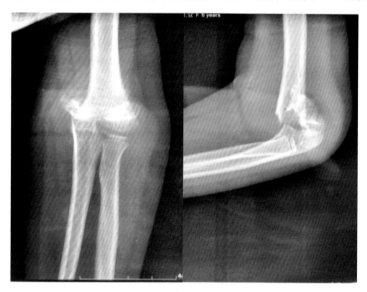

图 396　手法复位术前术后复位对比 X 线片图一

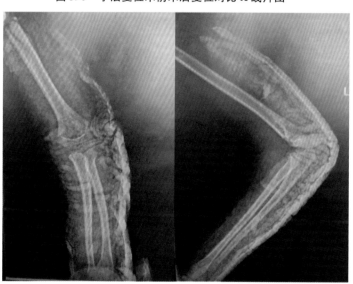

图 397　手法复位术前术后复位对比 X 线片图二

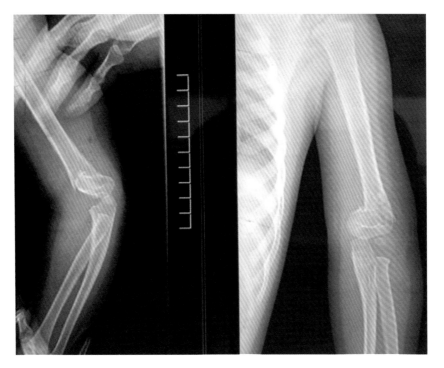

图 398　手法复位术前术后复位对比 X 线片图三

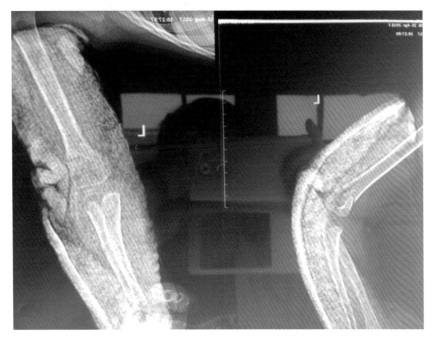

图 399　手法复位术前术后复位对比 X 线片图四

按语：

一、关于药物的运用

早期中药应用的价值：同步投以戴氏消肿效验方。凉血止血、行气止痛、活血化瘀。本病早期创伤性反应较甚，宜未病先防，先发治病。可以有效地预防因血肿带来的早期和晚期的并发症，如浮克曼氏挛缩、关节功能障碍等。本组两例儿童患者，早期均服用了戴氏效验方。反应性水肿得到了很好的控制，早期肿胀不明显，不仅使治疗得以顺利进行，后期功能明显地得以快速康复。

二、关于手法复位

1. 手法复位时机的选择：戴氏认为如同对待急诊手术一样强调时间的重要性，因为儿童骨折早期肿胀形成快，且肿胀较严重，极易形成张力性水疱。如果不争分夺秒急诊手法复位，患儿将因肿胀的原因失去最佳的手法复位时机。在临床中我们发现儿童骨折早期复位，解剖标志明显，复位容易，成功率高。大大缩短治疗病程，对于愈合、功能的恢复有重要意义，但要加强外固定后的管理，密切注意血液循环，外固定宜松，要给肿胀预留空间。病案三受伤后2小时急诊行手法复位，石膏托外固定，5周后X线片示骨折愈合，解除外固定后屈伸功能均恢复正常。

2. 两人复位法与三人复位法的比较：本组两例患者均采用了两人复位法，我们认为儿童肱骨髁上骨折好发于3～10岁。肌肉骨骼力量薄弱，不需要过大的力量牵引。术者一手维持远端牵引可以满足重叠矫正，与原来的三人复位法比较，两人复位法中第一助手与术者均由一人完成，其配合的协调性要远远优于三人复位法。另外两人复位法在复位旋转移位、侧方移位时，术者一手牵引(旋前、旋后、中立)，另一手拇指与示指做对向挤压捺正，重叠移位、旋转移位与侧方移位同步矫正也体现了戴氏手法快速简便的特点且成功率高。且术者于远端目测控制力线，有利于其侧方移位，旋转移位矫正的判定。

3. 肱骨髁上骨折早期复位与肘内翻的关系：儿童肱骨髁上骨折尺偏移位，内侧柱嵌插是肘内翻最主要形成原因。本组两例复位后内侧柱完整，远期随访携带角正常。戴氏认为手法整复时，对尺侧偏移位者，力求得到解剖对位或者稍有矫枉过正呈桡偏。对桡偏移位者不强求完全复位，使其有0.5cm以内的桡偏移位，并尽可能使断端桡侧嵌插，尺侧分离。对于内侧柱有缺损的无法矫正的尺侧倾移位，立即改为手术治疗。

4. 关于旋转移位：儿童肱骨髁上骨折远端骨折片经常发生旋转，X线片上有"鱼尾"的形态。旋转移位(旋前、旋后)需在复位前通过侧位的X线片明确桡骨小头在尺骨鹰嘴的位置。如果在尺骨鹰嘴的上方则旋前，如果在鹰嘴的后方则旋后。复位时旋后位先旋后位牵引再改为中立位牵引；旋前位，先旋前位牵引再改为中立位牵引；如果没有旋转成角则直接放在中立位牵引。

5. 关于前后移位的矫正：肱骨髁上骨折多为横断性，前后移位的矫正，力量不及则得不到复位的效果；力量过大则可能矫枉过正，造成屈曲型移位。因此戴氏设计了环抱法，复位前后移位避免了矫枉过正与复位不及的弊端。本组两例患者均采用此法疗效满意。复位方法：在屈肘的同时，拇指顶住骨折远端，其余四指在肘前方均匀在同一平面压住骨折的远近端。术者可以大胆施力，即可避免因惧怕矫枉过正而不敢施力造成的复位不及。又因为在肘前方均匀在同一平面压住骨折的远近端，可以有效地防止用力过猛做成的矫枉过正。

6. 关于弹性复位(逐步复位)：本组两例患儿，初诊时复位均取得了满意对位。但均发生了再移位，一例有再次外伤；一例因早期肿胀的原因屈曲角度不够，石膏托外固定维持在80°左右，肘后的软组织夹板未能起到很好的作用，肿胀消退后发生了再移位。我们均采用了2次手法调整。整个愈合过程，第一例在5周后骨折愈合解除外固定，第二例在6周后骨折愈合解除外固定。整个愈合过程与一般愈合时间相等。因此肱骨髁上骨折因肿胀，无法一次性复位或者复位后位置再丢失，均可以采取弹性复位逐步调整的方法达到整复的目的。

三、关于固定

1. 固定方法的选择：由于患处肿胀第一周均采用石膏托外固定方法避其锋芒。第一例患儿，年仅2岁难以配合；患肢过短，加大了小夹板的管理难度；复位后解剖对位断端稳定，选择单纯石膏托外固定术后也取得了满意疗效。第二例患儿，选择了小夹板纸压垫加石膏托复合式外固定取得了满意的疗效。

纸压垫放置的位置要准确，外侧垫勿偏后，内侧垫勿偏前。整复后，定期X线复查时应注意纸压垫的位置，若有移动，及时调整。患者若有手指及皮肤感觉异常，应考虑是否纸压垫压迫所致，应随时检查,予以处理。4 周后去除石膏,调整小夹板和纸压垫(固定 2 周)。2 次塑形,将小夹板削薄削窄,使纸压垫变薄。有利于骨痂塑形,以及早期的功能锻炼。

2. 固定体位的选择:常规的前臂中立位胸前位悬吊,骨折远端肢体重力的作用,尺侧骨皮质受压嵌插,有尺偏倾向,戴氏认为这是形成肘内翻的主要原因之一,因此我们在小夹板外固定的基础上加超肘关节、腕关节石膏托,利用石膏良好的塑形作用,无论旋前旋后复位后均固定在旋前外翻位(桡偏不能外翻),既解除了重力压迫,又利用桡侧软组织铰链作用,尺侧张开,桡侧压缩,使尺倾转为桡倾,从而减少了肘内翻的发生率。

第八节　小儿肱骨远端全骺分离

小儿肱骨远端全骺分离与肱骨髁上骨折相似,是髁上骨折发生在幼儿发育阶段的一种特殊损伤类型。多见于 2 岁以下儿童,肘内翻发生率高。

一、相关生理病理

肱骨远端骨骺在女孩 7 岁之前,男孩 9 岁之前包括内上髁二次骨化中心;稍大儿童仅包括内外髁骨骺。小儿肱骨远端全骺分离为不常见的肘关节损伤,婴儿多为产伤的旋转或剪切力所致;稍大儿童多为伸直位摔伤所致。其临床特点表现为分离的肱骨远端连尺桡骨一并向后、内侧移位。全骺分离常见为伸展尺偏型损伤,由间接暴力造成。多因跌倒时,患臂伸展位撑地,与此同时,躯干部向患侧旋转,肘关节过伸,身体重心落在患臂,肘关节承受了强烈内旋、内翻与过伸的应力,由于骺板软骨强度较关节囊韧带弱,因而发生全骺分离。屈曲型全骺分离较少见,多发生于较大儿童,多为屈肘位跌倒时暴力撞击鹰嘴再传导致肱骨髁部所造成。

小儿肱骨远端全骺分离常见为干骺型损伤,其骨折线先经过骺板细胞退化层,然后折向干骺端,分离的骨骺会撕脱一块干骺端骨片。伸展型全骺分离干骺端骨片总在后侧偏内或偏外,骨折远端旋前和内移。

二、临床表现

肘部弥漫性肿胀,畸形,活动受限。

三、体格检查

肘部肿胀畸形,有明显压痛及异常活动,活动受限。

四、诊断

(一)有明确外伤史

全骺分离的临床表现与髁上骨折相似,需同时与肘关节、肱骨外髁骨折和肱骨髁上骨折相鉴别。

(二)辅助检查

X 线检查所见其典型表现为分离的肱骨远端连尺桡骨一并向后、内侧移位,全骺分离常见为伸展尺偏型损伤,而外髁骨骺与桡骨近端始终保持良好的对线对位关系。若肱骨外髁骨骺尚未骨化,容易与肘脱位混淆;骨折线全移位轻者则易漏诊,宜摄健侧 X 线片进行对比。肱骨外髁骨化后,其影像学改变是诊断的重要依据,临床阅片主要观察 4 点:外髁骨骺与肱骨干的对位关系;外髁骨骺与桡骨近端的对位关系;外髁骨骺有无旋转变位;肱骨干与尺桡骨长轴的对位关系。仔细分析上述改变,常可得出明确诊断。

五、常规治疗

多采用闭合复位,单纯石膏托外固定。

闭合复位,克氏针内固定。

六、戴氏特色治疗

以患者右肱骨远端全骺分离为例。

(一)手法复位技术(双人复位法)

1.拔伸牵引捺正法:矫正侧方移位。助手握住肱骨近端,术者位于患者远端,目测外观形态,与对侧对比,便于复位后两侧对比。若患肢远端向桡侧移位则用右手握住前臂中下 1/3,左手拇指压住骨折远端,其余四指置于骨折近端。在持续拔伸牵引状态下,术者同时拇指与其余四指做对抗挤压、捺正。目测外观畸形矫正,用拇指指腹触摸肱骨外髁嵴平整。若患肢远端向尺侧移位则用左手握住前臂中下 1/3,右手拇指压住骨折远端,其余四指置于骨折近端。在持续拔伸牵引状态下,术者同时拇指与其余四指做对抗挤压、捺正。目测外观畸形矫正,用拇指指腹触摸肱骨外髁嵴平整。

2.屈肘推按法:矫正前后移位。助手握住肱骨近端,术者左手握住前臂 1/3,右手拇指置于骨折远端后侧,其余四指平行置于骨折远近端前侧。在持续拔伸牵引状态下患肢屈肘同时术者拇指向上顶,其余四指向下按压,与前侧平行置放防止了矫枉过正。触摸肘后三角正常后完成手法。

3.在屈肘旋前外翻位再次予以侧方移位和前后移位的矫正。

(二)外固定技术

1.1～2 周(根据肿胀情况)单纯石膏托将肘关节固定于 90°旋前外翻位。

2.1～2 周(视肿胀情况消退)复合式外固定:小夹板纸压垫加石膏托。

3.固定材料:内衬敷料 1 块,3 块小夹板(夹板厚度 0.1cm)、2 块纸压垫(平垫与塔形垫厚度约 0.2cm)。6～8 层石膏托。

4.固定方法:以远端尺侧移位为例,内衬敷料缠绕 1～2 层,绷带自外向内缠绕,先放置塔形垫于远端尺侧,平垫置于远端桡侧,依次放置后侧、尺侧、桡侧夹板,3 块小夹板远端超肘关节固定,近端至肱骨中上 1/3 处。之后石膏托将肘关节固定于屈曲 90°旋前外翻位,利用桡侧软组织的铰链作用使桡侧断端骨皮质嵌插,尺侧分离,从而降低肘内翻发生率。

(三)注意事项

伤后 1～2 周悬吊固定,密切观察末梢血液循环情况,随时调整。

每周复查 1 次。

调整绷带松紧度。

根据肿胀情况,调整小夹板,再次塑形。

根据解剖标志判断是否移位,如有移位予以 2 次复位。

4 周后去除石膏外固定,杉树皮小夹板维持肘关节屈曲 90°中立位。

按语:

肱骨远端骨骺分离多见于 2 岁以下的儿童。低年龄阶段肱骨远端多为软骨,临床易漏诊,肘内翻发生率较高。由于患儿年龄较小,增加了麻醉风险以及手术难度,一般多选择保守治疗。由于复位难度大,留有肘内翻后遗症发生率高,如有肘内翻畸形予以手术矫形,这是目前常规的治疗方法。我们选择复合式外固定方法,利用软组织铰链作用以及体位复位,再加上小夹板纸压垫的定点挤压明显增加了治疗效果。

全骺滑移以尺偏移位多见,复位以及固定体位,我们采用前臂旋前肘关节屈肘 90°外翻,作为最后的复位步骤及固定体位。利用旋前桡侧关节囊的紧张,尺侧关节囊松弛。可以起到桡侧的收紧复位固定;尺侧关节囊松弛,骨折断端解锁,利用手法的推挤,肘关节的外翻复位尺偏移位。再利用小夹板和纸压垫定点的压力维持复位后的稳定。

第九节　儿童肱骨外髁骨折

肱骨外髁骨折是常见的儿童肘部骨折之一,可伴发肘关节脱位、桡骨颈骨折、尺骨鹰嘴骨折。骨折线自肱骨远端干骺端后侧向前下方经骺板、骨骺进入关节,常需要手术切开复位内固定。

一、相关生理病理

肱骨外髁骨折远端包括肱骨小头、肱骨外上髁及伸肌和旋后肌的起点。桡骨小头骨骺是肘关节最早出现的二次骨化中心,约 1 岁时出现,肱骨外上髁骨骺出现最晚,为 12～13 岁。在骨骺成熟时 2 个二次骨化中心融合在一起。肱骨外髁骨折时,骨折线可经肱骨外髁骨骺或向内经滑车沟进入关节,此时肘关节可不稳或脱位。肱骨外髁骨折通常为肘关节伸直位摔伤所致。多由间接暴力所致,跌倒时手部先着地,前臂多处于旋前,肘关节稍屈曲位,大部分外力沿桡骨传至桡骨头,再撞击肱骨外髁而发生骨折。摔伤可产生内翻应力使外髁撕脱,或产生外翻使桡骨头直接撞击外髁而骨折。

二、临床表现

肘外侧明显疼痛、肿胀,肘关节呈半屈伸位,肘、腕及前臂有不同程度的活动功能障碍。

三、体格检查

肱骨外髁部压痛明显。可有轻度肘外翻,在肘前外侧或后外侧可摸到活动的骨折块及骨擦感。肘关节横径增宽,肘后三点关系发生改变。

四、诊断

(一)患儿有明显肘部外伤史

肘关节疼痛、功能受限。肱骨外髁压痛明显,可扪及骨擦感。

(二)辅助检查

X 线摄片示肱骨外髁骨折征象。MRI 检查可显示隐匿性肱骨外髁骨折及准确地判断骨折的移位情况。

五、分型

按 Wadsworth 分类:

Ⅰ型:无移位。

Ⅱ型:有移位,但不旋转。

Ⅲ型:外髁骨折块向外侧同时向后下翻转移位。

Ⅳ型:与通常骨折不同,多见于 13～14 岁,肱骨小头与桡骨头撞击发生,有软骨的改变。

六、常规治疗

无移位者单纯屈曲肘关节 90°,前臂中立位石膏托外固定。切开复位内固定术。

七、戴氏特色治疗

(一)手法复位(牵抖挤压法)

患儿取平卧位,肘关节于半屈半伸位约 60°左右,一助手固定患肢上臂,术者位于患肢远端外侧,一手握住患儿前臂下端,一手拇指按在断端,其余四指握住肘关节内侧。Ⅲ型、Ⅳ型先施牵抖手法,一手握住腕关节在牵引下上下抖动,利用伸肌的牵拉以及筛子工作原理松解断端软组织交锁,复位矫正骨块的翻转移位;再屈曲肘关节,肘关节内翻,使肘关节外侧间隙变大,再施推顶按压手法完成复位;Ⅰ型可直接用推挤按压手法复位矫正。

(二)小夹板加石膏托复合式外固定

1.固定材料:内衬敷料 1 块,4 块肘关节小夹板;1 块塔形垫,1 块平垫。1 卷石膏(见图 400)。

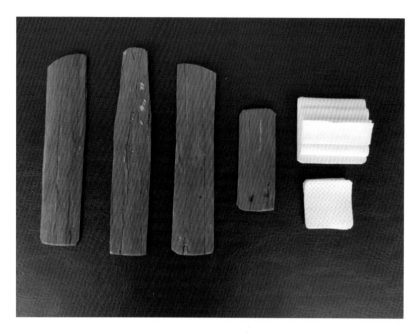

图 400　儿童肱骨外髁骨折外固定材料

2.固定体位:半屈半伸位约 60°左右。

3.固定方法:内衬敷料缠绕 1～2 层,绷带自外向内缠绕。肘关节肱骨外髁放置塔形垫,尺侧放置平垫。4 块夹板需从上臂上 1/3 始,超肘关节固定。外层石膏托从上臂上 1/3 始,超肘关节、腕关节半伸半屈位 60°旋后位固定。

肱骨外髁骨折为关节内骨折,对位要求为解剖对位,坚强内固定,近年来多采用手术治疗。麻醉后,利用戴氏手法牵抖复位,手法复位后拇指指腹可触及肱骨外髁连续性存在,提示已将Ⅲ型、Ⅳ型的位置调整到Ⅰ型,然后利用肱骨外髁小切口,植入两枚克氏针交叉固定。钉尾捻弯后置于皮外。手术后需要石膏托固定于屈肘位,如要解除石膏托外固定以及功能锻炼需 X 线片提示骨折完全愈合。

第十节　小儿肱骨内上髁骨折

肱骨内上髁位于肱骨远端的内侧,此处发生骨折为肱骨内上髁骨折。属于关节外骨折,是前臂屈肌及旋前圆肌腱的附着处。骨折多为撕脱性骨折。

一、相关生理病理

肱骨内上髁骨折多见于 9～14 岁,其中 11～12 岁最常见。肱骨内上髁骨骺 5～7 岁开始出现,18～20 岁与肱骨干融合。肱骨远端后(内)侧的骨骺,与尺骨相连,为前臂屈肌的附着处。内上髁是一个闭合较晚的骨骺,其近侧有通过血管和神经的内髁孔。其后方有尺神经通过。

二、临床表现

肘内侧疼痛、肿胀,局部皮肤青紫或瘀斑,肘关节呈半屈曲位,活动受限。

三、体格检查

肘关节内侧压痛明显,抗阻力屈腕试验阳性。分离移位时在肘关节内侧可扪及活动的骨折块。

四、诊断

(一)有明显的外伤史

肘内侧和内上髁周围软组织肿胀,或有较大血肿形成。临床检查肘关节的等腰三角形关系存在。患者表现为疼痛,肘内侧局部肿胀、压痛、正常内上髁的轮廓消失。肘关节活动受限,前臂旋前、屈腕、屈指无力。排查有无尺神经损伤症状。肱骨内上髁处可触及游离的肱骨内上髁骨块。

(二)辅助检查

肘关节正侧位 X 线片,可见内上髁游离的骨块。

五、常规治疗

(一)非手术治疗

移位在 0.4cm 以内,无翻转移位采用闭合复位石膏外固定。

(二)手术治疗

经皮撬拨复位克氏针内固定术;切开复位克氏针内固定术。

六、戴氏特色治疗

(一)适应证

移位在 0.4cm 以内,无翻转移位。

(二)手法复位技术(双人复位法)

术者先用双手拇指在患肢肘关节肱骨内上髁处,上下按压找到游离的骨块。确定骨块位置。

患儿取平卧位,助手一环握其肱骨近端,术者位于患肢远端一手握住患儿腕关节(无须牵引)。使肘关节屈曲 60°,前臂旋前位(可放松前臂屈肌群)。拇指压住骨折端,轻柔缓慢向前上方、桡侧推挤捺正。注意指下感觉,并且与对侧肱骨内上髁的指下感觉进行比较,要求解剖对位。

(三)外固定技术

前臂屈肘 90°旋前位石膏托固定 1 周(视肿胀情况而定)。

1 周后小夹板纸压垫加石膏托复合式外固定:

1.固定材料:3 块杉树皮小夹板(厚度约 0.2cm),3 块月牙形夹板(厚度约 0.2cm),2 块月牙形纸压垫(厚度约 0.2cm),2 块平垫(厚度约 0.2cm)。6~8 层石膏托。

2.固定方法:月牙形纸压垫、小夹板自近、前、下方三侧叠压式固定骨折断端。在内上髁尖与外侧髁对应的位置放置平垫,再依次放置后侧、外侧、内侧夹板超肘关节固定,近端需至肱骨上 1/3 处。完成包扎,用石膏托固定于前臂旋前屈肘 90°固定。

(四)注意事项

密切观察末梢血液循环情况,若有继发尺神经症状,需立即手术(切开复位,克氏针内固定)。

密切观察末梢血液循环情况,随时调整。

每周复查 1 次。

调整绷带松紧度。

根据肿胀情况,调整小夹板,再次塑形。

根据解剖标志判断是否移位,如有移位予以 2 次复位。

4 周后去除石膏外固定,杉树皮小夹板维持肘关节 90°旋前位。

按语:

肱骨内上髁骨折属于关节外骨折,骨折不要求绝对解剖对位。除非有明显的神经症状,需立即手术,一般可选用保守治疗。我们选用石膏托,置于肘关节屈曲 90°旋前位,使屈肌松弛,解除屈肌群对骨折断端的牵拉,再利用小夹板纸压垫、月牙垫叠压式固定。但需要明确注意骨折块以及外固定夹板有无可能压迫尺神经,若骨折端向后移位,有继发尺神经炎的症状,需立即改为手术治疗。

第十一节　儿童肘关节脱位

肘关节脱位是指由于外力导致构成肘关节上下三个骨端失去正常位置。

一、相关生理病理

肘关节由肱桡关节、肱尺关节及尺桡近端关节组成。构成这三个关节的肱骨滑车、尺骨上端的半月形切迹、肱骨小头、桡骨头均包在一个关节囊内,有一个共同的关节腔。肘关节囊的前后壁薄弱而松弛,两侧的纤维层增厚,形成桡侧和尺侧的副韧带,关节囊纤维层的环形纤维形成了坚强的桡骨环状韧带,包绕桡骨小头。肘关节的稳定,主要是依靠肱骨下端与尺骨上端解剖结构,以及尺桡侧副韧带环状韧带辅助完成。肘关节的运动形式主要是屈伸活动,是以肱尺关节为主,肱桡关节和上尺桡关节的协调配合完成的。肘部由肱骨内上髁、外上髁及尺骨鹰嘴突形成三点骨突标志。伸肘时,这三点成一直线,屈肘时,三点形成一等边三角形,故又称"肘后三角"。此三角关系可作判断肘关节脱位和肱骨髁上骨折的标志。构成肘关节的肱骨下端呈内外宽厚、前后扇薄状,侧方有坚强的韧带保护。关节囊的前后相对薄弱,尺骨冠状突较鹰嘴小且低,对抗尺骨向后移位的能力比对抗向前移位的能力差,所以肘关节易发生后脱位。

二、临床表现

外伤后肘部肿胀、疼痛,患肘可见畸形,且呈弹性固定,功能活动障碍。

三、体格检查

肘关节呈弹性固定于20°～30°的半屈曲位,肘后"三角"骨性标志的关系与健侧对比发生异常改变。尺骨鹰嘴后突呈特有畸形,即"靴状"畸形;若与健侧对比,前臂掌侧明显缩短。触诊时可触到肱骨下端,肘后空虚凹陷,关节前后径增宽,左右正常。

四、诊断

(一)患者有明显的外伤史

肘部剧烈疼痛,可见瘀青。肘关节畸形,肿胀明显,触诊时可见肘后三角关系改变,呈弹性固定,功能活动障碍。

(二)辅助检查

X线片检查可明确脱位类型和方向。

五、常规治疗

手法复位后,石膏托固定;手法复位后,小夹板固定。

六、戴氏特色治疗

(一)手法复位技术

助手一握住患儿腕关节上方,助手二握住患儿肘关节上方,做对抗牵引。并在持续牵引状态下,术者双手环握患儿肘关节前方,双手拇指指腹分别按住其尺骨鹰嘴后侧处,在肘关节屈曲的同时,向前方推顶。听到入臼声,即为复位成功。复位后被动地屈伸肘关节2～3次,将肘关节腔中积血挤出,以及理顺周围的软组织(关节囊、韧带、屈伸肌群),恢复其解剖走向。

(二)石膏托外固定技术

复位成功后,8层小石膏托固定于肘关节屈曲90°,前臂中立位悬吊制动。

(三)关于康复

一般石膏固定3周后解除外固定。

1.儿童肘关节复位后,应鼓励患儿尽早、主动地进行功能锻炼,预防组织粘连、关节僵硬,防止骨化性肌炎等并发症的发生。

2.禁止粗暴被动活动。

病案一:

2021-9-8,邓某某,女,12岁,安徽省芜湖市人。

主诉:左肘关节疼痛不适 1 天。

现病史:该患儿不慎跌倒,左掌撑地,现患肢肿胀,疼痛。

体格检查:肘关节畸形、肿胀、弹性固定,患肢末梢血液循环与感觉良好;无尺神经症状。

既往史:既往有肱骨髁上骨折病史。治疗经过:患儿于 2020 年 5 月 18 日,摔伤致肘关节肿胀畸形。辅助检查:摄 X 线片示左肱骨髁上骨折(见图 401)。

手法复位,石膏托外固定术后摄片(见图 402):断端对位良好。

6 周后复查,摄 X 线片复查示:骨折愈合良好。解除外固定,逐步主动活动肘关节,2 个月后肘关节功能恢复正常(见图 403)。

诊断:肘关节后脱位。

X 线片示:左肘关节脱位。

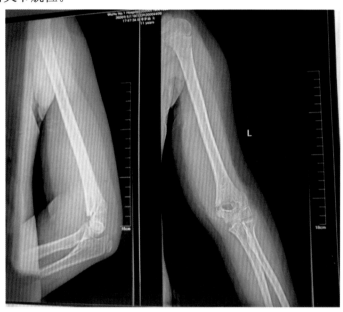

图 401　左肱骨髁上骨折

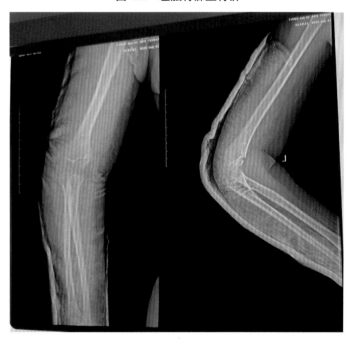

图 402　手法复位后 X 线片

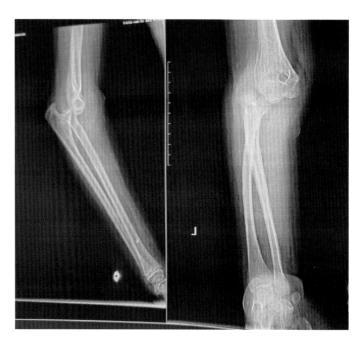

图 403　左肘关节脱位

戴氏特色治疗：

1.手法复位技术：助手一握住患儿左腕关节上方，助手二握住患儿左肘关节上方，做对抗牵引。并在持续牵引状态下，术者双手环握肘关节前方，双手拇指指腹分别按住尺骨鹰嘴后侧处，在肘关节屈曲的同时，向前方推顶。听到入臼声，即为复位成功。复位后被动地屈伸肘关节2～3次，将肘关节腔中积血挤出，以及理顺周围的软组织，恢复其解剖走向。

2.石膏托外固定技术：复位成功后，8层小石膏托固定于肘关节屈曲90°，前臂中立位悬吊制动。

2021－7－8复查，X线片示：肘关节未见明显异常。

石膏托固定3周后解除外固定，逐步行功能锻炼。

复位后X线片见图404。

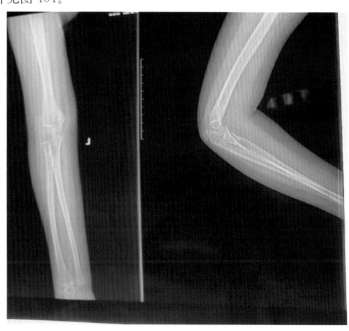

图 404　复位后见 X 线片

复位后 CT 及三维重建示(见图 405):肘关节未见明显异常。

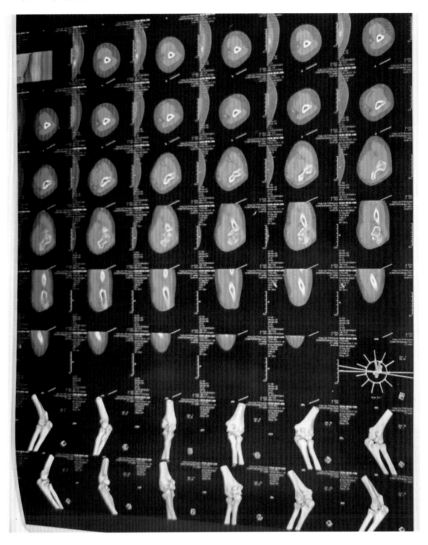

图 405 肘关节未见明显异常

外固定 3 周后解除外固定,肘关节僵硬,伸直差 30°,屈曲差 20°。嘱主动为主、被动为辅循序渐进做肘关节康复训练。

6 周后复查,肘关节功能伸直差 20°,屈曲差 10°。嘱继续加强循序渐进的康复训练。

10 周后复查,肘关节伸屈功能完全恢复。

按语:

儿童肘关节脱位较为少见,肘关节脱位一般情况下多见于成人。儿童关节最薄弱的部位是骨骺的骺板,儿童肘关节外伤后,首先伤及最薄弱的部位,所以儿童关节部位损伤脱位少见。本例患儿 1 年前曾有肱骨髁上骨折史,骨折愈合后该部位骨骼的强度大于韧带软组织强度,所以发生了罕见的儿童肘关节脱位。本例复位后 CT 三维重建肘关节未见明显异常,也排除了肘关节先天性的骨骼异常。在处理上和成人肘关节无区别,在愈后功能康复上,避免暴力牵拉肘关节。患者功能康复较骨折后恢复难度大,肘关节脱位损伤的病理解剖是软组织,由于瘢痕粘连关节恢复要难于骨折的患者。该患者 1 年前肱骨髁上骨折解除外固定后,肘关节功能基本恢复正常。脱位后,解除外固定后经 2 个月余主动的艰难康复训练后,功能才恢复正常。

第十二节　小儿桡骨小头脱位合并肱骨内髁骨折

桡骨小头脱位合并肱骨内髁骨折为临床较为罕见的损伤。

一、相关生理病理

肘关节由 3 个关节组成:肱桡关节、尺桡关节、肱尺关节组成。其中肱骨滑车与尺骨半月切迹构成肱尺关节,属于蜗状关节,是肘关节的主体部分;桡骨小头环状关节面与尺骨的桡骨切迹构成桡尺近侧关节,属车轴关节;肱骨小头与桡骨头凹构成肱桡关节,属球窝关节;此外,在桡骨头周围有桡骨环状韧带,附着于尺骨的桡骨切迹的前后缘,此韧带同切迹一起形成一个漏斗形的骨纤维环,包绕桡骨头。

二、临床表现

局部肿胀、疼痛、畸形伴活动受限。

三、体格检查

广泛性肘关节肿胀,桡骨小头肱骨内髁压痛,畸形,功能障碍。

四、诊断

(一)有明显外伤史

肘部剧烈疼痛,肿胀明显,可见瘀青。肘关节活动障碍,患肢不能抬举。

(二)辅助检查

X 线片、CT 检查可明确骨折类型,移位情况。

五、常规治疗

切开复位内固定。

六、戴氏特色治疗

(一)手法复位技术

复位时助手稳住肘关节上方,术者右手握住患肢前臂腕部,另一手拇指按压在桡骨头外侧处,余指握住肘部,将前臂旋前、旋后,同时屈曲肘关节,左手大拇指按压的桡骨小头处听到轻微的入臼声,即复位成功。肱骨内髁用手掌或拇指推挤复位,如得不到解剖对位,可选择切开复位内固定。

(二)小夹板纸压垫外固定技术

1.固定材料:用卫生纸做一个葫芦形状纸垫(长度 4～5cm,宽度约 2cm,厚度约 1.5mm),再准备同等大小的月牙形夹板,厚度约 1.5mm,压软塑形,2 个方形压垫(长度约 2cm,宽度约 2cm,厚度约 1.5mm)。用杉树皮修成小夹板 4 块,左右两侧为高尔夫球杆形,后侧为勺形,压软塑形,前侧为长方形,厚度约 1.5mm,个体化修剪成解剖形夹板长度内侧、外侧、后侧夹板均超肘关节,前侧夹板达肘横纹(见图 406)。

2.固定方法:经上述手法整复后,将葫芦形纸压垫放置于桡骨小头前外侧方,然后放置月牙形夹板,2 块方形垫分别置于肱骨外上髁和肱骨内上髁,夹板固定时内侧、外侧、后侧夹板超肘关节固定,前侧夹板达肘横纹,绷带采用叠瓦状呈"8"字形缠绕包扎,超肘时需内外侧加压缠绕,后侧适度加压,不宜过紧。完成后行前臂悬吊制动,拇指朝上,嘱家属观察末梢血液循环。

病案一:

2021－2－14,杜某某,男,2 岁,安徽省芜湖市人。

主诉:右肘疼痛 6 小时。

现病史:患者玩耍时不慎跌落,右肘部着地,患肢肿胀,无畸形,疼痛拒按,前臂被牵拉后立即哭闹不宁,遂来我所治疗。

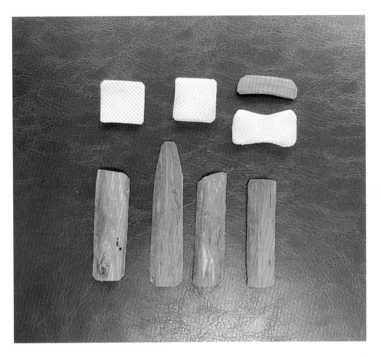

图 406　小儿桡骨小头脱位合并肱骨内髁骨折小夹板纸压垫外固定材料

体格检查:右肘部肿胀疼痛,无畸形,外侧桡骨小头处压痛,肘关节伸屈困难,处旋前位。患儿前臂稍被牵拉后立即哭闹不宁,不敢旋后和屈肘,不愿上举患肢和用手持物品。触诊桡骨小头时,可感觉桡骨小头外侧隆起,患肢末梢血液循环与感觉良好。

辅助检查:X 线正位片示右侧肱骨头通过桡骨头中点,侧位片示肱骨小头和桡骨头不在一条连线上,肱骨内髁无移位骨折(见图 407)。

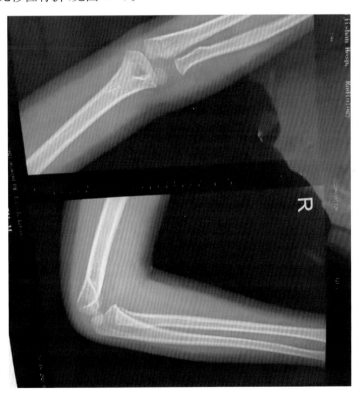

图 407　右侧桡骨小头脱位＋肱骨内髁骨折

诊断:右侧桡骨小头脱位＋肱骨内髁骨折。

戴氏特色治疗:

1.手法复位:复位时助手稳住患者肘关节上方,术者右手握住患肢前臂腕部,另一手拇指按压在桡骨头外侧处,余指握住肘部,将前臂旋前、旋后,同时屈曲肘关节,左手大拇指按压的桡骨小头处听到轻微的入臼声,即复位成功(见图408)。

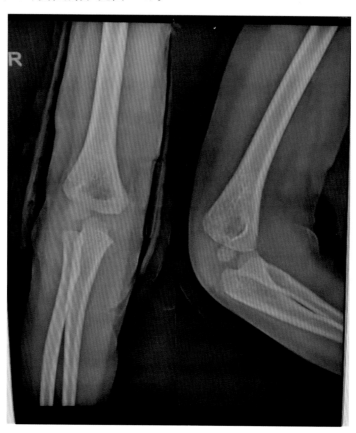

图 408　复位后复查 X 线片

2.小夹板纸压垫外固定技术:

(1)固定材料:用卫生纸做一个葫芦形状纸垫(长度4～5cm,宽度约2cm,厚度约1.5mm),再准备同等大小的月牙形夹板,厚度约1.5mm,压软塑形,2个方形压垫(长度约2cm,宽度约2cm,厚度约1.5mm)。用杉树皮修成小夹板4块,长度内侧、外侧、后侧夹板自腕关节上2cm超肘,前侧自腕横纹至肘横纹,左右两侧为高尔夫球杆形,后侧为勺形,压软塑形,前侧为长方形,厚度2mm。

(2)固定方法:经上述手法整复后,将葫芦形纸压垫放置于桡骨小头前外侧方,然后放置月牙形夹板,2块方形垫分别置于肱骨内侧髁和肱骨外侧髁,夹板固定时内侧、外侧、后侧夹板超肘关节固定,前侧夹板达肘横纹,绷带采用叠瓦状缠绕包扎,超肘时需内外侧加压缠绕,后侧适度加压,不宜过紧。完成后行前臂悬吊制动,拇指朝上,嘱家属观察末梢血液循环情况。

3.早期中药干预:初期,患儿伤后6小时,肿胀不甚,遵循戴氏伤科未病先防的用药原则,同步投以戴氏消肿效验方。凉血止血、行气止痛、活血化瘀。选用止血不留瘀,活血而不出血,具有双重作用药物治疗。方药:生地黄15g,赤芍10g,牡丹皮10g,金银花10g,连翘10g,薏苡仁10g,虎杖6g,土鳖虫6g,蒲黄(包煎)6g,甘草6g等。水煎服,1日1次,早晚分服。

2021-2-21,外固定1周复查。

在一位助手稳定肘关节上端后,术者解除外固定,观患肢肿胀消退,外观正常,无明显压痛,继续小夹板纸压垫外固定。

2021 - 3 - 01,外固定 3 周复查。

在助手固定和保护下,术者解除外固定,观解剖标志及脱位和骨折段端平整。调整小夹板及纸压垫的位置。

2021 - 3 - 08,外固定 4 周复查。

经治 4 周后解除外固定,患儿肘关节功能恢复正常(见图 409 至图 412)。

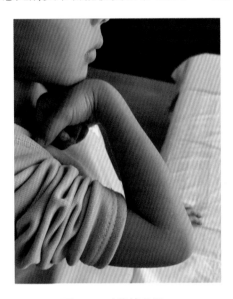

图 409 功能情况图一

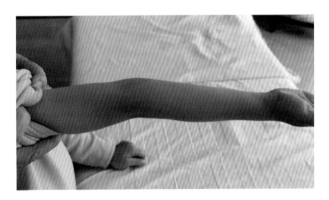

图 410 功能情况图二

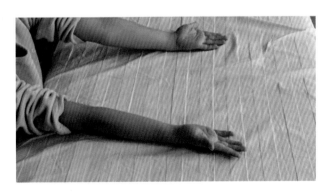

图 411 功能情况图三

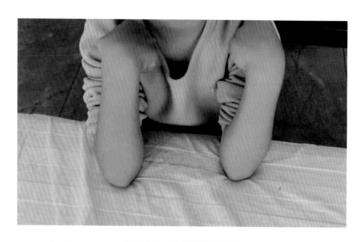

图 412　功能情况图四

按语:

桡骨小头脱位合并肱骨内髁骨折十分罕见,复位及外固定均较容易,早期活血化瘀消肿极为重要。中药内服使肿胀很快消退,早期创伤性反应不大。另外每周更换敷料,在断端保护下屈伸肘关节,体现了戴氏筋骨同治、贯穿始终的治疗理念。该患儿在解除外固定后关节功能基本恢复正常。

第十三节　小儿桡骨小头骨折

儿童桡骨小头骨折是指桡骨头骨折以及累及骺板与其近端骨折。

一、相关生理病理

桡骨头的关节面和桡骨纵轴有一定的倾斜度,其大小与前臂旋转活动有关。骨骺未骨化闭合时,X线正侧位片上显示桡骨近端干骺端外缘向远侧倾斜。桡骨头或桡骨颈无韧带直接附着。桡侧副韧带附于环状韧带上,而后者起于尺骨桡侧缘。关节囊起于桡侧近端,此处关节囊从环状韧带下方向远端突出,形成囊状隐窝,因此仅桡骨颈的一小部分位于关节囊内。桡骨小头移位骨折,多为上肢肘关节伸直位摔倒所致。受暴力时前臂外翻,外翻应力挤压作用于肱桡关节。其中桡骨小头大部分为软骨,在此应力传导至骺板或桡骨颈干骺端而发生骨折。桡骨小头相对于桡骨颈发生成角畸形。

二、临床表现

肿胀疼痛,外观畸形,活动功能受限,患肢不能抬举。

三、体格检查

肘关节活动障碍,前臂不能旋转,桡骨小头处压痛明显。肿胀畸形。

四、诊断

(一)有明显外伤史

肘部剧烈疼痛,肿胀明显,可见瘀青。桡骨小头压痛,前臂旋转受限。

(二)辅助检查

X线片、CT检查可明确诊断及骨折移位情况,骨折类型。

五、常规治疗

(一)非手术治疗

石膏托或夹板外固定。

（二）手术治疗

经皮克氏针撬拨复位，由远及近斜形穿针固定；髓内钉复位固定。

六、戴氏特色治疗

（一）手法复位技术

复位时助手稳住肘关节上方，术者右手握住患肢前臂腕部，另一手拇指按压在其桡骨头外侧处，在牵引状态下，将前臂内收旋前、旋后位，拇指向上向内挤压，同时屈曲肘关节。拇指指腹触摸，可听到明显入臼复位声。

（二）小夹板纸压垫外固定技术

1.固定材料：1块葫芦垫，1块月牙形夹板。4块前臂肘关节解剖形塑形夹板（厚度约1.5mm，双手拇指将内侧、外侧、后侧夹板塑形压弯与肘关节屈曲位生理弧度一致，长度自腕关节上约2cm处，内侧、外侧、后侧夹板均超肘关节，前侧夹板达肘横纹）。三石散内衬敷料1块（见图413）。

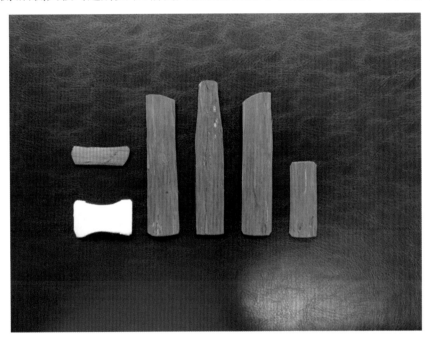

图413　桡骨小头骨折小夹板纸压垫外固定材料

2.固定方法：内衬敷料缠绕1～2层，绷带自内向外缠绕。将葫芦形纸压垫放置于桡骨小头前外侧方，月牙形夹板压住纸压垫，再依次放置内侧、外侧高尔夫球杆形夹板、后侧勺形夹板。夹板固定时内侧、外侧、后侧夹板超肘关节固定，前侧夹板达肘横纹，绷带采用叠瓦状肘关节呈"8"字形缠绕包扎，超肘时需内外侧加压缠绕、后侧适度加压，不宜过紧。完成后行前臂中立位屈肘90°悬吊制动，嘱观察末梢血液循环及运动感觉情况。

病案一：

2012－9－7，童某某，男，12岁，安徽省芜湖市弋江区人。

主诉：右肘疼痛5小时。

现病史：患者玩耍时不慎跌落，右肘部着地，患肢肿胀，无畸形，疼痛拒按，前臂被牵拉后立即哭闹不宁，遂送我院治疗。

体格检查：右肘部肿胀疼痛，无畸形，桡骨小头外侧处压痛，肘关节屈伸困难。患儿前臂旋转、屈肘受限，不愿上举患肢和用手持物品。患肢末梢血液循环与感觉良好。

辅助检查：X线片示右桡骨小头骨折（见图414）。

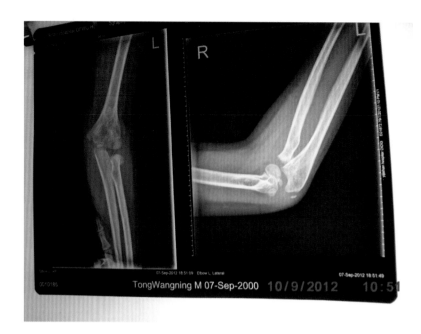

图 414　右桡骨小头骨折

诊断：右桡骨小头骨折。

戴氏特色治疗：

1.手法复位：患儿仰卧位，掌心朝上。采用两人复位法。复位时助手稳住患儿肘关节上方，术者右手握住患肢前臂腕部上方，另一手拇指按压在其桡骨头外侧处，拇指向上向内挤压，余指握住肘部，在牵引状态下，将前臂旋前、旋后，同时屈曲肘关节。拇指指腹感受明显骨擦感并畸形消失。

手法复位后摄 X 线片：断端对位对线良好（见图 415）。

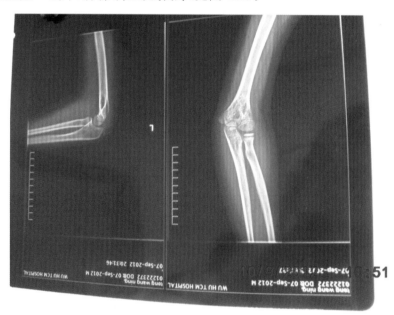

图 415　复位后 X 线片

2.小夹板纸压垫外固定技术：

（1）固定材料：1 块葫芦垫，1 块月牙形夹板。4 块前臂肘关节解剖形塑形夹板（厚度约1.5mm，双手拇指将内侧、外侧、后侧夹板塑形压弯与肘关节屈曲位生理弧度一致，长度近端内侧、外侧、后侧夹板均超肘关节,前侧夹板达肘横纹;远端至腕关节上方约 2cm)。三石散内衬敷料 1 块。

(2)固定方法:内衬敷料缠绕 1～2 层,绷带自内向外缠绕,将葫芦形纸压垫放置于桡骨小头前外侧方,月牙形夹板压住纸压垫,再依次放置内侧、外侧、后侧夹板。夹板固定时内侧、外侧、后侧夹板超肘关节固定,前侧夹板达肘横纹,绷带采用叠瓦状肘关节呈"8"字形缠绕包扎,超肘时需要内外侧加压缠绕,后侧适度加压,不宜过紧。完成后行前臂中立位屈肘 90°悬吊制动,嘱观察末梢血液循环及运动感觉情况。

6 周后复查,断端无压痛,断端对位、对线良好。予以解除外固定,肘关节无僵硬,伸直差 10°,屈曲差 10°。嘱患儿自主进行功能锻炼。

按语:

1. 关于手法复位:体位,肘关节半屈半伸位。采用两人复位法。在牵引下术者拇指压住患儿移位的桡骨小头前外侧下方,一手抓住其腕关节上方、前臂内收肱桡关节间隙增大,快速的旋前旋后,使移位的骨折端在旋前旋后中利用拇指向上的顶托作用,使断端分离。拇指向上向内挤压,可听到明显的骨擦音及摸到畸形消失。

2. 关于小夹板外固定:4 块前臂肘关节塑形夹板,内侧、外侧、后侧夹板均超肘关节,体现纵向持骨,葫芦垫与月牙形夹板横向挤压特点。两者配合套叠式使用,层层渗压提高了固定效果。

该处有桡神经深支走向,葫芦垫和月牙形夹板的放置有损伤桡神经的可能性,需密切观察小儿患肢运动感觉状况。随时调整小夹板纸压垫的位置。

第十四节　小儿孟氏骨折

尺骨上骨折合并桡骨小头脱位称为孟氏骨折。

一、相关生理病理

直接暴力和间接暴力均能引起孟氏骨折,而以间接暴力所致者为多。出现前臂及肘部的肿胀、疼痛,肘关节屈曲及前臂的旋转功能出现障碍。肘关节压痛明显,可触摸到突出的桡骨头,触及尺骨畸形、骨擦感,移位明显者尺骨短缩、成角畸形。其中小儿孟氏骨折多见于伸直型。儿童,跌倒时手掌先着地,肘关节处于过伸位。传达暴力从掌心通过传向上前方,先造成尺骨的斜型骨折,继而迫使桡骨小头冲破或滑出圆韧带的束缚,向前外方脱出,骨折断端随之向掌及外侧成角。

二、临床表现

出现前臂及肘部的肿胀、疼痛,肘关节屈曲及前臂的旋转功能障碍。

三、体格检查

肘关节压痛明显,可触摸到突出的桡骨头,触及尺骨畸形、骨擦感,移位明显者尺骨短缩、成角畸形。

四、诊断

(一)有明显外伤史

多为间接暴力;肘部及前臂肿胀、疼痛,肘关节屈伸及前臂旋转运动功能障碍;肘部压痛阳性,可触及突出桡骨头;触及尺骨畸形、骨擦感。

(二)辅助检查

X 线正位、侧位片或 CT 检查可明确显示骨折类型及移位情况,注意在正常条件下,桡骨小头纵轴延伸线通过肱骨小头中央,否则即表示有脱位。

五、分型

根据受伤机制分类(Bado 分型):

Ⅰ型(前侧型或伸直型):为尺骨任何水平骨折,向掌侧成角,合并桡骨头前脱位,于肘关节前外侧可扪及桡骨头圆滑的关节面。跌倒时,肘关节处于伸直位,由前臂旋后位而致。

Ⅱ型(后侧型或屈曲型):为尺骨干骨折,向背侧成角,合并桡骨头后脱位,于肘关节后方或后外侧可扪及桡骨头圆滑的关节面。跌倒时,肘关节处于微屈位,由前臂旋前位而致。

Ⅲ型(外侧型或内收型):为尺骨近侧干骺端骨折,合并桡骨头的外侧或前侧脱位,仅见于儿童。跌倒时,肘关节处于伸直位,前臂旋前位,由于外力传导至肘部,在肘内侧向外侧作用,致尺骨鹰嘴发生骨折并向桡侧成角移位;同时,引起桡骨头向外侧脱位,症见尺骨干骺部有明显压痛,于肘关节外侧可扪及桡骨头隆突。该型尺骨骨折多为纵行劈裂,褶皱或横行劈裂,骨折移位不明显,容易漏诊。

Ⅳ型(特殊型):桡骨小头前脱位,桡骨近骨折,尺骨任何水平的骨折。于肘前方可扪及桡骨头圆滑的关节面。

六、常规治疗

手法复位,石膏托外固定;手法复位,小夹板外固定;切开复位内固定。

七、戴氏特色治疗

(一)适应证

伸直型儿童孟氏骨折。

(二)手法复位技术

以右侧为例。

术者左手拇指抵住桡骨小头前外侧,右手握住患肢腕关节,助手握住肱骨中下顺势做对抗牵引。术者右手使前臂做旋前旋后运动,左手拇指向后内推挤;同时使肘关节做屈曲动作(约135°),使桡骨小头得以复位。复位后使患肢保持在肩关节外展90°、屈肘90°中立位。助手一握住患肢腕关节,助手二握住患肢肘关节同时四指压住桡骨小头,做对抗牵引,术者利用分骨手法首先纠正侧方移位,然后利用端提手法纠正掌背侧移位。最后,根据尺骨解剖标志触摸平整后完成手法复位流程。

(三)外固定技术

小夹板纸压垫加石膏托复合式外固定。

1.固定材料:4块小夹板(3块前臂超肘关节夹板、1块前臂掌侧夹板),1块月牙形夹板,2块平垫,1块葫芦形纸压垫,1块分骨垫,加2卷小石膏(见图416)。

2.固定方法:肩关节外展90°,肘关节屈曲90°,掌心朝下。依次做纱布缠绕,在桡骨小头前外侧放置葫芦形纸压垫,然后放置月牙形夹板压住葫芦形纸压垫(根据骨折移位情况,若断端远端向桡侧移位则在尺骨断端桡侧放置1块分骨垫)。在掌背侧分别放1块平垫,再放置后侧、外侧、内侧超肘关节夹板,前侧夹板,同时前侧、桡侧、尺侧小夹板分别压住月牙形夹板,完成夹板固定。最后制作石膏托超肘腕关节固定在前臂中立位。

(四)注意事项

密切观察末梢血液循环,桡神经浅支、深支的运动感觉情况,随时做出相应调整。每周复查1次。

1.更换敷料,调整小夹板松紧度。

2.若发现骨折对位再丢失,2次调整断端对位以及观察桡骨小头的对位情况。

3.根据肿胀消退情况及骨折愈合情况,进行小夹板的第2次塑形。

4.早期自主进行功能锻炼。

5.固定6~8周解除外固定后行功能康复训练。

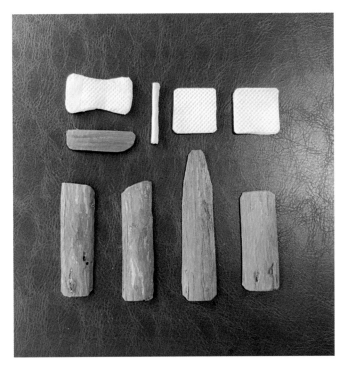

图 416　小儿孟氏骨折小夹板纸压垫外固定材料

病案：

2021 - 11 - 1,李某某,女,5 岁,安徽省芜湖市人。

主诉:右臂疼痛 2 小时。

现病史:伤者不慎摔倒,右手撑地,摔伤右前臂。致右手前臂处肿胀,畸形,不敢活动,遂来我院治疗。

体格检查:右前臂肿胀,压痛、畸形,触诊有异常活动及骨擦感,活动明显受限,患肢末梢血液循环与感觉良好。

辅助检查:X 线片示右尺骨中上端骨折向掌侧成角移位伴桡骨小头向掌侧外侧突出(见图 417)。

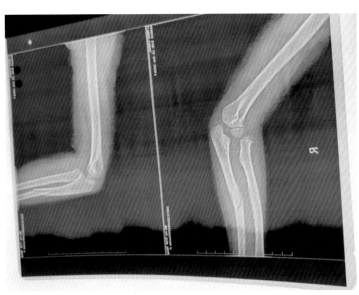

图 417　孟氏骨折

诊断：孟氏骨折(伸直型)。

戴氏特色治疗：

1.手法复位技术：术者左手拇指抵住患儿桡骨小头前外侧,右手握住患肢腕关节,助手握住肱骨中下顺势做对抗牵引。术者右手使前臂做旋前旋后运动,左手拇指压住桡骨小头前外侧向后内推挤；同时肘关节屈曲(约135°),使桡骨小头得以复位。复位后使患肢保持在肩关节外展90°、屈肘90°中立位。助手一握住患肢腕关节,助手二握住患肢肘关节同时四指压住桡骨小头维持复位后的位置,做对抗牵引,术者利用分骨手法首先纠正侧方移位,然后利用三点挤压手法矫正成角移位。最后,根据尺骨解剖标志触摸平整后完成手法复位流程。

2.石膏托外固定技术：石膏托超肘腕关节固定在肘关节屈肘90°前臂中立位(见图418)。

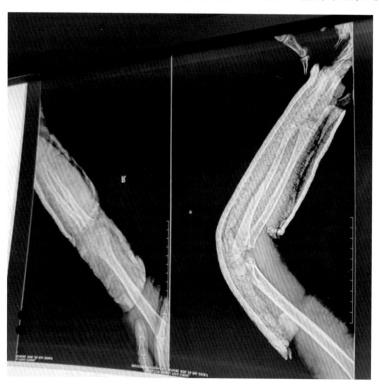

图 418　复位后石膏外固定后 X 线片

X线片示骨折断端对位对线满意,桡骨小头在位。

2021－11－22,外固定3周复查,摄X线片复查(见图419)。

X线片示断端对位对线满意,桡骨小头在位。

石膏松紧度适宜。末梢血液循环、感觉良好,无不适。继续外固定。

2021－11－30,外固定4周复查。

外固定绷带失效。更换石膏托,固定体位同前,继续外固定。

2021－12－17,外固定7周复查。

解除外固定后摄X线片示骨折断端对位满意,骨痂形成,愈合良好,予以解除外固定,嘱患儿避免患肢负重,防止再受伤。肘关节、腕关节逐步进行康复锻炼。

按语：

孟氏骨折是儿童上肢损伤中一种特殊类型的最复杂的骨折合并脱位,对一些不稳定的、复位后桡骨小头反复脱位和尺骨骨折移位较大的,应该选择手术治疗。保守治疗,手法复位流程应首先复位脱位,然后复位骨折。外固定方法应该选择小夹板纸压垫加石膏托的复合式外固定。

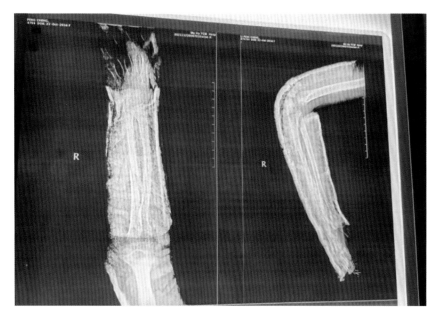

图 419　外固定 3 周复查 X 线片

第十五节　儿童前臂青枝骨折

青枝骨折多见于儿童,"青枝"两个字是借用来的,在植物的青嫩枝条中,常常会见到折而不断的情况。儿童的骨骼中含有较多的有机物,外面包裹的骨外膜特别厚,因此在力学上就具有很好的弹性和韧性,不容易折断,若遭受暴力发生骨折就会出现与植物青枝一样折而不断的情况,这种特殊的骨折称之为青枝骨折。

一、相关生理病理

跌倒时前臂旋后伸直导致向掌侧成角的青枝骨折,前臂旋前伸直导致向背侧成角的青枝骨折。由于青枝骨折时,骨骼虽"折"却仍然未"断"。在骨折明显移位时可以凭借疼痛、肿胀和畸形轻松得出诊断,但弯曲型和青枝型骨折体征很少,不易诊断。轻微的弯曲型、青枝型或可塑性骨折在受伤后 1 周才发现的并不少见,之前常被误诊为"扭伤"。因一般都属于稳定骨折,通常是不需要手术治疗。

二、临床表现

患肢前臂肿胀,疼痛,畸形,活动功能受限。

三、体格检查

前臂压痛明显,活动功能受限。

四、诊断

(一)有明确的外伤史

疼痛、肿胀、畸形,功能受限。

(二)辅助检查

X 线片可明确诊断。

五、分型

根据尺桡骨骨折线的关系,可分为同一水平面的青枝骨折以及不同水平面的青枝骨折。

六、常规治疗

闭合复位。复位可在助手的帮助下依次采用牵引、加大成角等手法复位。手法复位完成后,用石膏托固定或成形夹板固定。

七、戴氏特色治疗

(一)体位

患儿仰卧位。

(二)手法复位技术

三点折顶法。

两助手维持对抗牵引,牵引力量不宜大。在牵引状态下,术者双手拇指在患儿凸侧抵住断端,其余手指在断端凹侧两侧环握;同时发力做折顶手法。当凹侧的骨皮质断裂,闻及明显的骨擦音,立即停止折顶手法防止矫枉过正。双掌对掌挤压断端,矫正残留移位。使用该手法时,如同咀嚼食物,力量掌控要恰到好处。

1.同一水平面的青枝骨折,患儿取仰卧位,前臂呈中立位,上肢外展 90°,两助手缓缓牵引患儿前臂远近端,术者两拇指重叠压住其尺桡骨移位的凸侧,其余手指握住掌侧骨折远近端,在牵拉同时拇指向掌侧发力折顶,其余手指同时向背侧提拉,当听到骨折音后即复位成功,应立即停止手法以防止矫枉过正。

2.不同水平面的青枝骨折,患儿取仰卧位,前臂呈中立位,上肢外展 90°,两助手缓缓牵引牵拉前臂近端,术者两拇指重叠压住桡骨移位的凸侧,其余手指压住掌侧骨折远近端,在牵拉同时拇指向掌侧发力折顶,其余手指向背侧提拉,之后对掌挤压摇晃,当听到骨折音后即复位成功,应立即停止手法以防止矫枉过正。

(三)小夹板纸压垫外固定技术

1.外固定材料:内衬三石散敷料 1 块,3 块纸压垫(厚度约 2mm)、2 块小夹板(厚度为 0.8～1.2mm)(见图 420)。

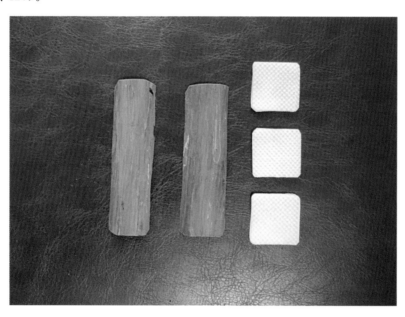

图 420　儿童前臂青枝骨折小夹板纸压垫外固定材料

2.固定方法:内衬三石散敷料缠绕 1～2 层,绷带自外向内缠绕。断端凸侧放置 1 块纸压垫,断端凹侧远近端各放 1 块,其中凸侧纸压垫需稍厚于凹侧。再依次放置掌背侧夹板。完成包扎前臂中立位固定。

（四）注意事项

早期密切观测血液循环情况。

解除外固定后，继续支具固定1个月余。桡骨因生理弧度易再发生骨折。

告知家长，外固定解除后，外伤后易发生再骨折风险，需要加强管理。

病案一：

2019-4-22，倪某，女，5岁，安徽省芜湖市含山人。

主诉：右前臂骨折1个月。

现病史：患者1个月前不慎摔倒，右手撑地，致伤右前臂，伤肢青紫肿痛，不敢活动，经外院治疗后，仍有畸形不适，遂送我院治疗。

体格检查：右前臂肿胀、压痛、畸形。石膏外固定在位。患肢末梢血液循环与感觉良好。

辅助检查：X线片示右尺桡骨中段青枝骨折，可见骨折成角畸形，有骨痂形成（见图421）。

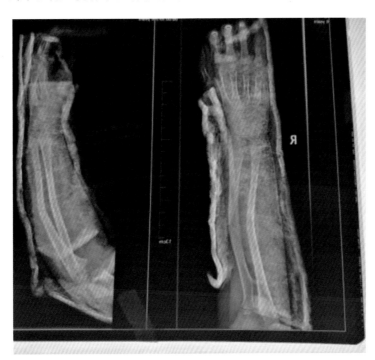

图421 右尺桡骨中段青枝骨折

诊断：右尺桡骨中段青枝骨折在同一水平面上（陈旧性）。

戴氏特色治疗：

1.手法复位技术（三人复位法）：患儿取仰卧位，前臂呈中立位，上肢外展90°，两助手缓缓牵引患儿前臂远近端，在持续牵引状态下，采用三点折顶法，术者两拇指重叠压住其尺桡骨移位的凸侧，其余手指握住掌侧骨折远近端；在牵拉同时拇指向掌侧发力折顶，其余手指向背侧提拉，听到骨擦音后，见断端畸形得以矫正。立即停止手法以防止矫枉过正。

2.小夹板纸压垫外固定技术：内衬三石散敷料缠绕1~2层，绷带自外向内缠绕。行小夹板外固定，固定采用2块掌背侧夹板及3块纸压平垫呈三点式固定。嘱家属密切观察末梢血液循环情况。

手法复位、小夹板外固定术后X线片见图422。

2019-6-5，外固定6周复查摄片见断端对位对线满意，骨痂生长，解除外固定（见图423至图424）。

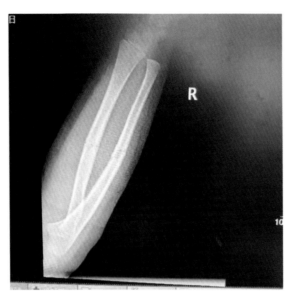 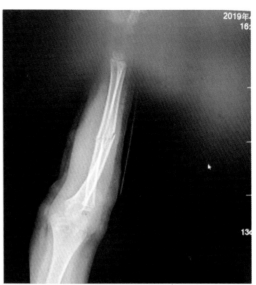

图 422　手法复位、小夹板外固定术后 X 线片　　　　图 423　外固定 6 周复查 X 线片

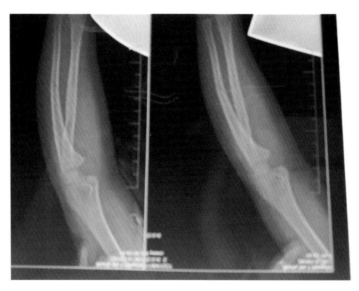

图 424　外固定 6 周复查 X 线片

病案二：

2019－7－29，赵某，男，8 岁，安徽省芜湖市弋江区人。

主诉：右前臂疼痛 1 天。

现病史：患者不慎摔倒，右手撑地，致伤右前臂，伤肢青紫肿痛，不敢活动，遂来我院治疗。

体格检查：右前臂肿胀、压痛、畸形。触诊骨擦感及有异常活动，患肢末梢血液循环与感觉良好。

辅助检查：X 线片示右尺桡骨青枝骨折（见图 425）。

诊断：右尺桡骨中段骨折向掌侧移位（非同一水平面上）。

戴氏特色治疗：

1.手法复位技术（三人复位法）：患儿取仰卧位，前臂呈中立位，上肢外展 90°，两助手缓缓牵拉患儿前臂远近端，持续牵引状态下，术者两拇指重叠压住其桡骨移位的凸侧，其余手指握住背侧骨折远近端；在牵拉同时拇指向背侧发力折顶，其余手指向掌侧提拉，当听到骨擦音后，应立即停止手法以防止矫枉过正。

2.小夹板纸压垫外固定技术:内衬三石散敷料缠绕1~2层,绷带自外向内缠绕。行小夹板外固定,固定采用2块掌背侧夹板及3块纸压平垫呈三点式挤压固定。嘱家属密切观察末梢血液循环情况。

小夹板外固定术6周后摄X线片复查(见图426)。

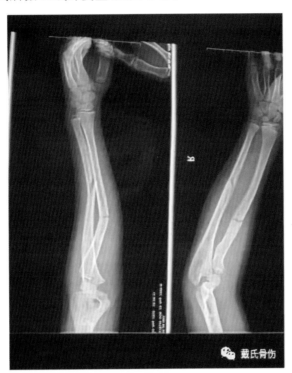

图 425　右尺桡骨青枝骨折

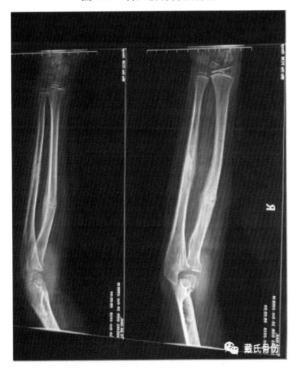

图 426　外固定术 6 周后 X 线片

X线片示断端对位、对线满意,骨痂形成,解除外固定,嘱自主功能康复训练,半年内避免外伤。

病案三:

2019 - 7 - 31,刘某某,女,4 岁,安徽省芜湖市繁昌县人。

主诉:左前臂骨折 18 日。

现病史:患儿 18 日前不慎摔倒,左手撑地,摔伤左前臂,伤肢青紫肿痛,不敢活动,外院治疗(手法复位后石膏托固定)。因后遗断端畸形,来我院治疗。

体格检查:石膏托固定在位,解除石膏托后,前臂肿胀、压痛、前臂中段隆起。触诊时指下有明显凹凸感。患肢末梢血液循环与感觉良好。

辅助检查:外院 X 线片示左尺桡骨青枝骨折(见图 427)。

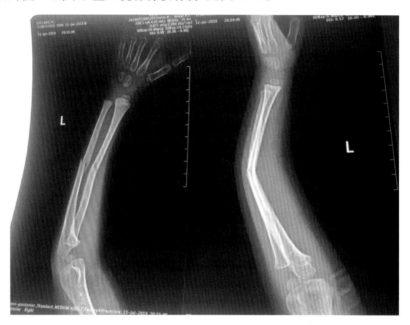

图 427　左尺桡骨青枝骨折

外院手法复位石膏托外固定后摄 X 线片(见图 428)。

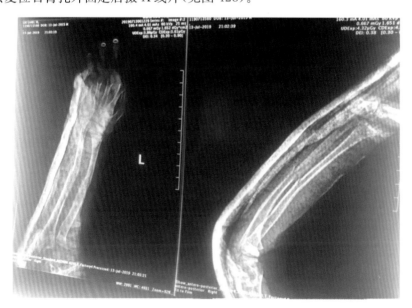

图 428　外院手法复位石膏托外固定后 X 线片

见骨折对位良好,稍有成角,凹侧皮质未折断。

14天后外院X线片示:与复位后第一张片子比较,成角加大(见图429)。

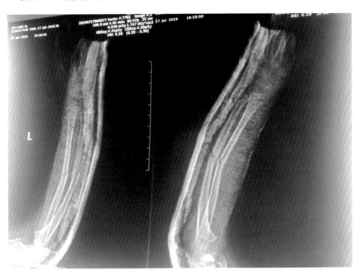

图 429　14 日后外院 X 线片

诊断:右尺桡骨中段青枝骨折(陈旧型同一水平面上)。

戴氏特色治疗:

1.手法复位技术(三人复位法):患儿取仰卧位,前臂呈中立位,上肢外展90°。两助手缓缓牵引患儿前臂远近端,在持续牵引状态下,采用三点折顶法,术者两拇指重叠压住其尺桡骨移位的凸侧,其余手指握住掌侧骨折远近端;在牵拉同时拇指向掌侧发力折顶,其余手指向背侧提拉,当听到骨擦音后,见断端畸形得以矫正。立即停止手法以防止矫枉过正。

2.小夹板纸压垫外固定技术:内衬三石散敷料缠绕1~2层,绷带自外向内缠绕。行小夹板外固定,固定采用2块掌背侧夹板及3块纸压平垫呈三点挤压式固定。

X线片复查示骨折对位对线满意;嘱家属密切观察末梢血液循环情况,定期复查(见图430)。

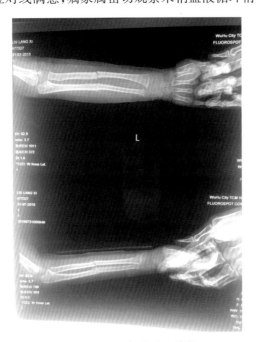

图 430　手法复位后 X 线片

小夹板外固定术后 2 周复查,见外观无畸形,肿胀消退,X 线片示对位对线满意(见图 431)。

小夹板外固定术 4 周后复查,断端无畸形无不适,皮肤无异常,摄 X 线片见图 432。

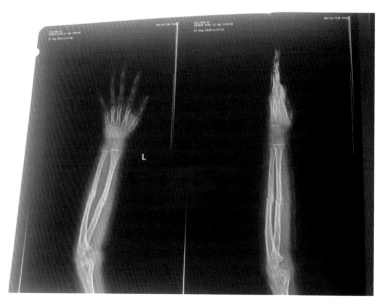

图 431　外固定术后 2 周复查 X 线片

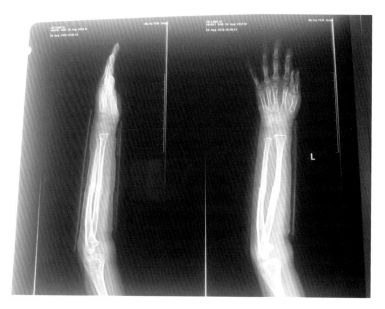

图 432　外固定术 4 周后复查 X 线片

继续外固定 2 周后予以拆除小夹板外固定。

按语:

儿童骨折中,前臂骨折最为常见,儿童的骨骼中含有较多的有机物,外面包裹的骨外膜较厚,易发生青枝骨折。前臂伸直位跌倒,骨折部位有典型的移位,且前臂青枝骨折向掌背侧成角移位。复位时采用三点折顶法。使前臂骨折凹侧面皮质完全断裂,才能使断端的完全吻合,否则由于儿童骨膜较厚、韧性较强、复位后极易骨折处凹侧皮质未折断,使复位后成角反弹,再发生成角畸形。复位时当听见骨擦音后即提示复位成功,应立即停止手法防止矫枉过正。

固定采用 2 块掌背侧夹板及 3 块平垫呈三点式固定。复位后易再次向原始移位成角。因此纸压垫的选择需要结合原始成角移位,凸侧纸压垫厚于凹侧纸压垫。

不同平面的尺桡骨骨折,复位桡骨成角。桡骨复位后前臂的长度恢复,尺骨也随之复位。

青枝骨折一定要将凹侧的骨皮质折断,否则极易造成复位后对位的反弹。本组病案三,在外院复位时未将对侧骨皮质折断,复查出现骨折复位后对位的反弹。患儿到我院复查时病程已有18日,属于陈旧性骨折,断端见明显骨痂形成。笔者仍然采用手法复位,小夹板纸压垫三点式固定。笔者发现陈旧性骨折复位时更加注重手法力度的控制。本组复位时较正常患儿复位时力度稍大,其他无特殊。凹侧骨皮质折断声音更加明显。整个外固定维持对位时间较正常愈合时间基本相同,说明原始骨痂在骨折愈合过程中仍然起着非常重要的作用。

每周更换敷料1次,要检查纸压垫位置有无移动,要及时予以调整。

解除外固定后需要支具固定保护1个月,防止再次折断。

第十六节　儿童掌指骨骨折

一、相关生理病理

掌骨解剖特点:第1掌骨短而粗,活动性较大,骨折多发生于基底部,还可合并腕掌关节脱位,临床上较常见。第2、第3掌骨长而细,握拳、击物时重力点多落在第2、第3掌骨,故容易发生骨折。第4、第5掌骨既短又细,且第5掌骨易遭受打击而发生掌骨颈骨折。手部周围的肌肉、肌腱较多,肌肉的收缩作用可影响掌骨骨折后的移位。并且在暴力作用下易造成骨折,直接暴力易致横形骨折;间接暴力或扭转时易致斜形或螺旋形骨折,断端多向背侧成角。掌骨骨折中单一掌骨骨折通常是稳定的,只需要适当加以保护直至愈合。但多发骨折一般不稳定,经常是暴力直接撞击所致,多为开放性骨折。指骨骨折指骨近节和中节骨折伴有明显成角和移位,常常伴随断端交锁。指骨远节紧邻甲床基底和指背肌肤,因此除非伴有甲床的破裂,很少有骨折发生移位。

二、临床表现

有局部疼痛、肿胀、畸形、功能活动受限,局部皮肤青紫。

三、体格检查

有明显的压痛,纵压或叩击掌骨头则疼痛加剧。

四、诊断

(一)有明显的跌倒或打击等外伤史

有局部疼痛、肿胀、畸形、纵向叩击痛、骨擦感。

(二)辅助检查

摄X线片可确定骨折部位和性质,必要时CT检查可明确显示骨折类型及移位情况。

五、分型

(一)根据受伤部位分型

Ⅰ型——掌骨头骨折:指掌关节处肿胀、疼痛,掌指关节活动功能受限。

Ⅱ型——掌骨颈骨折:指掌关节畸形,掌骨头向掌侧屈曲,掌指关节过伸。

Ⅲ型——掌骨干骨折:掌骨中段处肿胀,压痛,纵轴叩击痛,骨折多向背侧成角及侧方移位,掌骨头可有凹陷。

Ⅳ型——掌骨基底部骨折:手掌腕处瘀肿、压痛,腕关节活动功能障碍。

(二)第1掌骨基底部骨折Green分类法

Ⅰ型:Bennett骨折(脱位骨折),骨折线自掌骨基底内上斜向外下,进入关节内。掌骨内侧形成一个三角形骨块,而骨折远端因失去了近侧骨折块的连续性,再加之拇长展肌的牵拉而滑向背侧及外侧,造成第1腕掌关节脱位。骨折近端受拇长展肌的牵拉向桡背侧移位,骨折远端受拇长屈肌及拇收肌的牵拉向掌尺侧移位,骨折部位向背侧、桡侧成角畸形。

Ⅱ型:Rolnado 骨折(粉碎性骨折),为第一掌骨基底部关节内的"T"或"Y"形骨折,可把它作为一种粉碎性的 Bennett 骨折。

Ⅲ型:可分为ⅢA 横形骨折和ⅢB 斜形骨折。

Ⅳ型:骨端骨髓板损伤。

其中Ⅰ型与Ⅱ型属关节内骨折,Ⅲ型与Ⅳ型属关节外骨折。

六、常规治疗

单一稳定骨折多采用支具、夹板、石膏固定等保守治疗。多发性骨折多为开放性骨折,需要在适当清创后用克氏针固定4～5周。当掌骨骨折由于成角和旋转移位导致闭合复位失败,有明显的手指重叠和旋转畸形,很难日后再加以矫正,应切开复位、克氏针固定。

指骨骨折指骨近节和中节骨折伴有明显成角和移位者,有时由于骨膜、肌腱、腱鞘的嵌插,闭合复位困难。解除嵌插物后复位,多采用克氏针内固定维持复位。指骨远节紧邻甲床基底和指背肌肤,因此除非伴有甲床的破裂,很少有骨折发生移位。必须将骨折嵌插的软组织清除,否则很难准确复位,复位以后用细克氏针纵向固定骨折和中、远节指骨指间关节,用无创可吸收线缝合甲床。关节内骨折最好在急诊行切开复位内固定。无移位的关节内骨折一般不需要特殊治疗,如果骨折块发生明显的旋转,切开复位是挽救关节功能的主要手段。

七、戴氏特色治疗

(一)掌骨骨折

1.第1掌骨基底部骨折:以患者左手第1掌骨骨折为例。

(1)手法复位技术:

①理筋手法:理顺筋络,术者左手握住患儿拇指,助手握住其腕关节,在拔伸牵引状态下,左手握住掌骨头部上下摆动,使交锁的骨折端解锁,同时使嵌插在断端的软组织得以解脱。

②复位手法:助手一握住第1指骨远端,助手二双手握住腕关节。在持续牵引状态下,术者左手拇指置于患儿掌侧第1掌骨头部向背侧推,同时右手拇指置于其第1掌骨背侧基底部(骨折近端)向掌侧按压,于掌骨过伸位完成复位,矫正成角移位。如有侧方移位先予以夹挤分骨矫正侧方移位,在掌骨过伸情况下反复推压数次。手指触摸断端平整后完成手法复位。

(2)小夹板纸压垫固定:2块平垫,1块第1掌骨托板;1块铝板(长度要求,近端至桡骨茎突上方,远端至第1指骨指间关节),纸压垫1块置于掌骨基底部背侧(成角移位的顶端),另1块置于第1掌骨掌侧头部。在掌侧放置掌骨托板,将铝板根据第1掌骨的过伸外展位塑形,置放于第1掌骨背侧,使第1掌骨保持过伸外展位固定。

2.掌骨头、颈骨折:以第5掌骨头、颈部骨折为例。

(1)手法复位:

①理筋手法:理筋手法理顺筋络,术者左手握住患儿手指远端,助手握住其腕关节,在拔伸牵引状态下,理顺经络以及使交锁的骨折端解锁,同时使嵌插在断端的软组织得以解脱。

②复位手法:术者一手握住腕关节并捏持患儿掌骨近端基底部,另一手握住其骨折掌骨对应手指,将掌指关节屈至90°,使掌指关节侧副韧带、背侧关节囊处于紧张状态,近节指骨基底托住掌骨头,此时术者一手沿患儿掌骨纵轴近端向远端推挤,另一手用拇指将其掌骨头向背侧推顶,矫正成角移位。注意由于骨折端向背侧成角,常错误地将掌指关节在背伸位或伸直位牵引,这样会造成掌骨头以侧副韧带的止点处为轴,向掌侧旋转,反而加重掌骨头屈曲成角畸形,难以复位。

(2)小夹板纸压垫外固定:

①外固定材料及制作:1块塑形背侧纵形小夹板(远端至掌骨头部,近端至腕关节);1块月牙形小夹板(厚度约2mm),加1块纸压垫(厚度约2mm)、1个绷带卷。

②固定方法:纸压垫放置于骨折成角顶点,小夹板在背侧呈纵向、横向"十"字形重叠放置,交

叉点位于骨折成角顶点,压住纸压垫。在掌心放置一小绷带卷环握,维持骨折掌骨对应的掌指关节和近侧指间关节屈曲90°固定。包扎完成后用剪刀修剪出指尖,便于观察末梢血液循环情况。

3.掌骨干骨折:以患者左手掌骨干骨折为例。

(1)手法复位:

①理筋手法:术者左手握住患儿断端远端,助手握住其腕关节,反复地拔伸牵引,使交锁的骨折端解锁,同时使嵌插在断端的软组织得以解脱。

②手法复位:在拔伸牵引状态下,术者用拇指在患儿掌侧沿着掌骨干从远端向近端轻轻地推挤以明确骨折的移位情况。结合X线片首先矫正其侧方移位,用夹挤分骨手法,将骨折的远端向近端靠拢,然后矫正掌背侧移位,最后术者用拇指推挤其断端以明确复位情况。

(2)小夹板纸压垫外固定:

①外固定材料及制作:1块掌侧塑形小夹板,1～2块月牙形小夹板,视骨折情况制作若干块长度宽度与掌骨一致的纵向小长夹板。1～2块背侧平垫、1块掌侧凹形垫、视骨折情况若干分骨垫。

②外固定方法:放置分骨垫后再放置掌背侧纸压垫,继续用背侧小夹板纵向压住患儿移位的掌骨再横向放置1～2块月牙形小夹板压住纵向夹板,纵横交错,最后放置掌侧凹形垫掌侧塑形夹板,完成固定。若有明显的侧方移位则需要加1块分骨垫放于断端背侧远端完成固定。

(二)指骨骨折

(1)手法复位:①理筋手法。术者右手示指与中指夹住患儿骨折手指远端,助手握住其腕关节,术者反复地拔伸牵引、摇晃手法使交锁的骨折端解锁,同时使嵌挤在断端的软组织得以解脱。②复位手法。在拔伸牵引状态下,术者用左手拇指与示指捏住断端远端。结合X线片首先矫正侧方移位,将骨折的远端向近端靠拢,然后矫正掌背侧移位,最后术者用拇指与示指、中指三指配合推挤断端以明确复位情况。

(2)小夹板固定:4块塑形小夹板和2块纸压垫(指蹼处纸压垫与小夹板均要根据患儿情况修剪成弧形)。弧形纸压垫可直接贴在弧形夹板处填于指蹼,平垫根据移位情况放置。之后再依次放置小夹板,先用胶带缠绕固定再用小绷带加压缠绕固定。

(三)注意事项

每周复查1次;调整绷带松紧度;根据肿胀情况,调整小夹板,再次塑形。每次轻轻地自远端到近端触摸断端,根据解剖标志判断是否移位,如有移位予以2次复位。

病案一:

2021-5-28,宋某某,女,10岁,安徽省芜湖市人。

主诉:右手疼痛不适3日。

现病史:患儿体育课踢球不慎摔伤,致右第4、第5近节指骨骨折。现右手石膏外固定在位。

体格检查:局部肿胀、压痛、畸形、骨擦感明显,皮肤状况良好,末梢血液循环感觉良好。

辅助检查:X线片示右第4、第5近节指骨骨折(见图446)。

诊断:第4、第5近节指骨骨折。

戴氏特色治疗:

1.手法复位技术:

(1)理筋手法:术者右手示指与中指夹住患儿第4、第5手指远端,助手握住其腕关节,术者反复地拔伸牵引、摇晃手法使交锁的骨折端解锁,同时使嵌插在断端的软组织得以解脱。

(2)复位手法:在拔伸牵引状态下,术者用左手拇指与示指先捏住第4指远端。结合X线片首先矫正侧方移位,将骨折的远端向近端靠拢,然后矫正掌背侧移位,最后术者用拇指与示指、中指三指配合推挤断端以明确复位情况;再复位第5指骨。

2.小夹板纸压垫外固定技术:4块塑形小夹板和2块纸压垫(两指蹼处纸压垫与小夹板均要根

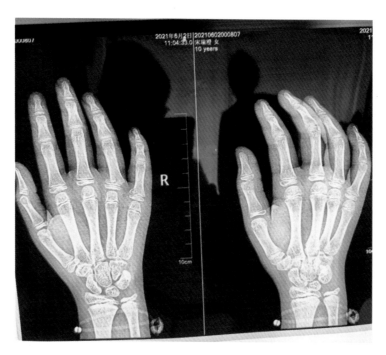

图 446 右第 4、第 5 近节指骨骨折

据患儿情况修剪成弧形)。弧形纸压垫可直接贴在患儿弧形夹板处填于三四、四五指蹼,平垫放置于第 2 指关节桡侧。之后放置掌指关节夹板(远端至手指末端、近端超掌指关节)、掌心托板(超过掌指关节)。先用胶带缠绕固定再用小绷带加压缠绕固定。

后续治疗:

每周复查 1 次,拇指触摸断端了解断端情况做轻微挤压手法逐步调整残留移位。

2021-7-8,外固定 6 周后复查。

摄 X 线片复查:X 线片示骨折对位对线满意,断端骨痂形成,断端愈合良好(见图 447)。

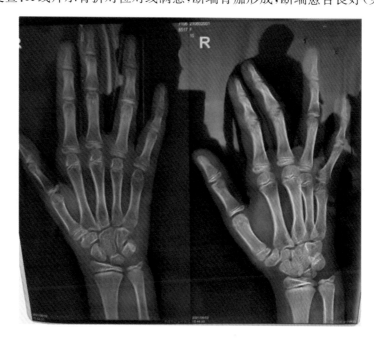

图 447 外固定 6 周 X 线片

体格检查：外观无畸形，关节功能恢复正常。

按语：

小儿掌指骨骨折，由于塑形好、生长快、解剖标志明显，有利于手法复位以及小夹板外固定。复位时要注重理筋，遵循儿童骨折的治疗原则，注重复位前后手法触诊的使用，要利用体位变化影响复位。小夹板固定时要注重小夹板的厚度以及小夹板的韧性。小夹板和纸压垫的使用要注意，首先将两者用胶带缠绕固定。因为位置小，防止纸压垫的移动影响固定效果。每次更换敷料时都要在持续牵引保护下，反复触摸断端，检查断端平整度有无移位。由于患儿皮下表浅，且患儿难以配合。因此每次更换敷料时均要与患儿及患儿家属交代，注意观察皮肤感觉、末梢血液循环、运动状况，防止小夹板并发症的发生。

第十七节　儿童股骨干骨折

股骨干骨折是指发生于股骨小转子远端 5cm 至内收肌结节近端 5cm 范围内的骨折。

一、相关生理病理

股骨干指股骨小粗隆下 2～5cm 至股骨髁上 2～4cm 的范围，由于股骨为人体长管状骨，周围又有伸肌群、屈肌群和内收肌群等强大的肌肉包裹，骨折后由于肌群的牵拉，骨折通常移位明显，儿童易出现青枝骨折。

儿童股骨干骨折常见重叠和旋转移位，骨折保持垂直平行方向，矫正旋转畸形和重叠畸形是不必要的而且是不明智的。因刺激为加速骨骺生长矫正短缩的肢体，若完全矫正重叠移位可能使患肢过度增长而永久长于对侧。用夹板可以使骨折端平行而不致旋转。骨折部位很快愈合。骨骺生长可以矫正 1～2cm 短缩。

对于 1～5 岁小儿牵引是最好的治疗方法，应用胶布和绷带固定在臀部，密切注意血液循环、缺血性麻痹和挛缩情况。应用牵引时，小儿在床上不必严格限制活动，牵引 4～5 周可以在床上活动，第 8 周可支持体重。

5 岁以上小儿用牵引维持平衡和矫正旋转畸形，不要用太大的牵引力整复移位的骨折。

股骨上 1/3 骨折时上骨折端取外展，屈曲外旋的畸形位，很难保持牵引，目前虽然有严重成角，仍可以希望完全恢复到正常解剖或功能。

股骨远端骨骺损伤：骨骺分离严重移位可压迫股动脉，在全麻下不能手法复位者用手术切开复位。不宜内固定。复位必须在牵引和屈膝情况下，石膏固定 4 周。膝关节功能可完全恢复。

二、临床表现

患肢局部疼痛，严重肿胀，大腿明显增粗，压痛伴功能障碍，多数还伴有明显的短缩、成角、旋转畸形和异常活动。出现骨擦感及反常活动。严重移位的下 1/3 骨折，可能损伤腘窝处的神经与血管，而出现腘窝部巨大血肿，小腿感觉障碍，足背胫前动脉搏动减弱或消失，末梢血液循环障碍等表现。此外，由于疼痛和出血可能会合并创伤性休克。

三、体格检查

局部压痛、畸形、青紫、瘀斑。可伴有明显成角、短缩、旋转畸形及异常活动，有时可闻及骨擦音。

四、诊断

(一)有明确外伤史

局部压痛，畸形，有异常活动。

(二)辅助检查

股骨的正侧位 X 线片，可明确诊断。

五、分型

按股骨骨折部位分型：

1.股骨干上 1/3 骨折：近端屈曲、外展、外旋移位，骨折远端向后、向上、向内移位。

2.股骨干中 1/3 骨折：除两骨折端重叠外，骨折远端多有向外成角和向内后移位。

3.股骨干下 1/3 骨折：骨折远端多向后移位。

六、戴氏特色治疗

（一）适应证

3 岁以下儿童新鲜股骨干骨折，采用传统悬吊牵引法治疗。3 岁以上儿童新鲜股骨干骨折，采用皮牵引加小夹板或者是骨牵引加小夹板放置于布朗式架维持牵引。

（二）治疗方法

3 岁以下，采用传统悬吊皮牵引，臀部悬空，用自身重力形成牵引力与反牵引力。其中胶布超膝关节，松紧度适中。不能过松，否则胶布易带动皮肤，造成皮肤损伤从而牵引失败。同时在牵引过程中对双侧踝关节骨突处予以保护防止压疮。另外每天查房要调整力线，确保力线正常。

3～12 岁采用皮牵引加小夹板或者是骨牵引加小夹板置放于布朗式架维持牵引。由于肿胀及肌肉牵拉等，复位应采用逐步复位法，若 10 天内无法得到功能对位的标准，则立即采用手术治疗，闭合复位或小切口复位，加弹力钉内固定。

病案一：

2020－3－29，翟某某，男，2 岁，安徽省芜湖市鸠江区人。

主诉：右下肢疼痛不适 2 小时。

现病史：患儿从凳子上不慎摔倒，致右大腿肿胀、畸形、疼痛难忍，立即来我院治疗。

体格检查：右股骨处肿胀，压痛、畸形，触诊有骨擦感及异常活动，活动明显受限，患肢末梢血液循环与感觉良好。

辅助检查：X 线片示见右股骨干中上段骨折（见图 448）。

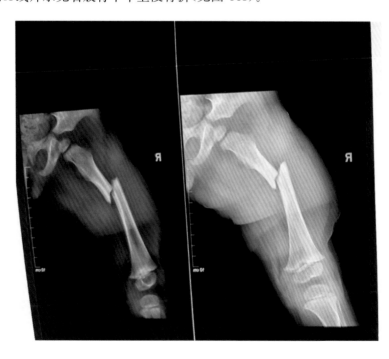

图 448　右股骨干中上段骨折

诊断：右股骨干中上段骨折。

治疗方法：采用悬吊牵引法治疗。

1. 准备好所需要用的牵引架及牵引床。

2. 先用纱布或棉花，保护内外踝骨突处。宽胶布自近端向远端缠绕，绷带缠绕固定。

3. 装置牵引绳加适当砝码。

注意事项及后续治疗：

1. 保持臀部离开床面外，并应注意观察足部的血液循环及包扎的松紧程度，及时调整，以防足趾缺血坏死，以及内外踝皮肤的管理以防止压疮。

2. 牵引力的方向应和股骨干重轴成一直线，牵引绳应在滑轮内。

3. 牵引期间应经常测量患者两腿的长短，并定期协助患者拍X线片检查，以便使及时根据病情调整重量或解除牵引，避免过牵而引起骨折端分离移位。若一旦过度牵引，应立即根据病情减轻牵引重量，嘱患者进行患肢肌肉收缩活动、纵向挤压等，以增加嵌插力使分离逐步恢复正常。

3～4周，根据X线片显示骨愈合情况，改悬吊牵引为水平牵引。

2020-5-11，悬吊牵引6周后摄X线片复查：X线片示断端愈合良好。

给予解除外固定。

2021-7-7，股骨干愈合后1年余摄X线片复查（见图449）。

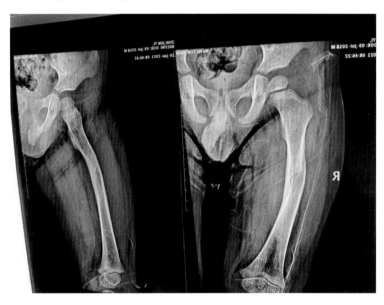

图 449 股骨干愈合后 1 年余摄 X 线片

对位、对线满意，断端骨性愈合。患儿下肢等长，行走时步态正常。

病案二：

2021-10-10，胡某某，女，6岁，安徽省芜湖市镜湖区人。

主诉：左下肢疼痛不适1小时。

现病史：患儿自摩托车摔下，致左腿肿胀、功能受限，立即来我院治疗。

体格检查：观皮肤状况良好，局部肿胀畸形，皮下瘀斑，局部压痛，有骨擦感及异常活动，功能活动障碍。末梢血液循环、感觉良好。

辅助检查：X线片示左股骨干中上段骨折（见图450）。

诊断：左股骨干中上段粉碎性骨折。

治疗方法：

1. 采用置于布朗氏架持续皮牵引治疗4周。

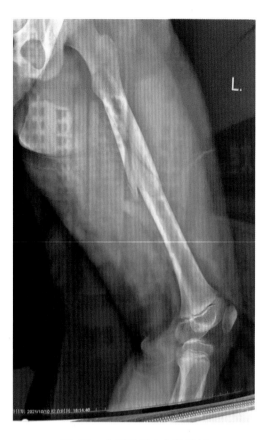

图 450　左股骨干中上段骨折

(1)体位:屈膝屈髋,髋关节外展 20°左右。

(2)先用纱布或棉花保护内外踝骨突处。宽胶布自近端向远端缠绕,绷带缠绕固定。

(3)装置牵引绳加 2kg 砝码。

2.注意事项及后续治疗:

(1)应注意观察足部的血液循环及包扎的松紧程度,及时调整,以及注意内外踝皮肤的管理防止压疮。

(2)牵引期间应经常观察患肢有无畸形,两腿的长短,并定期协助患者拍 X 线片检查,以便及时根据病情调整重量或解除牵引,避免过牵而引起骨折端分离移位。嘱患者进行患肢肌肉收缩活动、纵向挤压等,以增加嵌插力使分离逐步恢复正常(见图 451)。

2021-11-8,牵引治疗 4 周后复查。

摄 X 线片复查:X 线片示断端骨痂形成,愈合良好。

予以解除牵引装置,改支具外固定(见图 452)。

2021-11-12,6 周后复查。

摄 X 线片复查:X 线片示骨折对位对线满意,断端愈合良好(见图 453)。

见断端愈合良好,对位对线良好。继续支具外固定。

2022-1-4,12 周复查,解除支具外固定。

2022-3-16,21 周摄 X 线片复查(见图 454)。

见骨性愈合,关节功能恢复,可正常行走。

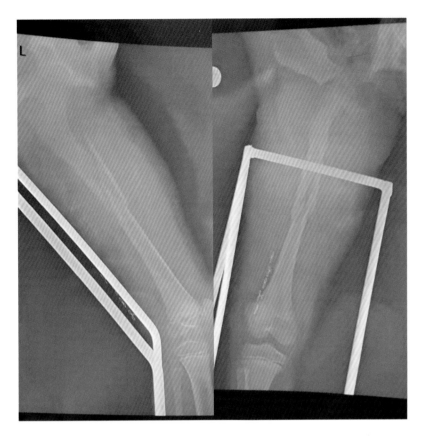

图 451 牵引治疗 X 线片

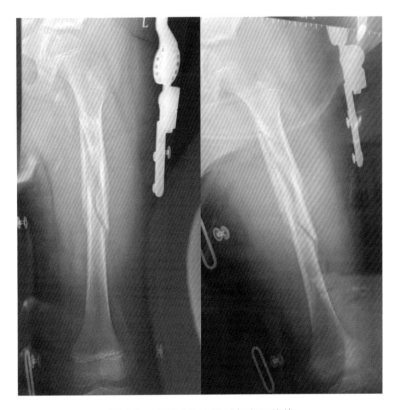

图 452 牵引治疗 4 周后复查 X 线片

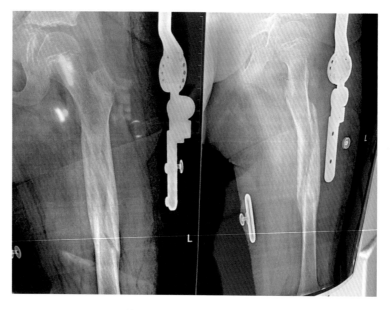

图 453　6 周后复查 X 线片

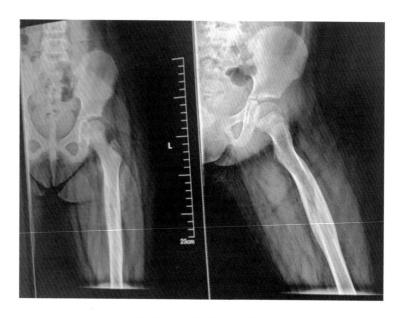

图 454　21 周复查 X 线片

第十八节　儿童急性外伤性滑膜炎的手法治疗

膝关节滑膜炎是一种无菌性炎症,是由膝关节扭伤和多种关节内损伤而引起的。

一、相关生理病理

膝关节滑囊分布在膝关节周围,与关节腔相通,可分泌润滑液润滑膝关节。急性外伤性滑膜炎为膝关节创伤、关节内损伤等直接刺激造成的滑膜损伤,诱发炎症反应,滑膜呈现肿胀、充血、中性粒细胞浸润,滑膜血管扩张,血浆和细胞外渗,产生大量含有红细胞、白细胞、胆红素、脂肪、黏液和纤维素的滑膜反应性积液(通常在伤后 6～8 小时出现),严重者关节积液呈血性(伤后即肿),关节肿胀及活动受限(见图 455)。

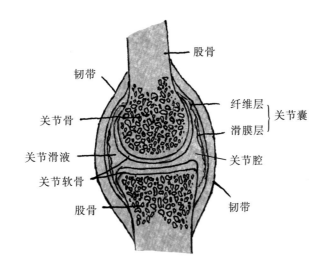

图455 膝关节解剖图

股骨

韧带

关节骨

关节滑液

关节软骨

股骨

纤维层 } 关节囊
滑膜层

关节腔

韧带

二、临床表现

膝关节肿胀、疼痛、功能受限。

三、体格检查

膝关节浮髌试验阳性、肤温较高、膝关节屈伸功能受限。

四、诊断

有明确的外伤病史,疼痛、肿胀、功能障碍;单纯性滑膜炎分为髌前滑膜炎(压痛在髌前)、髌下滑膜炎(压痛在髌下)、髌上滑膜炎(髌上囊肿胀,关节积液明显者,浮髌试验阳性)。慢性滑膜,反复发作,触膝部有肥厚感。

五、常规治疗

关节囊穿刺,抽液,加压包扎,膝关节制动。

六、戴氏特色治疗

(一)适应证

有明确的膝关节外伤史,膝关节肿胀、疼痛、功能障碍,排除膝关节周围骨折韧带损伤。

(二)手法治疗

术者站于患侧,以右侧为例,术者右手握住患者踝上,左手压住其膝关节髌上囊,缓慢屈曲膝关节至130°,屈曲至90°时需停留1~2分钟,之后继续屈曲,屈曲过程中可感觉到明显阻力,排除结构性损伤后稍加压屈曲扪及髌上囊挤破感,随后膝关节肿胀消退,功能活动改善(膝关节活动阻塞感消失)。

戴氏骨伤认为外伤性滑膜炎使关节内积液过多,可使关节腔内压力增加,刺激神经末梢使疼痛加剧,并形成反射性肌痉挛。膝关节髌上囊肿胀,髌股关节紊乱(髌骨半脱位)及膝关节周围软组织排列紊乱是膝关节活动受限疼痛的主要原因,通过手法屈曲膝关节,可增加髌上囊压力,挤破髌上囊壁,使血肿弥散、肿胀消退。并且因为没有完整的囊壁,降低了肿胀的复发率。使紊乱的髌股关节恢复正常,周围软组织紊乱通过牵拉得以调整复原。手法结束后外敷戴氏活血膏,休息3周可痊愈。在休息阶段,积极锻炼股四头肌(等长收缩),积液消退后,开始膝关节活动及行走,不可过早活动。

病案一：

2017-8-10,王某某,女,11岁,学生,安徽芜湖市人。

主诉:左膝关节疼痛不适12小时。

现病史:患儿不慎摔倒,随即出现左膝关节肿胀,屈伸功能障碍,急诊来我院就诊。

体格检查:左膝关节肿胀,膝关节活动受限,浮髌试验阳性。

辅助检查:X线片示左膝关节未见明显骨质异常。MRI检查未见膝关节韧带损伤。

诊断:左膝关节创伤性滑膜炎。

戴氏手法治疗:

术者站于患侧,术者左手握住患者踝上,右手压住其膝关节髌上囊,缓慢屈曲膝关节至90°后继续加压至膝关节130°左右,屈曲过程中可感觉到明显阻力,排除结构性损伤后稍加压屈曲可扪及髌上囊挤破感,随后膝关节肿胀减轻,功能活动改善,疼痛消失(见图456至图459)。

药物治疗:外敷戴氏活血膏。

每日外敷1次戴氏活血膏,为期1周。

支具固定15天。

后期加强股四头肌功能锻炼。1个月后膝关节恢复正常。

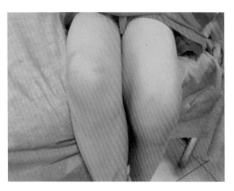

图456 手法治疗前图一

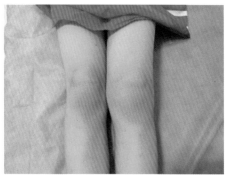

图457 手法治疗前图二

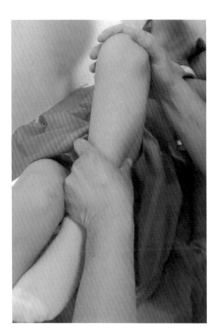

图458 手法治疗图

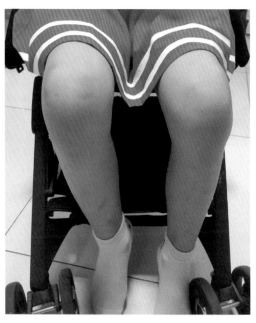

图459 手法治疗后图

病案二：

2021-10-20,宋某某,男,11岁,学生,芜湖市弋江区人。

主诉:右膝关节疼痛5个月。

现病史:患儿5个月前因体育课剧烈运动,致右膝关节疼痛肿胀,跛行。

既往史:患儿于2021-5-20体育课剧烈运动后,随即出现右膝关节肿胀,屈伸功能障碍,当时未做特殊处理。先后于外院进行3次关节囊穿刺抽出积液及其他对症处理,后遗膝关节不适,稍肿,屈伸受限。

体格检查:右膝关节肿胀,膝关节关节活动受限(膝关节伸直受限差10°~20°),浮髌试验阳性。走路跛行。

辅助检查:X线片示未见明显骨质异常,MRI检查示未见膝关节韧带损伤。

诊断:右膝关节创伤性慢性滑膜炎。

戴氏手法治疗:

术者站于患侧,术者右手握住患者踝上,左手压住其膝关节髌上囊,缓慢屈曲膝关节至90°后继续加压至膝关节130°左右,屈曲过程中可感觉到明显阻力,排除结构性损伤后稍加压屈曲可扪及髌上囊挤破感,随后膝关节肿胀消退,功能活动改善,屈伸功能恢复正常(见图460至图461)。

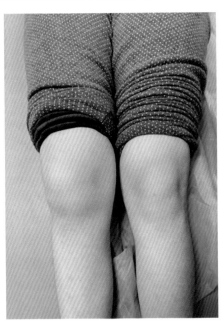
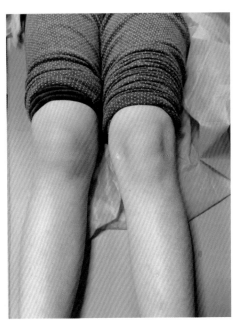

图460 手法治疗前图　　　　图461 手法治疗后图

药物治疗:外敷戴氏活血膏,内服戴氏消肿汤5副。

膝关节伸直位制动3周。先后做2次手法治疗,配合股四头肌的功能康复训练。

2021-11-18,4周后,肿胀消退,功能恢复正常。

按语:

急性滑膜炎,有明显外伤史,膝关节肿胀。积血型伤后即肿,积液型伤后约6小时肿胀,步履困难,皮温略高。膝关节屈伸功能受限。浮髌试验阳性。关节穿刺液为血性液体,积液型为淡黄色透明液体。

急性膝关节外伤性滑膜炎一般情况好发年龄为10~50岁,根据临床资料,男女无明显差异,治疗疗程3周左右。急性外伤性滑膜炎若治疗不彻底,炎症易在反复发作中逐渐转化为慢性期,最后发展成为色素沉着绒毛结节性滑囊炎,需要手术治疗,所以急性期滑膜炎的治疗尤为关键。

膝关节滑膜炎不仅有关节腔的水肿还存在髌股关节半脱位、膝关节周围软组织排列紊乱等问题。在排除骨折、韧带断裂等结构性损伤的前提下使用本法。本手法在屈膝屈髋下不仅使半脱位髌骨复位,牵扯复原膝关节周围软组织排列紊乱和挤破髌上囊液壁的三重功效;还使关节肿胀立即消退,关节功能明显改善。

与关节腔穿刺比较,关节腔穿刺在肿胀消退后易复发,髌股关节的问题,膝关节周围软组织紊乱的问题得不到解决,并且髌上囊滑液壁未被破坏,肿胀极易复发以及有感染的风险。本组第二例患儿充分说明此问题。

综上所述戴氏特色手法治疗膝关节滑膜炎更有效,消肿迅速,复发率低,疗效可靠,操作方便,手法后可外敷药膏有利于渗出液再吸收。

第十九节　儿童髋关节半脱位

儿童因外伤及炎症等造成髋关节疼痛、跛行、下肢不等长的临床表现系儿童特有的一种髋关节疾病(骨错缝),称为儿童关节半脱位。

一、相关生理病理

髋关节属于典型的球窝关节,是由髋臼和股骨头组成的。儿童骨骼发育未完善,骨软骨成分多,关节囊柔软松弛,轻微外伤、炎症等引起滑膜嵌顿使头臼位置发生变化,还与关节滑膜异常分泌造成关节积液过多使关节间隙增大,以及保护性肌痉挛牵引起关节位置不正等均有密切关系。

二、临床表现

拖拉步态或跛行,患髋疼痛,功能障碍。

三、体格检查

两侧臀横纹和腹股沟对比不在一个水平线上,骨盆倾斜,两下肢不等长。前半脱位者患肢相对延长1～8cm,呈外展外旋位,内收内旋患髋疼痛加剧;后半脱位者患肢相对缩短0.5～2cm,呈内收内旋位,外展外旋受限。

四、诊断

(一)均有外伤史

患髋疼痛,双下肢不等长,骨盆倾斜,前半脱位者患肢相对延长1～8cm,呈外展外旋位,内收内旋患髋疼痛加剧;后半脱位者患肢相对缩短0.5～2cm,呈内收内旋位,外展外旋受限。拖拉步态、跛行、功能障碍。

(二)辅助检查

X线片示无异常表现。

五、戴氏特色手法治疗

患者仰卧位,屈膝屈髋在术者按压及牵引下行手法整复,提牵旋转患髋数次后,前半脱位采用内收内旋伸直法;后半脱位采用外旋外展伸直法;一般一次做2～3遍。术后小夹板超髋关节外固定2～3周。后半脱位在外固定的基础上加小腿皮牵引维持。骨盆倾斜的患儿手法矫正后,可以用双下肢皮肤牵引,牵引重量不对称,健侧重量要小于患侧。

病案:

2018－9－3,韩某某,男,6岁,芜湖县人。

主诉:左髋部疼痛不适2天。

现病史:该患儿玩耍后出现跛行、患肢疼痛,患肢未见青紫肿痛。否认近期有感冒病史及其他病史。

体格检查:左髋部压痛,左下肢呈少许外旋体态。可见明显的双下肢不等长(左下肢长于对侧约 2cm)。

辅助检查:X 线片示未见明显骨折征象。

诊断:左髋关节前半脱位。

戴氏特色治疗:

患者仰卧位,提牵旋转患髋数次后,采用内收内旋伸直患肢,后在中立位屈膝屈髋按压。髋关节、膝关节完全屈曲到位并停留 1 分钟。双下肢置于中立位,双下肢即可恢复等长。

2018-9-6,手法复位 2 日后复查,患儿因双下肢再次发生不等长问题来院就诊,收住院治疗。

治疗:再次行手法复位,双下肢恢复等长。于病房行双下肢皮牵引。牵引物重量:健侧 2kg,患侧 1kg;皮牵引胶布超膝关节缠绕。双下肢于中立位平牵。每日查房检查皮肤状况。

2018-9-17,2 周后痊愈出院。

按语:

1.关于诊断:由于该病在 X 线片上无客观指征,且部分症状轻微者经卧床休息可自愈,故易与其他自愈性疾病,如小儿髋关节扭挫伤、一过性滑膜炎等相混淆。结合临床,本病具备髋关节脱位后的典型症状与体征,经手法复位后疼痛减轻或消失,下肢立即或逐步恢复等长,故可以认为该病的诊断是可以确立的。

2.手法复位的必要性。戴氏认为儿童髋关节半脱位在确立诊断后,一般情况下应进行手法复位。虽有少数症状较轻的患者经过休息可以恢复正常髋关节功能,但其病程往往较长。且有研究指出,如嵌顿的滑膜得不到及时解除,保护性肌痉挛引起的关节位置不正较长时间内存在,进而挤压牵拉圆韧带,影响其血液循环,容易导致股骨头无菌性坏死。不论从哪方面考虑,手法复位对本病的治疗都是必要的。

3.手法复位成功的标志:戴氏认为仅以下肢即刻恢复等长作为手法整复的成功标志是不全面的。引起不等长的原因是多方面的,除滑膜嵌顿引起的头臼位置之间变化外,还与关节滑膜异常分泌造成关节积液过多使关节间隙增大,以及保护性肌痉挛引起关节位置不正等均有密切关系。手法治疗是在牵引下利用屈膝屈髋旋转所产生的负压吸引,和股骨头撑开挤出嵌入的滑膜以恢复正常头臼解剖关系的。同时手法亦可解除部分肌痉挛。所以戴氏认为手法复位成功的标志应该包括因解脱了嵌顿的滑膜而缓解了肌痉挛使疼痛减轻或消失;和术后下肢立即恢复等长,或明显改善并在 1 周内逐步恢复等长两个方面。

4.外固定及皮肤牵引的必要性:戴氏认为在复位后及治疗过程中,给予相应的外固定及皮牵引是非常必要的。前者不仅可以防止复发,还为损伤的软组织提供了一个良好的修复条件;后者则对缓解肌痉挛,矫正骨盆侧倾起着十分重要的作用。

第二十节　小儿胫腓骨骨折

胫腓骨骨折是儿童常见骨折,仅次于股骨干和前臂双骨折,多见于 10 岁以下的男孩。

一、相关生理病理

胫骨是下肢的承重骨,骨干呈三棱形,前缘明显,称为前嵴。胫骨轴线向前、外侧弯曲,形成生理弧度。骨干下 1/3 处,横截面为四方形,该中下 1/3 处较脆弱,为骨折的好发部位。腓骨骨干细长,供小腿筋肉附着并加强胫骨作用,不直接负重。胫腓骨间有坚韧的骨间膜。儿童胫腓骨骨折多为青枝骨折或无移位骨折,以 10 岁以下较为常见。

二、临床表现

患肢肿胀、疼痛、功能障碍、畸形、异常活动等。儿童青枝骨折或者裂纹骨折疼痛较轻,受伤后患儿拒绝站立行走,局部有轻微肿胀与压痛。

三、体格检查

小腿局部压痛、纵向叩击痛、可触及骨擦感及有异常活动。

四、诊断

（一）有明确的外伤史

伤后患肢肿胀、疼痛、功能障碍，有骨擦感及异常活动。

（二）辅助检查

X 线片可明确骨折类型和骨折移位情况。

五、常规治疗

胫腓骨骨折尽可能矫正其成角和旋转移位，维持膝关节、踝关节的正常轴线关系，避免发生创伤性关节炎。其中儿童塑形能力强，可不太强求矫正其轻度的重叠移位；无移位骨折只要固定制动即可。开放性骨折应彻底清创，治疗儿童开放性骨折，不宜内固定。创面完整松弛缝合，像闭合性骨折一样治疗，采用石膏固定制动。

六、戴氏特色治疗

（一）手法复位（三人复位法）

处理此类骨折以胫骨为主，腓骨为次。患者平卧位，膝关节稍曲，助手一站于患肢外侧，双手环握其小腿上部，助手二握住其踝部，用力做对抗牵引，矫正重叠畸形，术者采用分骨夹挤或提按推挤手法将骨折复位。嘱握踝助手先做上下摇晃解除断端交锁；术者站于患肢外侧，一手拇指放于远端前外侧骨间隙，用力推挤，余指捏住骨折近端，用力向外提拉矫正侧方移位。如有旋转移位，在复位侧方前，第一助手须根据复位前是外旋还是内旋做内旋或外旋复位（可根据旋转后，指下感觉是骨性解剖标准比复位前正常，还是比原来对位更差，来判定是内旋还是外旋，最后决定给予如何旋转复位）。一手握住骨折远端后侧提托，一手压住骨折近端前侧，双手拇指均位于骨折断端，做上下提按矫正前后移位。如有残余移位再用摇晃手法予以矫正。最后术者用拇指和示指沿胫骨前嵴及内侧面来回触摸骨折部，查看平整情况。其中青枝骨折需要从凹侧折断，恢复力线，用纸压垫三点固定。

（二）外固定技术

小夹板纸压垫加石膏托复合式外固定。

固定材料：3 块平垫、5 块夹板、8～10 层石膏托（见图 462）。

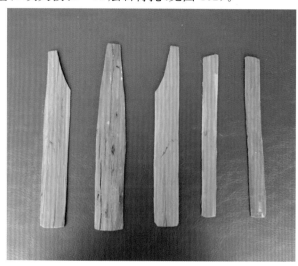

图 462　小儿胫腓骨骨折外固定材料

纸压垫分别放于胫骨骨折远端前外侧、近端后内侧（防止侧方移位），骨折端后侧（防止前后移位）。内外侧分别放1块塑形夹板，胫骨前嵴两侧分别放1块塑形夹板，小腿后侧放1块塑形夹板。超踝关节固定，加石膏托超膝关节、踝关节中立位固定。

单纯无移位骨折，则用石膏托超膝关节、踝关节固定。

（三）注意事项

每周复查1次。调整绷带松紧度。根据肿胀情况，调整小夹板，再次塑形。每次轻轻地自远端到近端触摸断端，根据解剖标志判断是否移位，如有移位予以2次复位。

七、戴氏治疗的特点

1.旋转移位复位的方法：

（1）术前利用X线片、CT检查对骨折断端移位的评估。

（2）术中第一助手须根据复位前是外旋还是内旋做内旋或外旋复位（可根据旋转后，指下感觉是骨性解剖标准比复位前正常，还是比原来对位更差，来判定是内旋还是外旋，最后决定给予如何旋转复位）。

2.5块夹板360°外固定，常规的3块夹板（外侧由于腓骨的阻挡，胫骨的外侧柱得不到很好的支撑，固定往往得不到满意的固定效果）、戴氏5块夹板（胫骨的外侧柱得到了很好的支撑，构成了非常好的固定体系）。

3.小夹板纸压垫加石膏托复合式外固定。利用小夹板纸压垫定点的挤压力和石膏托超膝关节、踝关节固定形成了非常好的外固定体系。

第二十一节 小儿踝关节骨折

儿童踝部骨折即胫腓骨远端骨骺损伤，占骨骺损伤的25%～38%，仅次于桡骨远端骨骺骨折。

一、相关生理病理

婴儿出生后6～12个月胫骨远端骨骺开始骨化，女孩在7岁、男孩在8岁内踝骨化。内踝骨骺多是胫骨远端骨化中心向远端的直接延伸，有时可形成独立的骨化中心，易被误认为骨折。胫骨远端骨骺到14～15岁时完全骨化，18岁时骨骺与骨干融合。骺板闭合从中央开始，然后是内侧部分，外侧骺板最后闭合，整个闭合过程持续大约18个月。在骺板完全闭合前的胫骨远端骨折可仅为胫骨远端外侧骺板损伤而内侧不受累。腓骨远端骨骺在出生后第2年（通常在生后18～20个月）开始骨化，其骺板闭合常比胫骨远端骺板闭合晚12～24个月。踝关节由距骨顶和胫腓骨远端构成。胫腓骨远端由横韧带和下胫腓前后联合相连。韧带组织将胫腓骨远端和距骨、足稳定地连接在一起。内踝由三角韧带附着于足，三角韧带的深层附着于距骨（胫距前韧带），浅层由三条韧带组成，根据行经的部位命名分别是胫跟韧带、胫舟韧带和胫距后韧带。踝关节外侧由距腓前后韧带和跟腓韧带三条韧带维持稳定。三条韧带均起自外踝，分别附着于距骨和跟骨。这些韧带在胫腓骨远端的附着点位于骺板以远的骨骺上，由于儿童韧带比骺板坚强，因此骨折类型常为撕脱骨折、骨骺骨折。

二、临床表现

踝部肿胀、疼痛、畸形，不能站立行走。

三、体格检查

须检查肢体末梢血液循环，神经功能，软组织张力，排查骨筋膜室综合征。踝关节周围压痛，检查踝关节骨骼有无特殊的压痛点，如内踝、外踝，胫骨前缘和胫腓骨骨干、足底冲击痛，可触及骨擦感或异常活动，功能障碍。

四、诊断

(一)有明显外伤史

踝部肿胀、畸形,踝关节广泛压痛、足底冲击痛,可触及骨擦感或异常活动。踝关节功能障碍。

(二)辅助检查

1.X线检查:包括踝关节前后位、侧位和踝穴位片。可见明显骨折脱位征象。

有时在外力作用下,骨骺的短暂性分离,外力消除后,由于软组织的回弹能力,会使骨骺又复原位,或由于外旋暴力引起的旋转性骺分离,出现细微移位,X线难以给出提示。

2.CT检查:有助于诊断的确认,同时对创伤后骺板早闭、骨桥形成及其范围的显示有重要价值。

3.MRI检查:能够有较高的软组织分辨率,能清楚显示骨骺和骺软骨及周围的软组织结构,在T_1WI中呈均匀中等偏低信号,T_2WI中呈均匀高信号。

五、分型

(一)AO分型胫腓骨远端损伤

A型:关节外骨折。

A1型:关节外骨折,干骺端简单骨折。

A2型:关节外骨折,干骺端楔形骨折。

A3型:关节外骨折,干骺端复杂骨折。

B型:部分关节内骨折。

B1型:部分关节内骨折,简单劈裂。

B2型:部分关节内骨折,劈裂-压缩。

B3型:部分关节内骨折,粉碎压缩。

C型:完全关节内骨折。

(二)成人最常用的踝关节骨折分类

成人最常用的踝关节骨折分类是由Lauge-Hansen基于受伤机制提出的。Dias和Tachdjian就儿童踝关节损伤对Lauge-Hansen分类加以改良,并结合Salter-Harris骨骺损伤分类提出以下分型。

1.旋后-内翻型损伤:足处于旋后位时受到内翻暴力所致。Ⅰ级损伤为Salter-HarrisⅠ型或Ⅱ型骨折。Ⅱ级损伤造成Salter-HarrisⅢ型或Ⅳ型骨折。Ⅰ型骨折的骨折线从关节面经骨骺至骺板肥大细胞区后沿骺板方向走行。对于Ⅳ型骨折,骨骺、骺板和部分干骺端骨质完全劈裂,伴内侧骨折块向近侧移位。胫骨远端偶尔发生Salter-HarrisⅡ型骨折,这时骨折线累及胫骨远端骺板的外侧部分,经内侧干骺端穿出。骨折线仅经过胫骨远端骺板,造成Salter-HarrisⅠ型骨折的情况罕见。

2.旋后-跖屈型损伤:足处于旋后位时受到跖屈外力所致。常见于胫骨远端骨骺Salter-HarrisⅡ型损伤,骨骺干骺端骨折块向后移位,而腓骨无骨折。

3.旋后-外旋型损伤:足处于旋后位时,踝关节受到外旋外力所致。Ⅰ级损伤造成胫骨远端骨骺Salter-HarrisⅠ型骨折,伴后侧干骺端骨块且骨折块向后移位。胫骨远端骨折从外下至内上呈螺旋形走行,腓骨完整无骨折。Ⅱ级损伤为外旋外力继续作用的结果,腓骨发生螺旋骨折。骨折线从内向上向后延伸。

4.旋前-外翻、外旋型损伤:足处于旋前位时受到外翻外旋外力所致。胫骨远端产生典型的Salter-HarrisⅠ型或Ⅱ型骨折,伴腓骨在外踝近侧4~7cm处发生横行或短斜骨折。发生Salter-HarrisⅠ型骨折时,胫骨干骺端骨折块位于外侧或后外侧,远折端向外向后移位。

5.垂直压缩型和其他类型骨骺损伤:这类 Salter-Harris V 型损伤由胫骨远端受到轴向暴力所致,多会出现骺板生长障碍。

(三)骨骺部位损伤的分型

Ⅰ型:损伤完全通过骺板软骨的薄弱带,软骨的生长带留在骨骺一侧。

Ⅱ型:此型与Ⅰ型相似,不同点是损伤先经过骺板薄弱带,然后折向干骺端,分离的骨骺带有一块干骺端骨片,常呈三角形,也可以是很薄的骨片。

Ⅲ型:属于关节内损伤,骨折线从关节面开始经过骨骺进入骺板,再沿骺板的薄弱带通到骺板边缘。

Ⅳ型:也是关节内损伤,骨折线从关节面开始,穿过骨骺或骺软骨,然后越过骺板全层,延伸到干骺端。

Ⅴ型:损伤乃严重挤压暴力造成,相当于骺软骨板的压缩骨折。

六、常规治疗

(一)非手术治疗

手法复位,支具固定,石膏夹板固定。

(二)手术治疗

切开复位;内固定。

七、戴氏特色治疗

(一)适应证

儿童踝关节闭合性骨骺Ⅰ~Ⅲ骨折。

(二)手法复位技术

1.解除重叠移位及骨折端交锁。助手一一手托住患肢跟骨,一手环握住其跖骨处;助手二双手握住其小腿中上段,做对抗牵引。在持续牵引状态下,助手一反复做踝关节的跖屈背伸;摇晃运动(于跖屈背伸的运动轴上运动),以解除胫骨远端骨折端的交锁。

2.矫正侧方移位:术者用双手拇指在侧方位压住骨折端的远端,其余四指压住骨折端的近端边摇晃边对向挤压矫正侧方移位,若有腓骨移位同时矫正腓骨力线。

3.矫正前后移位:双手拇指置于骨折远端的后侧向上推顶,其余手指压住骨折近端的前侧,首先做上下摇晃解除断端交锁,然后向下向前同时对向挤压,矫正前后移位。若移位较大,需要用折顶手法加大成角复位。

4.最后用摸推法,根据内上缘的解剖标志检查骨折的复位情况。如有残余移位再用摇晃手法予以矫正。

(三)外固定技术

小夹板纸压垫加石膏夹板复合式外固定。

1.固定材料:大石膏 1 卷,小石膏 1 卷;2 块平垫、2 块月牙形纸压垫、2 块月牙形夹板、前内侧夹板、前外侧夹板、后侧板、内侧板、外侧板。内衬敷料 1 块,绷带若干(见图 463)。

2.外固定方法:

(1)方法一:根据移位情况;受伤机制;分型,利用石膏托固定,固定体位为逆创伤体位(将患肢固定在功能位或背伸位、内翻内旋背伸位)。利用体位软组织夹板的张力作用维持断端稳定。

每 2 周更换石膏夹板保证体位,调整松紧度、检查皮肤情况(有无压疮)。4~6 周更换石膏改中立位固定,8 周左右,解除外固定行功能锻炼。

(2)方法二:戴氏特色治疗。踝关节骨折(以外踝骨折为例):准备厚约 2mm 杉树皮小夹板 5 块,长度为小腿中段内侧、外侧、后侧,夹板需要超关节,长夹板需要根据解剖标志塑形,前侧 2 块

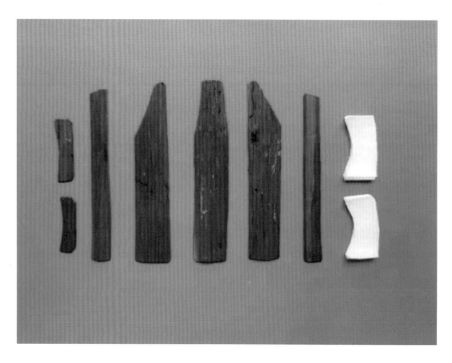

图 463　小儿踝关节骨折外固定材料

夹板的固定不需要超过关节部位,宽度量体裁衣,2～3块月牙形小夹板厚度约 2mm、宽度约 1.5cm,长度因踝关节而定,形状依据外踝形状修剪而成,月牙形夹板和长夹板远端均应用指腹压软塑形,修剪 2 块同等大小的月牙形纸压垫,如遇下胫腓分离,需备 1 块合骨纸压垫,长度为下胫腓前外内,宽度约 2cm,厚度约 2mm。2 块月牙形小夹板一端叠压形成一块长弧度月牙形夹板,另两端需超出内外踝尖水平下,并很好包绕住内外踝下,纸压垫 2 块。

　　绷带纱布于小腿中下松松地包 2 层,然后将 2 块或 3 块纸压垫和同等大小的月牙形小夹板叠压形成一块长弧度月牙形夹板包绕双踝前后和远端,远端需要超出内外踝尖水平下,使其持续形成自远端向近端推顶挤压的力量,并且根据受伤时的体位放置 2 块平垫,如外翻位受伤,内翻固定时则需要在跟骨的外侧和胫骨中下段的内侧各放置 1 块平垫。如合并下胫腓关节的分离则需要将合骨垫固定在下胫腓关节的前侧、外侧、后侧并且在腓骨外侧再加一小平垫,使下胫腓关节在矢状位、冠状位都得到固定。前外侧夹板和外侧夹板需要压住月牙形夹板,再依次放置外侧、内侧、后侧、前内侧、前外侧夹板进行绷带缠绕,形成纵向持骨、横向挤压的外固定体系。

病案一:

　　2020－7－15,许某,男,13 岁,学生,安徽芜湖市人。

　　主诉:左踝关节疼痛 2 小时。

　　现病史:患者不慎摔倒,随即出现左踝关节肿胀畸形,不能站立,当时未做特殊处理,急诊来我院就诊。X 线摄片示:左胫腓骨远端骨折,骨折断端移位明显,胫骨骨骺损伤。门诊随即收治入院。

　　体格检查:左胫腓骨远端肿胀畸形,局部压痛及纵向叩击痛,可触及骨擦感,踝关节活动受限,足背动脉可触及,末梢感觉未见异常。

　　辅助检查:X 线片示(2020－07－15,本院):左胫腓骨远端骨骺骨折,胫骨骨折断端移位明显,胫骨骨骺骨折连同干骺端向后侧移位,腓骨在踝关节平面上骨折,无明显移位(见图 464)。

　　诊断:左踝关节骨折(旋后-跖屈型损伤胫骨远端骨骺 Salter-Harris Ⅱ型损伤)。

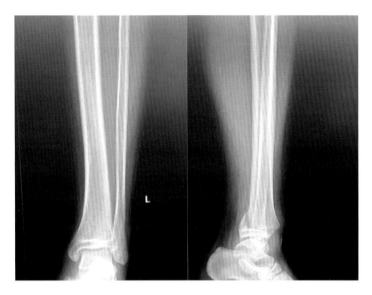

图 464　左胫腓骨远端骨骺骨折

戴氏特色治疗：

1.手法复位技术：

（1）助手二双手握住患肢小腿中上段，术者左手握住其跟骨，右手握住其足前掌，首先在中立位，快速摇晃、背伸跖屈，解除断端交锁。

（2）助手一左手握住跟骨，右手握住足前掌，在旋前背伸位持续牵引。术者双手拇指置于患者骨折远端的后侧向前推顶，其余手指压住其骨折近端的前侧首先做上下摇晃解除断端交锁，然后向后向前同时对向挤压，矫正前后移位。

2.外固定技术：逆创伤机制双合石膏托外固定。

复位后双合石膏托旋前-背伸位固定。

3.药物治疗：活血化瘀、通络止痛，予以戴氏骨伤科效验方口服，组成如下：

当归 6g，川芎 6g，赤芍 6g，桃仁 4g，红花 4g，三七 4g，车前子 6g，大黄 3g，川牛膝 6g，生地黄 6g，血竭 6g，土鳖虫 4g。复位后复查 X 线片示（2020－07－16）：骨折对位对线良好，关节面平整（见图 465）。

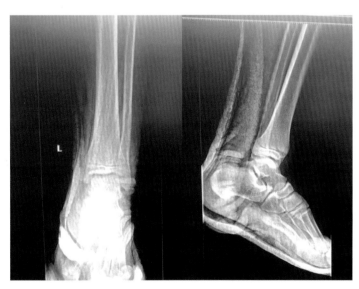

图 465　复位后复查 X 线片

患者出院前复查 X 线片(2020 - 07 - 23)见图 466。

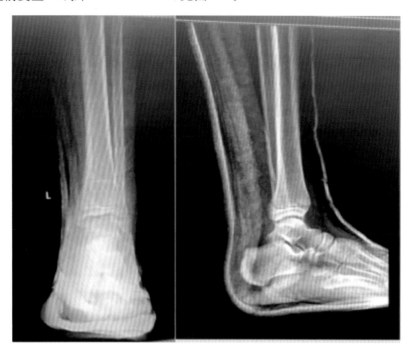

图 466 出院前复查 X 线片

2020 - 08 - 05,出院 2 周门诊复查:X 线片示骨折对位对线满意(见图 467),去石膏托更换小夹板外固定。

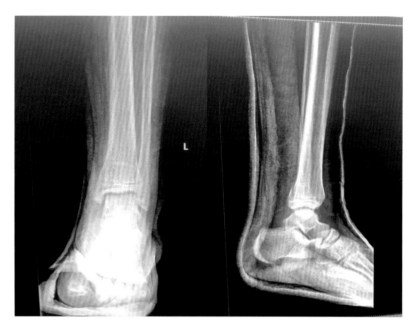

图 467 出院 2 周门诊复查 X 线片

2020 - 08 - 26,3 周后门诊随诊复查:X 线片示对位对线满意,有骨痂形成(见图 468)。

2020 - 09 - 15,8 周后门诊复查示:X 线片示骨痂形成,骨折线模糊,对位对线满意。骨折愈合(见图 469)。

解除外固定,嘱患者行不负重功能锻炼。

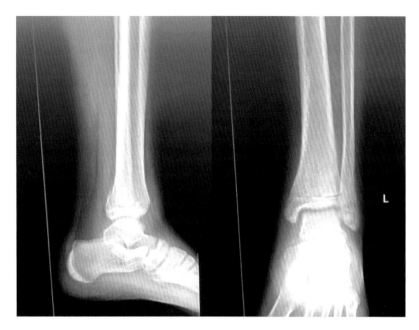

图 468　3 周后门诊随诊复查 X 线片

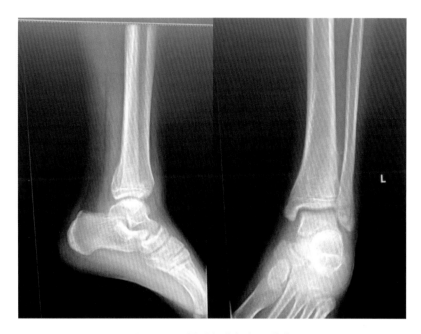

图 469　8 周后门诊复查 X 线片

病案二：

2020 - 12 - 31,强某某,男,14 岁,学生,芜湖市繁昌区人。

主诉:右小腿疼痛 2 小时。

现病史:患者在学校运动时不慎摔倒,致右小腿肿胀疼痛,畸形,活动受限,不能行走,当即在当地医院摄 X 线片后诊断为"右胫腓骨远端骨折",随即转入我院治疗,急诊收治住院。

体格检查:右小腿下端肿胀明显,畸形,局部压痛(＋),纵向叩击痛(＋),可触及骨擦感,右足背动脉搏动可触及,右足趾活动可,末梢感觉及血液循环良好。

辅助检查:X 线片(2020 - 12 - 31 外院):右腓骨远端粉碎性骨折,胫骨骨骺骨折,连同干骺端向后侧移位。

CT 三维重建(本院):右腓骨远端粉碎性骨折,胫骨骨骺骨折,连同干骺端向后侧移位(见图470至图471)。

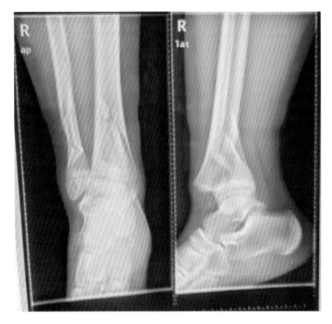

图 470 X 线片:右胫腓骨远端粉碎性骨折

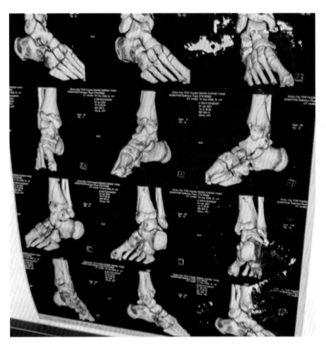

图 471 三维重建图

诊断:右踝关节骨折(旋后-外旋型损伤胫骨远端骨骺 Salter-Harris Ⅱ型损伤)。

戴氏特色治疗:

1.手法复位:

(1)助手二双手握住患肢小腿中上段,术者左手握住其跟骨,右手握住其足前掌,首先在中立位,快速摇晃、背伸跖屈,解除断端交锁。

(2)助手一左手握住患肢跟骨,右手握住其足前掌,在旋后位牵引后,再持续牵引下,旋前内旋

326

背伸。

2.外固定技术:逆创伤机制双合石膏托外固定。

复位后石膏固定于旋前内旋背伸位。

3.药物治疗:活血化瘀、通络止痛,予以戴氏效验方口服,组成如下:

当归 6g,川芎 6g,赤芍 6g,桃仁 4g,红花 4g,三七 4g,车前子 6g,大黄 3g,川牛膝 6g,生地黄 6g,血竭 6g,土鳖虫 4g。复位后复查 X 线片见图 472。

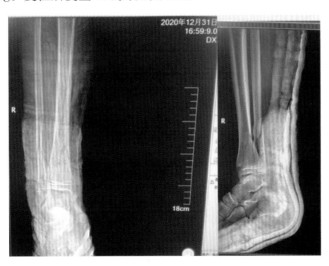

图 472　复位后复查 X 线片

2021-1-7,1 周后复查予以理筋手法矫正残留移位,更换双合石膏托固定于旋前内旋背伸位固定。复查 X 线片示见图 473。

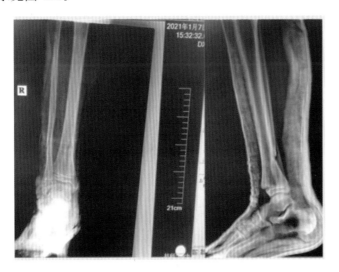

图 473　1 周后复查 X 线片

2021-1-18,外固定 18 天复查。

X 线片示:对位对线好,断端满意,腓骨有骨痂形成(见图 474)。

2021-2-1,外固定 4 周复查。

X 线片示:骨折断端对位对线满意,有骨痂形成(见图 475)。

2021-2-17,外固定 6 周复查,外固定松动,更换石膏托。

X 线片复查:断端对位对线满意,有骨痂形成(见图 476)。

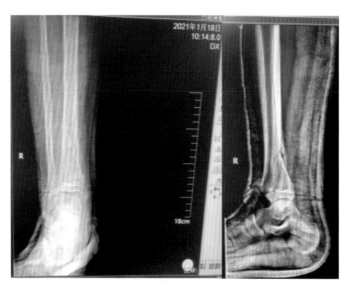

图 474　外固定 18 天复查 X 线片

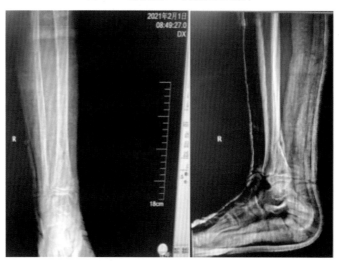

图 475　外固定 4 周复查 X 线片

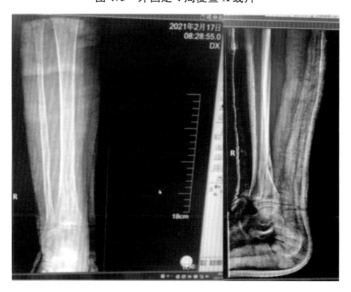

图 476　外固定 6 周复查 X 线片

2021-3-1,外固定8周复查。

胫腓骨对位、对线好,胫腓骨均有大量骨痂形成(见图477)。

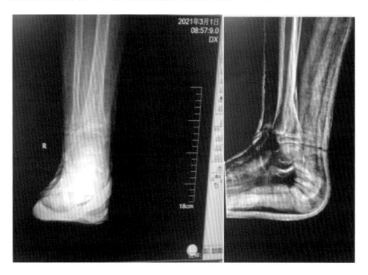

图477 外固定8周复查X线片

2021-3-29,外固定12周复查。

X线片示:断端对位、对线满意,大量骨痂形成(见图478)。

予以解除外固定。

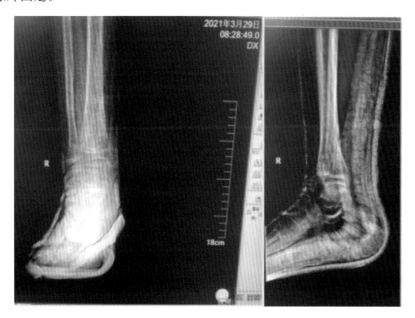

图478 外固定12周复查X线片

治疗3月后复查,骨折断端愈合良好,关节功能恢复(见图479)。

病案三:

2021-12-27,王某某,女,14岁,学生,安徽芜湖市人。

主诉:左踝关节疼痛2小时。

现病史:患者下午不慎摔倒,随即出现左踝关节肿胀畸形,不能站立,当时未做特殊处理,外院急诊就诊,摄片示:左腓骨远端骨折,骨折断端分离移位。伤后5小时来我所就诊。

体格检查:左胫腓骨远端肿胀畸形,皮下青紫,外踝尖压痛及纵向叩击痛,可触及骨擦感,踝关

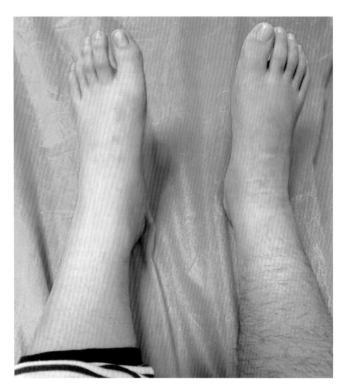

图 479　治疗 3 个月后复查

节活动受限,足背动脉可触及,足趾活动正常及末梢感觉未见异常。

　　辅助治疗:X 线片示(2021 - 12 - 27,外院):左外踝骨折,骨折断端分离移位(见图 480)。

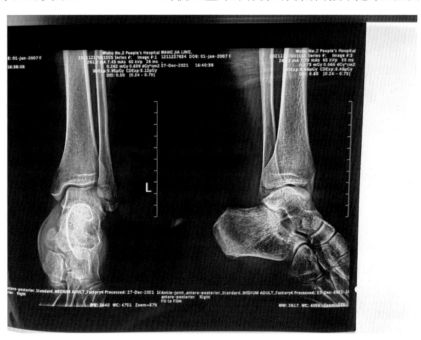

图 480　左外踝骨折,骨折断端分离移位

　　诊断:左踝关节骨折(旋前—内收Ⅰ型)。

戴氏特色治疗:

　　1.手法复位技术:

（1）体位：患者平卧位。

（2）助手一双手握住小腿中上段，术者右手握住跟骨，左手握住足前掌，首先在中立位，快速摇晃、背伸跖屈，理顺筋脉，挤出关节内积血，解除断端交锁。术者左手握住足前掌维持在背伸外翻位，右手拇指和示指将外踝断端远端向近端推顶。

2.小夹板纸压垫外固定技术：戴氏特色月牙形小夹板纸压垫固定技术。

（1）固定材料：内衬三石散敷料1块，3块月牙形纸压垫，1块平垫。3块月牙形夹板，5块小腿解剖形夹板。

（2）固定方法：

将纱布条填于足蹼之中，内衬三石散敷料缠绕1~2层，绷带自内向外缠绕，在外踝依次放置3块月牙形纸压垫（厚度约2mm），于后、下、前叠压放置，再放置3块月牙形夹板（厚度约2mm）。用绷带缠绕固定。之后依次放置踝关节内侧夹板、后侧夹板、外侧夹板、前外侧夹板，其中前外侧、外侧夹板压住月牙形夹板，呈套叠式加压。固定于背伸外翻位。

3.药物治疗：活血化瘀、通络止痛，予以戴氏骨伤效验方口服，组成如下：当归6g，川芎6g，赤芍6g，桃仁4g，红花4g，三七4g，大黄3g，川牛膝6g，生地黄6g，血竭6g，土鳖虫4g。之后每周复查1次，更换敷料，检查皮肤状况，运动感觉状况，末梢血液循环、断端对位情况。并且自远端向近端推顶外踝。保证夹板纸压垫对位的准确，以及绷带有效的压力。

2022-01-21，外固定4周复查摄X线片示：骨折对位对线良好（见图481）。

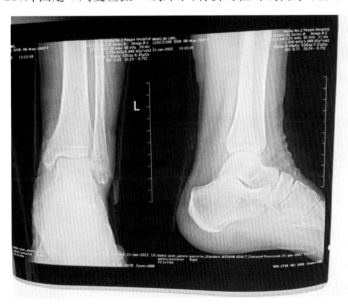

图481 外固定4周复查X线片

继续小夹板外固定。

2022-02-22，外固定8周复查摄X线片示：骨折对位对线良好。骨折线模糊，骨折愈合（见图482）。

解除小夹板纸压垫外固定，逐步自主进行踝关节康复训练。

病案四：

2018-3-4，董某某，男，14岁，学生，安徽芜湖市人。

主诉：左踝关节疼痛2小时。

现病史：患者上学途中骑车摔伤，随即出现左踝关节肿胀畸形，不能站立，当时未做特殊处理，急诊来我院就诊，摄片示：左胫腓骨远端骨折，骨折断端移位明显，胫骨骨骺损伤。门诊随即收治

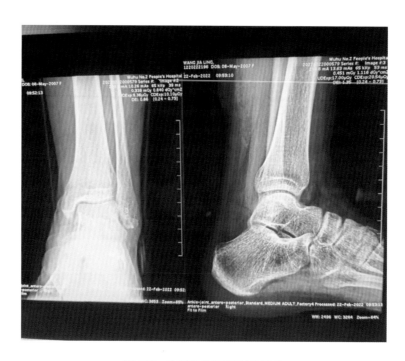

图 482　外固定 8 周复查 X 线片

入院。

体格检查：左胫腓骨远端肿胀畸形，局部压痛及纵向叩击痛，可触及骨擦感，踝关节活动受限，足背动脉可触及，趾动及末梢感觉未见异常。

辅助检查：X 线片示(2020 - 03 - 04，本院)：左踝关节骨折(见图 483)。

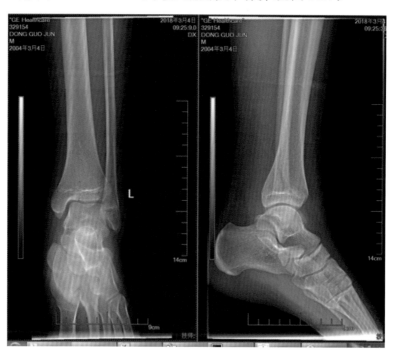

图 483　左踝关节骨折

CT 检查见图 484 至图 485。

诊断：左踝关节骨折(旋后——外旋型损伤胫骨远端骨骺 Salter-Harris Ⅳ 型损伤)。

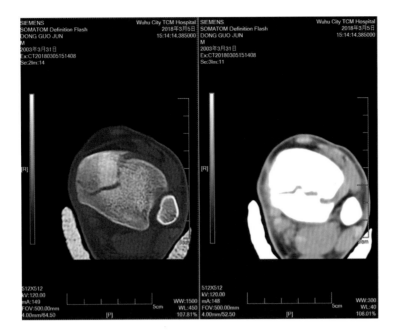

图 484 CT 图一

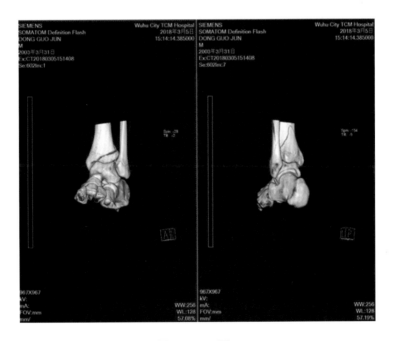

图 485 CT 图二

治疗：

1.手术治疗：切开复位，克氏针内固定。

2.术后支具外固定。

3.药物治疗：活血化瘀、通络止痛，予以戴氏骨伤科效验方口服，组成如下：当归 6g，川芎 6g，赤芍 6g，桃仁 4g，红花 4g，三七 4g，大黄 3g，川牛膝 6g，生地黄 6g，血竭 6g，土鳖虫 4g。复位内固定术后复查 X 线片示(2018 - 03 - 09)：骨折对位对线良好，关节面平整(见图 486)。

2018 - 03 - 24，患者出院前复查 X 线片：内固定在位，骨折对位良好(见图 487)。

2018 - 04 - 21，出院 1 个月门诊复查 X 线片见图 488。

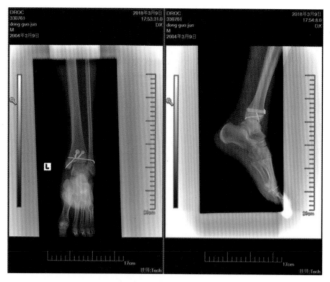

图 486　复位内固定术后复查 X 线片

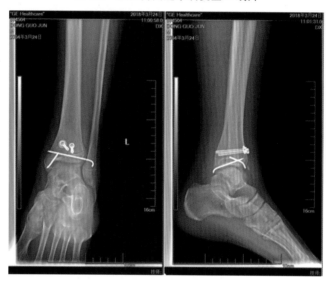

图 487　出院前复查 X 线片

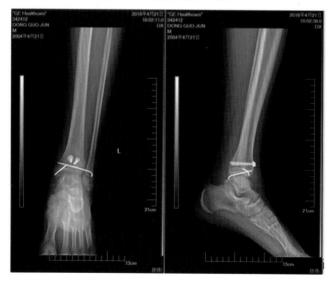

图 488　出院 1 个月门诊复查 X 线片

2018－05－26，2个月后门诊随诊X线片复查：内固定术后改变，断端愈合良好（见图489）。

予以解除外固定支具。

2018－06－27，3个月后门诊X线片复查示：内固定术后，断端愈合良好，对位对线满意（见图490）。

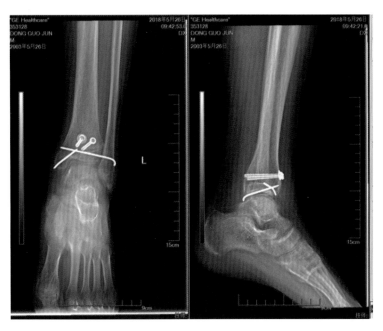

图489　2个月后门诊随诊复查X线片

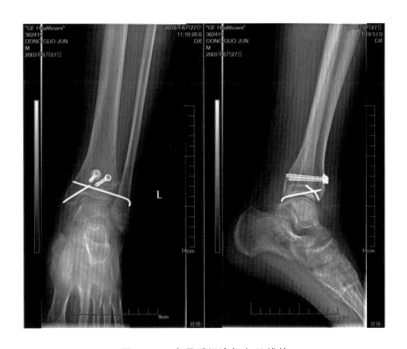

图490　3个月后门诊复查X线片

2019－1－30，内固定术后11个月复查。X线片复查：断端骨性愈合（见图491）。

予以手术去除内固定。

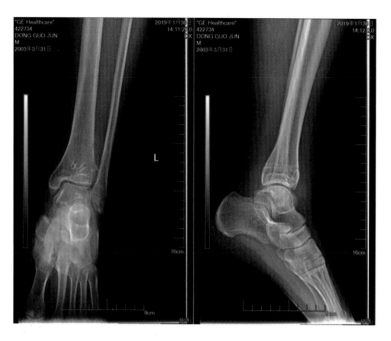

图491 内固定术后11个月复查X线片

按语：

一、儿童踝关节骨折的一般情况

儿童胫骨远端骨骺骨折占全身骨骺骨折的11%～22.7%,其中胫骨骨骺骨折合并腓骨干骺端骨折多见。若不及时、有效治疗,易出现骨骺早闭导致肢体短缩、关节畸形及Volkmann缺血挛缩等,严重影响患儿踝关节功能。研究发现移位≤2mmⅡ型骨折手法复位、夹板或石膏固定能取得满意疗效;胫骨下1/3螺旋骨折伴胫骨远端骨骺损伤。胫骨骨折常见的损伤机制为直接暴力或间接暴力,直接暴力多引起胫骨横行、粉碎或斜行骨折,螺旋骨折多由间接暴力所致。由于儿童特有的解剖结构,不同年龄的骨骺骨化程度、坚实的韧带及骺板复杂的闭合情况,外力作用往往会产生较成人更为复杂的骨折类型。可能的损伤机制是运动中足踝部固定,由于惯性身体继续向前并旋转,旋转外力作用于胫骨干,胫骨下1/3薄弱部位(胫骨干由三边形移行四边形)发生螺旋骨折,骨折线方向为内下到外上。儿童胫骨远端骨骺骨折治疗理想目标在于治愈骨折的同时,达到创伤小、恢复快、局部美观及关节功能恢复好的结果。踝关节骨折是最常见的关节内骨折,约占全身骨折的3.83%,需要解剖复位、坚强内固定及韧带修复,同时兼以早期功能锻炼,以利于骨折修复,否则可致关节不稳和创伤性关节炎。因此对于踝关节骨折的治疗要求较高。踝关节面比髋关节、膝关节面小,但其承受的体重大于髋关节、膝关节,而踝关节接近地面,作用于踝关节的应力无法得到缓冲,因此踝关节骨折的治疗较其他部位要求更高。踝关节骨折解剖复位的重要性越来越被人们所重视,骨折后如果关节不平或关节间隙稍增宽,均可发生创伤性关节炎。故治疗要求最大限度地恢复踝关节的解剖关系,胫骨下端凹形关节面与距骨鞍状关节面吻合一致,而且要求内外踝恢复其生理斜度。对于无移位的单踝、双踝骨折,非手术治疗优良率较好;对年幼的儿童,四肢长管骨骨折应尽量避免做髓内钉或其他内固定。因为任何方式穿过骺板都能导致骺板损伤,影响小儿肢体发育,同时也增加了感染风险,应慎重选择。

二、关于分型

我们对儿童踝关节损伤选择此类分型——Dias和Tachdjian对Lauge-Hansen分类加以改良,并结合Salter-Harris骨骺损伤的分类。此类分型将创伤机制、断端移位程度、骨骺损伤程度有机结合起来,从而帮助我们选择治疗方法及判断愈后。

本病案前 2 例分别为旋后-跖屈型胫骨远端骨骺 Salter-Harris Ⅱ 型损伤、旋后-跖屈型胫骨远端骨骺 Salter-Harris Ⅱ 型损伤。病案一与病案二均为伤后数小时(局部未见明显肿胀)及时采用手法复位,均采用了摇晃加逆创伤机制的手法复位,第一例手法复位后位置满意,第二例手法复位后腓骨稍有成角,位置调整后,胫骨遗留 2mm 左右的前后移位,移位方向与运动轴一致,该部位骨骺骨折自塑能力强,我们未做进一步的手法调整,愈后自我塑形得到了满意的对位。两例患者均采用石膏托逆创伤机制外固定术,并利用软组织夹板维持对位。我们认为复位时间与手法复位的成功率有很大的关系。逆创伤机制加摇晃法可以有效地解除断端的交锁,提高成功率。两侧均采用石膏托未用小夹板复合式外固定,也取得了满意的固定效果。病案四为三平面骨折,此类骨折较为少见,占儿童胫骨远端骺板损伤的 6%~8%。三平面骨折时冠状面骨折线从骺板向近侧通过干骺端后部;矢状面骨折线从关节面的中线至骺板,形成前内侧,更常见的为前外侧骨折块;水平面骨折线经过骺板。这些骨折线可产生两分骨折或三分骨折。在两分骨折中,内侧骨折块含有胫骨干、内踝和前内侧骨骺,外侧骨折块含有骨骺的其余部分和干骺端的后部。在三分骨折中,内侧骨折块与前者相同,外侧骨折块分成两部分,矩形的骨骺前外侧 1/4 形成单独的骨折块。此类骨折的其他类型有四分骨折和关节外三平面骨折,后者骨折线经过内踝。若未能获得解剖复位时,可出现疼痛和早期退行性关节炎,故治疗三平面骨折的主要目的是获得胫骨远端关节面的解剖复位;所以我们选择了切开复位,克氏针、螺钉内固定。

此类骨折存在三平面移位,且为关节内骨折。该患者切开复位时难度较大,我们认为应该权衡利弊,天人合一,三平面骨折应该及时地选择切开复位,以避免不必要的加重软组织以及骨骺的损害。

三、戴氏治疗踝关节儿童骨折

1.重视整体观念,天人合一的大局观。遵循儿童骨折的治疗原则,该部位系胫腓骨远端骨折,塑形能力较强,复位时可允许有轻度移位,随着时间的推移,移位会因塑形得到满意的对位。

2.重视"筋骨同治,筋大于骨"的思想运用,体现:①诊断上,明确受伤机制和创伤解剖。推崇并运用 Lauge-Hansen 结合 Salter-Harris 骨骺损伤的分型。使骨折的移位和软组织的创伤解剖特点了然于胸,手法运用时更加高效合理。②重视软组织损伤的手法复位及外固定,使愈后功能的恢复更加满意。③使解除外固定时间的节点更加合理。

四、关于手法治疗

1.重视理筋手法的运用,踝关节位于小腿的远端,肌肉的走行在此处都为肌腱,骨折的同时多伴有肌腱的交锁、扭曲、短缩等,如果得不到良好的复位,可影响骨折的早期复位;在非生理的位置上愈合、粘连可造成远期的并发症。复位时应该顺势牵引以免卡压、嵌顿。

2.逆创伤机制复位,复位前必须仔细询问受伤的姿态、体位并结合影像学检查,明确受伤机制和创伤解剖确定手法复位的顺序。以期原路返回。

3.遵循辨证施法,施法示人的手法原则。因儿童骨骼娇嫩手法宜轻柔准确,以免造成 2 次创伤。

4.推挤摇晃手法的运用。骨骺骨折移位后断端呈锯齿状,相互交锁很难用推挤手法矫正,有时开放性手术复位都很困难。戴氏采用摇晃推挤法,先摇后推,巧妙地解决了交锁复位困难的问题。用很小的创伤取得了良好的复位效果。

五、关于固定

1.逆创伤机制固定,是非常好的外固定方法,利用软组织的张力作用,不仅使骨折对位取得了良好固定效果,也使受伤的软组织在正常的解剖位置上愈合。

2.戴氏的特色固定方法:

(1)石膏托配合小夹板纸压垫复合式外固定,将石膏的塑形成形的优点和小夹板纸压垫定点挤压的优点结合起来,使固定更加牢固、可靠、有效。

(2)单纯小夹板纸压垫外固定(套叠式月牙形小夹板纸压垫技术的临床应用),利用月牙形小夹板的抱聚作用、顶托作用、张力带作用,以及逐步加压的复位作用,使内外踝的撕脱性骨折得到了很好的固定和逐步复位的效果。病案三为外踝撕脱性骨折,我们采用月牙形小夹板纸压垫套叠式叠压技术,利用其顶托挤压力,使骨折得到了满意的对位和愈合。

(3)下胫腓损伤后合骨垫的临床使用。踝关节骨折多伴有下胫腓关节的损伤,既有冠状位的移位,也有矢状位的位移。合骨垫的使用使矢状位和冠状位的外固定力形成了一个整体,使外固定更加合理、可靠、有效。

第五章　软组织损伤治疗

第一节　筋伤的相关问题

一、筋伤的概念

筋伤俗称"伤筋"，是指由各种外来暴力和慢性劳损等造成的筋的损伤。筋伤是骨伤科最常见的疾病。

二、病因病机

筋伤的病因可分为两种。

（一）外因

1.暴力，直接暴力、间接暴力均可引起筋伤，如跌扑、碾轧、举重、扭捩等；另外，某一局部活动过度，也可引起劳损筋伤。

2.风、寒、湿邪侵袭，筋脉拘挛。

（二）内因

体质、年龄、解剖生理等人体内部因素造成筋伤。

三、分类

筋伤的分类方法有多种，可按筋伤的程度和性质分类：筋断裂伤，又可分成完全断裂和不完全断裂两种；筋移位伤，筋的解剖位置发生变化，如筋出槽、筋出窝、筋翻等；筋劳损伤，慢性积累性劳损所致的筋粗、筋僵等。

筋伤相当于现代医学骨与关节和部分胶原性结缔组织一类疾病，由于筋伤，患者往往有阳气先虚，外邪遂乘虚而入，袭踞经隧，气血为邪所阻，壅滞经脉，日滞于内，筋伤乃作。病之初起以邪实为主，病位在肌表、皮肉、经络。如失治、误治、病延日久，正虚邪恋，五脏气血衰少，气血周流不畅，湿停为痰，血凝为瘀，痰瘀交阻，凝涩不通，邪正混淆，如油入面，胶着难解，呈现虚中夹实、实中有虚、本虚表实，此时病邪除风、寒、湿热外，还兼病理产物痰和瘀。在辨证施治时，必须抓住以下 3个环节，痰、瘀、虚（肝肾亏虚，以肾为主，气血亏虚，以气为重），充分发挥中医药多层次、多环节、多途径、多靶点作用于机体的优势，方可取得较好的疗效。

四、诊断

筋伤的辨证诊断应通过望、闻、问、切，四诊合参（以问为主，以切（触诊）为重），以及现代医学辅助检查，收集资料，综合分析，得出正确的诊断。筋伤是一类疾病，相当于急慢性软组织损伤类疾病，因此诊断多用现代医学的病名。

（一）临床诊断要注意以下要点

1.急性筋伤要注意性质和程度：急性筋伤多为筋断、筋离位和扭伤，尤以筋断为多见。筋断又要分辨完全断裂和不完全断裂。不完全筋断裂表现为局部疼痛、肿胀、活动受限，偶尔能勉强地自主活动，被动活动并无异常；完全筋断裂则丧失活动能力或可查及异常活动。MRI 检查可获得筋断与否的客观证据。

2.慢性筋伤要辨筋伤的性质（外源性还是内源性）和筋伤部位。

3.辅助检查不能作为诊断疾病和治疗方法选择的唯一标准。影像学的改变，必须和体格检查结合起来，重视临床体格检查在筋伤中的作用（绝大多数关节部位退行性疾病都是软组织劳损引起的），才能作出准确的诊断和恰当的治疗方法。如椎间盘突出症，影像学的改变必须和临床症状高度一致，才能诊断为椎间盘突出症。

（二）关于诊断性治疗

筋伤及慢性劳损性疾病的病理有外源性软组织的病变，也有内源性骨结构的改变。两者可以同时存在但又有主次之分，症状相似难以明确地加以区分。但软组织病变（外源性）是其产生临床症状的最主要原因。故慢性筋伤的治疗首选非手术治疗，如腰椎间盘突出症的治疗，经过正规系统的非手术治疗3个月后疗效仍不满意者其疼痛多属于内源性骨结构的改变所致，再选择手术治疗，疗效更佳；膝关节骨性关节炎时针对膝关节周围软组织病变的熏洗治疗无效后再选择关节镜手术治疗或人工膝关节置换术治疗。

五、筋伤治疗的选择

手法、药物、练功、针灸火罐、固定及手术等。

（一）手法

治疗筋伤的手法称为理筋手法，常用的有推揉、拿捏、按捺、摩擦、点压、弹拨、屈伸、旋转、斜扳、击打等手法。理筋手法是常用的治疗方法，具有舒筋活络、行气活血、消肿散结、解痉止痛、通理筋络、整复骨缝、松解粘连、温经散寒、祛风除邪等诸多作用，通过手法和经穴的综合效应，起到治疗筋伤的功效。临床使用必须在明确诊断的基础上，根据辨证选用不同的手法、选取不同的穴位和施术部位，灵活运用。在临床运用时要注意手法的禁忌证和慎用证，保证手法治疗的安全性、可靠性。

手法的补泻：

1.轻重补泻法中补法是较轻刺激的推拿手法，手法柔和、轻快、时间较长，可活跃、兴奋脏器生理功能；泻法是重刺激的推拿手法，用力由轻入重，时间较短，可抑制脏器的生理功能。例如，脾胃虚弱，在脾俞、胃俞、中脘、气海等穴位，用轻柔的一指禅推法进行较长时间的节律性刺激，可取得较好的效果；胃肠痉挛则在背部相应腧穴或胃脘部，用点、按等较强烈的手法做较短时间的刺激，痉挛即可缓解。

2.左右旋转补泻法推拿治疗时，以中指、示指、拇指或用大鱼际推拿某一部位，顺时针旋转（向右旋转）为补法，逆时针旋转（向左旋转）为泻法。关于推拿的旋转补法，诸书记载不一，多用于小儿推拿。明代《小儿按摩经》说："掐脾土，曲指左旋为补，直推为泻"。《幼科推拿秘诀》"左转补兮，右转泻"。如成人推拿中的摩腹，顺时针方向有明显的通便作用；若手法为逆时针操作，则可使胃肠的消化功能增强，起到健脾和胃的作用。

3.迎随补泻法，《灵枢·九针十二源篇》对迎随补泻有具体的说明，如"……往者为逆，来者为顺，明知逆顺，正行无问。逆而夺之，恶得无虚，追而济之，恶得无实，……迎而夺之者，泻也；追而济之者，补也。"临床推拿时，需通而补者，应顺其经脉的走向进行推拿。如在患病有关的经脉下段，顺着经脉方向，在穴位上进行长时间缓慢柔和的手法推拿，或顺其经脉方向施以推法、揉法，以使气血通畅，使虚衰的组织、器官恢复正常的功能活动。这就是随其气去而济之的手法，是一种补虚的手法。需要行而泻之者，应逆其经脉的走向进行推拿，如在与患病有关的经脉上段，逆着经脉的方向，在经穴上进行短时间的重手法推拿，或逆其经脉方向施以重力推法，或用压法、掐法等，操作时要逆着经脉的方向走动，借使方盛的病势在经脉上恢复平衡，这就是逆其气至而夺之的手法，是一种泻实的手法。

如周于蕃在"推肚脐"一节中曾说："推肚脐，须熬汤往小腹下推，则泻，由小腹往肚脐上推，则补"。因为足三阴经从足走腹，交手三阴经，任脉亦由下而上行之，往小腹下推是逆其经脉循行的方向，故为泻法；往上推则是顺其经脉循行的方向，故为补法。

4.平补平泻法（调法）推拿时，在某一施术部位或穴位上做逆时针和顺时针交替旋转揉摩，或手法往返经脉（穴位）上操作，为平补平泻法，能活血调气通经络。如躯干、四肢推拿时，需通行经络者，应先顺经推，或顺经推拿；稍停、再逆经推，或逆经推拿，这种往返推送的推拿方法，即为平补平泻手法。推拿治疗虽无直接补、泻物质进入体内，但依靠手法在体表一定部位的刺激，可起到促进机体器官功能或抑制机体器官功能亢进的作用，就这些作用的本质来看，是属于"补"和"泻"的范畴。

（二）药物

中药在筋伤治疗中较骨折、脱位等病应用更为广泛，可分成内服和外用两大类。内服药物使用时应依急性、慢性筋伤的不同确定不同的治则。急性筋伤先活血化瘀、消肿止痛，其方药可参照骨折；瘀肿消退、疼痛减轻后则宜舒筋活络，方如舒筋活血汤、大活络丹等；后期宜养气血、益肝肾、健筋骨，方如河车大造丸、补肾壮筋汤等。慢性伤筋多用活血舒筋温经止痛法。一般急性筋伤早中期常用的外用药为消瘀止痛药膏，症状较轻者也可用万花油等搽局部。后期及慢性筋伤，外用温经散寒、活血止痛药膏，如十七味大活血。中药熏洗或热敷也极常结合手法应用。

戴氏筋伤药物：分为外用药和内用药，外用药有传承已久的戴氏活血止痛膏，具有凉血（止血）活血，双向调节作用，对筋伤早期肿胀的消退，有非常显著的疗效；内用药强调痰瘀虚并通，治疗痹症，代表方有传承已久的腰痹康、戴氏筋骨舒药酒等。

（三）练功

练功是恢复筋的柔韧刚劲的重要方法。通过练功可防止筋络粘连，避免筋伤后遗症，加速愈合，缩短疗程，恢复功能。急性筋伤的练功参照骨折和关节脱位的练功方法。慢性筋伤则在增强全身体质及改善损伤局部功能两方面并重，太极拳、练功十八法等均可选用。练功的要点为循序渐进、持之以恒，是太极式的康复理念。

（四）针灸火罐

能宣通气血、舒筋止痛，适用于扭伤及慢性伤筋。多在筋伤部位的附近取穴，并结合药物注射。常用药物如当归注射液、威灵仙注射液。这是20世纪70年代以来新兴的疗法，既有针刺穴位的作用，又有药物治疗的效果。躯干的骨突部或肌肉丰厚部位拔火罐能祛风散寒、活血止痛，若局部消毒后先用针或小刀点刺出血，则收效更佳，多用于肩背或腰臀部慢性伤筋。

戴氏雷火神针的外治疗法对软组织慢性劳损也有非常显著的疗效。

（五）固定

主要用于急性筋伤，急性筋伤不论完全筋断裂或部分筋断裂，还是筋离位，多须适当固定，应视损伤的程度和部位确定固定的方法和时间。

戴氏月牙形小夹板纸压垫临床使用对筋伤不完全损伤的固定，利用其很好的贴敷作用，对筋骨的愈合有着非常好的效果。

六、骨赘

骨赘是指伴随着年龄逐渐地增长出现的一种正常的退行性改变，也是关节部位不稳导致的一种病理性改变。一旦出现之后，不同部位的骨赘所引发的症状会有所区别。如果出现在颈椎部位，会导致颈神经、颈髓、椎动脉受到压迫刺激，产生一系列症状。如果出现在腰椎位置，可导致患者出现腰椎管明显狭窄，导致神经根的压迫等一系列临床表现，如患者在走路的时候会出现间歇性的跛行等症状。如果出现在膝关节位置，在患者行走的过程中，膝关节相应位置的骨赘刺激关节软骨、滑膜，也会出现疼痛的感觉。

（一）骨赘的形成

1. 骨赘是一种多成分的混合体，包括退变骨组织、血肿及韧带，也有学者认为椎体的骨赘来自退变椎间盘组织的纤维环。

2. 骨赘形成的原因，主要是骨膜受到过分刺激，或者骨骼的平衡受到破坏，令骨骼过度生长。骨赘是一种常见的骨退行性病变。其产生与骨的力学环境改变、炎症诱发、外伤甚至遗传都有关系。

骨赘是种种原因造成关节软骨的磨损、破坏,并促成骨头本身的修补、硬化与增生,是一种自然的退行性改变,一般而言,骨赘形成就表示进入老化阶段。然而,骨赘并非一定与年龄有关,由于工作形态改变,许多人必须久坐、久站,若是加上姿势不正确,以及外伤,关节先天发育异常,能使关节提早发生退化现象,而诱发骨赘的形成。

3.脊柱的退行改变(骨赘形成):

(1)由于年龄的关系:人体脊椎在长时间反复使用下脊柱周围的椎间盘、韧带、软组织很容易发生退行性改变,如腰椎不稳、假性滑脱、稳定性下降,从而形成反应性骨赘。

(2)与生活状态的关系:一些必须久坐、久站,长时间维持同一个姿势或是姿势不正确的工作族群,如家庭主妇、老师、金融工作者、工厂作业员等,都可能因为过度使用及使用不当,造成脊柱的过度磨损。

(3)与先天性脊柱畸形有关:如峡部裂、骶椎腰化等均可引起脊柱不稳,使退行性改变提前发生。

(4)与外伤有关:外伤(可以急性外伤,也可以积累性的慢性损伤)造成椎体、小关节、棘突以及韧带周围软组织损伤,如:小关节峡部裂骨折造成的真性滑脱均可造成脊柱不稳,诱发退行性改变。

(二)骨赘的临床意义

骨赘不能完全与症状画等号,其既有生理性的也有病理性的,生理性的骨赘形成主要是不稳的表现,从而形成骨赘以维持稳定。病理性的骨赘是骨赘形成后压迫到邻近的神经或者压迫到脊髓,而出现的一系列临床症状,如疼痛、麻木、关节变形、肌肉无力等。

还有一种骨赘在椎体之间始终不能形成融合,患者经常感到腰痛并且在进行推拿、熏蒸等理疗中无任何缓解的现象,在 X 线片下观察到滑脱或者是不稳的现象,此类则应放弃保守治疗,予以内固定融合。

(三)骨赘的治疗

骨赘的形成必有软组织的劳损(因为骨赘在形成的过程中由于不稳定的因素软组织的代偿性劳损),因此无论是生理性的还是病理性的骨赘都要治疗软组织的病变(外源性),针对软组织的病变我们运用手法和熏洗疗法均取得显著的治疗效果,在治疗过程中也充分体现了内外并重的戴氏正骨疗法的学术思想。

(四)骨赘的预防

1.尽可能避免长时间久坐、久站,如果无法避免可适时活动筋骨。

2.平时也应注意坐姿及站姿,避免因为不正确的姿势,增加腰椎负荷。

3.养成规律的运动习惯。

4.日常的饮食对预防骨刺的发生也有所帮助,因此可以适量摄取富含抗氧化剂的食物。

5.生物类黄酮可以预防自由基的破坏、减缓炎症反应、加速运动伤害的复原及强化胶质的形成,也能经由补充这些物质达到预防的目的。

6.对于不稳定的关节,如腰椎不稳、膝内外翻畸形及关节部位的软组织不平衡均应采用手术调整,避免骨骼的不平衡造成继发性损伤。

7.中药在筋伤治疗中的作用:关节部位的退行性疾病,绝大多数的临床症状是由关节周围的软组织劳损退变引起的。因此无论是手术治疗还是非手术治疗,都要强调中药治疗。如膝关节骨性关节炎的中药熏洗疗法,使关节周围挛缩的软组织得到了很好的松解,无菌性炎症得到了有效的治疗,临床疗效肯定。腰椎间盘突出症和腰椎不稳的中药治疗,一部分仅用单纯的中药内服就可取得非常好的疗效;另一部分患者经手术治疗后,仍然残留症状,经过中药治疗也取得了非常满意的疗效。

七、戴氏骨伤筋伤治疗的学术思想

（一）内外稳定，互为因果

在筋伤治疗过程中，戴氏认为：治疗时片面地追求解除内源性因素或解除外源性因素，均无法达到最好的医治效果。如椎间盘突出症的患者常伴有腰椎不稳、软组织劳损等表现，临床上即使手术很好地解除椎间盘对神经根的压迫以及同时做了稳定脊柱的内固定手术，术后仍有少数患者存留腰部软组织不适症状，这是因为没有解除外源性因素。

戴氏骨伤认为：脊柱具有内源性稳定和外源性稳定因素。内源性因素是指脊柱的椎体、后关节、椎间盘及其内外的有关韧带；外源性因素是由脊柱周围的肌肉组织，尤其是腰背肌等有关肌肉的综合力量以维持腰椎的稳定。外源性的这些肌群与内源性结构共同维护脊柱的稳定性。治疗时不仅要恢复小关节之间的位置，松解周围滑囊嵌顿，解除椎间盘对神经根的压迫影响；同时要松解周围软组织，使用"拨法"松解肌肉"筋结"，使肌肉纤维性变化得到改善，恢复肌肉的肌力状态，进一步稳定脊柱。所以治疗腰椎间盘突出症必须要做到"筋骨同治"，使整个脊柱达到"内外稳定"，才能取得满意疗效，而在治疗过程中，重视内外平衡，尤为重要，缺一不可。

（二）内外并重、重在外治；治痹审虚实、痰瘀虚并通；论伤从气血活血凉血并重

戴氏骨伤向来重视内病外治，认为跌打扭挫损伤，伤力多由外而内，伤情外重内轻。从表皮给药，从伤处给药，可以直达病所，事半功倍。

戴氏骨伤认为："痹症"之初期以邪实为主，病位在肌肤、皮肉、经络。如病延日久，正虚邪恋，湿停为痰，久为"顽痰"，血凝为瘀，久为"死血"，痰瘀交阻，凝涩不通。此时病邪除风、寒、湿、热外，还兼病理产物痰和瘀。治疗过程中，戴氏常用红花、土鳖虫、血竭等活血药物，而痰、瘀二邪生热，则加入"凉血"的寒凉药物，疗效可靠、事半功倍。

第二节 头 痛

头痛是临床常见的症状，通常疼痛部位在头颅上半部，包括眉弓、耳轮上缘和枕外隆突连线以上部位。

一、相关生理病理

病因繁多，神经痛、颅内感染、颅内占位病变、脑血管疾病、颅外头面部疾病，以及全身疾病如急性感染、中毒等均可导致头痛，中医则认为头痛由外因引起，如感染风、寒、湿等外邪，或内有肾虚、肝火上扰等。青壮年易患该疾病。

二、分型

风寒头痛：头痛时作，痛连项背，恶风畏寒，遇风尤甚，口不渴，苔薄白，脉浮。

风热头痛：头胀痛，甚则如裂，发热或恶风，面红耳赤，口渴欲饮，咽红肿痛，苔黄，脉浮数。

风湿头痛：头痛如裹，肢体困重，纳呆胸闷，苔白腻，脉濡。

肝阳头痛：头痛而眩，心烦易怒，夜眠不宁，面红口苦，苔薄黄，脉弦。

肾虚头痛：头痛且空，每兼眩晕，腰痛酸软，神疲乏力，遗精带下，耳鸣，少寐，舌红少苔，脉细无力。

血虚头痛：头痛而晕，心悸不宁，神疲乏力，面色㿠白，舌质淡，苔薄白，脉细弱。

痰浊头痛：头痛昏蒙，胸脘满闷，呕恶痰涎，苔白腻，脉滑或弦滑。

三、治疗

其他常规治疗方法略。本文仅介绍中医的手法治疗。

四、推拿常规疗法

(一)手法治疗适应证

疼痛形式常见胀痛、闷痛、针刺样痛等。有时可出现恶心、呕吐、头晕等症状,同时需要排除器质性头痛。

(二)手法流程

1.患者坐位,用一指禅推法沿颈部两侧膀胱经上下往返治疗 3～4 分钟,然后按揉风池、风府等穴,再拿两侧风池;沿颈项两侧膀胱经自上而下操作 4～5 遍。

2.患者坐位,用一指禅推法从印堂穴开始,向上沿前额发际推至头维、太阳、鱼腰、攒竹穴再回到印堂穴,往返 3～5 遍。

3.按揉风府、睛明、太阳、百会穴,再用大鱼际揉法在前额部操作,以印堂穴及两侧太阳穴为重点。

4.用抹法在前额部操作 5～8 遍,最后 1 遍抹至两侧太阳穴时改用掌抹法向头两侧后方经率谷穴到风池穴方向操作。

5.用五指拿法从头顶拿至风池,改用三指拿法,沿膀胱经拿至大椎两侧,重复操作 4～5 次。

(三)头痛辨证加减推拿法

1.风寒头痛:先用抹法在肩背部治疗 2～3 分钟,配合按揉肺俞、风门穴,再拿两侧肩井,然后用小鱼际直擦背部两侧膀胱经,以透热为度。

2.风热头痛:按揉大椎、肺俞、风门穴各 1 分钟,再拿两侧肩井,再按揉两侧曲池、合谷穴,然后配合虚掌拍击背部两侧膀胱经,以皮肤微红为度。

3.风湿头痛:重按太阳、头维穴,再按揉大椎、曲池穴,配合拿合谷、肩井穴,再以虚掌拍击背部两侧膀胱经,以皮肤红为度。

4.肝阳头痛:用扫散法在头侧胆经循行部自前上方向后下方操作,两侧交替进行各 5～8 次,配合按头维、角孙、率谷等穴,再推桥弓,先左后右,各 10～15 次,最后按揉两侧太冲、行间穴,以酸胀为度,再推擦两侧涌泉穴,以透热为度。

5.痰浊头痛:用一指禅推法及摩法在腹部治疗约 10 分钟,重点在中脘、天枢穴。再按揉两侧脾俞、胃俞、大肠俞、足三里、丰隆、内关、中府、云门穴,最后中指点天突穴。

6.血虚头痛:摩腹 10 分钟,以中脘、气海、关元穴为重点,再按揉两侧心俞、膈俞、血海、足三里、三阴交穴,以微酸胀为度,再用全掌擦背部督脉,以透热为度。

7.肾阳不足头痛:摩腹 10 分钟,以中脘、气海、关元穴为重点,再直擦背部督脉,横擦腰部肾俞、命门一线,斜擦两侧八髎穴,以透热为度。

8.肾阴不足头痛:按揉血海、足三里、三阴交、肾俞、关元穴,再按揉涌泉并擦之以透热为度。

五、戴氏特色推拿手法

(一)手法治疗适应证

疼痛形式常见胀痛、闷痛、针刺样痛等。有时可出现恶心、呕吐、头晕等症状,同时需要排除器质性头痛。

(二)手法流程

1.患者取坐位,术者双手拇指自印堂穴反复施以拇指擦法,然后推至百会穴,并反复按揉百会穴约 2 分钟。

2.分抹眉弓数次后沿眉至太阳穴并点按数次,顺太阳穴向后推向风池穴。

3.按揉睛明穴,向下按揉上迎香穴,顺着眼眶再按揉太阳、风池穴,点按风池穴数次。

4.自印堂穴上下来回搓动后抹向下点按鼻旁两侧迎香穴。

5.再分眉弓,点按印堂穴,按揉百会穴,拿肩井穴,点按天宗穴,提风池穴。

6.一手抵住患者前额,另一手托住患者下颌,旋转头部约45°左右。按揉大椎、风府穴。拍打肩部数次,术毕。

六、预防

头痛的防治应减少可能引发头痛的一切病因,包括避免头、颈部的软组织损伤、感染、避免接触及摄入刺激性食物、避免情绪波动等,同时保持情志的舒畅与充足的睡眠。

七、护理

头痛患者应减少摄入巧克力、乳酪、酒、咖啡、茶叶等易诱发疼痛的食物。同时口味饮食应清淡,忌食辛辣刺激、生冷的食物,头痛发作期应禁食火腿、干奶酪等食物。

第三节　颈　椎　病

颈椎病又称颈椎综合征,为中老年人的常见病、多发病。颈椎病多由肝肾亏损、气血亏虚、慢性劳损、风寒湿邪内侵、外部损伤以及少数的先天性畸形等引起颈椎间盘退变、颈部项韧带钙化、颈椎骨质增生等改变,从而导致脊柱的内外平衡失调,刺激或压迫神经、脊髓、血管等组织而产生的一系列症状和体征的综合征。

一、相关生理病理

人体通过无菌性炎症的形式进行自我修复、自我代偿,如果在人体调节范围之内,没有引起动态平衡失调,就不会出现颈椎病的一些临床症状,反之则会因为反复的"损伤机制"造成人体动态平衡失调,在病变的一些部位逐渐出现炎症机化、纤维化,形成"筋结";一些部位形成"骨质增生",最终引起病变部位软组织本身、病变软组织与邻近软组织之间、相关软组织与之所附着的颈椎骨质之间形成广泛的粘连、瘢痕、挛缩、增生,直接刺激和卡压穿行于其间的血管、神经,从而引起受压的临床表现。

现代医学认为颈椎病是由脊柱内外平衡失调形成的(内:骨性结构,外:筋膜、韧带),内部脊柱不稳,那么外部软组织就代偿维持平衡而造成肌肉损伤,形成筋结,韧带损伤的症状;若是外部软组织受损,内部脊柱就会代偿来维持平衡,脊柱形成代偿性骨赘,引起的一系列以颈部疼痛为主的生理病理改变。颈椎病的产生是从颈椎椎体周围的软组织急慢性损伤开始的。

戴氏骨伤研究认为:颈椎病属于中医"痹证"的范畴,多由肝肾亏损、气血亏虚、风寒湿邪内侵导致,气滞血虚,日久生痰,引起痰、瘀、虚互积,是造成颈椎病的病理基础。

二、临床表现

(一)颈型颈椎病

颈型颈椎病是临床比较多见的一类颈椎病。主要表现为颈项部肌肉酸痛,颈项活动受限、僵硬,压痛点明显,无其他神经症状。

(二)脊髓型颈椎病

脊髓型颈椎病是颈髓压迫导致的病理改变。临床表现因病变脊髓被侵袭的程度、部位和范围而异。上肢通常表现为麻木、乏力、手指屈伸活动不能自如。写字、系鞋带纽扣、用筷子等精细动作困难,随病情发展可有手内在肌萎缩。下肢表现为缓慢的进行性的双下肢麻木、发凉、疼痛和乏力,走路飘飘然,像踩棉花,步态不稳,易跌倒。

(三)神经根型颈椎病

神经根型颈椎病主要特征为上肢的放射痛及麻木,受压神经根分布区域感觉障碍,肌肉萎缩,肌力减退等,为临床上较多的一类分型。

（四）椎动脉型颈椎病

①偏头痛：以颞部为剧，多呈跳痛或刺痛。②迷路症状：主要为耳鸣、听力减退及耳聋等症状。③前庭症状：主要表现为眩晕。④记忆力减退。⑤视力障碍：出现视力减退、视物模糊、复视、幻视及短暂的失明等。⑥精神症状：以神经衰弱为主要表现，多伴有近事健忘、失眠及多梦现象。⑦发音障碍：主要表现为发音不清、声音嘶哑及口唇麻木感等，严重者可出现发音困难，甚至影响吞咽。⑧猝倒：即当患者在某一体位头颈转动时，突感头昏、头痛，患者立即抱头，双下肢似失控状发软无力，随即跌（坐）倒在地。

（五）交感神经型颈椎病

①头部症状：头晕、头痛、头沉、头昏、枕部痛，但头部活动时这些症状不加重。患者常主诉头脑不清，昏昏沉沉，有的甚至出现记忆力减退。②面部症状：眼胀、干涩或多泪、视力变化、视物不清，耳鸣、耳堵、听力下降，鼻塞、咽部异物感、口干、声带疲劳、味觉改变等。③胃肠道症状：恶心甚至呕吐、腹胀、腹泻、消化不良、嗳气以及咽部异物感等。④心血管系统症状：心悸、胸闷、心率变化、心律失常、血压变化等。⑤周围血管症状：由于血管痉挛，出现肢体发凉怕冷，局部温度偏低，或肢体遇冷时有刺痒感，或出现红肿、疼痛加重现象。还可见颈部、颜部和肢体麻木症状，但痛觉减退并非按神经节段分布。⑥出汗障碍：多汗或无汗。这种现象可局限于一个肢体、头部、颈部、双手、双足、四肢远端或半侧身体。

（六）混合型颈椎病

混合型颈椎病为上述 2 种或 2 种以上类型混合症状表现。

三、分型

（一）西医分型

颈型颈椎病，脊髓型颈椎病，神经根型颈椎病，椎动脉型颈椎病，交感神经型颈椎病，混合型颈椎病。

（二）中医证候分型

1.气血两虚型：头晕目眩，面色苍白，心悸气短，四肢麻木，倦怠乏力。舌淡苔少，脉细弱。

2.肝肾不足型：眩晕头痛，耳鸣耳聋，失眠多梦，肢体麻木，面红目赤。舌红少津，脉弦。

3.气滞血瘀型：颈肩部、上肢刺痛，痛处固定，伴有肢体麻木。舌质暗，脉弦。

4.风寒湿痹型：颈、肩、上肢串通麻木，以痛为主，颈部僵硬，活动不利，恶寒畏风。舌淡红，苔薄白，脉弦紧。

5.痰湿阻络型：头晕目眩，头重如裹，四肢麻木，食少纳呆。舌暗红，苔厚腻，脉弦滑。

四、诊断

（一）外伤史

有长期的慢性劳损史或有外伤、颈椎的先天性畸形、颈椎的退行性改变等。肩、颈部的疼痛，头痛头晕，上肢的放射痛及麻木。多发于 50 岁以上人群，好发于长期低头伏案工作者。

（二）辅助检查

X 线片检查可见颈椎生理弧度改变或消失、椎间隙狭窄、椎体骨质增生，也可见钩椎关节增生。CT、MRI 检查示椎管狭窄、椎间盘膨出或突出压迫脊髓。

五、常规疗法

针刀疗法、针灸治疗、穴位注射、推拿等。

（一）常规手法治疗

1.颈部推法：患者取坐位，术者立于其后，用小鱼际自颈上部向肩部推；再用双手拇指自肩井穴向风池穴推,以局部有胀酸感,皮肤发热,发红为度。

2.颈部拿法:取坐位,术者立于患者后,用双手提拿其颈后及颈两侧肌肉,双手交替用力,即左手提拿时,右手放松;右手提拿时,左手放松,反复操作3分钟。

3.颈部揉捏法:取坐位,术者立于其后,用双手拇指或小鱼际上下来回揉捏颈部两侧及肩、上肢肌肉5分钟。

4.颈部提转法:取坐位,术者立于其后,用一手托其下颌,一手托其后枕部,慢慢左右旋转并用力上提,听到弹响声后,按摩颈部,放松椎旁肌肉。

5.颈部侧屈法:取坐位,两上肢反抢于背后,术者立于其后,两手掌侧小鱼际贴于其颈部两侧,然后双手交替着力,使头部向左、向右侧屈运动,反复进行10次。

6.按肩扳头法:取坐位,双上肢反抢于背后,术者立于其后,左手按其右肩,右手置于其头顶,用力将头颈部向右侧搬动。然后用同法,右手按其左肩,左手置于其头顶,用力将头向左侧搬。两侧交替操作,每侧10次。

7.理筋法:取坐位,患侧上肢外展,用双手拇指指腹从肩峰沿上肢外侧肌肉分理和拨离至腕关节;然后用抖法抖动其上肢2分钟。

8.指压法:神经根型,用拇指指端按压风池、肩井、肩髎、外关、少海、后溪穴各1分钟;椎动脉型,用拇指指端按压风池、太阳、列缺、合谷、听宫穴各1分钟;脊髓型,用拇指指端按压肩井、翳风、肩中俞、肩髎、期门、阳陵泉、后溪穴各1分钟;交感神经型,用拇指指端按压百会、肩井、颧髎、神门、外关、足三里穴各1分钟;混合型,根据其混合具体类型,有选择按压以上有关穴位。

(二)药物治疗

需要根据患者的中医辨证分型给予中药。风寒湿型可以给予防风汤,气滞血瘀型可以给予通窍活血汤,痰湿阻滞型可以半夏白术天麻汤。

(三)针刀治疗

1.颈型颈椎病:针刀主要松解肩胛提肌,C_2 棘突旁,或颈固定肌群(头、颈夹肌,头、颈半棘肌。用针刀斜刺术效果好,且安全无痛)。

2.动脉型颈椎病:针刀主要松解椎枕肌、腱弓、环枕后膜,C_2 关节囊。

3.神经根型颈椎病:针刀主要松解斜角肌、固定肌群、项韧带及颈背筋膜等。

4.脊髓型颈椎病:针刀主要松解颈固定肌群、项韧带、某一压迫节段关节囊。

5.交感型颈椎病:针刀主要松解斜角肌或针刀触激星状神经节。

(四)手术治疗

当患者出现以下症状时,应采取手术治疗:

保守治疗3个月无效或者尽管有效,但是停止治疗后症状反复发作,影响正常生活和工作;

神经根性疼痛剧烈,保守治疗无效。

上肢某些肌肉出现肌无力甚至肌萎缩,经保守治疗2~4周仍有发展趋势。

六、戴氏特色治疗

(一)适应证

颈型颈椎病,神经根型颈椎病,交感颈椎病初期。

(二)特色治疗

1.颈椎牵引:受术者在颈椎牵引椅上,吊颈牵引30分钟左右。

2.熏蒸疗法:患者仰卧于熏蒸床上,充分暴露颈部皮肤,在戴氏特制的熏蒸药床上定点熏蒸30分钟。

3.手法治疗:本病手法注重于点、线、面之间的结合,首先寻点(痛点),讲究先由轻到重,再由重到轻,再以点定线,由线到面,贯穿始终。设计手法的流程,根据颈椎病的类型,辨证施治后确定推拿治疗的手法,明确颈椎病的手法禁忌证、临床分型。颈椎病的手法尤其强调"法柔,点准,力透";点、线、面之间的兼顾;时间的分配。

(1)常规手法:一指禅推法、拨法、拿法、揉法、按法、擦法,点法、抖法、㨰法、拔伸法、捏法等。

(2)取穴:百会、风池、大椎、天柱、肩井、天宗、曲池、手三里、内关、外关、合谷等穴。

(3)具体操作方法:患者取坐位和俯卧位交替进行。

以坐位为例:

①松解手法:术者位于其后侧方。㨰法、揉法施术于患者颈椎两侧、肩部由内向外反复操作5分钟以产生灼热感为佳(可取俯卧位)。

拇指指腹从内向外指推两侧斜方肌,在筋结处停留并用拇指腹逆时针方向反复按揉。一手按住前额,另一手按揉患者两侧风池穴并沿着斜方肌自上而下进行点按。以拇指指腹分别着力于颈椎两侧,沿风池穴至肩井穴进行推摸、点按。再以一指禅推法、㨰法施术于颈椎两侧,自上而下反复操作5分钟,同时点揉风池、大椎,肩井等穴1～3遍。再以两示指桡侧在颈部向前后自上而下夹搓,随后在两侧斜方肌施以弹拨法,由外向内弹拨,在筋节处或肌肉僵硬处可反复弹拨数次。然后在颈后正中可由内向外弹拨斜方肌,反复操作数次,边弹拨、边揉动。弹拨的力度应在患者能承受的范围内,既要产生疼痛,又不可太过,造成不必要的伤害。施术者一手用拇指和示指指腹扶持患者前额部,主动将患者头部向后仰,另一手拇示指按揉风池穴,并向上拔伸。待肌肉放松,双手小鱼际按压于双侧肩井穴处,双手拇指顶按于双侧风池穴处,其余四指伸直托起下颌骨。尽可能伸直拇指并使虎口部张开,使颈部得到纵向牵引力同时轻度左右水平旋转头部,并做头颈部前屈后伸和左右旋转动作1～3次,再用拇指按揉风池穴,续用一手掌面托持下颌部,用另一手掌面按于头顶后方,两手夹住头部,相对用力在牵引下缓缓用力做顺或逆时针反向旋转1～3次。术者位于患者前方,以双手拇指螺纹面按揉印堂并分推前额至太阳穴,反复操作1～3分钟。继用一手拇指按揉头顶百会穴及两侧头维穴1分钟左右。完全放松后予患者取俯卧位,用㨰法、点按法、拨法反复施于患者肩背部,尤其以肩胛骨内侧缘为主。后按揉两侧斜方肌。

②颈部旋转手法:双手拇指顶托风池,小鱼际压住肩部,其余四指托住下颌。颈部稍后伸,拇指和鱼际同时发力。牵张颈椎,然后在牵张的基础上左右缓缓旋转。旋转后回到中立位。在牵张的基础上利用震颤手法,舒筋通络(见图492)。

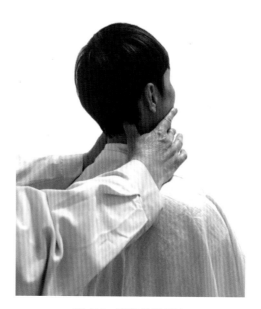

图492　颈部旋转手法

③最后以叩击法为结束手法,先快速空拳叩击肩部、背部,然后叩击两侧肩部,最后拍打肩部、颈项部数次结束。

④随证加减:如伴有上肢麻木患者,术者一手托住患者上肢,另一手在患肢自肩关节起,至腕关节施以弹拨法,拇指着力,其余四指置于对侧起支撑作用,分别作用在阳明、太阳、少阳和厥阴经上,阳明经和太阳经可同时作用,其余两经各拨一遍,最后伸直患肢并使用小幅度快频率的抖法,双手握住患肢远端,微微用力做小幅度的上下连续抖动,频率保持在每分钟 200 次左右。

以上推拿每次时间 30 分钟,每天 1 次,10 次为一疗程。

(三)注意事项

1.本法以拨法为主,用力应尽量柔和。在治疗神经根型颈椎病时可适当采用拔伸手法,在拔伸状态下可左右旋转头部,但切忌生猛暴力,手法不可过于僵硬。

2.避免长时间低头工作,间断性行颈椎活动。

3.脊髓型和椎动脉型颈椎病,不宜用手法治疗。

4.临床上需要先排除内科疾病如高血压、肿瘤、脑梗死等。需要与眼缘性眩晕、颈椎不稳、前斜角肌综合征、脊髓空洞症等鉴别诊断。若有明显神经根症状、脊髓压迫并病理反射症状的,经传统的保守治疗无效的应采取必要的手术治疗。

5.坚持颈椎保健锻炼,注意日常保暖,避免风寒湿邪入侵。

6.配合戴氏效验方内服,疗效更佳。

按语:

现代研究表明,手法能消除炎症,缓解肌肉痉挛,改变椎间隙的状况,纠正后关节错缝,改变骨赘物和神经、血管的相对位置,缓解颈椎症状。戴氏骨伤认为,手法需要做到"点准""力透""法柔"的特点,病灶要准确,手法力度要渗透,操作动作要柔和。而在临床推拿治疗中,手法治疗颈椎病,在治疗过程中尤其要注意患者的反应,对敏感部位(筋结)需要重点刺激,直至感觉"筋结"松解为度。手法施术时还要掌握好点、线、面三者之间的关系。点是筋结以松为主,手法宜重,拨络法为主;线是经络以通为主,手法宜轻,揉法为主;面是病灶周围的肌肉以及相连肌肉的病变,手法轻重适宜,以鱼际揉法为主。手法流程:从轻到重,从重到轻。由线到面再到点,再由点到线到面结束手法。手法全程要求患者在完全放松的状态下完成。

第四节 落　枕

落枕又称失枕,多数患者是由睡眠姿势不当,枕头过高或过低,头部滑落于枕下,致使颈部肌肉长时间受到牵拉而受伤,使颈部斜向一侧而得名。轻则一两天可自行缓解;重者可拖延数日。妨碍正常的生活和工作。在临床中,本病较为常见,以晨起或颈部猛然地转动后出现,可发生于任何年龄,多见于青少年,男性多于女性。冬春两季发病较高。

一、相关生理病理

一是肌肉扭伤,如夜间睡眠姿势不良,头颈长时间处于过度偏转的位置;或因睡眠时枕头不合适,过高、过低或过硬,使头颈处于过伸或过屈状态,均可引起颈部一侧肌肉紧张,使颈椎小关节扭错,时间较长即可发生静力性损伤,使伤处肌肉、筋脉强硬不和,气血运行不畅,局部疼痛不适,动作明显受限等。

二是感受风寒,如睡眠时受寒,盛夏贪凉,使颈背部气血凝滞,筋络痹阻,以致僵硬疼痛,动作不利。

三是某些颈部外伤,也可导致肌肉保护性收缩以及关节扭挫,再逢睡眠时颈部姿势不良,气血壅滞,筋脉拘挛,也可导致本病。

四是素有颈椎病等颈肩部筋伤,稍感风寒或睡姿不良,即可引发本病,甚至可反复落枕。

二、临床表现

颈部疼痛活动受限。头多歪向一侧,主要表现为颈项强迫体位。

三、体格检查

颈部肌肉挛缩明显伴压痛,患者压痛部位可摸到条索状,有明显的压痛点。

四、诊断

(一)相关症状和体征

多数患者早晨起床后,即感颈部疼痛强硬不适,活动受限,并且颈痛加重,头多歪向一侧,主要表现为颈项强迫体位,呈僵硬状态,颈部活动受限往往局限于某个方位,不能做点头、仰头、转头活动,转头时常与上身同时转动,以腰部代偿颈部旋转活动,疼痛可向肩背部放射。病患处肌肉挛缩明显伴压痛,个别患者压痛部位可摸到条索状,有明显的压痛点,压痛点可出现在肌肉起止点,颈部前屈或向健侧旋转可牵拉受损肌肉加重疼痛。

(二)辅助检查

X线片、CT检查无相应的异常表现。

五、常规治疗

(一)颈部牵引

10～20分钟,使颈部痉挛稍有改善后,再行手法治疗。

(二)常规手法治疗

常用手法有揉法、指揉法、点压法、拿法、拿捏法、拨络法、弹拨法、拉伸旋转法、分抹法、叩击法等。

1.预备式取坐位,腰微挺直,双脚平放与肩同宽,左手掌心与右手背重叠,轻轻放在小腹部,双目平视微闭,呼吸调匀,全身放松,静坐1～2分钟。

2.按揉风池穴,将双手拇指指腹放在同侧风池穴上,其余四指放在头部两侧,适当用力按揉0.5～1分钟。

3.拿捏斜方肌,将一手放在对侧肩部,用拇指与其余四指对合用力,拿捏斜方肌0.5～1分钟。双肩交替进行。

4.推胸锁乳突肌,用左(右)手大鱼际放在对侧耳后乳突下,沿胸锁乳突肌走行向下推揉0.5～1分钟。

5.拿捏颈肌,将右手上举,拇指放在颈椎外侧,其余四指放在颈椎对侧,用力对合,将颈肌向上提起后放松,沿风池穴向下拿捏至大椎穴10～20遍。

6.推擦大椎穴,将右手四指并拢紧贴在大椎穴,适当用力反复摩擦0.5～1分钟,至局部发热为佳。

7.按揉痛点,将左(右)手拇指按在颈部痛点上,适当用力揉按0.5～1分钟,以酸胀为佳。

8.掐合谷穴,将一手拇指指尖按在对侧合谷穴上,其余四指附在掌心,适当用力掐压0.5～1分钟,以有酸胀感为佳。双手交替进行。

9.按揉落枕穴,用一手拇指尖,按于对侧落枕穴上,其余四指附在掌心,适当用力由轻渐重按揉0.5～1分钟。

六、戴氏特色治疗

落枕主要的病理变化为肌肉痉挛,所以手法的重点是拉伸,恢复肌肉的正常走向。

(一)手法治疗

1.松解手法:颈项部,斜方肌、胸锁乳突肌痉挛处,此时因紧致痛,选用拿捏法(四指需拿住肌肉深层由里向外)、弹拨法(在筋结点处施以重点弹拨法)配合分抹法(双手拇指在颈部正中与两侧交替自上而下的分抹),解除肌肉痉挛,以松止痛。

2.拉伸手法:继上法后,再采用拉伸手法拉伸肌肉恢复长度、解除肌肉痉挛。拉伸旋转手法,双手小鱼际按压于双侧肩井穴处,双手拇指顶按于双侧风池穴处,其余四指伸直托起下颌骨。尽可能伸直拇指并使虎口部张开,使颈部得到纵向牵引力,同时轻度左右水平旋转头部。在拔伸牵引的状态下轻轻施以左右旋转 $10°\sim20°$,不可以弹响声为度。起到解除肌肉痉挛与解除小关节滑膜嵌顿的双重作用。本法与传统的旋转法相比,牵引与反牵引的力量比较明确。旋转的幅度小且平稳,非常安全而且有效。

再采用双肩后伸旋转法,患者双手交叉抱头,术者双手握住患者肘部,向后伸双肩并左右旋转脊柱。进一步起到解除肌肉痉挛与调整脊柱序列的双重作用。

3.叩击法,双手小鱼际叩击颈项部、背部这一个面,使患者的点和面得到了很好的兼顾,使患者在完全放松的情况下结束手法。

(二)注意事项

1.避免不良的睡眠姿势,枕头不宜过高、过低或过硬。

2.避免受凉,落枕后应尽量保持头部于正常位置,以松弛颈部肌肉。

3.手法治疗时动作要轻柔,不可使用暴力,力量以患者能接受为度,特别是骨质疏松的患者尤为注意手法力度。

4.旋转手法不能以弹响声为手法成功的标志,要以肌肉痉挛完全解除为手法成功的标志。旋转手法要以充分的松解手法为铺垫。

5.注意有无急慢性咽炎的病史。因为咽炎与颈部软组织病变有因果关系。

6.仔细阅读 X 线片和其他检查,以排除颈部先天畸形(尤其上颈椎畸形),以及其他疾患,才可施法治疗。

第五节 冻 结 肩

肩关节疼痛是骨科最常见的临床病症之一,而冻结肩在引起肩关节慢性疼痛的疾病中占有重要地位。1934 年 Codman 首先使用"冻结肩"的诊断名词,以便和肩部疾病区分开来。冻结肩又称疼痛性肩关节挛缩症,本病好发于 50 岁左右,故又称"五十肩",中医学称为"凝肩"或"漏肩风"(见图 493)。

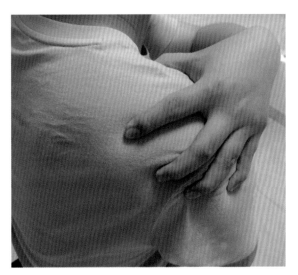

图 493 冻结肩

一、相关生理病理

肩关节主要由盂肱关节、肩锁关节、胸锁关节、肩胛胸壁关节构成。目前冻结肩的病因尚不清楚,病理变化为一种多滑囊、多部位的病变,病变范围累及肩峰下或三角肌下滑囊、肩胛下肌下滑囊、肱二头肌长头腱鞘以及盂肱关节滑膜腔,同时可累及冈上肌、肩胛下肌及肱二头肌长头腱,喙肩、喙肱韧带。早期滑膜水肿、充血,后期滑膜腔粘连闭锁,纤维素样物质沉积。

通常冻结肩可分为原发性冻结肩、继发性冻结肩两种类型。原发性冻结肩目前确切的病因尚不清楚,有人认为是一种自身免疫性疾病,也有人认为与全身性代谢障碍有关,通常可自愈。继发性冻结肩包括创伤性和非创伤性两种类型,创伤性冻结肩主要是继发于肩部骨折、肩部软组织损伤等,针对治疗疗效明确;非创伤性冻结肩可为糖尿病、中风后遗症、颈性肩痛和内脏神经痛等,这部分患者尤其是糖尿病引起的冻结肩的诊疗比较复杂,治疗效果一般较差。

二、临床表现

(一)肩部疼痛

起初时肩部呈阵发性疼痛,多数为慢性发作,以后疼痛逐渐加剧或顿痛,或刀割样痛,且呈持续性;气候变化或劳累后,常使疼痛加重,疼痛可向颈项及上肢(特别是肘部)扩散,当肩部偶然受到碰撞或牵拉时,常可引起撕裂样剧痛,肩痛昼轻夜重为本病一大特点,多数患者常诉说后半夜痛醒,不能成寐,尤其不能向患侧侧卧,此种情况因血虚而致者更为明显;若因受寒而致痛者,则对气候变化特别敏感。

(二)肩关节活动受限

肩关节向各方向活动均可受限,以外旋受限最为明显,随着病情进展,由于长期废用引起关节囊及肩周软组织的粘连,肌力逐渐下降,加上喙肱韧带固定于缩短的内旋位等因素,使肩关节各方向的主动和被动活动均受限。当肩关节外展时出现典型的"扛肩"现象,特别是梳头、穿衣、洗脸、叉腰等动作均难以完成,严重时肘关节功能也可受影响,屈肘时手不能摸到同侧肩部,尤其在手臂后伸时不能完成屈肘动作。

(三)畏冷

患肩畏冷,不少患者终年用棉垫包肩,即使在暑天,肩部也不敢吹风。

(四)压痛

多数患者在肩关节周围可触到明显的压痛点,压痛点多在肱二头肌长头腱沟和盂肱关节。

(五)肌肉痉挛与萎缩

三角肌、冈上肌等肩周围肌肉早期可出现痉挛,晚期可发生失用性肌萎缩,出现肩峰突起、上举不便、后伸不利等典型症状,此时疼痛症状反而减轻。

三、体格检查

肩关节活动受限,外旋试验阳性;肩关节周围可触到明显压痛点,压痛点多在肱二头肌长头腱沟和盂肱关节;肌肉萎缩,肌力下降。

四、诊断

(一)多由外伤、糖尿病等引起

肩关节疼痛、功能受限、有明显的压痛点,肌肉痉挛、萎缩、肌力下降。

(二)辅助检查

常规X线片,大多正常,后期部分患者可见骨质疏松,但无骨质破坏,可在肩峰下见到钙化阴影。在磁共振下可见盂肱关节下方液囊有炎症的表现。

五、鉴别诊断

本病应与冈上肌腱炎、肩下滑囊炎、肱二头肌长头肌腱炎、颈椎病相鉴别。

六、常规治疗

阶梯形治疗见图494。

冻结肩阶梯治疗

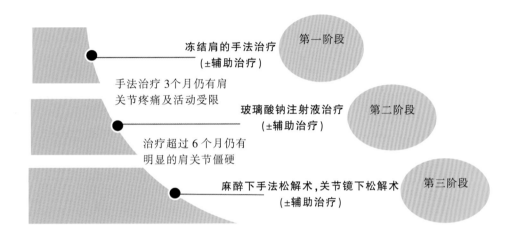

图494 阶梯形治疗

常规手法治疗：

松解手法：拿、揉、捏、抹、搓、捻、点、按、擦等法。

常规的治疗手法：

可以进行前屈、后伸、内收、外展（包括水平内收和外展）、旋转（包括旋内和旋外）等生理运动，以及分离、长轴牵引挤压、前后向滑动等附属运动。

盂肱关节分离牵引：仰卧位，上肢休息位，肩外展50°，前臂中立位。

盂肱关节长轴牵引：仰卧位，上肢稍外展（见图495）。

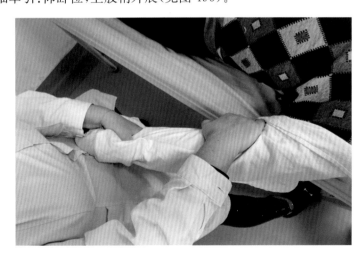

图495 长轴牵引

盂肱关节外展足侧滑动：增加肩外展，仰卧位，上肢外展90°，压住盂肱关节垂直向下滑动（见图496）。

盂肱关节前后向滑动:增加肩前屈和内旋活动范围,仰卧位,上肢处于休息位。

盂肱关节后前向滑动:增加肩后伸和外旋活动范围,仰卧(关节疼痛明显者)或俯卧位(关节僵硬明显者)(见图497)。

松动肩胛骨见图498。

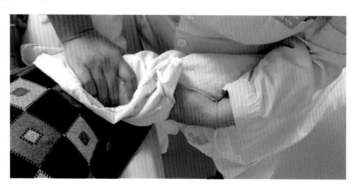

图 496　盂肱关节外展足侧滑动

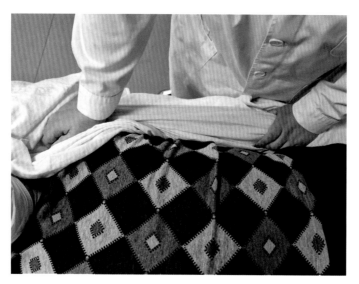

图 497　盂肱关节后前向滑动

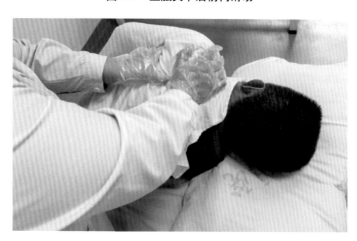

图 498　松动肩胛骨

操作流程:

患者体位:舒适、放松、无疼痛的体位,通常为卧位或坐位,尽量暴露关节并使其放松达到关节最大范围的松动。

治疗者位置:靠近所治疗的关节。

治疗前评估:分清具体的关节,找出存在的问题,根据问题的主次,选择有针对性的手法。

当疼痛和僵硬同时存在时,先用轻柔的松解手法缓解疼痛,再用治疗手法改善关节活动。

治疗中要不断询问患者的感觉,根据患者的反馈来调节手法强度和手法操作的程度(幅度)。治疗疼痛时,手法应达到痛点,但不超过痛点,治疗僵硬时,手法应超过僵硬点,操作中,手法要平稳,有节奏,不同的松动速度产生的效应不同,小范围、快速度可抑制疼痛,大范围、慢速度可缓解紧张或挛缩,治疗时间约 30 分钟。

七、戴氏特色治疗

戴氏第六代传人戴勤瑶治疗冻结肩的治疗经验如下。

(一)治则

初期舒筋通络,活血止痛;后期松解粘连,滑利关节。

不主张强力推拿;也不支持轻手法按摩,应根据患者的最大忍耐范围而施手法,疏通止痛,剥离粘连,恢复功能,循序渐进。以补法为主,先通其远,后松患处,向心而行,以达到"去痛致松""以松治痛"的目的。

(二)取穴

风池、风门、风府、大椎、肩井、肩中俞、天宗、肩髎、肩髃、臂臑、曲池、手三里,痛点常取肱二头肌节结间沟处及肩贞穴。

(三)手法

拿、揉、捏、抹、搓、捻、理、摇、抖、点、按、弹拨、擦等法。

第一式:患者取坐位,暴露患肩,肩自然下垂,拿肩井、拿风池穴抹至风门穴 2 次,按风府穴抹至大椎穴 2 次,揉大椎穴,按揉天宗、肩贞、肩髎、肩髃、曲池、手三里穴,然后㨰。施法于大圆肌、小圆肌、冈下肌、三角肌、胸大肌等处,按肌纤维行走方向大面积治疗,最后重点㨰肱二头肌长头腱鞘处,并配合患肢被动外旋、内收运动。

第二式:患者取俯卧位拿肩井穴,按揉大椎、天宗穴,㨰膀胱经至八髎穴。及手之三阳经从肘至大椎、天宗穴,来回 4 次。后重点㨰天宗、肩贞穴处,配合做患肢后伸、外展被动运动。

第三式:患者取仰卧位,按揉肩髃穴,循手之三阴经从肘㨰至腋窝内侧来回 4 次,并顺胸大肌纤维行走方向反复施㨰法,最后重点㨰肱二头肌长腱鞘处,配合做患肢前屈、内旋、外旋、外展等被动运动。

第四式:患者取坐位捏揉三角肌、肱二头肌、肱三头肌、肱肌。用小鱼际、大鱼际着力于患者前后两侧抱球揉动,点按、弹拨肱二头肌间沟处及肩贞穴。抖摇肩关节,并作患肢手扶脑后,术者握住患肘间后上方提拉;并后伸提拉向肩部弹患肢,反复 2 次。捏、捻五指,肩贞、天宗穴,擦肩前后两侧,拿肩井、大椎作收式。

八、戴氏第七代传人戴俭华治疗冻结肩经验

(一)冻结肩的手法治疗(行云流水、渗透有力)

患者取坐位,术者一手握住患者腕部使手臂伸直(全程牵拉使盂肱关节展开)。常先使用弹拨法(拇指和中、无名指分别置于盂肱关节两侧处,拇指放在盂肱关节前侧,中、无名指放在盂肱关节后侧,示指放在肩峰上端),主要作用于前后两侧条索状痛点,肱二头肌腱长头肌腱沟筋节,后沿肩向腕部弹拨和指揉法交替进行,在拨弹法的作用下松解。弹拨法主要作用于肱二头肌长头腱沟筋节及盂肱关节痛点处(见图 499)。

㨰法松解肩关节周围肌群,缓解盂肱关节广泛粘连、挛缩等病理变化;再用点按法(用手指或

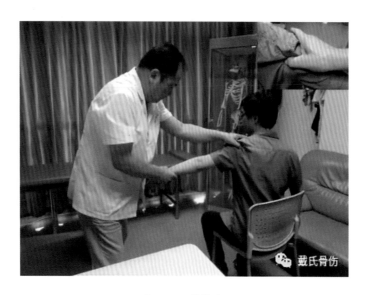

图 499　弹拨法

屈曲指间关节在穴位或患处点按,静压 10～20 秒,可配合震颤手法),主要对天宗、肩髃、肩井、曲池、外关、合谷穴行点按手法。滚法和按法可交替进行。

搓法自上而下搓动,动作要灵巧,肢体不可夹得太紧。可行气活血、舒筋通络、调和气血。

盘龙法(戴氏特色治疗手法):又叫"狮子抱球法"。患者坐位,医者坐于患者患肩同侧,双手五指交叉抱拳,以掌根置于患肩前后两侧,通过双手手腕的转动于患肩处行双掌根环形运动,反复操作 20～30 次(以术者掌根下灼热感为度)(见图 500)。

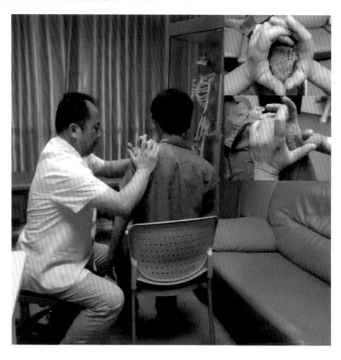

图 500　盘龙法

戴氏伤科指出:冻结肩主要病变是盂肱关节韧带以及关节内的软组织、肱二头肌长头肌腱沟、旋转袖内的软组织的病变。盘龙法要准确抱住盂肱关节的两侧,喙突下外方为盂肱关节前方,相对应的为后侧。前侧掌根位于盂肱关节前方,手法需带动三角肌及肩袖止点处肌群及肱二头肌长头腱;后侧掌根位于三角肌后侧缘,手法需要带动三角肌及大圆肌、小圆肌。盘龙法手法范围覆盖了整个冻结肩的病变组织(盂肱关节和结节间沟),可以很好地松解盂肱关节内软组织粘连及肱二头肌长头腱沟组织病损,对肩关节周围软组织有较好的松解作用。该手法操作起来轻柔自然、连绵不绝、力透经络,戴氏将此手法形象地形容像盘旋的龙一样,故称为盘龙法或盘运法。此手法非常好地诠释了戴氏手法力透、法柔、点准的特点。

摇肩疗法:以右肩为例,患者坐位,术者立于患侧,右手虎口托于其右腕上,前臂托住患者肘关节,左手压住肩关节,医者屈肘内收带动患者屈肘,下压患者肩关节同时摇动肘部,使肘部围绕圆周划动,该圆周以肩峰端为圆心,顺时针与逆时针方向交替进行(刚中有柔,柔中含刚),分别操作20次。接上式患者双手交叉抱头,术者握住患者两侧肘部,膝关节轻轻顶住患者后背(于第7、第8胸椎棘突处),双手同时用力向后,背伸牵拉数次。

牵抖法(戴氏特色治疗手法):患者坐位,医者双手握住患肢腕部,在患者肩部肌肉放松下牵拉并有节奏抖动腕关节(呈波浪状),从腕关节传递到盂肱关节。戴氏伤科指出:牵抖时,肘关节要在牵拉下伸直,力量由下向上传导,牵抖时先小幅度快频率,再慢慢变成大幅度慢频率,幅度为患者耐受为度(牵抖的终结部位在盂肱关节)。手法主要是松解盂肱关节内的粘连。最后,运用叩击法完成整个手法流程(见图501)。

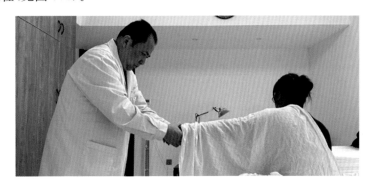

图501 牵抖法

整个手法持续时间需30分钟左右,10次为一个疗程,一般需要2~3个疗程。肩关节的治疗需仔细辨证,冈上肌钙化,肩关节结核、肿瘤,肩关节脱位、骨折及中风后遗症,颈性肩痛和内脏神经牵扯痛及糖尿病引起的肩痛,"Ⅲ型"肩峰等需辨明病因,通过X线(尤其是冈上肌出口位片)片、MRI及相关检查进行辨证,明确诊断,合理地运用手法治疗。

(二)手法注意事项

1.手法操作力度的掌控:治疗疼痛时,手法应达到痛点,但不超过痛点,治疗僵硬时,手法应超过僵硬点,操作中,手法要平稳,有节奏,不同的松动速度产生的效应不同,小范围、快速度可抑制疼痛,大范围、慢速度可缓解紧张或挛缩,治疗时间约30分钟。

2.步步为营,循序渐进,练太极拳似的完成手法流程。

3.遵循戴氏手法点准、力透、法柔的手法操作理念。做到刚中有柔,柔中含刚,如行云流水,一气呵成。

(三)玻璃酸钠注射液治疗

手法治疗3个月,肩关节疼痛及活动受限改善不明显的患者,可以使用玻璃酸钠关节腔注射治疗。

操作方法:注射针自喙突外下方、肱骨头前方刺入,喙突在三角肌前缘深面,用指端顺三角肌、胸大肌间的肌间沟,向后下方按压,即可摸得,进入关节囊时可有明显破空感,回抽无血液,推入空气或液体无阻力,推入2.5ml玻璃酸钠注射液,出针无菌敷料外敷针扣。每周1次,5周为一个疗程。戴氏伤科指出：注射时，针体正对喙突，针头可以向外成角 10°～20°，可以更好地进入盂肱关节。如果患者精神紧张，可用利多卡因在进针处做扇形浸润注射，注意回抽无血才可注射。

（四）麻醉下手法松解术和关节镜下松解术

1.麻醉下手法松解术：如果患者治疗超过半年肩关节症状无明显改善，可以考虑采用麻醉下手法松解术，因为冻结肩关节疼痛有自限性，而关节功能活动度改变往往为非自限性。通常在全麻下进行，操作时一手以掌根抵压住患侧肩峰处作为"支点"；另一手握住患侧肱骨远端，并使肩关节上举，顺势患肢上举至治疗床平面松解粘连。麻醉下手法松解术也是有一定风险的治疗手段，并发症包括骨折、血肿形成等，操作时以肩峰处为"支点"，而另一只手到支点之间为"力臂"，操作时要减小"力臂"，这样可以很好地减少骨折的发生。骨质疏松的老年患者慎用，减小并发症的风险。手法操作，直举过顶时可闻及"入臼声"，声响后肩关节功能明显恢复。戴氏伤科指出：此时声响多因肌肉、韧带等软组织粘连、挛缩使肱骨头不在正确的解剖位上，属于中医理论"筋出槽""骨错缝"范畴，手法操作迫使肱骨头回归正确的位置发出的"入臼声"。此"入臼声"于创伤性冻结肩手法操作时常闻及。

2.关节镜下松解术：手法松解后，患者取侧卧位，麻醉、消毒、铺巾在关节镜下做盂肱关节的进一步松解，镜下可见手法松解后撕裂的滑膜组织，用离子刀对手法操作后松解的滑膜组织以及瘢痕组织进行电凝止血、分离和清理，而对于 60 岁以上肱二头肌长头腱损伤患者，可直接切断肱二头肌长头腱。戴氏伤科指出：关节镜下松解术具有创伤小、疼痛轻等优点而备受关注，临床研究表明对于一些顽固的继发性冻结肩患者关节镜下松解能取得满意疗效。两种方法相结合最大的优点是患者的关节活动度在术后即刻得到明显改善，当然这种改善需要术后的物理治疗来维持。

（五）康复训练

早期肩部不舒服或者有急性疼痛症状，可以口服一些非甾体抗炎药，或服用戴氏肩痹汤并在疼痛减轻后时开始肩关节小幅度锻炼。

1.上举动作：由于肩关节上举总伴有肱骨的外旋，因此就可以解释对于冻结肩的患者肩关节外旋明显受限，造成上肢上举的明显受限。要求上举要超过头部，停 1 秒放下，再次上举，反复操作 50 次（见图 502）。

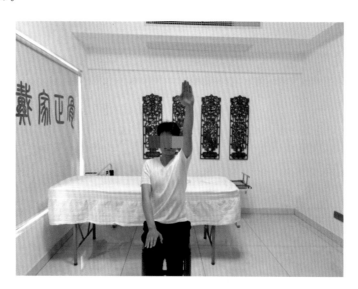

图 502　上举动作

2.内收动作：以左肩为例，左上肢内收于胸前，右手掌握于左肘关节处，通过右手的牵拉带动左肩关节进一步内收，反复操作 50 次（见图 503）。

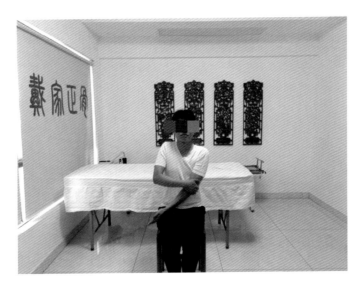

图 503　内收动作

3. 外展动作：使肩关节外展，主要的外展肌有三角肌（中部纤维）和冈上肌。操作要求外展到最高位置，停 1 秒放下，再次外展，反复操作 50 次（见图 504）。

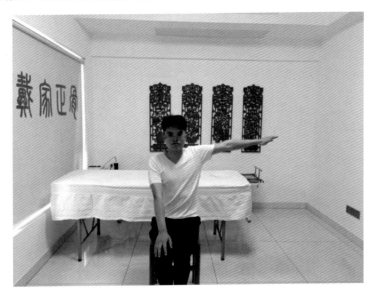

图 504　外展动作

4. 后伸动作：后伸时，要求后伸到最大角度，反复操作 50 次（见图 505）。

5. 画圈动作：上下左右方向画圈或者前后方向都可以，顺时针、逆时针交替进行，可以一手叉腰，另一手臂画圈，也可以同时画圈，动作一定要缓慢。要求圈画越大越好，反复操作 50 次（见图 506）。

6. 爬墙动作：

（1）正身双手爬墙，患者面向墙壁站立，双手上抬，扶于墙上，用双侧的手指沿墙缓缓向上爬动，使双侧上肢尽量高举，达到最大限度时，在墙上做一记号，然后再徐徐向下返回原处。反复进行，逐渐增加高度（见图 507）。

（2）正身单手爬墙，患者侧向墙壁站立，用患侧的手指沿墙缓缓向上爬动，使上肢尽量高举，到最大限度，在墙上做一记号，然后再徐徐向下回原处，反复进行，逐渐增加高度（见图 508）。

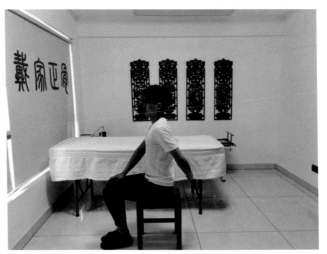

图 505　后伸动作

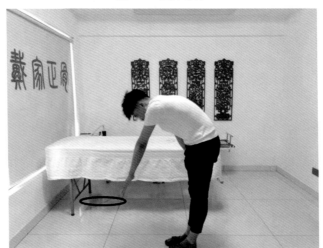

图 506　画圈动作

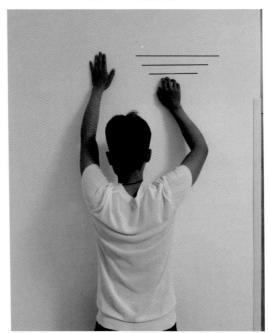

图 507　正身双手爬墙

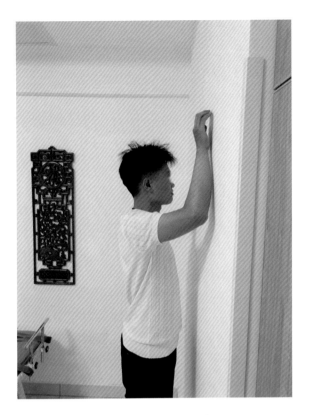

图 508 正身单手爬墙

7.背拉布带:患手在下,健手在上,在背后同时拉住一条布带,如搓背般上下来回拉,做 10 次。

以上动作适用于冻结肩各个阶段康复治疗。冈上肌钙化,肩关节结核、肿瘤,尤其是存在"肩峰撞击症"的相关疾病,锻炼前一定要明确诊断,如果进行盲目锻炼只会加重症状。对于冈上肌钙化及"Ⅲ型"肩峰等疾病急性期疼痛,关节镜手术可以迅速解除症状,是安全有效的方法。

按语:

中医认为本病是由于年老体弱,肝肾不足,气血虚弱,筋骨失于濡养,加之劳损外伤或感受风寒湿邪,使筋脉不通、气滞血瘀,不通则痛,迁延日久,致筋肉广泛粘连。

冻结肩被认为是一种自限性疾病,病程为 1~2 年,其过程又可以被分成相互重叠的三个阶段:第一阶段为疼痛期,以肩关节进行性疼痛加重为主要特点,夜间疼痛明显,伴有肩关节活动范围减小;第二阶段为僵硬期或冻结期,这一期间疼痛有所减轻,但肩关节活动明显受限;第三阶段为恢复期或溶解期,表现为疼痛症状及肩关节活动范围逐渐改善。冻结肩常累及盂肱关节,肩关节外旋活动明显受限,一般关节疼痛为自限性,而关节功能活动度改变为非自限性。临床上这种典型的分期表现并不多见,并不是所有冻结肩都会出现良性转归。戴氏伤科认为:冻结肩是一种常见的肩关节疾病,治疗目的主要是缓解疼痛和恢复关节活动度,采用肩关节阶梯治疗可以很好地缓解症状,针对病因治疗有明显的临床意义。传统的戴氏独特的手法治疗配合药物、锻炼、关节腔注射等对于大多数患者有效,应该作为治疗的首选。而经过正规疗程的保守治疗仍然没有明显改善,再运用现代医学的微创技术采用麻醉下手法松解及关节镜下松解手术治疗,可取得满意疗效。

第六节 胸椎后关节紊乱

胸椎后关节紊乱又称急性胸肋痛,俗称岔气,是指运动时,特别是跑步中,胸肋部产生的疼痛。亦多见于举重、推车、跳跃、攀高、挑抬或搬运重物时,用力过度或不当,岔气多发生在右下肋部,在动作停止后可自然消失。腹部按摩、缓慢深呼吸或腹式呼吸能加速其缓解。

一、相关生理病理

(一)急性外伤,有明显的外伤史

多因持物扭转或撞击,使胸椎后关节发生错位,导致关节滑膜、韧带、神经、血管等受到嵌顿挤压、牵拉等刺激,发生紊乱,并反射地引起肌肉痉挛。

(二)慢性劳损

1.由于胸椎间盘退变变薄,椎间隙变窄,胸椎后关节的关节囊、韧带松弛,而使胸椎后关节发生错位。

2.长期在不协调姿势下工作、学习,使背部软组织经常处于过度收缩、牵拉、扭转,而发生慢性劳损。由于这些软组织的紧张、痉挛等外平衡的不协调,促使内平衡不协调,而致胸椎后关节发生错位。

3.外伤后未经及时治疗,风寒湿邪侵入背部的经络、肌肉,致肌肉痉挛,气滞血瘀,日久胸脊椎的内外平衡失调后关节发生紊乱。

4.由于局部遭受外力或长期伏案工作,或随年龄增长发生退行性改变,关节周围的韧带松弛,关节产生不稳定,使此类微动关节发生解剖位置改变,关节交锁在不正常或扭转的位置上而引起的一系列病变。通常是肋骨结节后移与其相应胸椎横突的肋凹错开,肋小头亦可后移;或关节突关节的上(下)关节面侧方移动而错开,关节间隙改变,关节内压力亦相应变化。

二、临床表现

胸部闷胀作痛,痛无定处,疼痛面积较大,尤其在深呼吸、咳嗽以及转侧活动时,因牵制胸部而疼痛或窜痛,并有呼吸急促,烦闷不安,胸背部牵引作痛,胸部可有针扎感觉或顶压感。一般无红肿、压痛等客观体征。

三、诊断

辅助检查:胸椎 X 线片正位片可见相应胸椎棘突偏歪,应与胸椎结核、肿瘤、骨折、强直性脊柱炎等相鉴别。

四、常规治疗

(一)目的

纠正胸椎后关节紊乱及肋椎关节错缝。

(二)治则

理气通络,拨乱反正。

(三)处方

手法常用𠭊法、揉法、一指禅推法、拨法、胸椎整复手法、擦法,以错缝椎节段为中心施治于胸椎后关节及周围软组织。

(四)基本操作

1.放松手法:沿胸椎棘突两旁,以病变节段为中心,施以𠭊法、揉法、一指禅推法、拨法。

2.调整手法:可根据患者体型及错缝节段,选择施以坐位、站立位或俯卧位,用卧位胸椎整复法以调整胸椎关节突关节及肋椎关节。

3.结束手法:以错缝节段为中心,施以推擦法。可酌情使用冬青膏等活血祛瘀推拿介质。

(五)调护

注意坐卧姿势,避免坐位驼背、旋转姿势,避免靠卧床头等胸椎及肋骨牵拉姿势。

五、戴氏特色手法治疗

1. 准备手法：

(1)单指压脊推：术者以拇指指腹桡侧缓慢从大椎穴至十七椎穴做直线推动。缓慢推动3次。通过指下感觉来确定病灶部位，便于胸椎旋脊法的实施。

(2)小"八"字：术者伸直拇指，屈示指关节，使虎口稍聚成"八"字形，以拇指指腹、示指中节指背接触患者皮肤，放于棘突两旁，由上而下，从大椎两侧直线推至腰骶部，缓慢推动3次，可以松解骶棘肌。

(3)大"八"字：术者伸直拇指，屈示指关节，使虎口张开呈"八"字形，以拇指指腹、示指中节指背接触患者皮肤，放于棘突两旁，旁开约2cm，由上而下，从大椎两侧直线推至腰骶部，缓慢推动3次。可以理顺经络，通经理气。

(4)分抹法：①"八"字分抹法：施术者用拇指和四指指腹呈"八"字形，从胸椎一至腰骶部从上而下顺着肋间隙自棘突两侧至腋中线，依次斜行分抹；②掌根分抹法：用掌根从大椎两侧从上而下至腰骶部缓慢分抹，至腰椎五处顺着骶脊斜向下方分抹。用力均匀，如同水银泻地，一气呵成。缓缓依次施术约3次。可以舒筋通络，宽胸理气。

(5)滚法：用小鱼际滚法，分别从颈7旁开2～3cm自上而下施滚法至腰骶部。来回3～4次。以松解两侧骶棘肌。

(6)揉法：手掌根从颈7旁开2～3cm自上而下沿两侧骶棘肌带动皮肤沿逆时钟方向自上而下反复做轻柔和缓的回旋运动，至腰骶部。与摩法交替使用，来回2～3次。以松解两侧骶棘肌。

(7)胸椎旋脊法：患者取坐位，术者一手置于患者肩部前方、一手掌根压住 C_7、C_8 左右棘突的外侧(若有明显的压痛平面，掌根压于压痛平面处)。从而轻轻旋转患者，左右各1次。以调整小关节紊乱。

(8)弹压法：施术者全身放松，双掌重叠，双肘伸直，将上身的重量通过肘腕传递到手掌，用掌面从胸椎一至腰椎五棘突轻轻有节奏地向下弹压后即弹起。来回1～2次。以调整小关节紊乱，使错缝关节归位。

2. 同呼吸拍打法(见图509)：患者取坐位，术者站立于患者背部。嘱患者与术者同时吸气、同时呼气，两者同时调整呼吸至同一频率，在同时缓缓吸气至最大值后同时缓缓呼气，此时术者在患者胸7～9棘突部轻轻用空掌连续拍打3次左右。此法利用拍打产生的震动使胸肋骨骨错缝复原，起到宽胸理气、拨乱反正的目的。

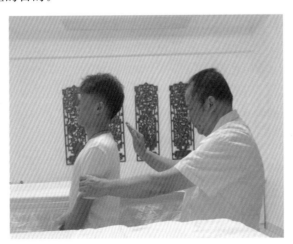

图509 同呼吸拍打法

施术后可配合服用戴氏胸伤愈效验方和外敷戴氏活血膏。

第七节　腰背肌痹症（腰肌纤维织炎）

腰肌纤维织炎是指因寒冷、潮湿、慢性劳损而使腰部肌筋膜及肌组织发生水肿、渗出及纤维性变,血流灌溉不足,代谢产物堆积,血液通道瘀滞而引发腰背部弥漫性疼痛,以胸段为主。骶棘肌压痛,可触及明显条索样样筋结的肌肉疼痛性疾病。

一、相关生理病理

寒冷、潮湿的气候环境及慢性劳损造成筋膜、肌腱、韧带及皮下组织等一系列的病理改变,如湿冷可使腰部肌肉血管收缩、缺血、水肿引起局部纤维浆液渗出。慢性劳损会使腰背部肌肉,筋膜受损后发生纤维化,使软组织处于高张力状态。从而出现微小的撕裂性损伤,最终形成纤维织炎,使之收缩、挤压局部的毛细血管和末梢神经,出现疼痛。

二、临床表现

腰背部弥漫性钝痛,尤以两侧腰肌及髂嵴上方更为明显。局部疼痛、发凉,皮肤麻木,肌肉痉挛和运动障碍。因劳累及气候变化而发作,阴雨天或劳累后加重。

三、体格检查

腰背部有明显的局限性压痛点,痛点明确,以腰背肌及骶棘肌处最为明显,局部可触及条索样筋结,如弓弦样改变。

四、诊断

（一）有长期的慢性劳损或外感风寒等病史

腰背部酸痛、肌肉僵硬,因劳累及气候变化而发作,阴雨天或劳累后加重。查体时腰背部有明显的局限性压痛点,弥漫性疼痛,痛点明确,以腰背肌及骶棘肌处最为明显,局部可触及条索样筋结,如弓弦样改变。主要表现为腰背部弥漫性钝痛,尤以两侧腰肌及髂嵴上方更为明显。局部疼痛、发凉、皮肤麻木、肌肉痉挛和运动障碍。

（二）辅助检查

X线检查:检查无相应的异常改变。MRI检查:腰背部皮下可见 T_2 高信号,边界较清,为渗出的液体信号。实验室检查:抗"O"或红细胞沉降率正常或稍高。

五、证候分型

（一）肝肾亏虚型

腰背部隐隐作痛,时轻时重,劳累后加重,休息后缓解,舌淡苔白,脉细弱。

（二）气滞血瘀型

腰背部刺痛难忍,痛有定处,拒按。舌暗苔少,脉涩。

（三）风寒阻塞型

腰背疼痛,辗转不利,遇寒加重。舌淡苔白,脉弦紧。

六、常规治疗

（一）一般治疗

解除病因,注意保暖,局部热敷,防止受凉。急性期注意休息。

（二）药物治疗

消炎镇痛药(如吲哚美辛、布洛芬等。应严格控制使用皮质激素类药物)、维生素类药物(维生素E及维生素 B_1 对原发性肌筋膜炎有一定疗效)。采用中医中药治疗效果好。

（三）封闭疗法

2%普鲁卡因 4～15ml,加泼尼松 25mg,痛点封闭。每周 1 次,3～5 次为一疗程。可连续 3～4

个疗程,绝大多数病例均可治愈。

（四）中医疗法

中医药结合热敷、推拿等方法来治疗,疗效稳定理想,不复发。

七、戴氏特色手法治疗

本病虚中有实、实中夹虚,手法施术宜标本兼顾。

（一）治则

活血化瘀,舒筋通络,软筋散结。

（二）手法

单指压脊推法、八字推法、㨰法、分抹法、揉法、弹拨法、擦法（配合戴氏擦剂）、按法、点法、叩法等。

（三）取穴

督脉、肩井、天宗、至阳、夹脊穴、阿是穴、肾俞等穴。

（四）具体操作方法

1. 患者取俯卧位,准备手法:一式,术者先于其一侧,先以戴氏单指压脊推法、"八"字推法施术于患者背部(既是准备手法又是诊断手法),在推动过程中凭借拇指指腹的感觉找到背部骶棘肌的筋结,找到筋结点后,沿脊柱及两侧膀胱经自上而下反复操作;接上式,在筋结周围以揉法和㨰法,最后用拇指垂直弹拨骶棘肌,再运用㨰法及揉法自上而下进行操作3～5分钟,接上式:双手拇指指腹点揉肩井、天宗、肾俞等穴,反复操作5分钟。

2. 治疗手法:上述准备手法完成后,以双手拇指指面着力,垂直于脊柱两侧肌肉自上而下弹拨3～5次,指腹压到筋结底部形同拨弦,继而向两侧进行分抹,反复3～5次。患者在充分暴露背部皮肤的情况下,用擦法沿脊柱两侧膀胱经起平第一胸椎直至腰椎做快速均匀的直线往返摩擦,保持操作全程压力及速度均匀宛如瓦片在水上漂移,同时涂上戴氏特色擦剂且不带动皮肤,以皮肤发红发热为宜,摩擦频率每分钟100～120次。

以拍法或扣法拍打脊部,自上而下往返操作3～5遍收尾结束。

八、注意事项

1. 手法宜轻重有序,刚中有柔,柔中含刚,忌用重手法,擦法要配合药物擦剂。防止擦伤皮肤。

2. 注意防寒保暖,避免风寒湿邪的入侵。

3. 避免长时间的劳累,以免造成症状的加重。

4. 配合戴氏腰痹康颗粒内服。

5. 可长期服用戴氏筋骨舒药酒,以巩固疗效和防止复发。

第八节　急性腰扭伤(附腰椎小关节滑膜嵌顿)

急性腰扭伤是指突然扭转等原因引起腰部肌肉、筋膜、韧带、椎间小关节、腰骶关节的急性损伤,多系突然遭受间接外力所致,俗称"闪腰"。中医称瘀血腰痛,属于"腰部伤筋"的范畴,多发于青壮年和体力劳动者,男性多于女性。

一、相关生理病理

本病多因突然遭受扭转间接暴力或肌肉强烈收缩而导致腰部肌肉、筋膜、韧带损伤或小关节错缝,造成组织撕裂出血,血离经脉,瘀血内停,气机受阻,不通则痛,活动受限。当脊柱屈曲时,两侧骶棘肌收缩,此时若负重过大或用力过猛,则导致腰部肌肉的强烈收缩,造成肌纤维或筋膜的撕裂。腰部的大范围活动过猛,致使脊柱椎间关节受到过度牵拉或扭转,易引起椎间小关节错缝或滑膜嵌顿。当小关节滑膜嵌顿时,通过患者关节的窦椎神经造成机械性或化学性刺激引起局部疼痛和下肢牵涉痛(或称为假性坐骨神经痛)。患者可突然感到腰部触电般疼痛,可感组织撕裂感,常可自闻腰部有一响声,腰部立即失去活动能力,呈僵直状态,改变体位时,疼痛加重。并伴有一侧或两侧臀部及下肢放射疼痛。

二、临床表现

患者伤后立即出现腰部疼痛,呈持续性剧痛,次日可因局部出血、肿胀,腰痛更为严重;腰部活动受限,不能挺直,俯、仰、扭转感困难,咳嗽、打喷嚏、大小便时可使疼痛加剧。站立时往往用手扶住腰部,坐位时用双手撑于椅子,以减轻疼痛。腰肌扭伤后一侧或两侧当即发生疼痛;静止时疼痛稍轻,活动或咳嗽时疼痛较甚。

三、体格检查

棘突上或棘间以及骶棘肌、腰大肌、腰方肌等均可触及明显压痛点、肌肉痉挛。前屈、后伸、侧屈受限。叩击痛明显。

四、诊断

(一)外伤史及相关症状体征

1.有明确的腰部扭伤史。伤后腰部出现剧烈疼痛,次日可因局部出血、水肿,腰部疼痛更加明显。

2.腰部活动受限,腰部一侧或两侧剧烈疼痛,需要保持一定强迫姿势。

3.棘突上或棘间以及骶棘肌、腰大肌、腰方肌等均可触及明显压痛。

(二)辅助检查

X线片检查可见脊柱腰段生理弧度消失或有轻度侧弯,无其他明显异常。

五、分型

(一)证候分型

1.气滞血瘀型:损伤后腰部出现剧烈疼痛,腰部肌肉痉挛不能直立,屈曲伸展活动困难。舌暗红有瘀点,苔薄,脉弦紧。

2.湿热内蕴型:损伤后腰部疼痛难忍,有灼热感,伸展困难。舌苔黄腻,脉濡数。

(二)根据受伤病理机制分型

1.腰肌型:遭受扭转间接暴力或肌肉强烈收缩而导致腰部肌肉、筋膜、韧带损伤,以腰肌疼痛、腰部肌肉痉挛为主要临床表现。

2.小关节滑膜嵌顿型:椎间小关节错缝或滑膜嵌顿为主要临床症状。有局部疼痛和下肢牵涉痛(或称之为假性坐骨神经痛)。患者可突然感到腰部触电般疼痛,可感组织撕裂感,常可自闻腰部有一响声,腰部立即失去活动能力,呈僵直状态,改变体位时,疼痛加重。

3.混合型:既有腰肌受伤后的临床表现,又有小关节滑膜嵌顿的临床表现。

六、戴氏特色手法治疗

(一)急性期手法治疗

1.屈膝屈髋按压法,理顺经络,使痉挛的软组织得到很好的拉伸,使扭错的肌肉得到归位,同时也使小关节嵌顿得到很好的矫正。

2.拍打法,患者俯卧位,屈膝屈髋(呈跪姿),用戴氏拍打法在腰骶部拍打3～5遍(利用筛子工作原理),使错缝的小关节复位。在同一体位外敷戴氏活血膏。

(二)3～5天常规手法治疗

相关肌肉松解手法加治疗手法,并配合戴氏特色手法及戴氏活血膏外敷患处治疗。针对腰扭伤反复发作患者,需要进行腰背肌锻炼。恢复肌张力,维持腰椎的稳定。

1.治则:活血化瘀,舒筋通络,拨乱反正。

2.常用手法:一字推法、八字推法、㨰法、拿法、按法、点法、摇法、推扳法、牵抖法、叩击法等。

3.取穴:腰阳关、命门、肾俞、大肠俞、环跳、委中、阿是穴等穴。

4.具体手法操作:

(1)松解手法:

①单指压脊推:患者取俯卧位,术者立于一侧,术者微握拳,伸直拇指,以拇指指腹接触患者皮肤,放于棘突上,自上而下,做直线推动。要求操作时腕关节、肘关节伸直不能屈曲,用力均匀,从大椎推至第17椎,施法连贯,一气呵成。反复操作3~5遍。主要作用:推动过程中,到达病变的位置患者会明显感觉疼痛不适。此时可触及椎体棘突位置关系的改变(侧突畸形),如生理性改变则侧突旁无明显压痛,如果触及压痛则为病理性改变。故本手法具有诊断与治疗双重作用(见图510)。

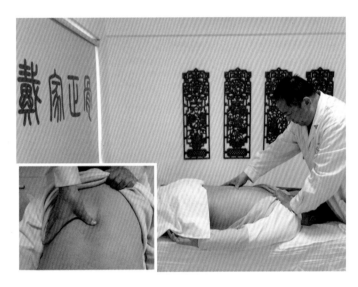

图510　单指压脊推

②"八"字推法:患者俯卧位,术者伸直拇指,屈示指关节,使虎口张开呈"八"字形,以拇指指腹、示指中节指背接触患者皮肤,放于棘突两旁,自上而下,从第7颈椎处直线推至腰骶部。要求操作时肘关节伸直不能屈曲,用力均匀,推动时施术连贯,一气呵成(见图511)。

③反复操作3~5遍。再以㨰法和揉法自上而下操作3~5分钟,同时点揉两侧肾俞、大肠俞、阿是穴。主要作用:理顺筋肉,舒筋活络,主要针对肌痉挛的松解。

④提拿颤抖法:患者俯卧位,术者双上肢自然伸直,双手置于患者腰部,用双手拇指指腹及其余四肢指腹提拿起腰部肌肉(竖脊肌、腰方肌),通过前臂的震颤带动肌肉组织的抖动。提拿颤抖法具有松弛腰部肌肉,理筋整复,解痉止痛的功效(见图512)。

(2)复位手法:充分放松完患者肌肉后,针对患者的滑膜嵌顿和小关节的错缝予以下手法复位。

①仰卧牵抖法:患者取仰卧位,一助手立于床头,双手抄于患者腋下向上做对抗牵引,术者站于床尾,双手握住患者双踝,抬高约30°,双手在维持牵引下施行抖法,频率为每分钟80~100次,手法应清晰有力,节奏感强,使患者身体产生波动感,根据术者体力情况,2~3分钟进行1次,共行3次。然后使患者屈髋屈膝。接上式,术者压住患者膝部向下弹压数次结束。主要作用:牵引力下,下肢抬高30°左右,腰椎后关节张开,为解除滑膜嵌顿创造条件,在此基础上运用抖法,利用臀部重力,使牵引力集中在腰椎小关节,牵扯关节滑膜,使之解脱(见图513)。

②屈髋屈膝伸腿牵张法:患者仰卧位,术者立于患侧。以右下肢为例:术者以一手肘部托起患肢踝部,另一手握于膝关节上方,使髋关节、膝关节呈屈曲位,双手配合使之顺时针或逆时针方向

367

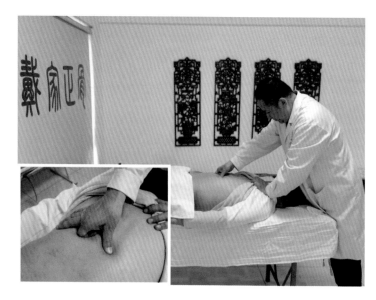

图 511　八字推法

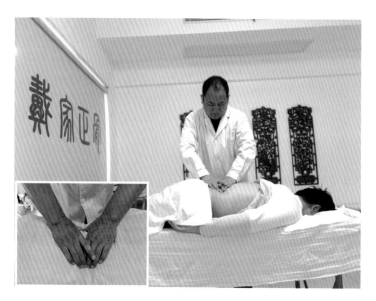

图 512　提拿颤抖法

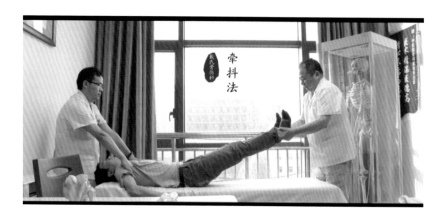

图 513　仰卧牵抖法

旋转活动3~5圈,然后迅速向上伸直右下肢,术者顺着伸直方向向上牵引患肢,并再次重复此动作3~5次。主要作用:通过牵引力及下肢的伸髋伸膝运动,牵拉腰部,使痉挛、扭曲的软组织松解,调节关节突小关节,并使嵌顿滑膜复位(见图514至图516)。

③俯卧位按腰扳腿法:腰椎后关节错缝,以L₄棘突偏右为例(一字推法找寻病变部位)。患者俯卧位,双下肢伸直,术者立于右侧,右手掌按于L₄棘突的右边,左手将患者左膝及大腿托起并后伸,逐渐扳向右后方,术者双手同时徐徐用力,并有节奏地使下肢起落2~4次,待其适应,腰部放松后,将其左下肢扳至右后方最大角度时,右掌加大按压力,左前臂加"闪动力"将其左下肢再加大而有限制地扳动一下,复位动作完成。主要作用:使错缝的小关节复位,松解周围软组织粘连(见图517)。

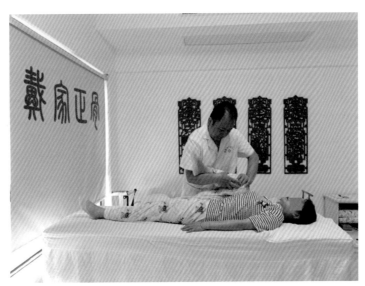

图514 屈髋屈膝伸腿牵张法步骤一

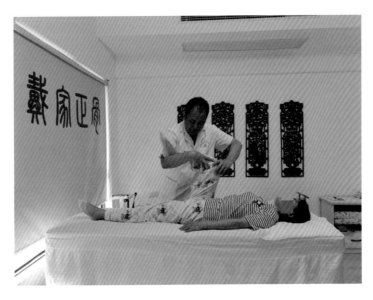

图515 屈髋屈膝伸腿牵张法步骤二

④屈髋位叩击法:嘱患者俯卧位,并屈髋屈膝卧伏于治疗床上,脊柱最大限度向前屈曲,术者虚掌顺脊柱自上而下叩击患者棘突部,使腰椎后关节张开;叩击使错缝的小关节在震动下回归原

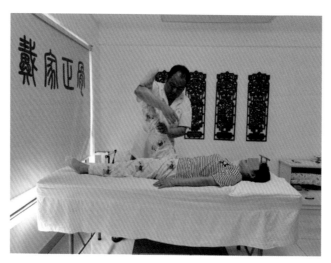

图 516 屈髋屈膝伸腿牵张法步骤三

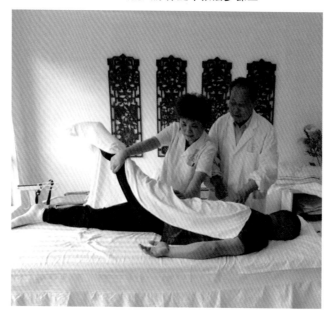

图 517 俯卧位按腰扳腿法

位,滑膜松解(见图 518)。

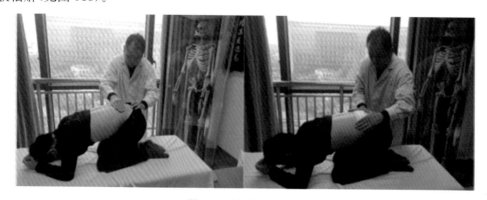

图 518 屈髋位叩击法

(三)药物治疗

外敷活血膏,屈髋位叩击法维持体位成腰骶部后凸起型,使外敷药物紧密贴服于腰部。外敷戴氏骨伤自研活血膏(接骨草40g,土鳖虫30g,白茅根30g,红花30g,桃仁20g,骨碎补50g,山涧石蟹50g)。

七、注意事项

1.注意卧床休息,避免搬抬重物防止再次损伤。

2.注意防寒保暖,避免风寒湿邪入侵。

3.平时注重自身腰背肌的锻炼。

按语:

中医学认为,腰部急性扭伤使经过腰部的督脉和足太阳膀胱经经气阻滞、气血不畅,而致"不通则痛",腰部软组织损伤由跌扑闪挫所致,气滞血瘀是本病的主要病机。运用推拿手法治疗本病是一种行之有效的方法,操作简单方便,且效果显著。《金匮翼》有曰:"瘀血腰痛者,闪挫及强力举重得之。盖腰痛者,一身之要,屈伸俯仰,无不由之。"《医宗金鉴》中指出:"因跌扑闪失,以致骨缝开错,气血瘀滞,为肿为痛,宜用按摩法。"戴氏推拿手法可起到活血化瘀、舒筋通络、拨乱反正的作用,针对急性腰扭伤的特色手法能很好地解除肌肉痉挛及滑膜嵌顿,从而解除症状。

附:腰椎小关节滑膜嵌顿

腰椎小关节滑膜嵌顿是腰椎在异常活动时,关节滑膜嵌顿在关节间隙中引起剧烈腰痛的一种常见疾患。

一、临床表现

腰部一侧疼痛非常明显,腰部后伸疼痛加剧,保持前屈位,坐位时喜靠,咳嗽疼痛加剧。

二、体格检查

腰肌痉挛,生理弧度消失或不明显,前屈尚可。在棘突旁1.5～2cm处有明显压痛(多在L_4～L_5),或有棘突偏歪,疼痛可向大腿后侧放射。

三、诊断

(一)诊断

腰部有扭伤史,并具有上述部分或全部临床症状。

(二)辅助检查

X线片多无阳性提示,可有骶椎腰化或隐裂及骨退变。

四、治疗方法

(一)腰椎水平位牵引30分钟。

(二)戴氏特色手法

1.准备手法,患者俯卧,先用单指压脊推沿督脉经从上至下推3遍,再使用大"八"字、小"八"字推法重复3～5次,再用揉揉手法从上至下反复使用,痛点处加大力量,直到肌肉痉挛缓解。

2.治疗手法:步骤:①患者仰卧手术台,双手固定床架,术者握住患者双踝抬高下肢与躯干约为45°夹角,牵引后施用抖法,频率由慢到快约1分钟。②患者侧卧,术者立于患者背侧,以患者臀部、肩部为着力点反复推扳旋转脊柱。③患者仰卧,双腿屈膝屈髋按压5～6次。④牵抖手法结束。

按语:

(一)对发病的认识

戴氏认为患者在弯腰并轻微旋转情况下,抬肩或搬抬重物用力过猛,尤其是在无思想准备时,脊柱内外平衡来不及协调适应,内平衡缺乏外平衡的保护,着力点的椎体位移、小关节张开,关节滑膜嵌顿在小关节间,从而导致本病的发生。

(二)对治疗的认识

在滑膜嵌顿的同时,多伴有不同程度的关节囊、肌肉、肌腱、韧带的损伤以及软组织解剖结构的细微变化,小关节周围渗出液致水肿刺激脊神经后支或窦椎神经产生腰痛,继而腰肌产生保护性肌痉挛,反之肌痉挛又导致疼痛,形成痉挛—疼痛—痉挛恶性循环,另一方面亦将小关节固定在半脱位的交锁状态。如果得不到及时有效的治疗,滑膜的嵌顿和软组织在非生理排列下产生粘连,将遗留长期顽固性腰腿痛,我们在临床诊治中体会到治疗越及时、疗效越好,软组织松解手法做得越彻底、越好,故而笔者认为小关节滑膜嵌顿急性期采用轻柔和缓有效的手法减少疼痛及渗出反应,打断痉挛—疼痛—痉挛的恶性循环,使紊乱的软组织复原,嵌顿的滑膜解脱。粗暴的手法不仅可加重软组织损伤,滑膜亦难以解脱。

(三)戴氏治疗本病手法与其他治疗本病手法的比较

1.脊柱旋转法,治疗本证疗效肯定,但是对肌痉挛严重,形体较胖,或对手法有恐惧感,手法操作困难,如患者不能配合,勉强使用手法,不但起不到治疗作用,反而会加重软组织损伤,即使嵌顿滑膜经过反复治疗得以解脱,但软组织损伤严重,加重了渗出反应,往往由此产生腰部软组织病变,削弱了脊柱后方的稳定力,破坏了脊柱的外平衡,是本病复发或转变他症的潜在因素。

2.背晃法,脊柱过伸时腰部后关节接触更加紧密,因为腰椎小关节排列为半额状位或半矢状位。上关节突向内后,下关节突向外前,故过伸时加重加大了滑膜压力引起剧痛,如患者体型较大,体重过重,手法亦难以进行。

3.单腿后伸斜搬法,确有一定的疗效,但亦有相当一部分患者疗效不显著,其原因可能为:

(1)手法有一定的盲目性,因为有的患者疼痛为广泛性,无法确定小关节嵌顿部位,另本手法在使用时习惯双腿先后给予后伸斜扳,如果左侧嵌顿,右腿后伸,则左侧后关节接触更加紧密,刺激嵌顿滑膜引起剧痛,继之肌痉挛更加显著,增加了手法操作时的阻力,由于拮抗作用影响了疗效。

(2)据有关文献报道,国外学者认为后关节紊乱有关节内半月软骨紊乱现象,如此学说成立,则单腿后伸不能解决半月软骨的平复。

4.戴氏牵抖推扳屈髋法:机制为仰卧位牵引,下肢抬高约 $45°$,腰椎尤其是 $L_4 \sim L_5$ 后关节张开(此部位为腰椎滑膜嵌顿的好发部位),为解除嵌顿创造了条件。在此基础上运用抖法,利用臀部的重力,使牵引集中于腰椎后关节突,牵扯关节滑膜,使之解脱,同时亦能滑利关节、疏通经络、减少渗出液和减轻疼痛,使患者有一种舒适感。患者身体和腰肌处于完全放松状态,减轻了手法过程中的紧张和痛苦,减少了因肌痉挛所形成的阻力,从而充分发挥手法的有效作用力。有时单纯应用牵抖手法不能完全解除嵌顿,我们使用推扳旋转手法,用于病程较长、临床症状严重的患者有较好的治疗效果,其机制同冯氏旋转法,但本法为侧卧位且在牵抖手法之后进行,肌痉挛得到了缓解、便利了本法的操作。屈髋法牵拉收缩的肌肉,对解除肌痉挛、减少疼痛、恢复解剖结构有细微变化的软组织有重要作用,令腰部过屈,后伸肌群紧张,对椎体产生压力使椎体处于正常序列约束,对骨错缝复原有一定的作用。因此戴氏手法优点为温柔和缓,患者易于接受和配合,减少了软组织的再损伤,副作用少,疗效可靠,体现了戴氏筋骨并治的学术思想。

第九节　第 3 腰椎横突综合征

第 3 腰椎横突综合征是指附着于第 3 腰椎横突及其周围的肌肉、筋膜急慢性损伤刺激脊神经后支所出现的以腰、臀、腿痛为主要症状的临床综合征,本病是腰部常见病症,多发于青壮年劳动者。

一、相关生理病理

第 3 腰椎横突位于 5 个腰椎的中点,活动度较大,其两侧的横突最长,是腰大肌和腰方肌的起点,并且有腹横肌的深部筋膜附着,是腰部肌肉收缩运动的一个重要支点,受力最大,因此最容易受到损伤。臀上皮神经发自 $L_1 \sim L_3$ 脊神经后支的外侧支,穿横突间隙后,经过附着于 $L_1 \sim L_4$ 横突的腰背筋膜深层,分布于臀部及大腿后侧皮肤。因此 L_3 横突处的损伤可刺激该神经纤维,导致臀部的疼痛。

本病属于中医伤科"腰痛"范畴,多因闪挫扭伤导致筋肌损伤,气血瘀滞,筋黏拘僵,时时作痛,或因慢性劳损,或被风寒湿邪所困,致气血痹阻,筋肌失荣,久而粘连拘僵,活动致痛,发为本病。

二、临床表现

有长期的腰部慢性劳损或腰部外感风寒(外伤史);一侧腰痛,向健侧屈时,腰痛加重,晨起时明显加重,可向下肢放射。但不超过膝关节。腰痛多呈持续性、弥漫性、劳累、天气变化、剧烈运动时患者腰部疼痛加重,卧床休息时疼痛减轻,疼痛常牵涉臀部、大腿后外侧等部位。弯腰及旋转腰部疼痛加剧,但咳嗽、打喷嚏对腰臀疼痛无明显影响。功能障碍,多数患者表现为腰部僵直不灵活,有腰部下坠感;急性发作时腰部活动功能可明显受限,表现为转侧不利、屈伸受限。

三、体格检查

一侧或两侧的第 3 腰椎横突顶端有局限性压痛,可触及纤维性结节状或囊性样肿胀。病变侧腰部肌肉紧张或肌张力减弱。直腿抬高试验阳性,但加强试验为阴性。

四、诊断

(一)相关症状和体征

一侧或两侧的第 3 腰椎横突顶端有局限性压痛,可触及纤维性结节状或囊性样肿胀。

(二)辅助检查

X 线片可示第 3 腰椎横突肥大,畸形,过长或左右不对称。

五、证候分型

(一)气滞血瘀型

腰部疼痛如针刺痛处固定,拒按,动则痛甚,舌暗红,脉弦紧。

(二)肝肾亏虚型

腰痛日久,酸软无力,腰肌痿软,喜温喜按。舌淡,苔白,脉沉细。

(三)风寒阻络型

腰部冷痛,腰肌硬实,遇寒则加重,遇暖则减缓。舌淡,苔白,脉沉紧。

六、戴氏特色治疗

(一)治则

舒筋活络,散结止痛。

(二)熏蒸疗法

患者仰卧于熏蒸床上,充分暴露腰部皮肤,在戴氏特制的熏蒸药上定点(腰三横突)熏蒸 30 分钟。

(三)戴氏特色手法治疗

1. 基本手法:弹拨法、压法、揉法、一字推法、八字推法、搓法、拨络法、直腿牵张拉伸法等。

2. 取穴:肾俞、居髎、环跳、委中、关元俞等穴。

3. 具体操作:患者在推拿床上取俯卧位后,充分暴露施术部位,术者位于其背后,一手扶肩,确定痛点。

一式:戴氏单指压脊推法(理顺督脉)。

接上式:小"八"字、中"八"字、大"八"字(术者伸直拇指,屈示指关节,使虎口稍聚成"八"字形,以拇指指腹、示指中节指背接触患者皮肤,自第 7 颈椎棘突旁开 1cm、1.5cm、2cm,由上而下,从大椎两侧直线推至腰骶部)。推法放松腰背部肌肉。操作 3 遍。

接上式:采用分抹法沿脊柱(自第 7 颈椎两侧至第 5 腰椎两侧)两侧的肋间隙向两旁分抹。操作 3 遍。

接上式:㨰法自肩胛骨内侧缘沿着两侧膀胱经至承山穴下,左右手交替往返操作 3 遍,5～8 分钟。着重是痛点周围,定点加压施术。

接上式:揉法、摩法自肩胛骨内侧缘沿着两侧膀胱经至承山穴下,左右手交替往返操作 3 遍,3～4 分钟。并在阿是穴作指揉法 1～2 分钟。指揉后再以阿是穴为中心向四周做分推理筋手法。

接上式:弹压法,自第 1 胸椎至第 5 腰椎,自上而下施术 3 遍。

接上式:点压肾俞、居髎、环跳、委中诸穴 5～10 次。

接上式:松解腰 3 横突筋结痛点。拨络法,待松解后在第 3 腰椎横突底端处定点来回反复弹拨,弹拨时用双手拇指指端重叠着力于受术部位,其余手指指腹置于对侧以助力。拨动力道宜由轻到重,由重到轻反复操作,手法操作要轻巧、灵活,每次弹拨后可用轻揉法进行放松片刻。后在第 3 腰椎横突面施以㨰法、揉法广泛松解和揉法(小鱼际揉)反复操作。

接上式:擦法,随后患者在充分暴露背部皮肤的情况下,用擦法沿脊柱两侧膀胱经起平第 1 胸椎至腰骶部做快速均匀的直线往返摩擦,保持操作全程压力及速度均匀,直至腰椎(重点在腰 3 横突处),同时涂上戴氏特色擦剂且不带动皮肤,以皮肤发红发热为宜,摩擦频率每分钟 100～120 次为宜。

接上式:直腿弹压手法、屈髋屈膝伸腿牵张法。拉伸腰背痛侧肌群和挛缩的筋膜。

接上式:侧扳法,若有腰部运动受限者,可根据具体情况选加适当的腰部被动运动。后用侧扳法调整小关节紊乱。

接上式:最后以拍法或扣法拍打脊部及臀部 3～5 遍收尾结束。

七、注意事项

1. 注意防寒保暖。避免风寒湿邪侵袭。造成治疗难度的加大。

2. 施术时注意手法的配合及力道的控制,切勿使用暴力而导致肌肉的损伤,以免疼痛加重。

3. 施术时一定要点准、力透,逐步松解 L_3 横突筋结痛点。

4. 日常生活中避免过度劳累,可加强腰背部肌肉锻炼。

5. 腰部可用束腰带保护腰椎,宜睡硬板床。

6. 本病是长期劳损导致的,至少需 1 个月才可康复。主要以弹拨法施治为主。首次接受治疗时,弹拨力度应尽量缓和,用力较大的拨法应在操作前告知受术者,后可逐渐加大弹拨的力度,直到患者可以接受的力度为止,以达到施治的最佳疗效。

7. 本病有本虚标实、标虚本实、虚实交杂等多种证型,应当辨证后再予以正确的手法补法和泻法,同时配合中药以增强疗效。

8. 本病常与臀上皮神经炎同时发生,临床上需要鉴别诊断,分清主次后辨证施治。

9. 突出点与周围软组织面的关系,需要同时施术,才会有好的治疗结果。

第十节　腰椎间盘突出症

腰椎间盘突出症是因椎间盘变性,纤维环破裂,髓核突出刺激或压迫神经根,常同时合并腰部软组织劳损的一种综合征,是腰腿痛常见的病因之一。本病好发于 20～50 岁,多见于 $L_{4～5}$ 和 $L_5～S_1$ 节段。

一、相关生理病理

现代医学认为:腰椎间盘退变是本病的发病基础,外伤是椎间盘纤维环破裂的直接原因。突出的椎间盘组织可因机械化压迫或化学性刺激造成脊神经根炎症，而出现患侧下肢的坐骨神经放射痛。劳损、受寒等因素可改变腰部生物力学状态，造成突出节段的功能紊乱，诱发或加重腰腿痛症状。后正中突出组织较大者，可影响马尾神经则出现膀胱、直肠功能障碍（见图519）。

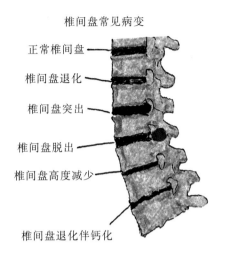

椎间盘常见病变

正常椎间盘
椎间盘退化
椎间盘突出
椎间盘脱出
椎间盘高度减少
椎间盘退化伴钙化

图 519　椎间盘常见病变图

　　中医学将腰椎间盘突出症归属于"腰痛""腰腿痛""痹证"等范畴。中医古籍中虽无腰椎间盘突出症的病名，但对此病症已有极为详细的描述，如《素问·刺腰痛篇》载："衡络之脉令人腰痛，不可以俯仰，仰则恐仆，得之举重伤腰。"《医学心悟》载："腰痛拘急，牵引腿足。"以上列举症状为腰痛合并下肢痛，咳嗽时加重，这与现代医学所说有关腰椎间盘突出症的症状相似。"痹证"之初期以邪实为主，病位在肌肤、皮肉、经络。如病延日久，正虚邪恋，湿停为痰，久为"顽痰"，血凝为瘀，久为"死血"，痰瘀交阻，凝涩不通所致。此时病邪除风、寒、湿、热外，还兼病理产物痰和瘀。

　　戴氏伤科总结近200年治疗腰腿痛以及痹证的临床经验，将"内外稳定，互为因果；筋骨同治，贯穿始终"的学术思想融入于腰椎间盘突出症的治疗中，指出：脊柱具有内源性稳定和外源性稳定因素。内源性因素是指脊柱的椎体、后关节、椎间盘及其内外的有关韧带；外源性因素是由胸腰椎周围的肌肉组织，尤其是腰背肌等有关肌肉的综合力量以维持腰椎的稳定。外源性的这些肌群与内源性结构共同维护腰脊柱的稳定性。当肌力低下、功能失调、长期反复持久地劳损与刺激，使肌肉组织发生纤维性改变，外源性稳定失衡，引起腰椎力学结构改变，功能紊乱，内源性稳定结构随之启动代偿性改变，"激惹"椎间各韧带紧张，黄韧带增生肥厚，椎体周边软骨形成骨赘，并出现椎间盘的退变，继则造成纤维环的破裂和髓核突出，终致神经根、脊髓受到突出的髓核刺激或经破裂的纤维环溢出的致炎物质的化学刺激，出现一系列复杂多变的腰椎间盘突出症的表现。而椎间盘的退变则会导致腰椎周围软组织代偿性劳损。所以脊柱作为一个整体，内、外因素的稳定是相互影响的，互为因果的，任何一方发生了改变，另一方都会因此而相对改变。

　　同时戴氏认为：治疗时只追求解除内源性因素或只解除外源性因素，都无法达到最好的医治效果。椎间盘突出的患者常伴有腰椎不稳、软组织劳损等表现，临床上即使手术很好解除椎间盘对神经根的压迫，术后仍有少数患者存留腰部软组织不适症状，这是没有解除外源性因素。戴氏指出：非手术治疗时不仅要恢复小关节之间的位置，松解小关节滑囊嵌顿，解除椎间盘对神经根的压迫影响，拨乱反正；同时要松解周围软组织，使用"拨法"松解肌肉"筋结"，使肌肉纤维性变化得到改善，恢复肌肉的肌力状态，进一步稳定脊柱。所以治疗腰椎间盘突出症必须要做到"筋骨同治"，使整个脊柱达到"内外稳定"，才能取得满意疗效。戴氏认为腰肌劳损有腰肌劳损的病理改变不一定会有腰椎间盘突出的病理变化,但是有腰椎间盘突出症多半会伴有腰肌软组织劳损的病理改变。治疗时需内外兼顾才能取得满意的疗效。

二、临床表现

腰部疼痛伴下肢放射疼痛、跛行、腰部活动受限,有时咳嗽时疼痛加剧。

三、体格检查

检查时有不同程度的棘突侧凸畸形、压痛、放射痛;腰部周围的软组织有时可触及明显的筋结、压痛。直腿抬高试验阳性,双侧直腿抬高试验阳性,提示中央型突出的可能性;跟腱反射减弱或消失。受累神经根支配区的感觉,运动和反射的改变,肌力减弱。

四、诊断

(一)相关症状和体征

检查时有不同程度的棘突侧凸畸形;腰部僵直,腰生理前凸减少或消失,腰部活动多为不对称性受限;$L_{4,5}$ 和 S_1 棘突旁有压痛,并向下肢放射;直腿抬高试验阳性,双侧直腿抬高试验阳性,提示中央型突出的可能性;肌肉萎缩,肌力减弱,跟腱反射减弱或消失;受累神经根支配区的感觉,运动和反射的改变,有助于判断突出所在的部位,如 $L_{4\sim5}$ 椎间盘突出者,则有小腿前外侧的皮肤感觉障碍;腰部周围的软组织有时可触及明显的筋结、压痛。

(二)辅助检查

X 线摄片检查,可见脊柱侧凸和生理前凸改变、骨赘形成,椎间隙变窄或左右不等宽,前窄后宽等,脊髓造影阳性有确诊和定位意义。

CT 检查,可较清楚地显示椎间盘突出的部位、大小、形态和神经根、硬脊膜囊受压移位的情况,同时可显示椎板及黄韧带肥厚、小关节增生肥大、椎管及侧隐窝狭窄等情况。

磁共振(MRI)检查,MRI 可以全面地观察腰椎间盘是否病变、髓核有无脱水改变,并通过不同层面的矢状面影像及所累及椎间盘的横切位影像,清晰地显示椎间盘突出的形态及其与硬膜囊、神经根等周围组织的关系,另外可鉴别是否存在椎管内其他占位性病变。

肌电图检查对定位诊断和鉴别诊断有帮助。

五、鉴别诊断

应与急性腰扭伤、腰椎管狭窄症、腰肌劳损、臀上皮神经炎、腰三横突综合征、腰椎结核、腰椎滑脱症、马尾部肿瘤等疾病相鉴别。

六、常规治疗

(一)非手术治疗

1.绝对卧床休息:初次发作时,应严格卧床休息,强调大、小便均不应下床或坐起,这样才能有比较好的效果。卧床休息 3 周后可以佩戴腰围保护下起床活动,3 个月内不做弯腰持物动作。缓解后,应加强腰背肌锻炼,以减少复发率。

2.牵引治疗采用骨盆牵引:可以增加椎间隙宽度,减少椎间盘内压,椎间盘突出部分回纳,减轻对神经根的刺激和压迫。

3.皮质激素硬膜外注射:皮质激素是一种长效抗炎剂,可以减轻神经根周围炎症和粘连。一般采用长效皮质激素制剂＋2％利多卡因行硬膜外注射,每周 1 次,3 次为 1 个疗程,2～4 周可再用1 个疗程。

4.髓核化学溶解法:利用胶原酶或木瓜蛋白酶,注入椎间盘内或硬脊膜与突出的髓核之间,选择性溶解髓核和纤维环,而不损害神经根,以降低椎间盘内压力或使突出的髓核变小从而缓解症状。

5.腰椎间盘突出症的常规手法治疗:

（1）用㨰法施于腰部和患侧下肢部3～5分钟。

（2）用掌根按揉法自上而下按揉腰部两侧骶棘肌至骶部2～3分钟。继而从骶部按揉至臀股沟,然后沿坐骨神经走行顺序按揉至足跟,反复操作3～5分钟。

（3）用双手拇指和中指端按压患者腰三角处约1分钟,力量由轻而重,再由重而轻。然后用两拇指叠指按压法按压承扶、殷门、委中、承山、昆仑等穴位,每穴约半分钟。

（4）用两拇指叠指拨法拨腰部两侧骶棘肌,左右各3～5遍。

（5）用拇指按揉腰部两侧骶棘肌,自上而下到腰骶部为止,反复操作3～5遍。

（6）牵抖腰椎:即患者取俯卧位,以双手攀扣住床头上沿。术者以两手握住患者双足踝部,拉直患者躯干向下牵引。待患者腰部放松后,术者横摇摆动两踝部,引两膝左右旋转,待患者周身肌肉松弛后,握紧足踝突然抖动2～3次。抖颤时要使躯干呈波浪式活动,不可用力过猛,以免发生意外。

（7）用腰椎斜扳法斜扳腰椎,左右同法。

（8）用㨰法松动腰椎:即患者取仰卧位,屈髋屈膝。术者两手用力按压患者双膝,使双髋膝关节强度屈曲接近腹壁后,被动环转腰部,顺时针逆时针各操作3～5次,使腰部在床面滚动;然后把持住双膝,使髋膝关节极度屈曲2～3次。

（9）用牵抖法牵抖下肢:即患者取仰卧位,屈髋屈膝,两手紧握两侧床沿。术者两手用力按压患者双膝,使双髋膝关节极度屈曲接近腹壁后,术者以双手各握其两踝关节上部,由上而下用力拉牵2～3次。可单肢分别进行操作,亦可双下肢同时进行。

（10）用拍法拍击患者双下肢约1分钟。

（二）手术治疗

椎间盘髓核摘除术,椎间盘摘除加椎弓根及椎间融合术,显微镜下椎间盘摘除、经皮椎间孔镜下椎间盘摘除等微创手术。

七、戴氏特色治疗

（一）适应证

腰椎间盘突出症患者确诊后,应根据患者的具体情况,除急性期患者,大小便功能障碍、广泛肌力和感觉减退或瘫痪的,椎管明显狭窄、椎间盘巨大性突出或脱出以及椎间盘突出引发的症状和相应影像学一致及椎体肿瘤患者,除以上患者均为戴氏特色治疗适应证。

（二）治疗方法

手法治疗,松解手法加特色的"三步五法"手法技术;牵引;中药熏蒸;戴氏效验方内服。

1.戴氏特色手法治疗:

（1）松解手法（刚柔相济,以柔克刚）:

一式:压脊推法（一字推）:患者俯卧位,术者微握拳,伸直拇指,以拇指指腹接触患者皮肤,放于棘突上,由上而下,做直线推动。要求操作时腕、肘关节伸直不能屈曲,用力均匀,从大椎推至17椎,施法连贯,一气呵成,前后3次,此手法既是诊断又是治疗,作用:理顺经络;明确病变部位（见图520）。

接上式:小"八"字推法,患者俯卧位,术者伸直拇指,屈示指关节,使虎口张开呈"八"字形,以拇指指腹、示指中节指背接触患者皮肤,放于棘突两旁,由上而下,从肩胛内上角处直线推至腰骶部。要求操作时肘关节伸直不能屈曲,用力均匀,推动时施法连贯,一气呵成,前后3次（见图521）。

接上式:㨰法（特色手法双手操作）:患者俯卧位,术者用手掌尺侧面的背部及掌指关节背侧突起处着力于患者皮肤做来回翻掌、旋转动作。从"天宗穴"处开始,沿两侧膀胱经㨰至骶尾部,再作用于臀上皮神经处、梨状肌处,向下经过"承扶穴""委中穴""承山穴",最后至跟腱处。戴氏强调:

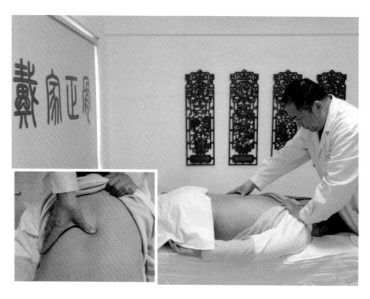

图 520　压脊推法

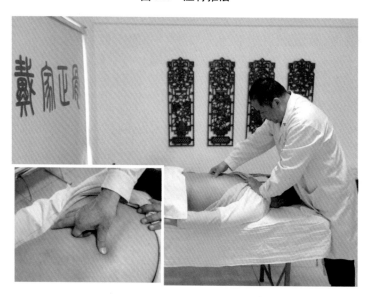

图 521　小"八"字推法

揉法操作时力度要有渗透感,手法连续柔和而没有顿挫,为理筋并松弛肌群的主要手法,整个手法时间需 10 分钟左右。戴氏特别指出,此手法可以双手操作,一手在疼痛点处以揉法为主,施力较重;一手在相关的远端穴位处以拨法或点按法为主,施力较轻。双手操作的优点:①提高了手法效率;②双手操作可因远端穴位的刺激使患者对病痛部位因手法操作带来的疼痛感减轻,更好地使患者心情及软组织放松,不与术者手法产生对抗,又可以因痛点治疗及远端穴位刺激提高治疗效果。此手法需操作者专心操作,反复练习体会(见图 522)。

接上式:复合式手法:患者俯卧位,术者以双手拇指螺纹面紧贴患者皮肤,置于腰骶部两侧(骶棘肌、腰大肌、髂肌),还可置于臀上皮神经、梨状肌处及各肌肉"筋结"处。通过按压、推法、拨摇 3 种手法相结合,使局部肌肉放松,滑膜及小关节位置调整。先通过拇指使术者的力量垂直渗透于病灶处,再经过推揉使局部的软组织松解,最后在拨法的作用下带动腰骶部的晃动,从而调整滑膜及小关节的位置,手法连贯,力量随着手法的改变而逐渐加重。戴氏指出:此复合式手法是治疗的重要手法,可以提高手法治疗效率,需要反复练习体会,整个手法时间需 10 分钟左右(见图 523)。

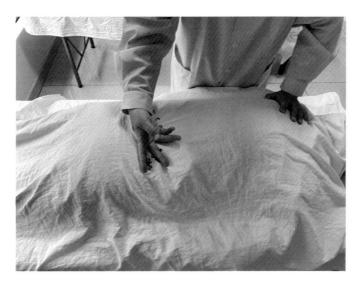

图 522　搽法

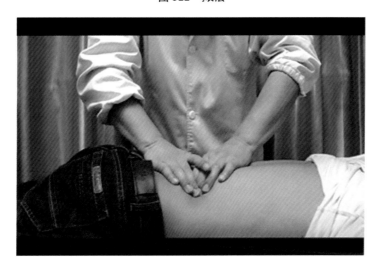

图 523　复合式手法

　　除以上手法外,还包括大"八"字推法、分抹法、掌根推法、拿法、揉法、屈髋屈膝伸腿牵张法,整个松解手法持续时间需 30 分钟左右。

　　松解手法既是治疗手法的准备,使患者肌肉放松,为治疗手法做铺垫;同时松解也是治疗,因为腰椎间盘突出必定伴随软组织劳损,伤骨必伤筋。

　　(2)治疗手法:"三步五法"特色手法介绍(张弛有度、恰到好处)。

　　第一步:俯卧位手法。

　　①俯卧弹压法:患者俯卧,胸部及骨盆部垫枕,使患者腹部与床面保持一拳高度,患者上下方向 2～4 名助手做对抗牵引,术者叠掌使掌心正对于患者腰椎间盘突出部位,做由上向下的反复垂直弹压(可两位术者交替操作)。按压时需要使患者腹部贴于床面,有一拳的按压深度。戴氏指出:对抗牵引下俯卧按压法,通过对抗牵引以松解痉挛或紧张的腰部肌肉、韧带,拉伸椎间隙和小关节间隙,然后通过按压以整复错位的腰椎小关节,解除滑膜嵌顿,降低椎间盘内压;同时轻微改变上、下椎体各相邻部位间的位置,改变神经根与其他组织的位置关系,以减轻或消除神经根的受压,手法可使后纵韧带和纤维环紧张产生向内的推力,迫使髓核向椎间隙还纳(见图 524)。

　　②推扳法:患者俯卧位,双下肢伸直,术者需先用拍打法或叩击法放松腰背软组织。以椎间盘

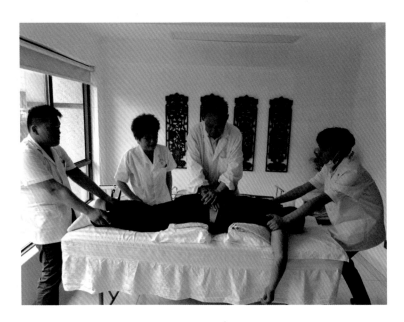

图 524　俯卧弹压法

髓核向右突出为例,术者站于患者右侧,右手掌根位于患者棘突右侧并抵住,左手置于患者左膝前,逐渐扳向后方,术者双手同时徐徐用力,并有节奏地使下肢起落 2～4 次,待其适应,腰部放松后将其左下肢扳至右后方最大角度时,右掌加大推压力,双手协同用"闪动力",右推左扳,将其左下肢有限制地扳动一下,动作完成,左右各 1 次(见图 525)。

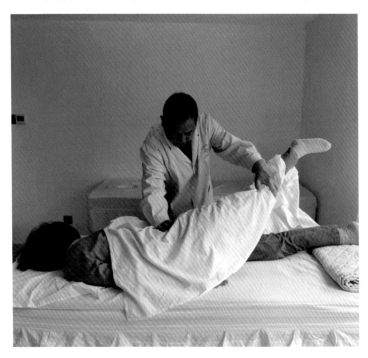

图 525　推扳法

③俯卧牵抖法:患者俯卧位,助手双手置于患者腋下做对抗牵引,术者双手握住患者双侧踝关节,施加向后的牵引力,使患者臀部悬空,顺势抖动下肢并带动腰部的抖动。操作时椎体前缘张开,产生的负压通过筛子原理改变髓核和神经根的位置关系,从而缓解疼痛(见图 526)。

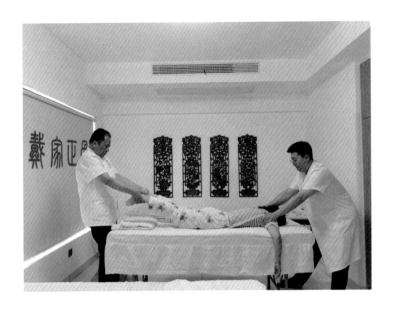

图 526　俯卧牵抖法

第二步：侧卧位手法。

侧卧旋脊法：患者侧卧，术者面对患者，双手分别置于患者同侧肩部及髂脊高点处，通过双手的相对运动，从而摇晃旋转患者腰部，左右各 1 次（见图 527）。

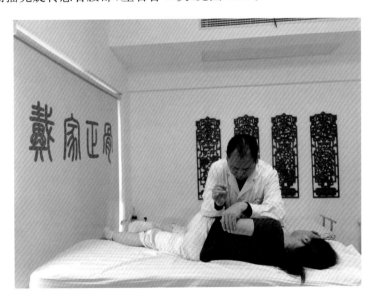

图 527　侧卧旋脊法

第三步：仰卧位手法。

直腿弹压法：患者仰卧位，助手将患肢屈髋屈膝、旋转髋关节 3～4 圈后，一手置于患者髌前上方，另一手置于其跟腱处，将患肢膝关节伸直并最大限度抬高，术者双手环抱固定于足掌前 1/3 处，弹按压患者足前掌，使踝关节充分背屈 3～5 次。同法做另一下肢。戴氏指出：直腿弹压法是非常关键的手法，在弹压足部的同时，助手需继续抬高患者下肢，抬高后，术者继续弹压，助手再次抬高，反复抬高弹压直到患肢抬高至 90°停止手法，此手法主要是松解神经根的粘连（见图 528）。

以叩法或拍法作用于脊背部，自上而下反复操作 3～5 遍结束（见图 529）。

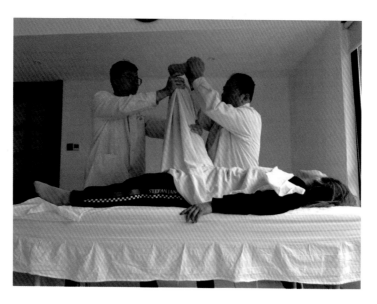

图 528　直腿弹压法

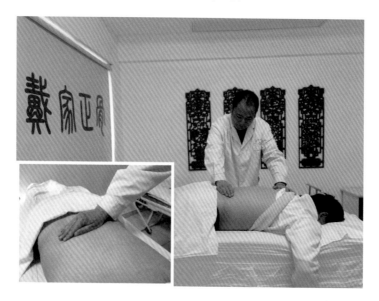

图 529　叩法,拍法

2.功能锻炼:

疼痛症状明显好转后,先在床上、后在床下进行腰腿部功能锻炼。

(1)功能锻炼的方法:

①床上活动方法是:仰卧位进行的拱桥式、三(五)点支撑式及俯卧位进行的头胸后伸法、小燕飞等方法。

②床下活动:两足分开比肩稍宽,两手叉腰,做腰部环转运动。先向左环转1周,还原,再向右环转1周,如此循环晃腰。或"弓形步态"两足分开比肩宽,膝关节半屈曲,两手分别按在两膝上,先将躯干侧屈,使重心压在左腿上,同时伸直右腿,还原,如此反复。步法同前。

(2)功能锻炼作用:

①稳定与保护腰椎的作用,腰椎间盘突出破坏了腰椎的内在稳定因素,腰痛活动受限及佩戴腰围等尚可使腰部肌肉萎缩无力而降低腰椎的外在性稳定因素。通过功能锻炼、可增加腰腹肌肌力及肌耐力,加强腰椎的外在稳定性,围绕腰椎形成一条强有力的肌性腰围,有直接保护腰椎的

作用。

②缓解肌肉紧张痉挛,减轻疼痛,降低腰椎负荷腰椎内在稳定因素。椎间盘的损伤,可引起外在稳定因素腰背肌的功能代偿性增强,表现为肌肉的紧张痉挛;另外突出产生腰痛,可引起自我疼痛保护性肌紧张痉挛。肌肉紧张痉挛可加重疼痛,还能增大腰椎负荷而不利于突出物的回纳及损伤的修复。合理的肌肉放松锻炼,能够缓解肌肉紧张痉挛、减轻疼痛、降低腰椎负荷。

③改善局部血液循环,降低炎性致痛物及代谢产物的蓄积,加速损伤修复。肌肉痉挛缺血又可引起代谢产物的蓄积,既可加重疼痛,又不利于损伤的修复。功能锻炼可使血液循环加速,大量血液流向肌肉,血流发生明显的重新分布,有助于稀释致痛物质的浓度,又能带走致痛物质,加速代谢产物的排泄,促使局部肿胀吸收及神经肌肉活动功能恢复。有资料显示功能锻炼能够明显增多肌肉内扩张的毛细血管网。

④腰椎保护性姿势的维持,需要部分腰背肌功能代偿性增强,即肌紧张痉挛,长时间的肌紧张痉挛又会加重腰椎畸形。肌肉放松锻炼可以缓解肌紧张痉挛,减轻腰椎畸形;改善关节功能的锻炼可以改善腰椎的活动度,纠正腰椎畸形。

在戴氏伤科"内外稳定,互为因果;筋骨同治,贯穿始终"的学术思想指导下,戴氏手法不仅能改善软组织劳损,松解筋结,还针对腰椎间盘突出症髓核与神经根的位置关系,使用戴氏独创的"三步五法"达到拨乱反正的作用,从而解除症状。

病案:

2006-10-23,刘某,男,43岁,工人,芜湖市镜湖区人。

主诉:腰部疼痛不适1个月。

现病史:患者有腰部疼痛不适反复发作3年史,1个月前因拾重物致腰部扭伤,疼痛难忍,活动受限,大、小便正常。当地医院诊断为"急性腰扭伤",治疗1个月不见好转,特来我院治疗。

体格检查:腰椎向左侧弯,$L_{4,5}$和L_5S_1间隙右侧压痛、叩击痛,并引起右下肢放射性疼痛及麻木感。右侧腰部骶棘肌痉挛。右下肢直腿抬高试验及加强试验(+)。前俯后仰时腰痛加剧,腰部活动功能受限。小腿外侧及足背部皮肤感觉迟钝。右小腿外侧、足背麻木。膝反射和踝反射正常。右足踝及趾背伸力4级。会阴和肛周感觉无异常。

辅助检查:X线片报告:脊椎向左侧弯曲,$L_{4,5}$和L_5S_1间隙变窄。腰椎CT示:$L_{4,5}$椎间盘向右侧突出,硬膜囊外脂肪间隙受压,右侧神经根受压移位。L_5S_1椎间盘膨出。

诊断:$L_{4,5}$腰椎间盘突出症。

戴氏特色治疗

1.传统手法:较为特殊的治疗方法有"三步五法复位法",其操作步骤如下:

(1)准备:腰牵30分钟,施以推法、滚法、揉法、抹法等放松手法放松肌肉,20分钟。

(2)第一步牵引弹压法(一法):患者俯卧,胸及骨盆垫枕,上下方向由助手牵引,术者于腰部双手重叠弹压5分钟左右。

(3)第二步后伸斜扳法(二法):患者俯卧,医者一手握住患者膝上,另一手按在$L_{4\sim5}$椎旁向后作斜扳法,左右各2次。

(4)侧卧旋脊法(三法):患者侧卧,术者面对患者,双手分别置于患者同侧肩部及髂脊高点处,通过双手的相对运动,从而摇晃旋转患者腰部,左右各1次。

(5)第三步直腿牵张法(四法)。患者仰卧,一助手按住骨盆,一助手被动抬高一侧下肢90°,术者双手抱住足前部,做向下弹压动作3分钟,双下肢各做1次。

(6)俯卧位牵抖法(五法):最后患者俯卧,按揉臀部,双下肢牵抖1分钟,结束手法。

手法治疗每日1次,10次为1个疗程,分别于1~2个疗程评价疗效。

2.药物治疗:遵循"治痹审虚实,痰瘀虚并通"的治疗原则,施以戴氏效验方内服。方药:当归15g,秦艽10g,辛夷花10g,白芷10g,生地15g,熟地黄15g,赤芍15g,白芍15g,牛膝10g,白芥子

10g,薏苡仁 20g,虎杖 10g,甘草 6g 等,水煎服。

3.功能锻炼:疼痛症状明显好转后先在床上、后在床下进行腰腿部功能锻炼。床上活动:俯卧两腿伸直,腰部背屈。床下活动:两足分开比肩稍宽,两手叉腰,做腰部环转运动。先向左环转 1 周,还原,再向右环转 1 周,如此循环晃腰。或"马形步势"两足分开比肩宽,膝关节半屈曲,两手分别按在两膝上,先将躯干侧屈,使重心压在左腿上,并同时伸直右腿,还原,如此反复。步法同前。

4.康复程序治疗:配合活血化瘀、伸筋活络中药熏蒸。

5.治疗效果:经治 20 天,腰部生理弧度改善,疼痛明显缓解,腰腿活动达正常范围,痊愈出院。随访 1 年,未见复发。

按语:

腰椎间盘突出症为腰腿痛常见原因之一,其主要症状为腰痛或伴下肢痛。腰椎间盘由于不同程度的变性,或遭受外力作用,致使椎间盘的纤维环发生破裂,髓核向椎管内后方向突出,压迫神经根,导致放射性神经痛和神经功能障碍,称为腰椎间盘突出症。临床常见于 $L_{4\sim5}$ 和 $L_5\sim S_1$ 间的椎间盘髓核突出。根据髓核突出的部分,可分为单侧型、双侧型、中央型。临床上最常见的为单侧型,髓核向单侧突出,神经根受压只限一侧。有时髓核向中央突出,压迫双侧神经根,引起双侧坐骨神经痛,有时双侧交替出现,比较少见。中央型的椎间盘突出症是由于髓核向后方中央部突出引起,压迫马尾神经,从而产生鞍区麻痹和大小便功能障碍。腰椎间盘突出症应与梨状肌综合征、腰椎管狭窄等腰痛疾病相鉴别,诊断明确,治疗才能取得满意的效果。

戴氏认为,腰椎间盘突出症是以肝、肾亏虚,经络痹阻,气血凝滞,痰瘀互积为主证,故在药物治疗上强调补气益肾通络为主,活血行气、化痰通滞为辅,手法治疗以足三阳经络为主,其中又以足太阳膀胱经为重点,施以点压弹拨搄揉松解之法,输以督脉至腰阳关通调诸经,以达经脉通调、通痹止痛之效。戴氏独创"三步五法复位法"拨乱反正。该法通过牵引、弹压、摇晃等手法促进椎间盘的还纳,通过直腿牵张法解除神经根的粘连,解脱被卡压的神经根。在使用手法方面,戴氏强调轻、柔、透、巧的治疗原则。"轻",主要讲动作要轻,忌用暴力手法,使患者在心理上易于接受。"柔",是手法用力柔和,强调刚中有柔,柔中有刚,刚柔相济。手法的力量要根据患者病情,并结合医生自身功力运用。对于体质较弱、病情较重的患者,治疗时要徐徐用力,以能耐受为限。对于身体强壮、病情较轻的患者,用力时使患者感到患处有沉重感或酸痛即可。"透",就是手法的力量要直达病处,使每一个手法都达到治疗的目的。在手法治疗过程中尽量避免使用暴力手法,因为腰及下肢的疼痛刺激,会导致腰背肌张力相对较高,使用暴力手法容易导致腰背肌的二次损伤;而且对于神经根受到压迫而产生的急性水肿症状,也会因暴力手法的刺激而致水肿加重。手法轻重的选择:动作要连贯柔和、力度要温和而不强烈,切忌暴力施术。轻重也要因人而异,对于身材稍微偏胖以及年轻患者手法可稍微偏重;对于身材偏瘦或者老年患者手法应当稍微轻一点。也可以根据患者的需求选择手法的轻重。

戴氏采用手法与药物治疗相结合,卧床静养与适度练功相结合等治疗原则,收到了良好的治疗效果。其特点是方法简便易行,无损伤、无疼痛,可供临床借鉴。

在非手术治疗腰椎间盘突出症的临床过程中,对适应证的选择尤为重要。

(1)当患者的辅助检查与症状并不一致时,可选择保守治疗。

(2)患者患侧的踇趾肌力正常。

(3)急性疼痛时需辨清是根型症状还是干型症状,若是由根型水肿期引起的疼痛 3~5 天慎用手法,强行手法治疗不仅不会好转反而会加重神经根水肿,使症状加重。干型症状引起的疼痛如骶棘肌痉挛,可以用稍轻的手法配合拉伸手法解除肌肉痉挛达到以松止痛,松则不痛,来缓解肌肉痉挛,解除疼痛。

(4)有受凉史、腰背肌僵硬的腰椎间盘突出症早期可适当的手法配合熏蒸,来缓解疼痛。

禁忌证:腰椎间盘突出症伴有严重的根型症状且辅助检查与患者所表现的症状高度一致者、

腰椎结核者、椎管内肿瘤者、中央型突出马尾神经受压者、坐骨神经受压出现胫神经或腓总神经麻痹者(应采取手术治疗)。

手法、熏蒸等保守治疗 3 个疗程仍然没有明显改善,可能表明对患者适应证选择有误,应改用其他方法治疗。

第十一节　臀上皮神经炎

臀上皮神经炎是临床上较为常见的疾病,指臀上皮神经在走行中,由致病因素导致臀上皮神经在腰臀部的腰背筋膜和臀筋膜交汇处受到挤压、牵拉或磨损,从而受到刺激引起的无菌性炎症而出现腰臀部疼痛为主的疾病。

一、相关生理病理

臀上皮神经发自 $L_1 \sim L_3$ 脊神经后支的外侧支,穿横突间隙后,经过附着于 $L_1 \sim L_4$ 横突的腰背筋膜深层,分布于臀部及大腿后侧皮肤。炎性因子刺激臀上皮神经,临床以患侧臀部刺痛、酸痛、撕扯样痛,并有患侧大腿后部牵拉样痛,但多不过膝,弯腰起坐活动受限为主要临床表现。臀上皮神经炎患者大部分有腰骶部扭伤史或有受风寒史。当外界风寒湿邪侵及腰臀区时或突然腰骶扭伤或局部直接暴力撞击,致使臀上皮神经在髂嵴下的一段受到损伤,并使局部软组织损伤造成周围的肌肉筋膜等结构充血、水肿、炎症继而导致粘连肥厚(出现条索状结节),因此压迫周围血管以致供血不足或直接压迫神经而产生疼痛。

二、临床表现

多数患者有风寒史或腰部扭伤史,主要以患侧腰臀部的酸痛、刺痛为主,且有大腿后侧的牵拉样疼痛,但是局限在膝关节之上。部分患者可能伴随皮肤的感觉异常,例如麻木感。

三、体格检查

可在髂嵴中点下方 3～4cm 处触摸到条索状硬物,压痛阳性,患者直腿抬高试验阳性。

四、诊断

1. 腰臀部疼痛为主,痛性可呈刺痛样、酸痛样或撕裂样疼痛,急性期疼痛剧烈,可有下肢的牵扯痛,但其痛不过膝。严重者可影响腰部运动,弯腰受限、起坐困难、跛行步态,起坐时,感觉腰部用不上力。

2. 患者臀上部及下腰区皮肤呈板状,臀上皮神经分布区域有广泛的触痛。

3. 在髂骨最高点下 3 横指处皮下可触及“条索状”筋节物,触压时感酸、麻、胀、刺痛难忍。

4. 腰部活动受限,下肢直腿抬高受限,但无神经根刺激征。

5. 脊柱叩击痛阴性。

6. 辅助检查。X 线片检查:腰 3 横突有时可见增生;无其他骨质异常。MRI 检查:无明显异常。

五、鉴别诊断

臀上皮神经炎一般要和坐骨神经痛,腰椎间盘突出症,腰椎不稳,梨状肌综合征,第 3 腰椎横突综合征等疾病相鉴别。

(1)与腰椎间盘突出症的区别主要在于腰椎间盘突出症部分有根型症状,且疼痛过膝,运动时明显感觉腰痛,直腿抬高阳性;下肢可伴有运动感觉障碍。脊柱叩击痛。CT 或 MRI 检查可见有腰椎间盘的髓核突出并且有相应临床症状。而且有相应的影像学改变。

(2)与椎管狭窄的主要区别在于,椎管狭窄有间接性跛行和相应的影像学改变。

(3)与腰椎不稳主要区别在于在过伸过屈的动力位 X 线片,椎体有轻微的位移改变。疼痛与运动有关,休息后症状可缓解或消失。

（4）与骶髂关节炎的主要区别在于,骶髂关节炎"4"字试验阳性。骶髂关节炎多为类风湿关节炎或者是强直性脊柱炎引起的,均有相应的实验室检查做支撑。

（5）与腰部软组织劳损相鉴别,腰部软组织劳损压痛点主要在两侧腰肌,腰肌处可触及筋结,下肢症状不明显。

（6）与梨状肌综合征相鉴别,两者均有腰腿痛症状,但是梨状肌综合征是腰神经前支发出受梨状肌炎性水肿刺激该神经一般疼痛过膝,而且压痛点不同也可明确诊断。

（7）与 L$_3$ 横突综合征相鉴别,两者均为腰神经后支受到炎性刺激压迫导致的临床症状,疼痛均不过膝,疾病要点为压痛点有异,以此为鉴别。

（8）与转移性肿瘤相鉴别,特别是年老患者,有不明原因的加重,夜间疼痛加重,身体日渐消瘦的要做相关肿瘤的排查。

六、常规治疗

（一）治则

舒筋通络,软坚散结。

（二）治疗方法

1. 局部封闭:利多卡因与激素类药物混合使用。

2. 针刀治疗:局部松解。

3. 常规手法治疗:

（1）放松手法:患者俯卧位,医者站于患侧,用柔和的㨰法、按揉法在患侧腰臀部及大腿后外侧施术,配合按摩臀上区域 3～5 分钟,以达到松解局部筋结之目的。

（2）治疗手法:在骶髂最高点内侧 2～3cm 触寻条索状物,然后施以弹拨法(疼痛剧烈时,不可使用弹拨法,可以用摩法操作,以活血止痛)或点按法。

（3）结束手法:沿神经、血管束行走方向施擦法,透热为度。

七、戴氏特色治疗手法

（一）治则

舒筋活络,散结止痛,活血化瘀。

（二）基本手法

弹拨法、压法、揉法、一字推法、八字推法、㨰法等。

（三）取穴

肾俞、小肠俞、阳陵泉、居髎、环跳、委中、关元俞等穴。

（四）具体操作

一式:戴氏单指压脊推法(理顺督脉)。

接上式:小"八"字、中"八"字、大"八"字(术者伸直拇指,屈示指关节,使虎口稍聚成"八"字形,以拇指指腹、示指中节指背接触患者皮肤,自第 7 颈椎棘突旁开 1cm、1.5cm、2cm,由上而下,从大椎两侧直线推至腰骶部)。推法放松腰背部肌肉、臀部肌肉。操作 3 遍。

接上式:沿脊柱(自大椎至第 17 椎)两侧的肋间隙向两旁分抹。

接上式:㨰法沿着两侧膀胱经自肩胛骨内侧缘至下肢承山穴往返操作 3 遍。

接上式:拿捏臀上皮神经硬结点处,待松解后在臀上皮神经处定点来回反复弹拨,弹拨时用双手拇指指端重叠着力于受术部位,其余手指指腹置于对侧以助力。弹拨方向要与痛点方向呈垂直方向,拨动力道宜由轻到重、由重到轻反复操作,手法操作要轻巧、灵活,每次弹拨后可用轻揉法进行放松片刻。

接上式:在臀上皮神经面施以㨰法广泛松解和揉法(小鱼际揉)反复操作。同时涂上戴氏特色擦剂,并施以擦法且不带动皮下组织,以皮肤发红发热为宜,摩擦频率每分钟100～120次为宜。

接上式:结束上述手法后施以直腿弹压手法,后屈髋屈膝伸腿牵张法操作数次,再配合下肢牵抖法,以拉伸臀部肌肉分布区的痉挛为目的。接上式:再用㨰法、揉法,弹拨从背部骶棘肌自上而下分别操作数次。接上式:以拍法或扣法拍打脊部及臀部3～5遍收尾结束。

(五)注意事项

注意防寒保暖,避免风、寒、湿、邪侵袭,造成治疗难度的加大。

施术时注意手法的配合及力道的控制,根据患者承受能力选择合适的力度,切勿使用暴力而导致肌肉的损伤,以免疼痛加重。

本病是长期劳损导致的,至少需2个疗程才可康复。主要以弹拨法施治为主。首次接受治疗时,弹拨力度应尽量缓和,用力较大的拨法应在操作前告知受术者,后可逐渐加大弹拨的力度,直到患者可以接受的力度为止,以达到施治的最佳疗效。

本病有本虚标实、标虚本实、虚实交杂等多种证型,应当辨证后再予以正确的手法补法和泻法,同时配合中药以增强疗效。

本病常与第3腰椎横突综合征同时发生,临床上需鉴别诊断,分清主次,后辨证施治。

年老体弱,推完2个疗程或更久依然效果不佳者,应该做肿瘤排查。

第十二节　骶髂关节半脱位

骶髂关节半脱位是某种原因产生的骶髂关节耳状面异常旋转移位的病变。

一、相关生理病理

骶髂关节是由骶骨与髂骨的耳状面组合而成,其关节面凹凸不平,两者之间的结合十分紧密。骶髂关节面上覆有关节软骨,两侧参差不齐的关节面相互交错,借以稳定关节。骶髂关节的前后侧有长短不等的韧带保护,在髂骨粗隆与骶骨粗隆之间有骶骨间韧带加强。因而,骶髂关节只有少量有限的活动,超过生理功能外的扭转活动,则可引起关节扭伤和半脱位。

患者大多见于剧烈体育活动、外伤或久坐后,少数患者可无明显外伤史,急性发作期,多因姿势不正确,骶髂关节周围韧带群(骶髂骨间韧带、骶髂背侧韧带、髂腰韧带、骶结节韧带和骶棘韧带等)平衡性失调,躯干突然扭转的外力强加于该关节而发病。骶髂关节半脱位是影响患者正常活动的常见病。症见一侧下腰部骶髂部与臀部疼痛,站立、行走或扭腰时疼痛均加重。病情迁延反复者,其疼痛不局限腰部,或向足部及腹股沟放射等。

二、临床表现

患者主要表现为臀部疼痛以及腹股沟痛,严重者疼痛加剧,不能久坐、站立、行走,还可出现脱位侧下肢运动受限,站立时,患者呈现明显的保护性体位,不敢负重;行走时呈跛行步态。

三、体格检查

骶髂关节处有明显压痛点,患者可出现骨盆倾斜症状、双侧下肢不等长。"4"字试验阳性,盖氏试验(即床边试验)阳性。

四、诊断

1.下腰部一侧疼痛,尤其是站立或行走时疼痛加重,疼痛固定,扭转困难。严重者其疼痛不局限于腰部,有足跟部放射或腹股沟部放射。功能活动受限,站立时,患者呈现明显的保护性体位,不敢负重;行走时呈跛行步态。

2.压痛点位于骶髂关节处,Michaelis氏菱形区形态及患侧髂后上棘至骶尾关节连线的纹理改变,髂后上棘位置及凸凹度的改变,患肢长度改变,"4"字试验阳性,盖氏试验(即床边试验)阳性。

3.辅助检查:X线片示骶髂关节缝变窄或变宽,左右不对称。

五、鉴别诊断

本病与骶髂关节炎相鉴别,骶髂关节炎X线片显示骶髂关节退行性改变,并且下肢无不等长改变。本病与强直性脊柱炎相鉴别,强直性脊柱炎X线片显示骶髂关节间隙狭窄,脊柱呈竹节样改变,实验室检查可明确诊断。本病与腰椎间盘突出症相鉴别,骶髂关节半脱位时髂骨旋转的活动均可引起患肢疼痛,但无神经根性放射痛。腰椎间盘突出症可伴有下肢神经症状。

六、分型

骶髂关节半脱位诱因很多,类型复杂。依据解剖学位置关系,临床常见到的有两种类型。

(1)髂骨前下移位型:主要指征为髂后上棘处变凹,髂后上棘至骶尾关节连线纹路变浅,患肢伸长约1cm。

(2)髂骨后上移位型:主要指征为髂后上棘处变凸,髂后上棘至骶尾关节连线纹路变深,患肢缩短约1cm。

七、常规治疗

(一)非手术治疗

1.手法治疗:本症经手法整复可立见功效。一般先采用"离而复合的牵引手法"使关节内嵌顿的滑膜解脱,缓冲肌肉紧张。对髂骨向前旋转移位者,使患髋过伸拉紧股四头肌及髂骨韧带,使髂骨向前旋转复位。整复后以宽胶布作环形固定,休息3周后开始功能练习,以免复发。

2.局部封闭:一般采用1%普鲁卡因(可酌情加入醋酸氢化可的松)。痛点注射。

(二)手术治疗

对反复发作、症状严重者,可经后路暴露行骶髂关节融合术。

八、戴氏特色手法治疗

(一)复位前准备手法:松解手法

1.单指压脊推:患者取俯卧位,术者立于一侧,术者微握拳,伸直拇指,以拇指指腹接触患者皮肤,放于棘突上,自上而下,做直线推动。要求操作时腕、肘关节伸直不能屈曲,用力均匀,从大椎推至第17椎,施法连贯,一气呵成。反复操作3～5遍。

2.八字推法:患者俯卧位,术者伸直拇指,屈示指关节,使虎口张开呈"八"字形,以拇指指腹、示指中节指背接触患者皮肤,放于棘突两旁,自上而下,从第7颈椎处直线推至腰骶部。要求操作时肘关节伸直不能屈曲,用力均匀,推动时施术连贯,一气呵成。反复操作3～5遍。再以㨰法和揉法自上而下操作3～5分钟,同时点揉两侧肾俞、大肠俞、阿是穴。主要作用:理顺筋肉、舒筋活络,主要针对肌痉挛的松解。

3.提拿颤抖法:患者俯卧位,术者双上肢自然伸直,双手置于患者腰部,用双手拇指指腹及其余四肢指腹提拿起患者腰部肌肉(竖脊肌、腰方肌),通过前臂的震颤带动肌肉组织的抖动。抖法具有松弛腰部肌肉,理筋整复、解痉止痛的功效。

4.循腰臀部、腰骶部之膀胱经、胆经部位,包括患肢,先使用㨰法、揉法、拿捏法、拍打法、叩击法舒筋活血。

5.然后使用点按法、揉法等手法施术于八髎穴、腰俞、关元俞、十七椎、环跳、委中等穴位,达到通络行气之目的。

(二)复位:治疗手法

1.髂骨前下移位型:采用屈膝屈髋按压法,患者仰卧位,施术者立于患侧,施术者一手握住踝关节上方,一手扶持膝关节,使患肢屈膝后同时屈髋,并内外旋转,臀部要离开床面,使膝关节尽可能趋向腹部,若患者患肢不能完全完成屈膝屈髋全部动作,施术者应先予以髋关节屈膝屈髋位摇晃数次,令患肢放松后,迅速使患肢屈膝屈髋,并反复按压数次,直至复位(见图530)。

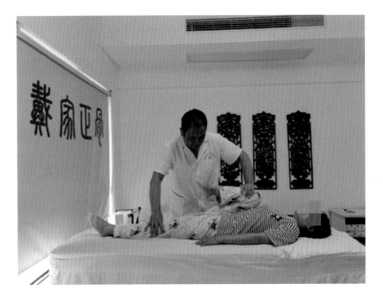

图 530　屈膝屈髋按压法

2. 髂骨后上移位型:采用后伸扳法,患者俯卧位,施术者立于患者健侧,一手按压其骶髂关节部(髂后上棘处),另一手托住患肢大腿膝前上部,向侧后方后伸患肢,待后伸至最大范围时,略施重力,两手施力方向相对用力且稍偏向健侧;如此反复操作数次,在复位时手掌下常有滑动感,有时可听到弹响声,为复位成功的标志(见图 531)。

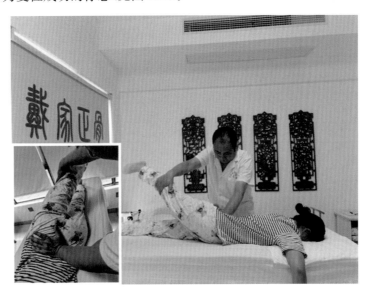

图 531　后伸扳法

注:复位后,测量双侧下肢长度,以检验复位效果。

病案:

2022 - 12 - 14,高某某,女,70 岁,芜湖市镜湖区。

主诉:腰、臀部疼痛不适 7 小时。

现病史:患者弯腰负重致腰、臀部疼痛伴左下肢功能受限,卧床,活动受限。

体格检查:左侧骶髂关节处有明显压痛点,双侧下肢不等长,左下肢较健侧长约 1cm(见图 532)。

诊断:左骶髂关节半脱位(髂骨前下移位型)。

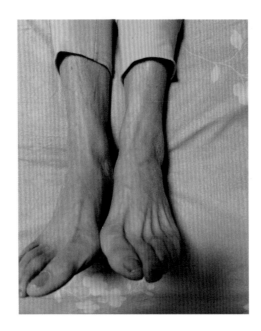

图532　左骶髂关节半脱位

戴氏特色治疗：

手法复位技术：屈膝屈髋按压，患者仰卧位，施术者立于患侧，施术者一手握住其踝关节上方，一手扶持其膝关节，使患肢屈膝后同时屈髋，并内外旋转，反复按压数次，直至复位（见图533）。

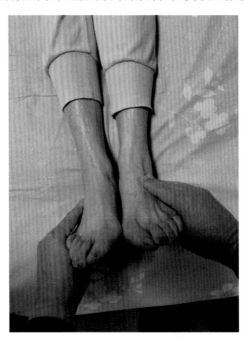

图533　手法复位后图

按语：

1.戴氏学术思想认为：治疗脊椎病必须重视筋骨同治、调节内外平衡。骨骼属于内平衡，软组织属于外平衡。内平衡失衡会使软组织代偿维持内外平衡，久而久之软组织就会形成代偿性劳损，软组织劳损又会使原失衡的骨骼更加失衡，长期如此，平衡得不到恢复，久而久之形成了代偿性骨质增生。两者互为因果，因此治疗此类疾病就需要筋骨同治，调节内外平衡。手法放松时，力度要柔和,不应生硬,忌粗暴,目的在于理筋通络,使骶髂关节周围韧带群得以放松,使痉挛的肌肉舒缓,一者有利于复位操作,二者有利于恢复平衡。

2.关节复位时,应明确诊断是前下移位还是后上移位:髂骨前下移位型,将髋关节屈曲使骶髂关节后侧的软组织牵扯髂骨向前旋转;髂骨后上移位型,将髋关节过伸而使髂骨在骶骨上向后旋转。

3.手法复位后,患者卧床多休息,不宜过多活动,局部保暖,有利于恢复,避免反复发作。

第十三节　膝关节内侧副韧带损伤

内侧副韧带是一条沿膝关节内缘延伸的韧带,连接胫骨和股骨,保持膝关节稳定以及协调人体运动的作用。此处发生损伤称为膝关节内侧副韧带损伤。

一、相关生理病理

内侧副韧带由三条韧带构成。

内侧副韧带浅层:通常称为胫侧副韧带,是膝关节内侧最大的结构。

后斜韧带:是半膜肌腱远端纤维的延伸,参与组成并加强后内侧关节囊,由附于膝关节的3组筋膜组成,其中以中央臂最为重要。

内侧副韧带深层:主要由关节囊内侧部分增厚而形成并与内侧半月板相连,位于内侧副韧带浅层的深面,可分为板股韧带和板胫韧带两部分。

内侧副韧带在膝关节内侧连结大腿骨和胫骨,是防止膝部之左右分离的重要负责者,除有膝关节的横向安定作用外,也有固定半月板并控制膝关节活动的功能。此韧带常在膝部外侧受到加强的外力或过度扭转时极易受伤。例如:滑冰时,不经意的扭伤;或打橄榄球、足球时因争球被拉扯等状况下,也容易使内侧副韧带受伤。

二、临床表现

外伤后关节疼痛,活动受限。受伤时可听到有韧带断裂的响声,很快便因剧烈疼痛而不能继续运动或工作,膝关节不能完全伸直。

三、体格检查

患侧韧带起始点或关节平面处压痛,侧方挤压试验阳性,30°位紧张试验阳性为部分撕裂,伸直位紧张试验阳性为完全断裂。

四、诊断

(一)相关症状和体征

本病一般都有明显外伤史。外伤后关节疼痛,活动受限。患侧韧带起始点或关节平面处压痛,侧方挤压试验阳性。受伤时可听到有韧带断裂的响声,很快便因剧烈疼痛而不能继续运动或工作,膝部伤侧局部剧痛、肿胀、有时有瘀斑,膝关节不能完全伸直。压痛点常在股骨内上髁、胫骨内髁的下缘处、关节内侧间隙处。明确膝关节内侧支持结构的损伤范围,屈膝30°位外翻应力试验是重要的体格检查。让患者放松腿部肌肉,以便精确评定膝关节内侧和后内侧面结构损伤的程度。单纯的内侧副韧带损伤时,则0°位(一),30°位(+)。与对侧未受损的膝关节作为对照,当施加外翻应力时,确定是否存在不对称的内侧关节间隙张开。

(二)辅助检查

X线检查,对诊断膝关节内侧副韧带断裂有重要价值,撕脱骨折者可以显现出有骨折片存在。MRI检查,能较准确地诊断膝关节内侧副韧带损伤程度。

五、分型

单纯Ⅰ度:少量纤维撕裂,伴有局限性压痛无松弛;单纯Ⅱ度:局限性压痛,内侧副韧带纤维及后斜纤维部分撕裂。

纤维仍然存在一定张力,伴或不伴有病理性的松弛。

单纯Ⅲ度:表现为外翻应力下可见完全断裂及松弛。

六、常规治疗

(一)非手术治疗

石膏外固定,支具制动:限制膝关节活动,保持稳定。

(二)手术治疗

手术修补。

七、戴氏特色治疗

(一)适应证

内侧副韧带部分断裂(内侧副韧带Ⅰ、Ⅱ型损伤)。

(二)治疗方法

1. 理筋手法:

(1)首诊用手法屈伸膝关节,理顺筋络。患者为仰卧位,术者位于患者患侧,两助手分别固定患膝上下部,做膝关节屈伸运动,活动范围0°~117°,然后术者顶住患者患膝外侧,使患肢内侧间隙增宽。术者用大鱼际或拇指指腹用力按压其患肢内侧关节间隙,并自上而下地推挤以达到理顺筋络的目的。内侧副韧带损伤通常是在膝关节外侧受到暴力时发生的,如下肢伸直位跌倒时,膝关节过度外翻,使内侧副韧带过度牵拉,关节内侧间隙增大,在关节囊的牵拉作用下使半月板发生位移扭曲。造成内侧副韧带和内侧半月板的同时损伤。故在牵引状态下行戴氏理筋手法使受伤的内侧副韧带和半月板得以理顺,位移部分得以复位,膝关节间隙得以恢复。

(2)用屈伸膝关节手法理筋,防止瘢痕挛缩,使其尽量在正常的解剖位置完成愈合。

2. 小夹板外固定:

(1)固定方法:3块解剖形小夹板超膝关节固定,膝关节后侧腘窝处加1块平垫填塞空隙,使其更加贴服,顺应解剖生理曲度。可让患肢在冠状位很好地制动,有利于韧带修复,使矢状位少许活动,有利于功能活动及防止瘢痕挛缩。早期固定1~2周,在固定同时可以外敷戴氏活血膏,有利于肿胀消退、组织的修复。

(2)固定时间:小夹板固定3~4周,每周复查1次。

第十四节　踝关节扭伤

踝关节损伤是骨科常见的损伤。急性踝关节外侧韧带损伤是骨科门(急)诊中常见损伤之一。据统计,踝关节损伤占整个运动损伤的40%,而其中85%为外侧韧带损伤。

一、相关生理病理

踝关节扭伤是最高发的运动损伤,约占所有运动损伤的40%。踝关节由胫骨腓骨远端和距骨构成。由内外踝和胫骨后缘构成踝穴,距骨上面的鞍形关节面位于踝穴中。距骨的鞍形关节面前宽后窄,背伸时较宽处进入踝穴,跖屈时较窄部进入踝穴,所以踝关节在跖屈位稍松动,其解剖和生理特点决定踝关节在跖屈时比较容易发生内翻扭伤。又因为踝关节外踝腓骨较内踝穴深而胫骨内踝较短踝穴较浅,故踝关节更易发生内翻扭伤,外踝韧带包括距腓前韧带及跟腓韧带的损伤更常见。踝关节外翻扭伤虽不易发生,一旦出现却很严重。如发生断裂一般都会引起踝关节不稳,且多同时合并其他韧带损伤和骨折。

二、临床表现

踝关节扭伤的临床表现包括伤后迅即出现扭伤部位的疼痛和肿胀,随后出现皮肤瘀斑。严重者患足因为疼痛肿胀而不能活动。外踝扭伤时,患者在尝试行足内翻时疼痛症状加剧。内侧三角韧带损伤时,患者在尝试行足外翻时疼痛症状加剧。经休息后疼痛和肿胀可能消失,会出现因韧带松弛导致的踝关节不稳,反复扭伤。伤后踝部疼痛、功能障碍。损伤轻者仅局部肿胀,损伤重者整个踝关节均可肿胀,并有明显的皮下瘀斑,皮肤呈青紫色,跛行步态,伤足不敢用力着地,活动时疼痛加剧。

三、体格检查

内翻损伤者,外踝前下方压痛明显,若做足内翻动作时则外踝前下方疼痛;外翻扭伤者,内踝下方疼痛明显。强力做踝外翻动作时则内踝前下方剧痛。严重损伤者,在韧带撕裂处可摸到有凹陷,甚至摸到移位的关节面。

四、诊断

(一)相关症状和体征

有明确外伤史,踝关节肿胀、疼痛,有明显皮下瘀斑,跛行步态,活动受限。外踝韧带损伤,外踝下压痛明显,内翻牵拉试验阳性,前抽屉试验阳性,内侧三角韧带损伤,被动外翻时疼痛加重,踝关节内侧下方压痛明显。

(二)辅助检查

单纯内外侧韧带损伤常规 X 线片一般无明显表现,在应力位可见关节间隙有相应异常改变。若伴有关节脱位或韧带撕脱则可见相应表现。MRI 检查对踝关节韧带损伤的诊断具有重要意义。

五、鉴别诊断

需要与足踝骨折、关节骨软骨损伤、肌腱断裂等相鉴别。发生骨折时,患者可出现骨折畸形,相应局部压痛非常强烈。关节骨软骨损伤与韧带损伤压痛点部位不同。必要时需要结合 MRI 影像学检查和借助关节镜探查治疗。

六、分型

目前在临床上广泛使用的踝关节韧带损伤分类法是美国医学(AOMA)的标准分类法。

(一)根据韧带损伤程度把踝关节损伤分为

Ⅰ级:韧带存在拉伸,仅在微观上有韧带纤维的损伤,疼痛轻微。只要能耐受,可以负重,无须夹板支具固定,可行等长收缩练习;如果能耐受可以进行全范围的关节活动度练习以及肌力训练。

Ⅱ级:部分韧带纤维断裂,中等程度的疼痛和肿胀,活动度受限,可能存在关节不稳。需要应用夹板或支具进行固定,配合理疗以及肌力和关节活动度练习。

Ⅲ级:韧带完全断裂,存在明显的肿胀和疼痛,关节不稳定。

(二)根据部位把踝关节损伤分为

1. 距腓前韧带损伤:当踝部跖屈时,距腓前韧带与胫骨纵轴方向一致,变为紧张状态,在踝关节跖屈同时受到内翻应力时则首先发生距腓前韧带损伤。

2. 跟腓韧带损伤:踝关节背伸位受到内翻应力时,可单纯发生跟腓韧带损伤,但临床上继发于距腓前韧带损伤之后更为多见,跟腓韧带可出现部分断裂。

3. 距腓后韧带损伤:一般该韧带很少发生单纯损伤,该韧带在外踝韧带中最为坚强,仅在踝关节极度背伸同时受到内翻应力时才可出现损伤。

七、常规治疗

(一)保守治疗

对于韧带损伤较轻,踝关节稳定性正常的患者或轻度不稳定的患者,采用保守治疗,包括急性期的休息、冷敷、加压包扎、支具石膏外固定、抬高患肢等及随后的康复锻炼。

（二）手术治疗

对于Ⅲ型损伤予以手术治疗。

八、戴氏特色治疗

（一）适应证

新鲜的Ⅰ型、Ⅱ型损伤患者。

（二）特色手法治疗

术者一手托住患者足跟，一手握住其前脚掌。于踝关节中立位做背伸、跖屈数次及内、外翻动作（挤出关节腔内血肿）。之后分抹踝关节两侧理顺筋络，最后逐步拔伸脚趾（理顺经络）（见图534至图535）。

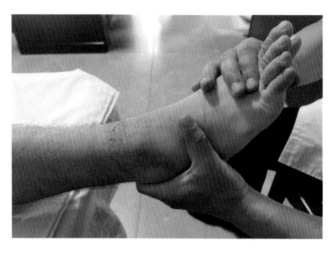

图 534　跖屈动作

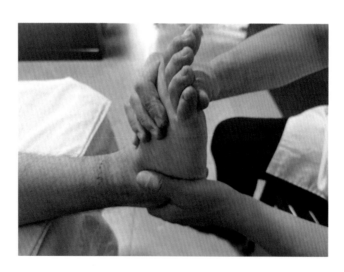

图 535　背伸动作

（三）药物治疗

外敷戴氏活血膏，绷带缠绕固定于中立位，既起到固定作用，又有活血、止血的作用（见图536）。

次日复诊，继续进行上述手法理顺经络、继续外敷活血膏。连续治疗5日左右。约5日后采用小夹板外固定。可在踝关节固定支具保护下挂双拐负重行走。

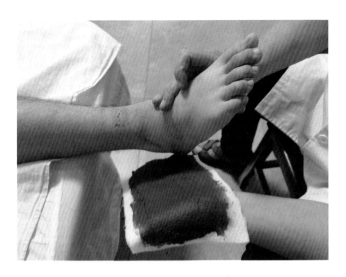

图 536　外敷戴氏活血膏

（四）小夹板外固定技术

1.固定方法：以腓距前韧带损伤为例。

2.固定材料：准备厚约2.2mm杉树皮小夹板5块，前侧2块夹板的固定不需要超过关节部位，内侧、外侧、后侧夹板需要超关节进行固定，并根据患者内外踝大小、形状等"量体裁衣"塑形2块月牙形小夹板，形状依据外踝下形状修剪而成，2块月牙形小夹板压软塑形叠压形成弧形整体，同等大小的月牙形梯形垫（纸压垫）2块。

3.固定方法：先用绷带纱布于小腿中下松松地包2层，然后将2块月牙形梯形垫（纸压垫）放置于外踝下，高度平于外踝，月牙形小夹板呈弧形叠加于外踝前下后方，再于胫骨前缘两侧放上2块塑形好的长夹板，远端叠压于月牙形小夹板上不超过关节，内侧、外侧、后侧塑形夹板超关节进行固定。固定于外翻背伸位。

每周更换敷料，活动关节、理顺经络，继续小夹板固定于外翻背伸位。连续固定3～4周。

（五）康复治疗

踝关节扭伤后的康复治疗非常重要。康复与治疗同步进行，所以每次更换敷料时均行踝关节背伸、跖屈、内翻运动。解除外固定，及时开展负重训练、本体感觉训练、肌力恢复训练。特别是对于血肿机化产生粘连，踝关节功能受限者，应以较重的手法解除粘连。进行循序渐进的踝关节各方向主动活动，逐渐增大活动范围。

对于Ⅰ度扭伤患者，在最初疼痛和肿胀减轻，能够完成简单运动时，就应开始康复锻炼。可以用弹力绷带缠绕在足部，另一端固定在桌子腿上，足部对抗弹力完成外翻、背屈、跖屈等动作。锻炼应保证一定的连续性。

对于Ⅱ度和Ⅲ度的扭伤患者，在急性疼痛和肿胀消退后，开始康复治疗。最好在专业康复师指导下进行康复锻炼，锻炼内容包括力量锻炼、感觉训练、步态训练等。在康复师指导下循序渐进，不可贸然恢复高强度运动。

按语：

踝关节扭伤为临床最常见的疾病，因为医生和患者的不重视，一个很小的踝关节扭伤，形成习惯性扭伤，后期的治疗将非常困难。20％～40％踝关节扭伤的人遭遇踝关节反复扭伤并最终发展成为踝关节的慢性不稳定。在处理踝关节外侧不稳时，确定不稳定的原因和程度十分重要。总体来说，踝关节不稳可以分为单纯的外侧（腓距）不稳、单纯的距下不稳、跗骨窦综合征以及踝关节和距下关节复合不稳。我们的体会就是早期正确的治疗对踝关节扭伤非常重要。要和患者交代清楚,踝关节早期治疗的重要性,使之可以很好地与医生配合,完成整个治疗过程,追求首战必胜。踝关节扭伤引起后遗症,主要有3个原因:一是韧带松弛引起的踝关节不稳;二是韧带的挛缩引起踝关节内外侧的不平衡;三是未能很好地进行本体感觉的康复训练。所以我们坚持早期的理筋,活动踝关节,背伸跖屈踝关节,以及每次换药都会背伸跖屈踝关节,对韧带长度的恢复,防止瘢痕挛缩有着很好的临床意义。因为小夹板的解剖形固定,利用小夹板的韧性,使踝关节每个点都得到非常好的固定作用。一般踝关节外侧韧带损伤多是腓距前韧带的腓骨附着点的部分撕裂伤。利用小夹板的可塑性月牙形夹板的套叠式使用,以及月牙形小夹板纸压垫的顶托作用,利用绷带、纸压垫、绷带的缠绕使外固定和骨组织非常好的贴服作用,使腓距前韧带的附着点筋骨接触更加确切有效,对韧带强度的恢复有非常重要的临床意义。相比较石膏托和固定支具,虽然也有制动作用,但是起不到骨与筋的贴服作用以及损伤韧带的微动使它的固定效果显然不及小夹板加支具的联合固定有效和可靠。早期的本体感觉训练及康复训练要及时有效地介入踝关节扭伤的治疗之中,对于明确诊断腓距前韧带全层断裂以及慢性的经过3个月保守治疗无效的可以考虑手术治疗。

第六章　其　　他

第一节　小儿先天性斜颈

先天性斜颈是指出生后即发现颈部向一侧倾斜的畸形。

一、相关生理病理

小儿肌性斜颈又称先天性斜颈或原发性斜颈,是指婴儿出生后颈部发现硬块,呈梭状或呈条索状,其走向与胸锁乳突肌一致;少数患儿颈部硬块不明显,但关键肌群比健侧稍粗。关于其病因尚不明确,多数认为胎儿胎位不正或受到不正常的子宫壁压力,使头颈部姿态异常而阻碍一侧胸锁乳突肌的血液循环,致该肌缺血、萎缩、发育不良、挛缩引起斜颈。也有认为,由于分娩时一侧胸锁乳突肌受产道或产钳挤压或牵引而受伤出血,血肿机化挛缩而致。还有认为胸锁乳突肌的营养动脉栓塞,或静脉回流受阻,导致肌纤维发生退行性变,因而形成斜颈。导致斜颈的病因还有许多。

二、临床表现

一侧胸锁乳突肌的中部或下部有一质硬的梭形肿块。肿块可在出生后或在第2、第3周出现。头部向肌肉缩短一侧倾斜,下颌旋向对侧。颈部向患侧旋转和向对侧倾斜均受限制,有的病理肿块有压痛,牵扯颈部时也有痛苦表情。肿块可逐渐缩小,2~6个月渐渐消退。有的胸锁乳突肌形成索条,此时颈部活动更加受限。

三、体格检查

颈部发现硬块,呈梭状或呈条索状,其走向与胸锁乳突肌一致,头自患侧倾斜、前倾,颜面旋向健侧,出生1~2周,颈部出现椭圆形或条索状硬块,底部稍有异动即向患侧倾斜。当患儿向健侧旋转时,硬块突出明显,以后硬块逐渐挛缩,硬度增高,头部歪斜也日渐明显,活动受限等。

四、诊断

(一)相关症状和体征

早期胸锁乳突肌为肿块,以后呈索条状挛缩;晚期有头面部畸形,诊断并无困难。有些患儿的梭形肿块可被忽视。

(二)辅助检查

一般实验室检查均正常。可做头、颈部X线片检查,以排除颈椎畸形等疾病。

1. 超声检查:尤其对于小儿的先天性肌性斜颈,超声检查能够准确地与颈部其他疾病相鉴别,如颈部囊性淋巴管瘤、颈部淋巴结肿大等。尤其就诊时肿块已消失者,超声检查更为重要。

2. X线检查,有利于鉴别不同原因造成的斜颈,如枕颈部畸形所致的骨性斜颈和自发性寰椎旋转性半脱位引起的斜颈一般不会产生胸锁乳突肌的挛缩和肿块,后者多有轻微外伤或上呼吸道感染病史。

对于上述检查方法都难以确诊的病例,可进行CT检查,能够提供较为清晰的图像,有利于诊断,排除器质性病变。

五、鉴别诊断

本病应与下列疾病相鉴别:

1. 骨性斜颈。为先天性颈椎发育异常,胸锁乳突肌无挛缩。

2. 颈椎结核。颈部主动、被动活动都受限,并伴有肌肉痉挛,但无胸锁乳突肌挛缩,X线片显示颈椎破坏和椎前脓肿。

3.颈椎自发性半脱位。有咽部或颈部软组织感染病史,其后发生斜颈。颈部活动受限、疼痛。X线片显示颈椎有半脱位现象,常见第1、第2颈椎之间。

4.眼肌异常。眼外肌的肌力不平衡,故患儿视物时须采取斜颈姿势,以避免复视。胸锁乳突肌无挛缩,斜颈可自动或被动矫正。

5.听力障碍。由于一侧听力障碍。患儿倾听时常表现为斜颈姿势,但无固定性斜颈畸形,无胸锁乳突肌挛缩或颈椎异常。患儿表现为头向一侧倾斜(向患侧或前倾斜)且颜面旋向健侧,多由于胸锁乳突肌发生纤维挛缩而形成。

病情在1年内,适用于推拿手法治疗,若是因颈椎结核等因素引起的斜颈则不能用推拿治疗。

六、常规治疗

非手术疗法包括局部热敷、推拿、卧位固定及手法扳正等。适用于出生后不满半岁的婴儿。目的在于促进局部肿块早期消散,防止肌纤维挛缩。病儿睡眠时取仰卧位,下颌向患侧,枕部向健侧,并用棉垫和洁净的小沙袋固定头部于上述位置。手法扳正于出生后2周开始,且须缓慢轻柔用力。手法扳正时,须将下颌转向患侧,并逐渐把它抬高,同时把头偏向健侧。每日3～4次,每次手法前后,应按摩患侧胸锁乳突肌,或热敷。上述非手术疗法要坚持3～6个月,才可能将斜颈矫正。

手术疗法适用于1个月到12岁采用非手术疗法失败或斜颈明显的病儿。12岁以上者,若颈椎无结构改变,面部畸形不严重,亦可考虑行手术矫正。对年龄较大,且合并严重面部畸形者,手术矫正可有明显效果,但面部畸形不能恢复正常。常用的手术是直视下切断胸锁乳突肌(在锁骨和胸骨部的肌腱)。

七、戴氏特色治疗

1.患儿取仰卧位,医师在患侧先用拇指指腹推拿颈肩部2～3遍,以松弛颈肩部肌肉群。

2.再在患儿患侧胸锁乳突肌处,即锁骨端硬结处,用拇指或示指、中指、无名指做按揉法5分钟左右,以松解肌肉粘连。

3.再施提拿、弹拨法于患侧胸锁乳突肌、颈肌、斜方肌及菱形肌等处10次,以改善局部气血运行。

4.术者一手扶住患侧肩部,另一侧按住患儿头项,逐渐向健侧扳动或旋转患儿头部,手法由轻到重,幅度由小到大,逐渐拉长患侧胸锁乳突肌腱,反复5次左右,以疏通经络瘀滞,松弛局部肌肉。手法必须轻柔,不能损伤患儿皮肤,且在正常生理允许范围内进行。此扳法可与按揉法交替进行。

5.医师用两拇指分向理抹牵拉肌腱10次。

6.在患处重复用做按揉法5分钟左右。

戴氏治疗本病以推拿和特制围脖固定为主。推拿以轻柔手法拿捏、弹拨挛缩的胸锁乳突肌,辅以扳正手法反复牵拉该肌,促进气血循环改善和恢复肌肉弹性。推拿手法坚持每日1次,手法宜轻柔,每次15分钟左右,根据个体差异,一般需1～3个月才可。推拿后取自制围脖带上,起巩固疗效作用。围脖用硬纸板剪裁而成,内衬棉花外蒙软布,量体而作。初期左右两侧高低相似,或患侧稍低,以适应其倾斜现状。待治疗效果出现后,可逐渐改变侧方高度,使患侧渐渐加高,健侧渐渐减低。佩戴围脖以夜间为佳,时间越长越好。但要注意观察松紧度和佩戴是否适合,以免发生严重并发症。

第二节　肱骨外上髁炎

肱骨外上髁炎(网球肘)为肘关节外侧前臂伸肌起点处肌腱无菌性炎症疼痛。疼痛的产生是由于前臂伸肌重复用力引起的慢性撕拉伤造成的。患者会在用力抓握或提举物体时感到患部疼痛。网球肘是过劳性综合征的典型例子。网球运动员、羽毛球运动员较常见，家庭主妇、砖瓦工、木工等长期反复用力做肘部活动者，也易患此病。

一、相关生理病理

前臂伸肌腱在抓握东西时收缩、紧张，过多使用这些肌肉会造成这些肌肉起点的肌腱变性、退化和撕裂，即通常说的网球肘。肱骨外上髁炎病因包括击网球时技术不正确、握高尔夫球杆或挥杆技术不正确等。手臂某些活动过多，如打网球、羽毛球抽球、棒球投球；其他工作如刷油漆、划船、使锤子或螺丝刀等。从事需要握拳状态下重复伸腕的工作（如家庭主妇、装潢工人、农民等）。

二、临床表现

本病多数发病缓慢，症状初期，患者感到肘关节外侧酸痛，患者自觉肘关节外上方活动痛，疼痛有时可向上或向下放射，感觉酸胀不适，不愿活动。手不能用力握物、握锹、提壶、拧毛巾、打毛衣等运动可使疼痛加重。一般在肱骨外上髁处有局限性压痛点，有时压痛可向下放射，甚至在伸肌腱上也有轻度压痛及活动痛。局部无红肿，肘关节伸屈不受影响，但前臂旋转活动时可疼痛。严重者伸指、伸腕或执筷动作时即可引起疼痛。有少数患者在阴雨天时自觉疼痛加重。

三、体格检查

在检查时可发现桡侧腕短伸肌起点即肘关节外上压痛。关节活动度正常，局部肿胀不常见。患者前臂内旋，腕关节由掌屈至背伸重复损伤机制时，即会出现肘关节外上疼痛。

四、诊断

（一）相关症状和体征

肘外侧肱骨外上髁处疼痛压痛明显，疼痛可沿前臂向手放射，前臂肌肉紧张，肘关节不能完全伸直，活动受限。

（二）辅助检查

一般不需要拍 X 线片，必要时可通过 X 线片了解肘关节骨骼是否正常、伸肌腱近端处是否有钙盐沉着，是否有其他疾病。必要时也可行 MRI 检查。

五、戴氏特色治疗手法

（一）适应证

适合前臂伸肌起点处肌腱的变性、退化引起的肘关节不适、外上髁疼痛、无力等临床症状。

（二）手法流程

1. 沿着点、线、面反复循环操作。

点：重点弹拨桡侧腕短伸肌起点。

线：从肘至腕，沿着桡侧腕短伸肌走向重点弹拨。

面：整个肘部。

2. 手法方法：

（1）患者取坐位，医者点按阿是穴、曲池、肩井、手三里、合谷穴，每穴约半分钟。

（2）揉法：医者坐于患侧，一手托住患肢，另一手掌着力，先从前臂外侧开始经肘部向腕部，做轻柔的揉法，交替进行，反复施术 3 分钟。然后两手换握，一手同前，另一手从前臂内侧开始经肘部向腕部用揉法，反复施术 3 分钟，重点揉肘关节（桡侧腕短伸肌起点）。

（3）拨法：医者一手握住患肢腕部，使掌心向上；另一手握住肘部，拇指置于肘外侧，余指置于内侧，一边使患肢屈伸，一边拇指在肱骨外上髁做上下来回垂直拨动约 3 分钟。手法轻重适度，以病人有酸胀感为宜。

（4）搓揉法：医者双手掌从腋下开始向下到腕关节反复轻轻对向地揉搓。自上而下揉搓 1～2 分钟。手法轻重适度。

(5)一指禅法:从肱骨外上髁沿着桡侧腕短伸肌反复用一指禅施术。

(6)牵抖法:医者双手握住腕关节,医者与患者均在放松的状态下,从下而上小幅度的来回轻轻抖动。

六、肱骨外上髁治疗注意事项

1.经穴推拿治疗期间或症状基本消失后应使患肢适当休息,否则会影响疗效,且易复发。

2.改变原有的生活或者工作状态,相对减少患肢的活动,减少桡侧伸肌腱起点处的张力。

3.如果是肌腱起点处的撕裂伤,应考虑手术治疗重建伸肌腱周围的解剖结构,术后石膏托固定。

4.如伸肌腱起点处钙盐沉积严重可行关节镜下清理术。

第三节 月 骨 坏 死

月骨坏死主要是由于患者日常生活中受到了外伤,或者月骨骨折以后诱发出现的。

一、相关生理病理

急性骨折多为腕过度背伸暴力所致——月骨背侧角与桡骨远端关节面背侧缘相撞导致骨折。月骨掌侧、背侧角也可出现撕脱骨折,为关节过度伸屈、韧带紧张和牵拉所致。慢性骨折为疲劳性骨折,是轻微外力长期和反复作用的结果——月骨为腕关节负荷传导的主要通道,关节活动中头状骨与桡骨与之不断撞击,可引发月骨内血管网及骨小梁损伤。慢性骨折症状轻微,常为患者忽视,得不到及时诊治,就诊时多已出现坏死和关节运动障碍。

二、临床表现

月骨坏死早期表现为腕部慢性疼痛、乏力,休息后疼痛减缓,劳作后加重。月骨坏死导致关节活动范围减少,腕关节活动障碍;也可导致关节滑膜分泌液增多,引起局部肿胀。

三、体格检查

局部压痛明显,功能受限。

四、诊断

(一)相关症状和体征

患者常有腕过度背伸史,月骨背侧肿痛和局部压痛,关节运动受限。

(二)辅助检查

常规体位平片检查可诊断背侧骨折,体部骨折由于骨影遮掩多显示不清,还需要做体层摄影或CT或MRI检查方能确诊。月骨密度增高、碎裂、塌陷或变形,提示已有坏死发生。

五、常规治疗

(一)Ⅰ期月骨坏死采用

1.药物治疗,根据需要使用非甾体类消炎镇痛药,一般使用酸性消炎镇痛药,疼痛明显时使用醋酸类。

2.石膏或支具固定腕关节。

3.理疗。

(二)Ⅱ～Ⅳ期月骨坏死采用

手术治疗:视情况采用月骨血液循环重建术、尺骨延长术、腕关节融合术等。

1.有囊性病变时,可刮除死骨,用自体松质骨或血管束植入术,石膏固定直至坏死的月骨重获血液循环。

2.月骨已变形者可作切除,缺损处可使用骨填充或人工假体植入,不会引起严重的功能障碍。

3.对于体力劳动者,若桡腕关节骨关节炎已严重,应考虑桡腕关节融合术。

六、戴氏特色治疗

药物熏蒸。可采用药物组成:选用戴氏家传熏蒸验方(红花 30g,路路通 30g,艾叶 30g,活血藤 30g,威灵仙 40g,海桐皮 30g,伸筋草 30g,透骨草 30g,秦艽 15g 等),具有活血化瘀、软坚散结、舒筋活络等作用。

使用方法:以上诸药用布包好,水超过药包 10cm 左右,煎至沸腾后继续煎煮 20 分钟,倒出药液入木桶或木盆,趁热用药液蒸发的水汽熏蒸患处,以患者能耐受为度,待其温度降低至 50℃ 左右时,用毛巾在药液中浸湿后擦洗患处,用温热的药包敷于患处关节,再用浸湿药液的毛巾包裹固定住进行熨洗。直至药液低于 30℃ 后擦干患处,每次熏洗 40 分钟。熏洗后的药液下次加热使用,若药汁不够可加水,一般每天 2 次(早晚各 1 次),每包中药熏洗 3 天,使用 3 天后药汁与药材一起倒掉处理。患者外洗后可配合腕关节的功能锻炼。

病案:

2020-12-15,赵某某,男,40 岁,安徽省芜湖市弋江区人。

主诉:左腕关节疼痛不适 5 个月余。

现病史:左腕关节疼痛不适,功能障碍。

既往史:5 个月前左腕关节外伤,见月骨骨折,石膏固定 1 个半月后解除外固定。

体格检查:腕关节局部压痛,被动活动受限。

辅助检查:MRI 检查示月骨坏死(月骨处有囊性改变)(见图 537 至图 538)。

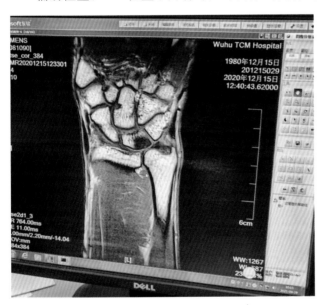 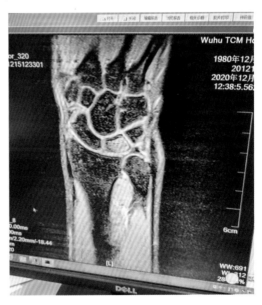

图 537　月骨坏死图一　　　　　　　　图 538　月骨坏死图二

2021-8-4,经中药外洗治疗 7 个月后复查。

MRI 检查示月骨坏死范围减小(见图 539 至图 540)。

体格检查:腕关节力量增强,不适感减弱。

2021-9-4,8 个月复查。

体格检查:腕关节力量增强,不适感减弱。

主诉:能够完成腕关节旋转活动,但太过剧烈活动后仍有不适感。

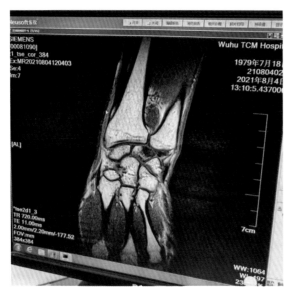 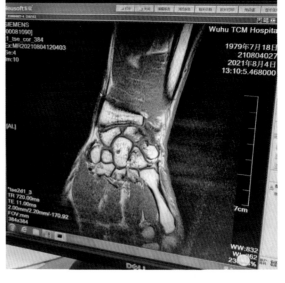

图 539　月骨坏死范围减小图一　　　　图 540　月骨坏死范围减小图二

按语：

　　月骨缺血性坏死，多由外伤引起。一般多为手术治疗，我们采用中药熏洗的方法改善局部血液循环，在临床中也取得了满意的疗效。

第四节　膝关节骨性关节炎

　　膝关节骨性关节炎是一种以膝关节软骨退行性病变和继发性骨质增生合并膝关节软组织病变为特征的慢性关节疾病，该病患者多为中老年人群，因而也称作老年性关节炎。

一、相关生理病理

　　老年性退行性改变，是引起膝关节骨性关节炎的主要原因。膝关节骨性关节炎是一种以膝关节软骨退行性病变和继发性骨质增生合并膝关节软组织病变为特征的慢性关节疾病，该病患者多为中老年人群，尤以 50～60 岁多见，女性较多。

二、临床表现

　　膝关节炎患者早期膝关节活动影响不明显，多数会有"晨僵"现象，活动后可自行缓解，膝关节间隙有压痛，中后期会出现关节肿胀疼痛、上下楼梯困难、活动障碍、关节畸形等症状，严重者甚至无法行走。遇阴雨天气疼痛加重。

三、体格检查

　　双侧下肢充分暴露，观察有无明显的膝内外翻等畸形情况，触诊有无明显压痛部位，检查压髌和髌骨摩擦试验、麦氏征、膝关节活动度等情况。

四、诊断

（一）相关症状和体征

　　膝关节炎患者早期膝关节活动影响不明显，中后期会出现关节肿胀疼痛、上下楼梯困难、活动障碍等症状，严重者甚至无法行走。

（二）辅助检查

　　1.X 线检查可见股骨内外髁增生，胫骨髁间突变尖，胫股关节间隙变窄，骨赘形成，髌股关节面模糊变窄，髌骨边缘骨质增生，髌韧带钙化。

2.血尿常规检查,红细胞沉降率检查,抗链球菌溶血抗"O"及类风湿因子检查未见异常;关节液为非炎性。

五、鉴别诊断

本病需和创伤性滑膜炎、膝关节半月板损伤和膝关节侧副韧带损伤相鉴别。创伤性滑膜炎有较明显的外伤史,伤后会出现关节肿胀、疼痛,局部温度增高。膝关节半月板损伤有外伤史,伤后关节疼痛、肿胀,有弹响和交锁现象,膝内外间隙压痛,麦氏征和研磨试验阳性。

六、常规治疗

(一)治则

舒筋通络,活血化瘀,松解粘连,内外平衡。

(二)常用治疗方法

1.手法治疗:常用手法有㨰法、按揉法、弹拨法、提拿法、擦法、摇法等,操作于膝髌骨周围、鹤顶、内外膝眼、阳陵泉、血海、梁丘、伏兔、委中、承山、风市等部位和穴位。

2.中药外用:外洗、外敷。

3.小针刀治疗:软组织松解调整平衡。

4.封闭:关节腔注射玻璃酸钠、PRP治疗技术。

5.手术治疗:关节镜清理术、膝关节表面置换术等。

七、戴氏特色疗法

药物熏蒸配合手法治疗。

(一)适应证

膝关节退行性改变导致的骨性关节炎合并周围软组织无菌性炎症如髌腱炎、鹅足肌腱炎、髌骨下软骨炎、股四头肌腱炎、股内侧肌腱炎、关节囊炎、髌下脂肪垫慢性劳损、膝关节侧副韧带慢性劳损等。排除膝关节交锁症状,有明显的磁共振与体征一致的膝关节疼痛。

(二)药物熏蒸

1.药物组成:选用戴氏家传熏蒸验方(红花 30g,路路通 30g,艾叶 30g,活血藤 30g,威灵仙 40g,海桐皮 30g,伸筋草 30g,透骨草 30g,秦艽 15g 等),具有活血化瘀、软坚散结、舒筋活络等作用。

2.使用方法:以上诸药用纱布包好放入水中,水超过药包 10cm 左右;煎至沸腾后改小火煎煮 20 分钟左右,将药汁及药包倒入木桶或木盆中,将膝关节平放在桶上面,膝关节上方用毛巾覆盖。用药液蒸发的水汽熏蒸患处,温度以患者能耐受为度,待其药汁温度降低至 50℃ 左右时,将药包包敷在膝关节上方,范围包括患处上下 20cm,用温热的药包敷于患处关节,同时药汁浇洗患处。直至药液低于 30℃ 后擦干患处,中途可以把药液再次加水加热后,重复熏洗,每次熏洗 30 分钟。熏洗后的药液可倒回,下次加热使用,若药汁不足时可加水,一般每天 2 次(早晚各 1 次),每包中药熏洗 3 天,使用 3 天后药汁与药材一起倒掉处理。患者外洗后可配合膝关节的手法治疗。

3.操作流程:

(1)松解手法:患者仰卧位,先以㨰法、揉法、拨络法施术于大腿股四头肌,重点在髌骨上部,并按揉鹤顶、血海、梁丘、伏兔等穴。患者俯卧位,以㨰法施术于大腿后侧腘窝及小腿后侧,并按揉委中、承山穴。以按揉与弹拨法交替作用在髌韧带、内外侧副韧带,重点在鹤顶、内外膝眼、阳陵泉、血海、梁丘等穴周围进行治疗,并按揉、提拿髌骨(见图 541)。

在侧副韧带附着点、股四头肌外侧头、股二头肌附着点、腓肠肌附着点、鹅足处重点找寻压痛点。并在压痛点处用拨络法反复操作。广泛松解与重点松解交替进行。

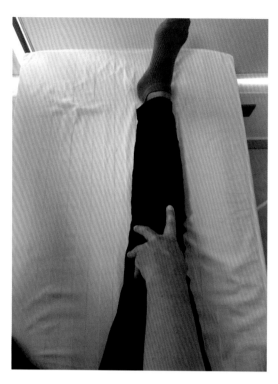

图 541　提拿髌骨

（2）活动关节：

①屈髋屈膝：患者仰卧位，术者一手扶按患侧髌骨，一手握持小腿远端，做屈膝屈髋运动，配合膝关节的屈伸、旋转等被动活动。

②膝关节钟摆运动：患者坐位，用柔软物体将大腿垫高，使小腿离地悬空，并尽量放松双腿，然后做小腿前后摆动，时间 3 分钟左右。

③股四头肌的屈伸运动：患者坐位，在膝关节屈曲 90°左右时，缓慢伸直到膝关节屈曲 20°左右。反复练习可增强股四头肌内收肌肌力。对膝关节运动轨迹的恢复有重要的临床意义（见图 542 至图 543）。

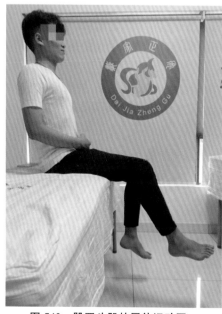

图 542　股四头肌的屈伸运动图一

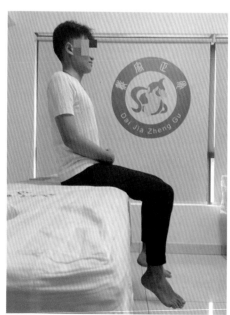

图 543　股四头肌的屈伸运动图二

④松解后提拿髌骨推移髌骨：膝关节伸直位，先手法松解，后一手扣住髌骨向上提拿。可帮助恢复髌股韧带的挛缩对髌股关节压力的恢复有重要临床意义。将髌骨从外向内推挤，防止外侧髌骨韧带挛缩(见图544至图545)。

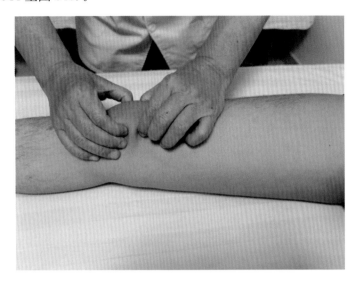

图544　提拿髌骨

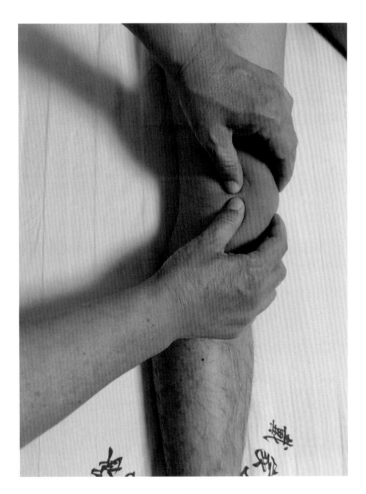

图545　推移髌骨

⑤股四头肌等长收缩:膝关节伸直位,患者做股四头肌的等长收缩,防止股四头肌废用性萎缩(见图546)。

⑥压膝:膝关节伸直位,压膝使膝关节过伸。防止膝关节骨性关节炎继发的屈曲挛缩的发生(见图547)。

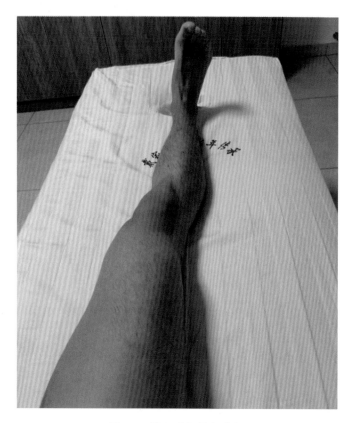

图546　股四头肌等长收缩

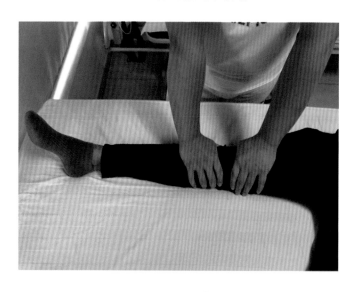

图547　压膝

（三）注意事项

1.确保用药安全:在选择熏洗的中药时,要避免药液溅入口、眼、鼻中,严禁口服。有过敏体质或对熏蒸药液过敏的患者需要慎用或禁用(熏洗过程中皮肤出现过敏者立刻停止熏洗同时可涂搽氟轻松软膏）。

2.保暖避风：熏洗治疗时，冬季应注意保暖，夏季要避免风吹。膝关节熏洗后，皮肤血管扩张，血液循环旺盛，全身温热出汗，必须待汗解，穿好衣服后再外出，以免感冒。

3.温度适宜：熏洗膝关节时一般以不烫为宜，不可太热，以免发生皮肤烫伤。在熏洗过程中，药汤必须保持一定的温度，药汤不宜过冷，否则不利于药物吸收。如果药汤稍凉时，可再加热，这样使用持续温热的药物进行熏洗，疗效更佳。

4.观察：在熏洗过程中应注意观察，若在熏洗过程中出现膝关节肿胀、疼痛或皮肤损伤时应立刻停止熏洗。

膝关节有明显的交锁症状、关节间隙有明显的压痛点并且与磁共振检查相一致、膝内翻、膝外翻、骨关节炎晚期患者、关节面严重破坏、关节狭窄不宜此法治疗，应选用手术治疗。

按语：

我们遵循膝关节骨性关节炎阶梯治疗的原则，针对膝关节骨性关节炎疼痛源主要来自关节软骨、膝关节周围肌肉、韧带病变。

第一阶段：我们选择针对膝关节痛点的弹拨与点揉以及中药的熏洗以达到松解软组织粘连的目的。中药外洗可改变关节软骨血液循环，对粘连瘢痕的肌肉附着点、挛缩的韧带有很好的松解作用。同步的功能锻炼可明显地提高疗效。

第二阶段：如果病变以关节内滑膜、软骨病变为主，中药外洗疗效欠佳。我们选择关节腔注射玻璃酸钠或 PRP 治疗技术。

第三阶段：关节软骨脱落，关节腔游离体、半月板撕裂卡压交锁。我们选择关节镜清理术。

第四阶段：关节软骨退变明显，功能受限，关节畸形选择人工关节置换术（见图 548）。

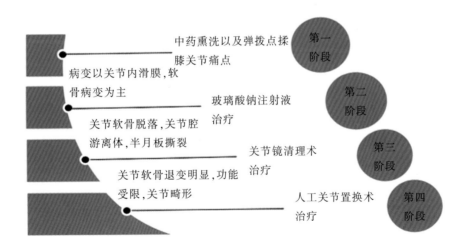

图 548　膝关节骨关节炎阶梯治疗图

第五节　膝关节创伤性滑膜炎

膝关节创伤性滑膜炎是由外伤引起的关节内血肿、血性液体大量渗出，滑膜损伤分泌失调，致液体渗出的一种疾病。

一、相关生理病理

青壮年人多因急性创伤和慢性损伤所致。急性外伤包括膝关节扭伤、半月板损伤、侧副韧带或交叉韧带损伤,关节内积液或有时积血,表现为急性膝关节外伤性滑膜炎。

二、诊断

急性创伤性滑膜炎,有明显外伤史,膝关节肿胀。积血型伤后即肿,积液型伤后约 6 小时肿胀,步履困难,皮温略高。膝关节屈伸功能受限。浮髌试验阳性。关节穿刺液体积血型为血性液体,积液型为淡黄色透明液体(关节穿刺不作常规诊断方法),慢性创伤性滑膜炎,有急性创伤性滑膜炎病史,膝关节肿胀反复发作,功能受限、浮髌试验阳性,穿刺液为淡黄色透明液体。X 线片示:急性创伤性滑膜炎,骨质无异常,可见关节间隙增宽,髌上囊有血肿阴影,慢性创伤性滑膜炎(年龄在 40 岁以上多伴有骨质增生)。MRI 示:关节腔存在大面积水肿信号。

三、鉴别诊断

1.应与创伤性滑膜炎失治引起的化脓性关节炎相鉴别。治疗不及时,瘀血化热,易造成化脓性关节炎;故对积血型须密切观察体温、血常规及关节液的变化,及时作出相应正确的诊断。

2.与血友病相鉴别。

3.慢性创伤性滑膜炎,应与风湿性关节炎、色素沉着绒毛结节性滑膜炎相鉴别。①与风湿性关节炎容易混淆,慢性创伤性滑膜炎,有急性病史,无对称性发作,以此鉴别;②色素沉着绒毛结节性滑膜炎,有部分患者因为慢性创伤性滑膜炎久治无效导致关节液酸碱度改变所致,故对病史较长,局部可触及结节样肿块患者,应立即进行关节穿刺,如为棕红色液体则可确诊。

4.与老年性滑膜炎相鉴别。老年人多发滑膜炎,主要是因软骨退变与骨质增生产生的机械性生物化学性刺激,继发滑膜水肿、渗出和积液等。

5.与劳损性滑膜炎相鉴别。有时也可因单纯膝关节滑膜损伤或长期慢性膝关节劳损所致,可使膝关节逐渐出现肿胀和功能障碍,进而形成慢性膝关节滑膜炎。

6.与感染性滑膜炎相鉴别。感染,其中常见的是滑膜结核感染,一般来讲,滑膜内血管丰富,血液循环良好,对细菌抵抗力较强,但在感染结核菌的情况下,病情进展较为缓慢,其症状表现时好时坏。

四、常规治疗

(一)非手术治疗

1.早期治疗:一般采取休息和口服非甾体抗炎药物治疗。

2.固定:如采用患肢制动的方案,固定时间不宜过长,以免出现严重的肌肉萎缩和关节僵硬,并要在医生指导下进行功能锻炼。

3.手法治疗:通常用于改善关节功能,对滑膜炎没有直接的治疗作用。

4.功能锻炼:主要目的是延缓滑膜炎造成的功能障碍和肌肉萎缩的并发症。

(二)手术治疗

对于保守治疗无效的病例或诊断不清的病例要积极进行关节镜检查并做关节镜下滑膜清理术。

五、戴氏特色治疗

(一)急性创伤性滑膜炎(包括积血型和积液型)

1.手法治疗,屈膝按压挤压法,以右侧为例,患者仰卧操作台,术者位于患者外侧,稍轻揉髌上囊后,术者右手握住患者同侧踝部,左手按住患者髌上囊,屈膝 30°～45°后稍活动膝关节,然后快速屈膝屈髋 130°左右。

2.外固定:在外敷家传戴氏舒筋活血膏的基础上,膝关节两侧用小夹板外固定,髌上囊用棉垫加压包扎2周。

3.中药内服(家传验方)积血型:薏苡仁、赤芍各15g,当归、金银花、牡丹皮、连翘、虎杖各12g,大黄、三七各9g,土茯苓10g;积液型:薏苡仁加至30g,加木瓜12g。

4.1周后做股四头肌自主收缩运动。如膝关节外伤后6小时前就诊,膝关节未见明显肿胀者,亦给予中药内服外敷及外固定。

(二)慢性创伤性滑膜炎

1.治则:发作时治以健脾利水渗湿、活血祛痰。

2.外敷家传舒筋活血膏。①内服方:薏苡仁30g,白芥子、虎杖、牛膝、木瓜各15g,茯苓、白术各20g,地鳖虫10g,甘草6g,当归12g,三七9g。②未发作时,强筋壮骨,祛风通经,尽量减少复发,加强股四头肌功能锻炼。③不间断治疗引发滑膜炎的膝关节相关疾病,通常为半月板损伤、膝关节退行性关节炎、膝关节周围的软组织病变。

按语:

急性期要注意本病与创伤性关节内血肿不能截然分开,是由于受伤程度不同所导致一种疾病的两种反应。关节内血肿血性液体大量渗出,滑膜损伤分泌失调,致炎性液体渗出,可见关节内血肿必伴有滑膜损伤,故急性创伤性滑膜炎分积血型和积液型更为确切。治疗时机的掌握,膝关节外伤后6小时前就诊即使膝关节不肿,也应立即按急性创伤性滑膜炎积液型的早期处理。

手法的作用及优点:创伤性滑膜炎的病理为大量炎性渗出物。血液渗出物积聚滑膜腔,手法可以增大关节腔的压力,挤破滑膜腔的壁使液体消散。

手法优点:①消肿迅速,疗效可靠,操作方便,复发率低;②对无菌操作或穿刺技术未掌握的基层医务人员使用时较穿刺抽液安全合理;③手法后可外敷药膏利于渗出液的吸收。

药物的运用:急性创伤性滑膜炎既要活血利水消肿又要凉血降低毛细血管通透性以减少再渗出,以薏苡仁、土茯苓配伍当归、虎杖、大黄、三七等利水活血药为主辅药,佐以生地黄、赤芍,牡丹皮、金银花、连翘等凉血止血,清热解毒,降低毛细血管的通透性,且有抗感染作用,甘草调和诸药,适用于积血型和积液型,因积血型为血水混合物积聚,积液型虽没有瘀血症但积液阻塞经络影响气机升降,致血液循环不畅,且血水同源,两者配合运用可增加活血利水作用。

慢性创伤性滑膜炎病程较长,水液长期反复停积,可致使:

(1)脾土受困,气化乏力,脾气不足可加重肿胀。

(2)津液环流输布受阻可影响血液的循环。

(3)津液久停凝聚经络故病理为正气不足,水痰瘀互结,性质为邪盛正虚,笔者以茯苓、防己、薏苡仁、木瓜配伍行皮里膜外之痰的白芥子,补气健脾利水祛痰为主辅药,佐以虎杖、当归、三七、地鳖虫活血化瘀,疗效显著。

家传舒筋活血膏,消肿迅速。

附活血膏方组成:

寻骨风、白茅根、牛膝、续断、土鳖虫、骨碎补、活血藤、五加皮、伸筋草、桑枝、当归、自然铜各200g,乳香、没药、红花、川芎、延胡索、苏木、独活、九香虫、血褐各10g,山涧石蟹、接骨草各300g。

配制方法:

将上药共研细末,取细末100g加面粉200g,拌匀,加米酒30ml,红糖20g,用开水调成厚糊状备用。

第六节　胫骨结节骨软骨炎

胫骨结节骨软骨炎也称为胫骨结节骨骺炎,是一种过度运动导致的胫骨结节骨骺区的无菌性炎症反应。

一、相关生理病理

胫骨结节骨软骨炎主要是由于髌腱远端发生无菌性炎症,继发异位骨化,多见于10～15岁青少年。过去认为股四头肌附着在胫骨结节上,在生长发育过程中胫骨结节极易遭受髌腱牵拉。牵拉性损伤使结节上的软骨块产生一定程度上的撕脱。但是,近年来发现多数病例系附着在胫骨结节上的髌腱软组织损伤。髌腱发生轻度腱鞘炎后在发炎的腱上发生异位化骨。患者成年后可自愈,但会遗留局部隆起。

二、临床表现

膝前方的局限性疼痛,肿胀。上下楼梯或跑、跳时疼痛。做下蹲动作时因局部受到直接压迫而使疼痛加重。休息后疼痛消失。

三、体格检查

望诊和触诊可发现髌腱肥厚、胫骨结节增大。压痛最重处在髌腱附着点。膝关节无滑膜增厚或积液。膝关节在抗阻力伸直时或充分屈曲下蹲时疼痛加重。这是因为两项检查使髌腱对胫骨结节拉力增加。

四、诊断

(一)相关症状和体征

膝前方的局限性疼痛、肿胀,活动时疼痛加剧。望诊和触诊可发现髌腱肥厚、胫骨结节增大。压痛最重处在髌腱附着点。膝关节无滑膜增厚或积液。膝关节在抗阻力伸直时或充分屈曲下蹲时疼痛加重。

(二)辅助检查

X线检查:急性期,侧位X线片上表现有胫骨结节前方软组织水肿和髌腱增厚。男孩胫骨结节化骨核约在11岁时出现,于15岁时融合。骨化不规则属于正常变异而不是本症的特征。本病晚期X线片可分为三个不同的类型:第一型,胫骨结节突出,不规则;第二型,胫骨结节突出,不规则,同时在结节前下方有游离的小骨块;第三型,虽然有游离小骨块,但结节正常。游离小骨块不是从胫骨结节上脱落下来的,而是髌腱深层异位化骨。有股四头肌挛缩的,充分伸直膝关节后的X线侧位片,可显示髌骨向近端移位。

五、常规治疗

轻度患者应限制活动4～6个月。停止一切户外运动。

中度和重症患者需4～6个月长腿管型行走石膏,随后限制体育活动3～6个月。髌腱有急性炎症时,可用10%普鲁卡因10ml混以3～4ml氢化可的松注射在肿胀髌腱处和髌附近软组织中。

手术治疗只适用于保守治疗失败的个别患者。

六、戴氏特色治疗

戴氏治疗本病以推拿配合中药熏洗的方法。

以推拿手法拿捏、点按膝关节周围肌肉和穴位,待充分放松后配合中药熏洗,熏洗过程中再配合推拿手法。选用戴氏家传熏蒸验方(红花30g、伸筋草30g、艾叶30g、透骨草30g、威灵仙40g、海桐皮30g、活血藤30g等)。以上中药用布包好,加水超过药包10cm左右,煎至沸腾后改小火煎煮20分钟左右,将药汁及药包倒入木桶或木盆中,趁热用药液的水蒸汽熏蒸患处。待水温适中后对患部进行擦洗。每包用3天,一天2次。

第七节　胫后肌功能不全

胫后肌腱功能不全(胫后肌腱功能障碍),又称之为胫后肌腱炎,是胫后肌腱的劳损性病变。

一、相关生理病理

胫骨后肌位于趾长屈肌和拇长屈肌之间,起自胫骨、腓骨和小腿骨间膜的后面,长腱经内踝之后,经足底内侧,止于舟骨粗隆内侧、中间及外侧楔骨,其功能是踝关节内翻及跖屈。当各种病因导致胫后肌腱功能失调,可继发性引起足弓扁平,继而发生后足外翻、中足外展、前足旋前。各种畸形的发生与胫后肌腱功能丧失的程度有关,站立时最为明显。胫后肌腱功能不全多由胫后肌腱炎症或过度牵拉损伤引起,多为单侧发病,病变常呈渐进性发展,未经治疗的难以自行缓解。患者常主诉疼痛,表现为踝内侧到足内侧的疼痛,走路,上楼梯时疼痛明显;随着病变的发展,肌腱损伤加重,甚至断裂,病变严重的功能受限明显,可继发足踝关节退行性变。

二、临床表现

肿胀:沿着胫后肌腱会有发炎或肿胀。足型的改变:足跟往外偏,足弓塌陷。过多足趾征象:在站姿下,从后面往前看,正常情况下应该只能看到第 5 趾跟部分四趾;而在变型的足型上,会看到过多的脚趾。个案在正常情况下,能够单脚垫脚尖的;胫后肌腱失能的个案,做这个动作会有难度或产生疼痛。柔软度变差:背曲角度可能会因为小腿肌太紧而被限制。

三、体格检查

内踝和后足疼痛,踝关节及跗跖关节活动度减小。足舟骨隆起。

四、诊断

(一)相关症状和体征

根据病因和功能障碍的持续时间,患者表现为不同的症状。反复发作的胫后肌腱鞘炎,主要表现为内踝和后足疼痛。如果腱鞘炎未得到控制继续发展,肌腱的滑动能力可能丧失,这既可能是由于屈肌支持带的机械阻挡,妨碍了炎症、水肿的肌腱在腱鞘内移动,也可能是因疼痛而导致肌肉不能主动收缩所致。随着疾病进展,可出现一系列的足部畸形,包括内侧纵弓消失、后足外翻、中足外展、前足旋前等。足趾点地站立时后足不能内翻。外伤后出现胫后肌的水肿、胫后肌腱的部分及全层断裂。

(二)辅助检查

X 线片可发现足部畸形,B 超及 MRI 检查能够发现胫后肌腱病变。

五、分型

Ⅰ期有变性无症状;Ⅱ期有症状(存在外翻畸形,但手法干预可被动矫正);Ⅲ期僵硬性平足(手法干预无法被动矫正);Ⅳ期胫后肌腱断裂。

六、常规治疗

对于早期的胫后肌腱腱鞘炎,可采用的治疗方式包括休息、服用非甾体消炎药及支具固定制动。另外也可采用理疗、推拿等,鞋底可垫足弓垫,并注意锻炼胫骨后肌肌力。如果保守治疗无效,可考虑行腱鞘切除术。

如果出现胫后肌腱部分及全层撕裂,需要考虑手术治疗,行肌腱缝合术或转位术。

七、戴氏特色治疗

(一)适应证

足外翻畸形可手法矫正(Ⅱ期柔软型)。

(二)手法复位

术者一手手掌握住患者后足,拇指抵住其舟骨粗隆,一手握住其前足。牵引状态下不断跖屈同时使后足内翻、中足内收、前足旋前直至正常位置。若患足外侧肌群挛缩紧张较重,则 2 天复查 1 次,先行松解手法再行上述复位手法。直至患足可轻松内翻。

(三)小夹板外固定

1.固定材料:内外侧解剖形夹板,足底托板,1块梯形垫。

2.固定方法:内衬纱布1~2层并外敷三石散。绷带缠绕过程中将梯形垫置于足弓,再依次放置内侧解剖形夹板、足底托板、外侧解剖形夹板。绷带缠绕固定于足内翻位。

(四)注意事项

每周复查1次。

每次重复复位手法及外固定于足内翻位。

需持续外固定2~3个月。

病案一:

2021-4-1,赵某某,男,6岁,安徽省芜湖市人。

主诉:右足疼痛不适5天。

现病史:该患者跑步时不慎扭伤,现右足疼痛,功能活动障碍,送我院治疗。

体格检查:右足局部压痛;舟骨部稍微隆起,足弓下陷;前足外翻明显;跖屈,旋转时有明显异响。

诊断:外伤性胫后肌功能不全(Ⅱ期)。

戴氏特色治疗:

1.手法复位:每周复位1次;术者一手手掌握住患者后足,拇指抵住其舟骨粗隆,一手握住其前足。在牵引状态下不断跖屈同时使后足内翻、中足内收、前足旋前直至正常位置。

2.小夹板外固定:内衬纱布1~2层并外敷三石散。绷带缠绕过程中将月牙形纸压垫置于胫后肌舟骨粗隆止点,梯形垫置于足弓;然后先放置月牙形夹板压住纸压垫,再依次放置内侧解剖形夹板、足底托板、外侧解剖形夹板。绷带缠绕固定于足内翻位。

后续治疗:

每周复查1次,每次门诊复查重复复位手法及外固定于足内翻位。

持续外固定2个月,后解除外固定。

治疗结果:与健侧对比无明显差异,仅肌肉在持续固定下有少许萎缩。功能正常。

病案二:

2021-9-16,崔某某,男,11岁,安徽省镜湖区人。

主诉:左足疼痛不适7天。

现病史:该患者暑假期间打篮球致左足部疼痛,来我院治疗,现左足疼痛,功能活动障碍。

体格检查:左足局部压痛;舟骨部稍微隆起,足弓下陷;前足外翻明显;跖屈、旋转时有明显异响,手法可以矫正畸形。

诊断:劳损性胫后肌功能不全(Ⅱ期)(见图549)。

戴氏特色治疗:

1.手法复位:术者一手手掌抓住患者后足,拇指抵住其舟骨粗隆,一手握住其前足。在牵引状态下不断跖屈同时使后足内翻、中足内收、前足旋前直至正常位置。

2.小夹板外固定:内衬纱布1~2层并外敷三石散。绷带缠绕过程中将月牙形纸压垫置于胫后肌舟骨粗隆止点,梯形垫置于足弓;然后先放置月牙形夹板压住纸压垫,再依次放置内侧解剖形夹板、足底托板、外侧解剖形夹板。绷带缠绕固定于足内翻位。

后续治疗:

每周复查1次,每次门诊复查重复复位手法及外固定于足内翻位。

持续外固定2个月,后解除外固定。

治疗结果:与健侧对比无明显差异,功能正常(见图550)。

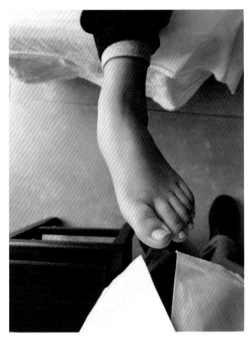
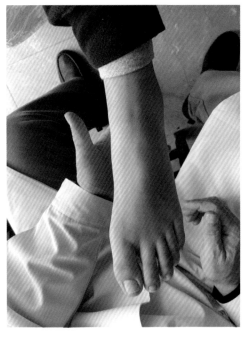

图 549　劳损性胫后肌功能不全　　　　　图 550　外固定 2 个月复查 X 线片

按语：

　　手法复位小夹板纸压垫治疗胫后肌功能不全适用于 Ⅱ 期手法复位可复位型，复位采用逐步复位法，小夹板外固定逐步跟进维持复位后的位置，在临床中取得了满意的疗效。

第八节　先天性马蹄内翻足

　　先天性马蹄内翻足是常见的先天性足畸形。由足下垂、内翻、内收三个主要畸形综合而成，以足跖屈、内翻、内旋，前足内收、内翻、高弓为主要表现的畸形疾病。

一、相关生理病理

　　足由 7 块跗骨和 5 块跖骨及 14 块趾骨构成，诸骨在关节囊和骨间韧带的连接下，形成纵弓、横弓。关节囊的松紧和韧带的弹性对维持足的外形至关重要。足跖侧的跟舟韧带及弹簧韧带居距骨头的下方，加之跖长韧带和跖短韧带对维持纵弓的形态起很大作用。胫前肌、胫后肌和腓骨肌，特别是胫后肌的收缩，在行走过程中足以影响足的外形。先天性马蹄内翻足主要由于足部肌力不平衡所致，即内翻肌强于外翻肌、踝跖屈肌强于踝背伸肌。其在足部畸形中最多见。幼儿大多只有软组织改变而骨关节正常。足部骨骼位置较少，即跟骨内翻、距骨跖屈、足前部内收、外踝突出。胫骨远侧内旋为继发性改变。

　　随着畸形的发展，各肌肉发育受影响，胫前肌挛缩、腓骨肌细小、跟骨内翻、内侧结节接近内踝、跟骨后端向上查体时通常会感觉为跟骨小。因长期足内翻而处于被动牵拉延长状态，其肌力及外翻作用逐渐减少。内侧挛缩：跟距、距舟关节韧带挛缩，内踝部三角韧带，胫后肌、趾长屈肌腱等也会发生挛缩，加之足在畸形位置上负重，使骨关节畸形迅速发展而日趋严重，形成固定的骨关节畸形，足部僵硬短小，发育不良，小腿细弱，足外侧及足背负重处形成增厚的滑囊和胼胝。距骨头跖屈内收，在足背隆起，跟骨内翻向内倾斜，其内侧结节向内踝靠近。舟骨和诸骨向内侧移位。

二、病因

　　遗传因素，组织学异常，血管异常，宫内因素。

三、临床表现

患儿出生后即呈现不同程度的典型畸形，多呈现后足异常，伴随足内翻和下垂畸形，如系单侧常较轻。患儿站立困难，走路推迟，跛行，扶持站立时可见足外侧或足背着地负重。

四、体格检查

足背可摸到距骨头，足内侧凹陷，外侧凸起，全足呈跖屈位，足前部内收。

五、诊断

（一）相关症状和体征

患儿单足或双足呈马蹄内翻畸形，初生儿组织柔软，手法可纠正大部分或全部畸形，但放手后畸形又出现。少数患儿出生后足部即僵硬而有骨质改变，较难纠正。患足屈曲内翻动作容易而力量强，背屈外翻则困难。在足背可摸到距骨头，足内侧凹陷，外侧凸起，全足呈跖屈位，足前部内收。患儿站立困难，走路推迟，跛行，扶持站立时可见足外侧或足背着地负重。年龄稍长，跛行明显，软组织与关节僵硬，手法不能纠正，足小，小腿细，肌萎缩明显，但感觉正常。足背外侧形成胼胝，少数发生溃疡。5～6岁形成僵硬固定的畸形，骨骼变形，步履艰难。小腿下部多有旋前畸形。

（二）辅助检查

X线检查：正常足的正位X线片，跟骨和距骨头成角。距骨头与第1跖骨呈一条直线；跟骨朝向第4、第5跖骨。马蹄内翻足的跟、距骨重叠，均朝向第5跖骨，舟骨向内移位，与距骨关系失常。正常足侧位片，跟距角介于35°～50°，强力背伸时此角增大；而畸形足跟距角小于35°，强力背伸时此角反而减小。跟骨与第1跖骨长轴线及跟骨与第4、第5跖骨长轴线不平行而形成夹角，距骨与跟骨纵轴之间的夹角明显减小，正常为30°，患者可为0°。X线侧位片：正常时距骨与第1跖骨平行，患者则相交成角。

六、鉴别诊断

与跖内收畸形相区别（跖内收畸形后足正常），与脊髓脊膜膨出麻痹足，与小儿麻痹、脑瘫、坐骨神经损伤等引起的畸形足相区别。

七、常规治疗

有保守与手术两类方法。

大多数患者的治疗，首先考虑采用手法加石膏或矫形夹板外固定的方法。手法时，术者一手固定患者足跟部，另一手纠正其足内翻及前部内收，即以一手拇指压住其距骨作为支点，另一手压足前部外展。对畸形严重的患儿，每次纠正一部分，用长腿石膏固定维持1周。婴儿经7～8次手法，可完全纠正畸形。用石膏固定1个月后开始活动，再用矫形夹板维持矫正位置，疗效常需数年。用此法治疗，少数轻度患者有望治愈，但多数倾向复发。对于保守治疗无效或畸形严重的患儿，可选择手术疗法。在早期继发骨关节病变之前，手术的目的是在纠正畸形的同时建立肌力的动态平衡，保持纠正位置。在晚期也应用同一原理纠正和保持位置，但常需要做小范围骨关节畸形纠正。

八、戴氏特色治疗

戴氏治疗本病以推拿配合小夹板外固定为主的方法。

（一）适应证

选择适合的患者较为重要。年龄小（学步之前）、关节柔软、无骨骼变形者。

（二）推拿手法

1.松解手法：用一指禅、拨络法、拿捏法，松解挛缩肌腱，一般10分钟左右。以松解胫后肌为主，胫后肌为半羽肌，位于小腿三头肌的深面，趾长屈肌和踇长屈肌之间。起自小腿骨间膜上 2/3

及邻近的胫腓骨后面,向下移行于长的肌腱,该肌腱在内踝后方,经过屈肌支持带(分裂韧带)深面至足内侧缘,止于舟骨粗隆及3块楔骨的基底面。沿着胫后肌走向做松解手法,找到硬结并重点弹拨;其次松解小腿三头肌。小腿三头肌,主要由腓肠肌及比目鱼肌构成。腓肠肌的内、外侧头起自股骨内外、外侧髁,约在小腿中点处移行为腱性结构;比目鱼肌起自胫腓骨上端后部和胫骨的比目鱼肌线,肌束向下移形为肌腱。三个头会合,在小腿的上部形成膨隆的小腿肚,向下续为跟腱,止于跟骨结节。沿着小腿三头肌走向做松解手法,找到硬结并重点弹拨。

2.拉伸手法:屈伸踝关节,外翻踝关节,逐步矫正踝关节的内翻、跖屈、前足内收等畸形。一般10分钟左右。

3.结束手法:再次施松解手法,一般10分钟左右。按摩应持之以恒,每日1次,一般30分钟左右,如此坚持数月方可见效。

4.手法注意事项:手法宜轻柔、渗透。以松解手法为主,点、线、面结合,自上而下作用于小腿肌群。每日1次,持续3个月余,手法后用小夹板外固定维持体位。

(三)小夹板纸压垫外固定

1.外固定材料:足底托板1块,4块小腿解剖形夹板,1块平垫,1块梯形垫。

2.固定方法:内衬三石散敷料,缠绕1～2层。绷带头由外向里,在第1跖趾关节外侧处放置一平垫,在足弓处放置梯形垫。之后依次放置4块小腿解剖形夹板和足底托板。最后再用绷带加压缠绕,利用绷带收紧后产生的约束力,固定患足于外翻、背伸、前足外旋的体位。固定角度要稍大于手法拉伸后的最大角度。

治疗周期:3个月(根据病情数月不等)。

总之儿童马蹄内翻足,手法与固定采取步步为营太极式循序渐进的治疗方法,是逐步矫正的过程。

病案:

2000-5-16,余某某,女,2岁,安徽省弋江区人。

代诉:左足畸形2年。

现病史:该患儿左足畸形,站立困难,走路跛行。

体格检查:左足局部压痛;背屈外翻困难。全足呈跖屈位,足前部内收。在被动背伸外翻时难以矫正马蹄内翻畸形,患足达到或接近中立位较为困难。

诊断:马蹄内翻足(僵硬型)。

戴氏特色治疗:

1.推拿手法:

(1)松解手法:用一指禅、拨络法、拿捏法,松解挛缩肌腱,一般10分钟左右。

(2)拉伸手法:屈伸踝关节,外翻踝关节,逐步矫正踝关节的内翻、跖屈、前足内收等畸形。一般10分钟左右。

(3)结束手法:再次施松解手法,一般10分钟左右。

推拿应持之以恒,每日1次,一般30分钟左右。

行手法矫正3个月后改为每3日手法治疗1次并且采用小夹板纸压垫固定。

2.小夹板纸压垫外固定技术:

固定方法:内衬三石散敷料,缠绕1～2层。绷带头由里向外,在第1跖趾关节外侧处放置一平垫,在足弓处放置梯形垫。之后依次放置4块小腿解剖形夹板和足底托板。最后再用绷带加压缠绕,利用绷带收紧后产生的约束力,固定患足于外翻、背伸、前足外旋的体位。固定角度要稍大于手法拉伸后的最大角度。

采用此法经治4个月取得满意疗效。

第九节　跟　痛　症

跖筋膜炎是指肌肉和筋膜的无菌性炎症反应。足底筋膜在长期、反复遭受各种不良刺激,如久站、长时间步行、爬山等活动时,跖腱膜跟骨结节附着处发生慢性纤维组织炎症,引起蹑展肌、趾短屈肌和跖腱膜内侧张力增高,出现足跟痛称为跖筋膜炎、足底筋膜炎,又称跟痛症。

一、相关生理病理

足底筋膜是位于足底的筋膜,也称为"跖筋膜",它起于跟骨止于五趾掌面、贯穿足底,具有一定的延展性;在负重、步行等活动中起着吸收应力、减轻震荡、维持足弓等作用。现代医学认为,当跖筋膜承受了超过其生理限度的作用力时,这种反复长期的超负荷将诱发炎症,形成退变、纤维化,导致跖筋膜炎。久而久之,跖筋膜挛缩引起跟骨附着处持续性的牵拉损伤,韧带和筋膜的纤维也就不断地被撕裂,人体为加强此处的强度,就引起附着处钙盐沉积和骨化而形成骨赘。

二、临床表现

足跟部局部疼痛,无肿胀,走路时疼痛加重,晨起时走路的第一步疼痛感最为明显。

三、体格检查

足跟处压痛、叩击痛明显。

四、诊断

(一)相关症状和体征

足跟部局部疼痛、无肿胀,走路时疼痛加重,晨起时走路的第一步疼痛感最为明显;足跟底前内侧压痛;有时有其他畸形,为平底足等。

(二)辅助检查

跟骨侧位 X 线片示可有骨赘形成。MRI 可见跖筋膜附着点有炎症反应信号。

五、鉴别诊断

与足跟下脂肪垫缺如相鉴别,足跟下脂肪垫缺如多为老年性患者骨质疏松,并且触诊时足跟下弹性较弱,无正常饱满。跖筋膜炎,跖筋膜附着点压痛明显,有时可触及增生的骨赘,踝关节背伸时疼痛加剧,X 线和 MRI 检查可协助诊断。以此作为两者的鉴别诊断方法。

与糖尿病引起的足跟痛相鉴别,糖尿病有相应的实验室检查,确诊为糖尿病的病史。与痛风性足跟痛相鉴别,痛风性足跟痛有反复发作的病史,足跟处有红、肿、热、痛,有相应的实验室检查依据。

六、常规治疗

(一)非手术治疗

鞋垫及填充物、矫形鞋、物理因子治疗、牵拉跖筋膜疗法、口服非甾体消炎镇痛药、压痛点局部封闭、小针刀松解术等。

(二)手术治疗

骨赘切除术。

七、戴氏特色治疗

戴氏指出"阶梯治疗"分两步,第一步正规保守治疗"3 个月";第二步保守治疗效果不佳则需关节镜下清理松解微创手术。

其中保守治疗方法可采用"一方三法"。

一方:中药熏洗疗法。

《素问·痹论》说:"风寒湿三气杂至,合而为痹也"气血不通日久,风寒湿邪易侵入于此,造成气血运行不畅,局部疼痛及肿胀。戴氏特色跟痛熏洗方:艾叶 30g,红花 30g,伸筋草 30g,透骨草 30g,桂枝 20g,桑枝 20g,苏木 30g,活血藤 30g,络石藤 30g。所有药材用布包,放置水中煮沸,煮沸后改小火煎煮 20 分钟,倒入熏洗盆中,将患足放于盆上进行中药熏蒸,待水渐温,患足浸泡于中药药汁中即可。早晚各 1 次,每次 20～30 分钟。一服药重复用 3 天,3 天后中药及药汁全部更换。若药汁不足时可加水加热。

方法一:叩击法。

首先要找到痛点(一般在跟骨内侧结节及跖腱膜起点 2～3cm 处有明显压痛),选择一把皮锤或木槌,在痛点处进行轻度叩击数次,再沿着跖筋膜的方向从前至后轻轻反复来回叩击跖筋膜。一般每次叩击 3 组,每组 10 次。叩击手法要柔缓,力度要轻柔,以无明显叩击疼痛为佳(见图551)。

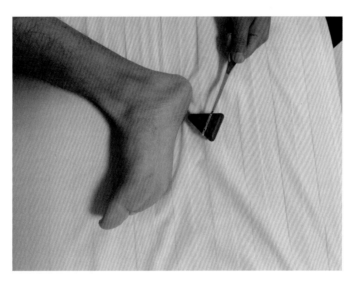

图 551　叩击法

方法二:滚动法。叩击法后同样保持身体坐姿的状态,一只脚踩在椅子下方,将另一只脚踩在圆瓶上(木质滚筒等都可以选择),坚持 1 分钟时间的强度,然后两只脚交换状态,再重复之前步骤。每次 3 组,一天最少 3 次(见图552)。

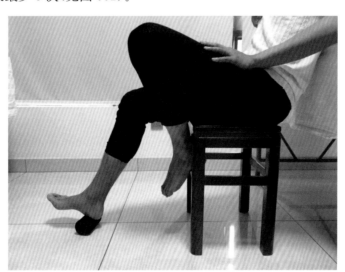

图 552　滚动法

方法三:牵张拉伸法。

(1)滚动法后取坐姿,膝关节屈曲。

用手抓住脚趾,轻轻地朝向身体方向背伸牵拉至跖筋膜有紧张感。一般保持这个动作15～30秒,每次可以做3组,一天最少3次(见图553)。

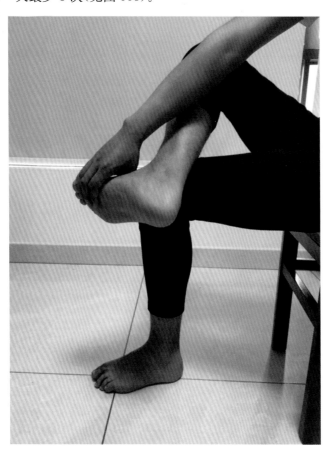

图 553　牵张拉伸法图一

(2)取坐姿,膝关节伸直,把布带折叠到合适的大小形似"绷带",套在脚上将布带向身体方向牵拉,直到感受小腿后方有紧张感即可。一般保持这个动作15～30秒,然后放松,每次可以做3组,一天至少2次(见图554)。

做这组足底锻炼的时候,需要采取坐姿锻炼,腰部一定要挺直,才可以用得上力。布带应放在前脚掌,脚趾下方。

(3)身体前倾,双手扶墙,膝关节微屈。脚尖着地踝关节反复背伸,做踮脚运动,牵扯跖筋膜。

以上的方法在中药熏洗后进行效果最佳。

如果疼痛为顽固性足跟疼痛(固定压痛点),并且排除其他疾病引起的跟痛,经严格保守治疗3个月无效的情况下,则需要手术治疗。手术为关节镜下微创治疗,术中需要清理无菌性炎性组织并松解跖筋膜,微创治疗创伤小、愈合快、复发率低。

手术要点:

通道建立(跟骨内侧前下方建立两个工作通道)。

镜下运用射频消融系统由内而外切断跟骨结节附着处(疼痛区)跖筋膜,外侧部不切断,避免损伤足底外侧神经。

增生过大或增生物对跖筋膜产生直接磨损的骨赘需要磨钻处理,不破坏脂肪组织及其他正常软组织,做到精准打击(见图555至图558)。

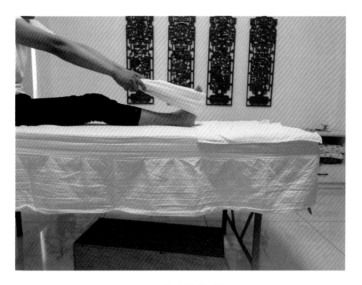

图554 牵张拉伸法图二

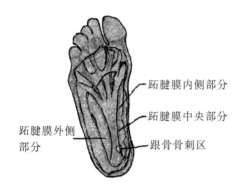

跖腱膜内侧部分

跖腱膜中央部分

跖腱膜外侧部分

跟骨骨刺区

图555 跟痛症最常见的疼痛部位

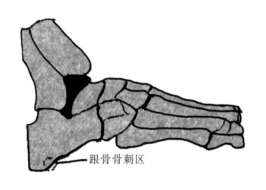

跟骨骨刺区

图556 跟骨骨刺区示意图

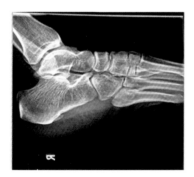

图557 跟骨骨刺区X线片示意图

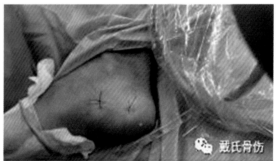

图558 关节镜下微创治疗

关节镜下微创治疗优点：①直视下精准切除病灶，②切开、止血、消融一体化，③防止瘢痕再粘连、疼痛复发。

中医学认为足跟是人体主要的受力负重部分。肝主筋、肾主骨。随着患者年龄增长，肝肾功能减弱，肝阴肾精亏耗不足以濡养筋骨，则骨弱筋驰，脾肾阳虚不足以温煦筋骨，易受外邪入侵。所以跟痛症(跖筋膜炎)好发于中老年人群，年龄一般为40～60岁。由于生活习惯欠佳、运动等劳损而致筋骨损伤，足底疼痛，故年轻患者也日渐增多。跟痛症虽然扰人，但只要适当改变生活习惯及运动状态，并且及时接受治疗，坚持自我足底康复运动，就可改善症状。日常生活中要避免足跟做反复辗踩的动作;避免长时间在不平路面上行走;保持正常体重;运动和久站后,适当足底按摩和放松。预防跟痛症(跖筋膜炎)最佳的自我保健方法是穿着舒适和适合脚型的鞋,避免穿高跟鞋或其他不符合生物力学的鞋子。

第十节　跖骨头坏死

跖骨骨头无菌性坏死是由多种原因引起跖骨头血液供应障碍,导致早期跖骨头软骨下骨质疏松和囊性变,晚期跖骨头变形和死骨形成等病理改变,出现跖趾关节疼痛和活动障碍的现象。

一、相关生理病理

病理变化包括跖骨头扁平、塌陷,继而发生跖趾关节的退行性变,并最终演变为跖趾关节骨关节病,其主要临床表现为受累的跖趾关节肿胀、疼痛及活动受限。其临床进展缓慢,容易被忽略,一旦到了晚期,往往会演变为严重的骨关节病。其致病因素多为持续性慢性劳损。

二、临床表现

病变跖趾关节疼痛、肿胀、活动受限,前足着地,该处疼痛加剧,有轻度跛行,后期关节有摩擦音和畸形。

三、体格检查

局部压痛明显。

四、诊断

(一)相关症状和体征

跖趾关节疼痛和活动障碍的现象。前足着地,该处疼痛加剧,有轻度跛行,后期关节有摩擦音和畸形。

(二)辅助检查

1.X线片:受累的跖骨头增宽,密度增高、变薄和扁平,呈杯状凹陷,并向两侧扩展,边缘不齐。跖趾关节间隙增宽,关节内可见游离骨小片,跖骨干增厚。晚期关节有退行性改变。

2.CT检查:

(1)早期:跖骨头骨骺形态不规则,密度不均匀。

(2)进展期:跖骨头碎裂,关节间隙增宽,跖骨骨干远端增粗、密度增高。

(3)晚期:跖骨头碎裂,关节面变形,关节间隙狭窄,可见游离的小骨块,可以并发退行性骨关节病。

3.MRI检查:跖骨头处出现高信号显影,囊性变提示。

五、常规治疗

手术治疗。

六、戴氏特色治疗

中药熏洗疗法,活血舒筋,改善局部血液循环,促进骨坏死的吸收。

病案一:

2021-8-13,孙某,男,32岁,芜湖市鸠江区人。

主诉:左足掌疼痛3个月余。

现病史:左足前疼痛不适,负重时疼痛加剧,不能正常行走。

体格检查:左足第3跖趾关节疼痛、肿胀、活动受限,前足着地,该处疼痛加剧,轻度跛行。

辅助检查:X线片示左足第3跖骨头增宽,密度增高、变薄和扁平,呈杯状凹陷改变(见图559)。

诊断:左足第3跖骨头无菌性坏死。

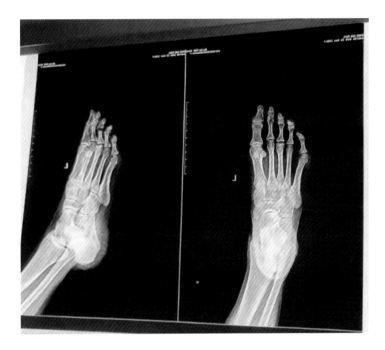

图 559　左足第 3 跖骨头无菌性坏死

戴氏特色治疗：

中药外洗。药物组成：透骨草 30g，艾叶 30g，活血藤 30g，海桐皮 30g，路路通 30g，伸筋草 20g 等。使用方法：以上诸药用布包好，加水超过药包 10cm 左右，煎至沸腾后改小火煎煮 20 分钟左右，倒出药液入木桶，趁热用药液蒸发的水汽熏蒸患处，以患者耐受为度，待其温度降低至 50℃ 左右时，可将患处直接置于中药药液中浸泡。直至药液低于 30℃ 后擦干患处，每次熏洗 30 分钟，早晚各 1 次；一剂药重复用 3 天，3 天后中药及药汁全部更换。若药汁不足时可加水再次加热。

嘱患者每 1 个月复查 1 次。

2021-11-21，中药熏洗 3 个月门诊复查，患者诉症状明显缓解。嘱必要时中药熏洗，门诊复查。

按语：

跖骨头无菌性坏死临床上少见，常规的手术治疗疗效不理想，我们选择中药熏洗疗法，经过长期的临床随访症状得到了明显的缓解。我们认为熏洗疗法治疗跖骨头无菌性坏死是行之有效的治疗方法。

第七章　戴氏常见外用药物治疗

戴氏骨伤向来重视内病外治,认为跌打扭挫损伤,伤力多由外而内,伤情外重内轻。从表皮给药,从伤处给药,可以直达病所,事半功倍。

常用戴氏外用方剂有:

一、接骨舒筋活血止痛膏(百年戴氏活血膏)

(一)药物组成

寻骨风50g,鲜茅根40g,骨碎补40g,当归40g,川芎30g,自然铜40g,乳香30g,没药30g,红花30g,川断40g,延胡索20g,苏木20g,活血藤20g,五加皮30g,伸筋草40g,桑枝20g,接骨草50g,牛膝20g,秦艽20g,桃仁20g等。

(二)用法

诸药晒干、切碎,打成细粉,掺入约1/3的面粉,拌匀后备用。用时取适量,以沸水冲调成稠糊状,摊于纱布上敷患处。每日换1次。

(三)功效

接骨消瘀,行气止痛。

(四)主治

骨与软组织损伤初期肿痛,风寒湿痹疼痛。

(五)百年戴氏活血膏的变迁

20世纪30年代,安徽省含山县向日方村,先祖戴氏伤科第五代传人戴孝纯在家乡巢湖畔太古山采集接骨草、寻骨风、白茅根、山涧石蟹以及土鳖虫(常生长于粗糠中,当地俗称糠卵子)研制了享誉大江南北的活血膏,由于其良好的疗效,也进一步扩大了戴氏伤科在当地的影响。

(1)制作及使用:

①原方制作:将土鳖虫和山涧石蟹在阴瓦上用火烤焙后研磨,白茅根、接骨草、寻骨风晒干后用石磨碾碎,上药研末,以(寻骨风、接骨草)4:1(白茅根、土鳖虫、山涧石蟹)的比例拌匀备用(见图560至图564)。

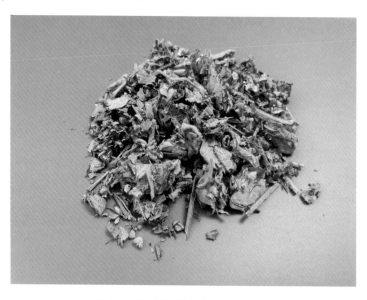

图560　寻骨风:祛风除湿,活血通络

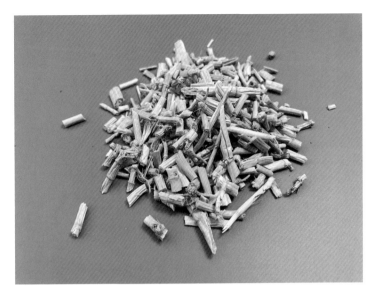

图 561　白茅根:凉血止血,清热利尿

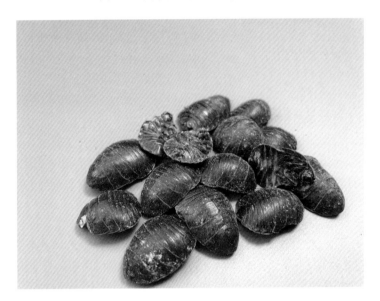

图 562　土鳖虫:破血逐瘀,续筋接骨

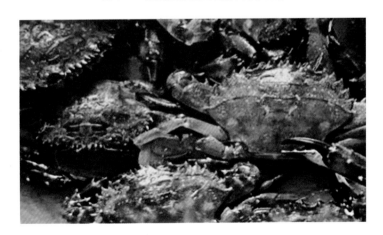

图 563　山涧石蟹:清热利湿,消肿解毒

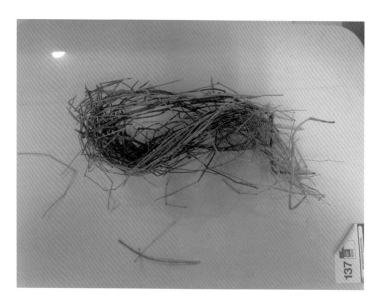

图564 接骨草:祛瘀生新,舒筋活络,接骨

随后戴氏伤科第六代传人戴勤庶及戴勤瑶来到于祖居隔江相望的芜湖施诊,携家传秘方悬壶江城,在不断的临床实践发展中,又在原方的基础上加入续断、红花、九香虫、玄胡、五加皮、伸筋草等26味药,共研细末,加面粉、红糖调匀,开水冲调成膏状,外敷患处。使凉血活血的疗效更加显著,得到江城人民的赞许,20世纪70—80年代每天到芜湖市中医院争相求治的患者排起长队等待敷贴的情景,成了传为芜湖美谈的"杏林佳话"。

②使用:使用时,将药粉用沸水调成糊状,不宜过稀或过干(以成厚糊状,药糊粘于搅拌棒上不易滴落为好)。再调入米酒拌匀,涂于纱布上,厚度2~3mm,要求约为一枚银币厚度(涂抹时需一层一层涂抹,一般涂抹4层,第一层时需用力使药膏渗入纱布孔隙中,防止药膏起球脱落。再涂抹数层,最后要求达到中间厚、周围薄为宜,并要求药膏离纱布边缘保持1cm左右距离,不得溢出纱布边缘),最后外敷患处(见图565至图568)。

(2)注意:敷贴患处时,针对特殊部位及某些不平整部位,如腰部等存在生理弯曲的部位,嘱患者俯卧,并屈髋屈膝卧伏于治疗床上,脊柱最大限度地向前屈曲,体位成腰骶部后凸起型,可使外敷药物紧密贴服于腰部皮肤。如果患者有皮肤过敏史,可在药膏上加入少许三石散(石灰石、炉甘石、滑石粉)。

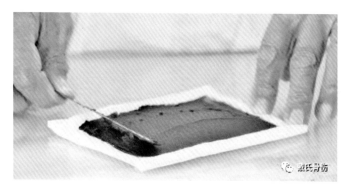

图565 制作示意图

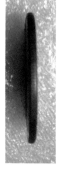

图566 厚度示意图一

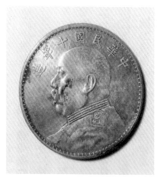

图567 厚度示意图二

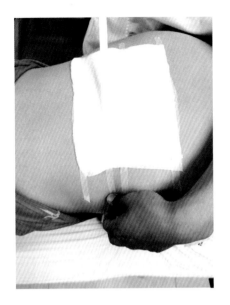

图 568　使用示意图

（六）组方思路与学术思想

戴氏骨伤向来重视内病外治。跌打扭挫损伤，伤力多由外而内，伤情外重内轻。从表皮给药，从伤处给药，可以直达病灶，事半功倍。同时重用双向调节的药物，既能活血破瘀，又能凉血止血。如在戴氏活血膏的药物组成中，白茅根、土鳖虫、山涧石蟹性寒，多可凉血，土鳖虫破血逐瘀，寻骨风祛风除湿、活血通络，而白茅根凉血止血，彰显了戴氏骨伤早期活血而不出血、止血而不留瘀双向调节的组方思路。同时认为"痹症"之初期以邪实为主，病位在肌肤、皮肉、经络。如病延日久，正虚邪恋，湿停为痰，久为"顽痰"，血凝为瘀，久为"死血"，痰瘀交阻，凝涩不通而痛，久病生内热、瘀久生内热。陈旧损伤，瘀久生热也宜凉血止血。活血膏巧妙地运用双向调节药物，活血而不出血，止血而不留瘀，很好地反映了戴氏骨伤"治痹审虚实，痰瘀虚并通；论伤从气血，活血凉血并重"的学术思想。

二、接骨续筋活血膏

（一）组成

木贼草 40g，土鳖虫 30g，白茅根 30g，骨风根 30g，红花 30g，桃仁 20g，骨碎补 50g，山涧石蟹 50g。

（二）用法

共研细末，按伤处大小用药。如煎熬时则用白酒 30ml，红糖 15g，飞罗面 15g，同上药末共熬为膏，贴于患处。

（三）功效

活血化瘀，接骨舒筋。

（四）主治

骨折初期消肿止痛及骨折中后期的续筋接骨。

三、中药熏洗疗法——戴氏特色疗法系列

中药熏洗疗法历史悠久，最早见于《五十二病方》。千百年的临床实践证明熏洗疗法是行之有效的防病治病、强身保健的方法，尤为历代医家重视。戴氏骨伤中药熏洗疗法具有操作简单、疗效确切的优点，尤其对软组织挫伤、关节疼痛等常见筋骨疾病疗效明确，值得在基层推广应用。

中药熏洗疗法是中医外治疗法的重要组成部分,是以中医药基本理论为指导,把中药煎煮后,先利用水蒸汽熏蒸,再用药液淋洗、浸浴全身或局部患处的一种防治疾病的方法。

(一)熏洗疗法的作用

中药熏洗疗法作为中医外治法的一种,同内治法一样,均以中医的整体观念和辨证论治为指导思想,具有温通经络、调和气血、解毒化瘀、扶正祛邪的功效,可使得失去平衡的脏腑阴阳重新调整和改善,促进机体的恢复,达到治病保健的目的。

1.直接作用:熏洗时药物通过皮肤孔窍、腧穴等部位,深入腠理、脏腑各部位,直接吸收,输布全身,以发挥其药理作用。

2.间接作用:是指除药物之外,温热刺激、机械物理等对局部的刺激,通过经络系统的调节而起到纠正脏腑、阴阳、气血的偏盛偏衰、补虚泻实、扶正祛邪等作用治疗疾病。

(二)熏洗疗法作用机制的现代研究

根据现代医学理论体系,熏洗疗法的作用机制主要为药物的有效成分被人体吸收后所引起的整体效应和药物对病灶局部的效应(见图569)。

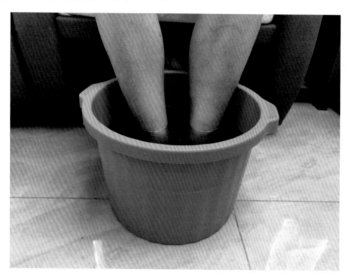

图569　熏洗示意图

1.整体作用机制

(1)皮肤吸收作用:皮肤面积大、毛孔多,除有屏障作用外,尚有排泄和透皮吸收等作用。研究表明,在熏洗的过程中,药物的有效成分可通过皮肤黏膜、汗腺、毛囊、角质层、细胞及其间隙等转运而吸收。熏洗时,湿润的药液或水蒸气能增加水合作用与皮肤的通透性,加速皮肤对药物的吸收。

(2)物理刺激作用:药物熏洗可使皮肤温度升高,皮肤毛细血管扩张,促进血液及淋巴液的循环,有利于血肿和水肿的消散。温热的刺激能促进网状内皮系统的吞噬功能,增强新陈代谢。

2.局部作用机制:局部作用是指中药对病灶发挥治疗和保健的作用。中药熏洗将药物作用于局部组织,使局部组织内的药物浓度高于其他部位,局部血管扩张,促进血液循环,改善周围组织的状态,从而起到消肿镇痛的目的。

(三)戴氏熏洗方

1.适应证:老年性膝关节炎,软组织损伤后遗症,骨折后期关节疼痛、活动受限、缺血性坏死。

2.功效:具有通利关节、软坚散结、舒筋活血、祛风散寒、消炎止痛的作用。

3.组成:红花30g,艾叶30g,活血藤30g,海桐皮30g,路路通30g,威灵仙40g,伸筋草30g,透骨草 30g,三棱 30g,莪术 30g,苏木 30g,木瓜 30g,桑枝 30g,桂枝 30g,寻骨风 30g,丝瓜络 30g,接骨草 30g 等。

4.使用方法:以上诸药用纱布包好放入水中,加水超过药包 10cm 左右;水煎至沸腾后改小火煎煮 20 分钟左右,将药汁及药包倒入木桶或木盆中,将患处平放在桶上面,患处上方用毛巾覆盖。用药液蒸发的水蒸气熏蒸患处,温度以患者能耐受为度,待其药汁温度降低至 50℃ 左右时,将药包敷在患处上方,范围包括患处上下 20cm,用温热的药包敷于患处,同时药汁浇洗患处。直至药液低于 30℃ 后擦干患处,中途可以把药液再次加水加热后,重复熏洗,每次熏洗 30 分钟。熏洗后的药液可倒回,下次加热使用,若药汁不足时可加水,一般每天 2 次(早晚各 1 次),每包中药熏洗 3 天。

5.熏洗疗法的注意事项:中药熏洗疗法方便易行,疗效确切。然而,在具体实施时,还需要在辨证论治、合理用药的基础上,采用正确、安全的熏洗方法,以免不良反应的发生。

(1)确保用药安全:在选择熏洗的中药时,对皮肤有刺激性或腐蚀性的药物不宜使用。并且防止药液溅入口、眼、鼻中,一律禁口服。有过敏体质或对熏蒸药液过敏的患者须慎用或禁用。

(2)保暖避风:熏洗治疗时,冬季应注意保暖,夏季要避免风吹。全身熏洗后,皮肤血管扩张,血液循环旺盛,全身温热出汗,必须待汗解,穿好衣服后再外出,以免感冒。

(3)温度适宜:熏洗的具体温度应按熏洗部位、病情及年龄等因素而定。一般以不烫为宜,不可太热,以免发生皮肤烫伤。在熏洗过程中,药汤必须保持一定的温度,药汤温度不宜过低,否则不利于药物吸收。如果药汤稍凉时,可再加热,使用持续温热的药物进行熏洗,疗效更佳。

(4)饥饱适中:空腹、疲劳时熏洗易发生低血糖休克,饱腹熏洗则影响食物消化吸收,因此饱食、饥饿时,以及过度疲劳时,均不宜熏洗。

(5)熏洗禁忌:急性传染病、重症心脏病、高血压、动脉硬化症、肾脏病等患者,忌用熏洗疗法。妇女月经期间不宜进行熏洗。

(6)注意观察:尽管熏洗疗法安全方便,但在具体实施的过程中,应注意观察患者的病情是否有缓解。若治疗无效或病情加重,则应立即停止熏洗,并改用其他方法治疗。若患者出现皮肤过敏,应立即停止熏洗,并给予对症处理。在全身熏洗过程中,若患者发生不适时,应停止熏洗,让患者卧床休息,必要时到医院就诊。

(四)膝关节骨性关节炎及周围软组织的熏洗疗法(见图 570 至图 571)

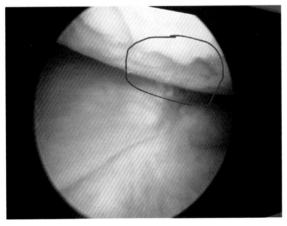 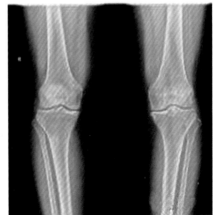

图 570　膝关节炎关节镜下图　　　　图 571　膝关节炎 X 线片

1.适应证:膝关节退行性改变导致的骨性关节炎,周围软组织无菌性炎症如髌腱炎、鹅足肌腱炎、髌骨下软骨炎、股四头肌腱炎、股内侧肌腱炎、关节囊炎、髌下脂肪垫慢性劳损、膝关节侧副韧带慢性劳损等。

427

2.功效：具有活血化瘀、软坚散结、舒筋活络、消肿止痛等作用。

3.药物组成：选用戴氏家传熏蒸验方（红花 30g，路路通 30g，艾叶 30g，活血藤 30g，威灵仙 40g，海桐皮 30g，伸筋草 30g，透骨草 30g，秦艽 15g 等）（见图 572）。

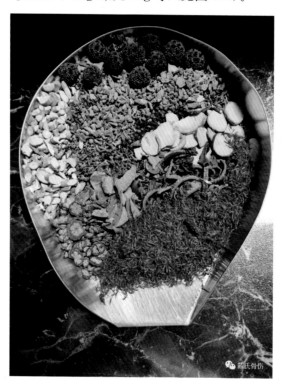

图 572 戴氏家传熏蒸验方

4.使用方法：以上诸药用纱布包好放入水中，加水超过药包 10cm；水煎至沸腾后改小火煎煮 20 分钟左右，将药汁及药包倒入木桶或木盆中，将膝关节平放在桶上面，膝关节上方用毛巾覆盖。用药液蒸发的水蒸气熏蒸患处，温度以患者耐受为度，待其药汁温度降低至 50℃左右时，将药包敷在膝关节上方，范围包括患处上下 20cm，同时药汁浇洗患处。直至药液低于 30℃后擦干患处，中途可以把药液再次加水加热后重复熏洗，每次熏洗 30 分钟。早晚各 1 次，一剂药重复用 3 天，若药汁不足时可加水再次加热。

5.注意事项：

（1）确保用药安全：在选择熏洗的中药时，要避免药液溅入口、眼、鼻中，严禁口服。有过敏体质或对熏蒸药液过敏的患者须慎用或禁用。熏洗过程中皮肤出现过敏者立刻停止熏洗，同时可涂抹氟轻松软膏。

（2）保暖避风：熏洗治疗时，冬季应注意保暖，夏季要避免风吹。膝关节熏洗后，皮肤血管扩张，血液循环旺盛，全身温热出汗，必须待汗解，穿好衣服后再外出，以免感冒。

（3）温度适宜：熏洗膝关节时一般以不烫为宜，不可太热，以免发生皮肤烫伤。在熏洗过程中，药汤必须保持一定的温度，药汤不宜过冷，否则不利于药物吸收。如果药汤稍凉，可再加热，使用持续温热的药物进行熏洗，疗效更佳。

（4）观察：在熏洗过程中应注意观察，如若在熏洗过程中出现膝关节肿胀、疼痛或皮肤的损伤时应立刻停止熏洗。

（五）脊柱的熏洗治疗

1.组成：伸筋草 30g，刘寄奴 30g，独活 30g，红花 20g，秦艽 20g，防风 25g，艾叶 25g，透骨草

25g,宣木瓜 25g,威灵仙 25g,三棱 25g,莪术 25g,牛膝 25g,桑枝 25g,活血藤 25g,路路通 25g,海桐皮 25g,苏木 30g,赤芍 25g,川椒 25g 等。

2.用法:将诸药共装一布袋中,扎紧袋口,放入特制的熏蒸床下,加水没过药包 20cm 后加热,用药液蒸发的水蒸气熏蒸患处,温度以患者耐受为度,每次熏蒸半小时左右。熏蒸治疗后配合推拿软组织松解,疗效更佳。

3.功效:温通经络,舒筋止痛。

4.主治:风寒湿痹的颈椎病、腰背肌筋膜炎、腰肌慢性劳损性损伤、腰椎间盘突出症、腰椎不稳、腰三横突综合征等慢性、寒湿性、劳损性脊柱相关疾病。

5.禁忌证:急性腰扭伤、小关节滑膜嵌顿、腰椎间盘突出症急性发作、脊柱的软组织感染性疾病禁用。

(六)软组织损伤后遗症的熏洗治疗

1.组成:透骨草 30g,艾叶 30g,活血藤 30g,海桐皮 30g,路路通 30g,独活 20g,伸筋草 30g,透骨草 30g,三棱 25g,莪术 25g,牛膝 25g,桑枝 25g 等。以上诸药布包好,熏蒸方法同熏洗总论方法。

药物具有活血舒筋,散瘀止痛,软坚散结功效,能消除各种软组织损伤所致慢性滑膜炎、慢性无菌性炎症、关节囊以及韧带挛缩导致的关节肿胀、疼痛、关节屈伸不利。使用熏蒸疗法配合手法、康复训练逐步恢复关节功能以及缓解疼痛。

2.适用于:肘关节、腕关节、膝关节、踝关节软组织损伤的后遗症(见图 573 至图 574)。

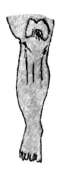

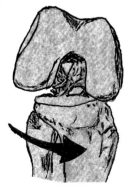

部分断裂

完全断裂

图 573　前交叉韧带损伤示意图

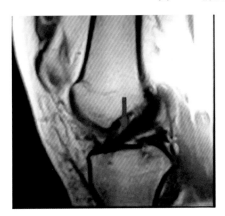
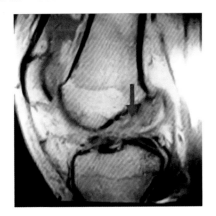

正常前交叉韧带　　　　　　　　　　损伤前交叉韧带

图 574　正常与损伤前交叉韧带对比图

(七)慢性软组织劳损的疾病

1.组成:红花 30g,艾叶 30g,伸筋草 30g,三棱 30g,莪术 30g,海桐皮 30g,路路通 30g,威灵仙 20g 等。

2.使用方法:以上诸药布包好同方法一加热药液备用,患者将患肢平放于木桶上,并使患处关节位于药液上方 15～20cm 处进行熏蒸,当药液的温度降低至 50℃左右时,用药包包敷于患肢关节处,用药汁浇洗患处,也可待药液温度适宜时,将患肢浸泡于药液中。如果药液温度降低,可将其加热以后再次熏洗,熏洗后的药液及药包可再次加热使用,若药汁不足时可加水。一般每天熏洗 2次(早晚各 1 次),每包中药可熏洗 3 天,使用 3 天后药液与药材一起更换处理。

3.适用范围:肌腱鞘膜病如屈指肌腱鞘炎、桡骨远端狭窄性腱鞘炎等,滑囊炎,肌腱末端病如跟腱炎、网球肘、跖筋膜炎等。

熏洗后配合轻手法松解,以及拉伸手法,可缓解鞘膜病变。

(八)骨折后期的熏洗治疗

1.组成:红花 30g,艾叶 30g,三棱 30g,莪术 30g,海桐皮 30g,路路通 30g,威灵仙 20g,秦艽 20g,川断 30g,透骨草 25g,宣木瓜 25g,威灵仙 25g,牛膝 25g,桑枝 25g,活血藤 25g,海风藤 30g 等。

2.使用方法:以上诸药布包好同方法一加热药液备用,患者将患肢平放于木桶上,并使患处关节位于药液上方 15～20cm 处进行熏蒸,当药液的温度降低至 50℃左右时,用药包包敷于患肢关节处,也可待药液温度适宜时,将患肢浸泡于药液中。如果药液温度降低,可将其加热后再次熏洗,熏洗后的药液可再次加热使用,若药汁不足时可加水。一般每天熏洗 2 次(早晚各 1 次),每包中药可熏洗 3 天,使用 3 天后药水与药材一起更换处理。

熏蒸后需要进行相应的康复锻炼。中药熏蒸可改善关节周围软组织挛缩的张力,有利于关节功能康复的手法的运用,明显减轻由于功能锻炼带来的痛苦,从而增加疗效和增加患者康复的信心。熏蒸疗法使药力通过毛孔进入身体内,促进患者受伤部位血液循环通畅,改善促进患者患处的炎性组织的吸收,并在专业医师的指导下进行功能锻炼,进而使患者逐渐恢复肢体的功能。

3.适用范围:肱骨髁间骨折、桡骨远端骨折、膝关节胫骨平台骨折、股骨髁上骨折、股骨中下段骨折、踝关节骨折、足部骨折等后遗的关节不适肿胀、酸痛、功能受限等后遗症。

病案:

2023-1-11,允某某,女,51 岁,芜湖市弋江区人。

诊断:肱骨髁间骨折。

术前摄片见图 575。

内固定术后摄片见图 576。

拆除内固定功能恢复情况见图 577。

(九)无菌性坏死的熏洗治疗

无菌性坏死是多种原因引起的局部血液供应障碍,导致早期软骨下骨质疏松和囊性变,晚期会出现变形和死骨形成等病理改变,出现关节疼痛和活动障碍的现象。

1.适应证:月骨、跟骨、跖骨头坏死等。

2.戴氏中药熏洗经验方:透骨草 30g,艾叶 30g,活血藤 30g,海桐皮 30g,路路通 30g,伸筋草 20g,红花 30g,地龙 20g,刘寄奴 20g,三棱 20g,莪术 20g,活血藤 30g,海风藤 20g,络石藤 30g,牛膝 30g,桑枝 20g,木瓜 30g,桑寄生 20g 等。

3.使用方法:以上诸药用纱布包好熏蒸方法同熏洗总论。药物具有活血舒筋,温经通络,散瘀止痛功效,能消除各种长期劳损性所致肿痛或者外伤造成的骨坏死、关节屈伸不利等,促进关节功能的恢复,改善骨坏死部位的血液循环,促进对坏死组织的吸收。

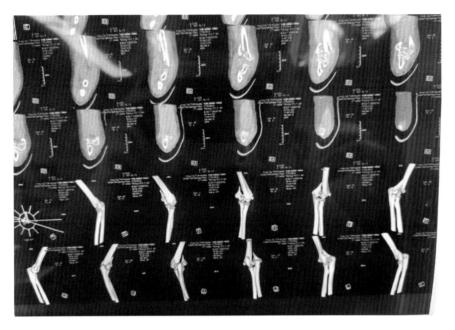

图 575　肱骨髁间骨折

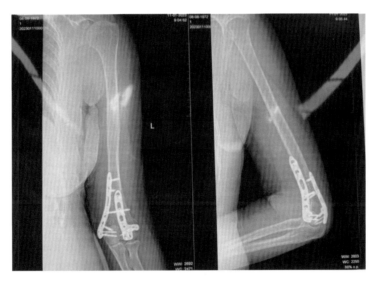

图 576　内固定术后 X 线片

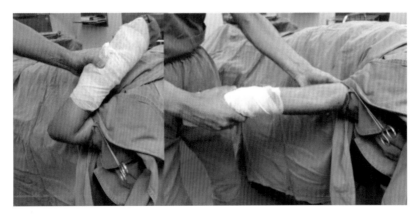

图 577　拆除内固定功能恢复情况图

四、酒浴疗法

1. 组成:红花 30g,制草乌 15g,三棱 30g,莪术 30g,肉桂 50g,荆芥 30g,刘寄奴 30g,鸡血藤 30g,活血藤 30g,羌活 20g,桂枝 30g,宣木瓜 30g,牛膝 30g 等。

2. 用法:上药各适量,用酒浸泡 4 周,每瓶装 500g 备用。使用时每次 1 瓶,倒入浴盆热水中洗浴。

3. 功效:温经通络,散寒止痛。

4. 主治:风寒湿痹证。

5. 指征:全身关节冷痛者用之佳。

五、透敷方(效验方)

1. 组成:麝香,丁香,红花,宣木瓜,白芷,血竭,续断,肉桂,狗脊,王不留行,山奈,羌活,独活,当归,乳香,没药,川芎,木香等。

2. 用法:上述药物各适量,诸药共研成粉。桐油及广丹倒入锅中拌匀成土红色,一斤油膏中加药粉 80g,使用时取药膏适量放在恒温贴片上热敷。也可摊于狗皮膏上晾干备用,用时烘热变软即可贴用。

3. 功效:温经散寒。

4. 主治:风寒湿痹证。

5. 指征:以腰膝酸软、冷痛者为适宜。

六、止血提毒生肌散

(1)组成:赤石脂,净柿粉,大厘片,黄升片,熟石膏,黄柏,半夏,甘草。

(2)用法:上述药物各适量,共研极细末用瓷瓶收贮。如出血将药擦于患处,或用膏药贴疮口;或用凡士林调于桐油纸上盖伤处。

(3)功效:止血消肿,拔毒生肌。

(4)主治:骨断流血、皮肉化脓等症。

七、雷火针

(1)组成:犀牛黄,肉桂,大厘片,石朱砂,樟脑,硫黄,麝香(另包后下)。

(2)用法:上述药物各适量,共研细末,用文火炼丹备用,瓷瓶收贮。或擦药于膏药上贴患处或在膏药外用微火灸之。

(3)功效:辟秽祛邪,温通经络。

(4)主治:受伤后身发寒热,筋骨酸麻、疼痛,筋结等。尤其适用于筋骨损伤后遗症、慢性劳损性损伤形成的筋结。如冻结肩、肱骨外上髁炎、桡骨远端狭窄性腱鞘炎、膝踝关节慢性劳损形成的筋结导致的关节不平衡等。

八、膏药

(1)组成:桐油,桃丹。

(2)用法:上述药物各适量,用桑紫熬成膏,用之,按伤口大小摊膏药大小。

(3)功效:止血,敛疮。

(4)主治:破伤出血。

九、骨折损伤接骨丹

(1)组成:寻骨风 125g,土鳖虫 180g,山涧石蟹 180g,白茅根 250g,木贼草 500g,骨碎补 120g 等。

(2)用法:以上研粗末另包。

如发现皮肤红肿或有青紫色症状,另加桃仁、红花各适量。

以上敷药用量,需要按伤处面积大小用药,敷前需要加白酒与清水调制熬煎,煎好后始敷于患处。

(3)功效:接骨消瘀,止血活血。

(4)主治:骨折与软组织损伤早期肿痛者。

十、伤筋药擦剂(外用)

(1)组成:生草乌 120g,生川乌 100g,羌活 120g,独活 120g,生半夏 120g,生木瓜 120g,路路通 120g,当归 100g,生蒲黄 100g,苏木 100g,赤芍 80g,红花 80g,生南星 60g,威灵仙 120g,防风 100g。

(2)制法:白酒 20 斤,米醋 5 斤,浸泡 10 天,装瓶密闭。

(3)用法:每日 3 次,外擦患处。

(4)主治:寒湿性关节炎,寒湿性筋膜炎,如腰背肌筋膜炎、腰肌慢性劳损、寒湿性关节炎等。

主要参考文献

[1] 王亦璁.《骨与关节损伤》[M].3 版.北京：人民卫生出版社,2001.

[2] 林子顺.《林如高正骨经验荟萃》[M].1 版.北京：人民卫生出版社,1990.

[3] 莫善华.《中医正骨》[M]3 版.北京：人民卫生出版社,2014.

[4] 陈先进,戴俭华.《安徽戴氏正骨术》[M].中国文化出版社,2012.

[5] 戴俭华.《安徽国医名师临证精粹》[M].安徽科学技术出版社.2017.

[6] 潘少川.《实用小儿骨科学》[M].3 版.北京：人民卫生出版社,2016,6.

[7] 张玉柱,王人彦.《富阳张氏骨伤诊疗技术》[M].1 版.杭州：浙江科学技术出版社,2012;10.

[8] 戴俭华,戴勤瑶.《牵抖推搬屈髋法治疗小关节滑膜嵌顿》[J].中医临床与保健,1989,1(2).

[9] 戴俭华,戴勤瑶.《关于儿童外伤性髋关节半脱位几个问题的讨论》[J].中医正骨,1991(01)：38.

[10] 戴俭华,戴勤瑶.《复合式手法治疗小儿肩肘部牵拉损伤》[J].骨与关节损伤,1991,6(03)：63.

[11] 戴俭华,陈先进,戴勤瑶.《逐步复位法在骨折治疗上的应用》[J].中医骨伤,1993,6(4)：24 - 25.

[12] 戴俭华,陈先进.《肱骨髁上骨折治疗中若干问题的讨论》[J].安徽中医临床杂志,2001,13(1)：65 - 66.

[13] 戴俭华,程后庆.《形状记忆双向张力钩治疗髌骨骨折的临床研究》[J].中国骨与关节损伤杂志,2008,23(5)：59 - 60.

[14] 戴俭华,戴勤瑶.《肩锁关节脱位 20 例治疗小结》[J].江苏中医,1989(6)：24 - 25.

[15] 戴俭华,戴勤瑶.《综合治疗膝关节创伤性滑膜炎 200 例疗效分析》[J].中医临床与保健,1992,4(3)：13 - 15.

[16] 戴俭华,戴敏.《肩袖破裂 10 例诊治体会》[J].中医正骨,2000(02)：29.

[17] 戴俭华,刘启凡,徐超.《戴氏特色复合式手法治疗小儿肩肘部牵拉伤》[J].中国民间疗法,2019,27(19)：66 - 67.

[18] 戴俭华,徐超.《戴氏特色手法治疗腰椎间盘突出症经验》[J].中国民间疗法,2018,26(14)：15 - 16.

[19] 戴俭华,金明.《Colles 骨折治疗中若干问题的讨论》[J].中医正骨,1993(01)：18 - 19.

[20] 戴俭华,黄平,金永翔,等.《戴氏伤科特色疗法治疗闭合性跟骨骨折》[J].中医药临床杂志,2020,32(8)：55 - 58.

[21] 广州中医学院附属医院骨科.《杉树皮夹板的力学性能与临床应用》[J].广东医学,1978(01)：007.

[22] 戴俭华,戴勤瑶,宇汝哲.《肱骨髁上伸直型骨折整复新手法》[J].浙江中医,1988：377.

[23] 戴勤瑶.《小夹板套迭式外固定治疗髌骨骨折》[J].中医杂志；1984,22(8)：49 - 50.